实用骨科常见疾病基础与临床

主编◎刘年胜　李　平　邢振兴
陈凡强　高林翼　王　猛

上海科学技术文献出版社

图书在版编目(CIP)数据

实用骨科常见疾病基础与临床 / 刘年胜等主编. 上海 : 上海科学技术文献出版社, 2024. -- ISBN 978-7-5439-9191-0

Ⅰ. R68

中国国家版本馆CIP数据核字第2024GE6353号

责任编辑：王　珺

实用骨科常见疾病基础与临床
SHIYONG GUKE CHANGJIAN JIBING JICHU YU LINCHUANG
刘年胜　李　平　邢振兴　陈凡强　高林翼　王　猛　主　编

出版发行：上海科学技术文献出版社
地　　址：上海市长乐路746号
邮政编码：200040
经　　销：全国新华书店
印　　刷：北京兰星球彩色印刷有限公司
开　　本：787*1092　1/16
印　　张：25.5
字　　数：60.2万字
版　　次：2024年7月第1版　2024年7月第1次印刷
书　　号：ISBN 978-7-5439-9191-0
定　　价：148.00元
http：//www.sstlp.com

《实用骨科常见疾病基础与临床》编委会

主　编

刘年胜　临沂市人民医院
李　平　单县东大医院
邢振兴　昌乐齐城中医院
陈凡强　平邑县白彦镇卫生院
高林翼　吕梁市第一人民医院
王　猛　山东省庆云县人民医院

副主编

孙兆旭　滨州市人民医院
王金泉　北京中医医院顺义医院
李建国　临沂市兰陵经济开发区医院
蔡天伦　雅安市中医医院
李述鹏　青岛友谊整骨医院
刘　彬　永州市中心医院
孙彦环　同济大学附属东方医院胶州医院
康松涛　第九六六医院
姚　峰　苏州大学附属儿童医院
曾智江　西南医科大学附属中医医院
李　鹏　成都东部新区第二人民医院
肖亚杰　新蔡同安医院
瞿刚波　西南医科大学附属中医医院
周立哲　永州市中心医院
刘付滴　广东省佛山市顺德区乐从医院
孙郁文　宁波市第九医院
李　亮　济南市中西医结合医院
杨　欢　北京市第二康复医院
徐发领　菏泽市牡丹区中心医院

编　委

陈在焕　潮州市潮安区东凤华侨医院

前言

骨科是各大医院最常见的科室之一，主要研究骨骼肌肉系统的解剖、生理与病理，运用药物、手术及物理方法保持和发展这一系统的正常形态与功能。近年来，由于学术交流的频繁和深入，新技术、新材料、新器械的投入使得骨科治疗方法层出不穷，各种创伤和疾病的诊断与治疗也有了很大进步。扩大骨科医师的知识面，提高救治患者的水平是对每个骨科医师提出的新要求、新挑战。

本书系统地介绍了骨科常见疾病的临床诊治，包括上肢骨、关节损伤、下肢骨、关节损伤、骨科先天性疾病、骨关节缺血性疾病、脊柱外科常见疾病等内容，同时还包括骨科常见疾病中西医结合诊疗以及关节镜技术的内容。全书内容新颖，文字简练，实用性强，突出表现了近年来一些新观念、新理论、新技术、新经验在临床上的应用。有助于临床医师对疾病做出正确诊断和恰当地处理。希望本书能给各医院相关骨科工作人员提供有用的帮助与指导。

由于骨科学内容日新月异，加之编写时间紧张、编写经验有限，在编写过程中难免存在局限性，恳请广大读者见谅，并批评指正，以便再版时修正。

编　者

2024 年 5 月

目　　录

第一章　上肢骨、关节损伤

第一节　锁骨骨折

锁骨骨折较常见，好发于中 1/3 处，多为间接暴力引起。成人锁骨骨折多为短斜形，儿童多为青枝骨折。

一、病因和病理

锁骨骨折好发于青少年，多为间接暴力引起。常见的受伤机制是侧方摔倒，肩部着地，力传导至锁骨，以第 1 肋骨为支点，发生斜形骨折。也可因手或肘部着地，暴力经肩部传导至锁骨，发生斜形或横形骨折。更多的骨折发生于交通事故或竞技运动中。直接暴力常由胸上方撞击锁骨，导致粉碎形骨折，但较少见，若移位明显，可引起臂丛神经及锁骨下血管损伤。

根据暴力作用的大小、方向等，骨折可发生在外侧、中段和内侧，以锁骨中段为最多。锁骨中段骨折可分横形、斜形和粉碎形。骨折后，由于胸锁乳突肌的牵拉，近折端可向上、后移位，远折端则由于上肢的重力作用及三角肌的牵拉，使骨折端向前、下移位，并有重叠移位。锁骨外端骨折较少，常因肩部的重力作用，使骨折远端向下移位，近端则向上移位，移位程度较大者，应怀疑喙锁韧带损伤。锁骨外端骨折可分为三型：Ⅰ型，常因直接暴力引起，骨折位于喙锁韧带与肩锁韧带之间，多为移位不显著的骨折，常规前后位 X 线片有时不能发现骨折；Ⅱ型，常合并喙锁韧带损伤，骨折近端因胸锁乳突肌牵拉而向上移位，使复位、固定均较困难；Ⅲ型，主要表现为锁骨远端粉碎骨折，可有关节面骨折及合并肩锁关节脱位，喙锁韧带完整。

儿童锁骨骨折多为青枝骨折，成人多为斜形粉碎形骨折。锁骨发生开放性骨折的机会较少。

二、临床表现和诊断

患者有外伤病史，痛苦表情，头偏向伤侧以缓解胸锁乳突肌的牵拉作用，同时用健侧手托住伤侧前臂及肘部，以减少伤肢重量牵拉引起骨折移位的疼痛。

由于锁骨位于皮下，骨折后局部压痛及肿胀较明显，特别骨折移位严重者，骨折端局部畸形、压痛、肿胀特别明显，甚至骨折端可隆起于皮下，触摸即可发觉，有时可有骨擦音。

伤侧上肢不能自主用力上举和后伸。合并锁骨下血管损伤者，患肢血循环障碍，桡动脉搏动减弱或消失；合并臂丛神经损伤者，患肢麻木，感觉及反射减弱。幼儿多为青枝骨折，局部畸形及肿胀不明显，但活动伤侧上肢及压迫锁骨时，患儿啼哭叫痛。根据外伤病史，检查的体征和 X 线照片检查，诊断是不困难的。

三、治疗

（一）非手术治疗

1.儿童青枝骨折或不全骨折及成人无移位骨

可用三角巾悬吊伤肢或采用两肩过伸以“∞”字形绷带固定 2～3 周即可。

2.移位性骨折

(1)手法复位:局麻后,伤员坐于凳上,两手撑腰,尽量挺胸;术者立于伤员背后,一足踏于凳上,用膝顶住伤员肩胛间,两手握伤员双肩,慢慢向后扳拉,使伤员两肩向后上方,即可复位。必要时由另一人用手法捺正,维持上述姿势。

(2)固定方法:可采用双肩“8”字绷带固定法、单肩“8”字绷带固定法、双侧棉花绷带圈固定法等。锁骨骨折整复固定后,晚间平卧硬板床、肩胛间部垫高,使肩部后伸。一般儿童固定3周,成人固定4周,粉碎性骨折延长固定至6周左右。

(3)功能锻炼:固定后经常保持提肩、挺胸姿势,并作握拳、伸指及伸屈肘关节活动。解除固定后逐渐进行肩部抬举收展、环转等各方向的练功活动。

(二)手术治疗

切开复位内固定主要适应证如下。

(1)合并有锁骨下神经血管损伤。

(2)骨折端间有软组织嵌入,影响骨折愈合。

(3)开放骨折。

(4)多发骨折,尤其同一肢体多发骨折时,可选择性应用。

(5)对畸形明显的成人病例,尤其对年轻妇女,为美容考虑,可选择性应用。

1.髓内针固定

由骨折端逆行向外穿入一克氏针,通过肩峰穿出皮肤。骨折复位,再将克氏针穿入近骨折端内,克氏针外端留适当的长度,将针尾折弯、剪断埋于皮下。

2.钢板螺丝钉内固定

在臂丛麻醉下,患者仰卧位或半坐卧位,患肩垫高。以骨折部为中心沿锁骨走行做切口,长度根据钢板长度而定。切开皮肤及深筋膜,显露骨折端,清除血肿及肉芽组织,进行整复。将钢板置于锁骨上方,用持骨器做临时固定,然后钻孔,用丝锥攻丝后拧入合适长度的皮质骨螺钉。如遇斜形骨折或蝶形骨折片,则用拉力螺钉技术进行固定。

第二节 肩锁关节脱位

肩锁关节脱位较常见,多见于年轻人。绝大部分由直接暴力引起,肩峰上方受打击,或患者侧位摔倒、肩下沉上臂内收患肩着地引起的最多见。间接暴力所致者,多由上肢向下过度牵拉引起。半脱位时仅肩锁关节囊和肩锁韧带撕裂,锁骨外侧端由于喙锁韧带的限制作用,仅有限度地向上移位。全脱位时,喙锁韧带亦撕裂,锁骨与肩峰完全分离,并显著向上移位,严重影响上肢功能。

一、临床表现和诊断

(一)典型症状

有明显外伤史。受伤部擦伤、挫伤和肿胀、疼痛,肩关节功能障碍。

(二)重要体征

1.半脱位者

肩锁关节部有压痛,锁骨外侧端向上移位,肩峰与锁骨不在同一水平面上,可触及高低不平的肩锁关节。双侧对比,被动活动时,患侧锁骨外侧端活动范围增加,肩关节功能障碍。

2.全脱位者

锁骨外侧端隆起,畸形明显,患侧上肢外展、上举活动困难,肩锁关节处可摸到一凹陷沟,局部压痛并有明显弹跳征,如按琴键。

(三)辅助检查

X线检查:可发现锁骨外侧端与肩峰端完全分离,锁骨向上移位明显。若诊断有困难时,则让患者两手分别提重物约2.5kg,同时摄双侧肩锁关节正位片进行对比,常可发现患侧锁骨外端与肩峰间距离较健侧增大。

二、鉴别诊断

(一)肩峰骨折

肩峰部出现疼痛、肿胀,触诊时发现骨折远移或局部浮动伴有触痛,肩外展时则疼痛加剧,肩峰部皮肤有挫伤和瘀斑。X线检查可以显示骨折。

(二)锁骨外端骨折

骨折处疼痛明显,肿胀、畸形明显,患肢不敢活动,触诊有明显压痛,有移位的骨折并可触及骨折断端及骨擦音。X线检查可确诊。

三、治疗

(1)第一型用三角巾悬吊患侧上肢一周,症状减轻后开始功能锻炼,避免剧烈活动至功能恢复和疼痛消失。

(2)第二型大多用非手术治疗。常用的制动方法是在锁骨外端和肘部放置保护垫,曲肘90°,用弹性绷带、专门设计的固定带或胶布固定,前臂用三角巾悬吊,上臂与胸壁固定。固定3～4周,2个月内免提重物或剧烈活动。

(3)第三型应尽早手术治疗。常用的有两种方法为肩锁关节切开复位张力带钢丝固定术和锁骨喙突拉力螺钉固定术。

肩锁关节面自外上向内下有一倾斜约50°的角度,肩关节的活动都有肩锁关节联动,故肩锁关节脱位后很不稳定,无论非手术治疗和手术治疗,远期效果不满意率都较高。因此,在治疗方法的设计及选择上争议很大。手术前要向患者如实交待预后。老年人肩锁关节脱位固定时间过长容易引起肩周炎,应鼓励其早期活动。

第三节　肩关节脱位

盂肱关节脱位好发于20～50岁间男性,全身关节脱位中最多见。肩关节是运动广泛的球凹关节,肱骨头大,肩胛盂小而浅,关节囊和韧带松弛薄弱,关节囊下方无韧带支持,故易发生脱位。

一、病因和分类

多由间接暴力引起，当身体侧位跌倒，上肢呈外展、外旋位，手或肘部着地，使肱骨头冲破关节囊。另一种情况，患者向后跌倒时，肱骨后方撞击于硬物上，肱骨头受到肩峰的阻挡，成为杠杆的支点，迫使肱骨头向前下方脱出。

肩关节脱位虽分前脱位、后脱位、下脱位、盂上脱位等，但是由于肩关节前下方组织薄弱，绝大多数为前脱位。前脱位根据脱出肱骨头的位置又分喙突下、盂下及锁骨下脱位。

二、临床表现和诊断

(1)有外伤病史，或为倾跌，手掌撑地，肩部出现外展外旋；或为肩关节后方直接受到撞伤。

(2)局部疼痛、肿胀，肩关节活动障碍。

(3)方肩畸形。肱骨头脱出于喙突下，三角肌塌陷，肩部失去圆形正常轮廓，原肩胛盂处空虚感。

(4)搭肩试验(Dugas 征)阳性。即患侧肘部贴胸壁时，手掌搭不到健侧肩部，或手掌搭在健侧肩部时，肘部无法贴近胸壁。

(5)X 线检查主要用来了解脱位的类型及有无骨折。

三、治疗

应尽早地行手法复位，新鲜脱位可不用麻醉，对时间较长，软组织肿胀明显，肌肉痉挛严重或伴有心血管疾病的患者，应行臂丛阻滞麻醉。

(一)手法复位

伤后早期复位容易成功，往往不需麻醉。对肌肉发达者、精神紧张者或伤后数日就诊者，可选用局部麻醉(肩关节血肿内注射 2%普鲁卡因 10～20mL，颈丛加臂丛麻醉或全身麻醉。复位手法宜轻柔，勿粗暴。

1.希氏法

患者仰卧，术者站于伤侧，将足抵至腋下(左肩用左足、右肩用右足)，双手握住患肢腕部作持续对抗牵引，逐渐内旋上肢并内收即可复位。

2.柯氏

法患者坐位或仰卧，以右肩为例，术者右手握肘部，左手握腕部，屈肘 90°，沿肱骨纵轴牵引，继而轻柔地将上臂外展外旋，直至外旋达 60°，然后将肘部内收，移向中线，最后内旋使手放到对侧肩部，表示复位成功。

(二)固定方法

单纯性肩关节脱位可用三角巾悬吊上肢，肘关节屈曲 90°，腋窝处垫棉垫。一般固定 3 周，合并大结节骨折者应延长 1～2 周。部分病例关节囊破损明显，或肩带肌力不足者术后摄片会有肩关节半脱位，此类病例宜用搭肩位胸肱绷带固定，即将患肢手掌搭在对侧肩部，肘部贴近胸壁，用绷带将上臂固定在胸壁，并托住肘部，这种体位可以纠正肩关节半脱位。

(三)功能锻炼

固定期间须活动腕部与手指，解除固定后，鼓励患者主动锻炼肩关节各个方向活动。最好配合作理疗，效果更好。锻炼须循序渐进，不可冒进，在麻醉下作推板动作容易引起再损伤。

（四）中医中药

1.初期

以活血化瘀，消肿止痛为主，内服舒筋活血汤（当归、续断各12g，独活、防风、牛膝、五加皮、杜仲各9g，羌活、荆芥、红花、枳壳各6g，青皮5g）、跌打丸、七厘散等，外用消肿散、消肿止痛膏、双柏散等。

2.中期

以和营生新续筋补骨为主，内服壮筋养血汤（当归、白芷丹皮牛膝各9g，续断、生地各12g，红花5g，川芎、杜仲各16g）。外用舒筋活络药膏舒筋散。

3.后期

以养气血补肝肾、壮筋骨为主，内服八珍汤、补中益气汤或健步虎潜丸等。外用海桐皮汤（海桐皮透骨草、乳香、没药各6g，当归5g，川椒10g，川芎、红花、威灵仙、甘草、防风、白芷3g）熏洗。

（五）手术治疗

手法复位失败或有神经压迫症状，则行手术复位，对于习惯性脱位，应手术加强关节囊前壁，或关节盂前方骨阻滞，或人工韧带重建等。

第四节　肱骨外科颈骨折

肱骨外科颈位于解剖颈下2～3cm，相当于大、小结节下缘与肱骨干的交界处，又为疏松骨质和致密骨质交界处，常易发生骨折，而肱骨解剖颈很短，骨折较罕见。紧靠肱骨外科颈内侧有腋神经向后进入三角肌内，臂丛神经腋动静脉通过腋窝，严重移位骨折时可合并神经血管损伤。

一、临床表现和诊断

（一）典型症状

明显外伤史，伤后疼痛，肩关节活动受限。

（二）重要体征

局部肿胀明显，肩部腋前可见到皮下瘀血斑。除无移位骨折外，均可出现畸形、骨擦音和异常活动。外展型骨折肩部饱满，肩下稍凹陷，在腋下可触到骨折断端。内收型骨折在上臂上段外侧可摸到突起的骨折远端和成角畸形。伴肩关节脱位者，肩部疼痛甚剧，青紫斑也较严重，肩峰下凹陷，在腋下可摸到肱骨头，但无弹性固定。

（三）辅助检查

摄肩关节正位和穿胸位X线片可明确骨折类型及移位情况。

二、鉴别诊断

本病应与肩关节脱位相鉴别:肩关节脱位有方肩畸形,弹性固定,搭肩试验阳性。而外科颈骨折则无此体征,临床可以此相鉴别。

三、治疗

治疗原则在于早期恢复肩关节功能。

(一)非手术治疗

嵌插的外展型骨折及50岁以上的患者,可仅用三角巾悬吊患肢于屈肘位,早期活动手与肘关节,10~14天开始活动肩关节。

对青壮年有移位的骨折,要用手法复位外固定。

1.手法整复

对外展型骨折,经适当的手法牵引,纠正重叠移位后,内收牵引,术者用“端提捺正”手法使折端复位。应注意摄侧位X线照片,了解远折段向前或后移位,以便矫正。对内收型骨折,整复时应适当外展牵引。移位的肱骨外科颈骨折,一般都有前成角移位,整复时需要前屈,有时需要“用过顶法”才能矫正。肩关节脱位伴肱骨外科颈骨折,先整复脱位,后处理骨折。

2.固定方法

小夹板固定需用超关节固定法。一般固定4周,骨折即临床愈合。

3.功能锻炼

早期即让患者作握拳活动,一周后可以肩关节活动,但外展型骨折禁止外展,内收骨折禁止内收。

(二)手术治疗

对手法复位失败,骨折移位严重,骨折断端复位后不稳定,断端中嵌入软组织者需手术治疗。

手术方法取常规的肩关节切口,暴露骨折端,直视下复位后,用一根8~10cm克氏针弯成弧形,通过骨折线在骨折远近端的外侧骨皮质穿出,两针尾稍向内折挛,用细钢丝绕两针尾“8”字形缠绕数圈,拉紧后可使骨折固定牢固。

第五节　肱骨干骨折

肱骨外髁颈下1~2cm至肱骨髁上2cm段内的骨折称为肱骨干骨折。在肱骨干中下1/3段后外侧有桡神经沟,由臂丛神经后束发出的桡神经经内后方紧贴骨面斜向外前方进入前臂,此处骨折容易发生桡神经损伤。致伤因素可能是骨折端直接撞击,也可能由于外侧肌间隔的卡压所致。

一、病因和分类

肱骨干中上部骨折多因直接暴力引起,多为横断或粉碎骨折。肱骨干周围有许多肌肉附着，由于肌肉的牵拉，故在不同平面的骨折就会造成不同方向的移位。上1/3骨折（三角肌止点以上）时，近端因胸大肌、背阔肌和大圆肌的牵拉而向前、向内；远端因三角肌、喙肱肌、肱二头肌和肱三头肌的牵拉而向上、向外。中1/3骨折（三角肌止点以下）时，近端因三角肌和喙肱肌牵拉而向外、向前；远端因肱二头肌和肱三头肌的牵拉而向上。

肱骨干下1/3骨折多由间接暴力（如投弹、掰手腕）所致，常呈斜形、螺旋形骨折。移位可因暴力方向、前臂和肘关节的位置而异，多为成角、内旋移位。

二、临床表现和诊断

可有局部肿胀、压痛畸形反常活动及骨擦音等症状。合并桡神经损伤时，有垂腕、各指掌关节不能伸直，拇指不能外展以及手背桡侧皮肤有大小不等的感觉麻木区。摄X线片可示骨折及移位。

三、治疗

大多数肱骨干横形或短斜形骨折可采用非手术方法治疗。

（一）手法复位，外固定

1.麻醉

局部麻醉或臂丛神经阻滞麻醉。

2.体位

在骨科牵引床上仰卧位。

3.牵引

助手握住前臂，在屈肘90°位，沿肱骨干纵轴牵引，在同侧腋窝施力作反牵引。经过持续牵引，纠正重叠、成角畸形。若骨折位于三角肌上止点以上、胸大肌止点以下，在内收位牵引；若骨折线在三角肌止点以下，应在外展位牵引。

4.复位

在充分持续牵引、肌放松的情况下，术者用双手握住骨折端，按骨折移位的相反方向，矫正成角及侧方移位。若肌松弛不够，断端间有少许重叠，可采用折顶反折手法使其复位。畸形矫正，骨传导音恢复即证明复位成功。凡有条件者均应行X线拍片，确认骨折的对位对线情况。

5.固定

前后内外四块夹板，长度视骨折部位而定，上1/3骨折要超肩关节，下1/3骨折要超肘关节，中1/3骨折则不超过上、下关节，并应注意前夹板下端不能压迫肘窝。

如果移位已完全纠正，可在骨折部的前后方各放一长方形大固定垫将上、下骨折端紧密包围。若仍有轻度侧方移位时，利用固定垫两点加压；若仍有轻度成角，利用固定垫三点加压，使其逐渐复位。若碎骨片不能满意复位时，也可用固定垫将其逐渐压回，但应注意固定垫厚度宜适中，防止皮肤压迫性坏死。

在桡神经沟部位不要放固定垫，以防桡神经受压而麻痹。固定时间成人6～8周，儿童3～5周。中1/3处骨折是迟缓愈合和不愈合的好发部位，固定时间应适当延长，经X线复查见有足够骨痂生长才能解除固定。固定后肘关节屈曲90°，以木托板将前臂置于中立位，患肢悬吊在胸前。应定期作X线透视或拍摄照片,以及时发现在固定期间骨折端是否有分离移位。若发现断端分离,应加用弹性绷带上下缠绕肩、肘部,使断端受到纵向挤压而逐渐接近。

6.功能锻炼

尽早开始,鼓励患者练习握拳、托头屈肘等活动。中后期进行大、小云手等锻炼。

(二)手术治疗

1.适应证

(1)闭合性骨折:因骨折端间嵌入软组织或手法复位达不到功能复位的要求,或肱骨有多段骨折者。

(2)开放性骨折:伤后时间在8小时以内,经彻底清创术保证不会发生感染者。

(3)同一肢有多处骨和关节损伤者:例如合并肩关节或肘关节脱位或同侧前臂骨折者。

(4)肱骨骨折合并血管或桡神经损伤:需要手术探查处理者。

2.手术方法

(1)钢板螺丝钉内固定:上臂前外侧切口,显露骨折端,使用6扎或8扎钢板将骨折固定,如有神经或血管损伤再将其修补。术后使用三角巾将患肢固定4周。

(2)髓内针内固定:适用于肱骨中上段骨折或多段骨折。

(3)螺丝钉内固定:对于长斜或螺旋形骨折也可用1～2枚螺丝钉内固定,术后再辅以外固定。

(4)加压钢板:适用于肱骨中段和下段的骨折。因对骨端有加压作用,使骨折端接触更为紧密,故可促进骨折愈合。

3.注意事项

(1)术后即作用力握拳及伸屈腕关节活动,一周后可用健手托住伤肢前臂活动肩关节,两周后作伸屈活动。

(2)无论采用何法固定,皆因肢体本身的悬垂力易发生分离移位。故整复后两周内每3～4日透视一次,防止发生分离移位。

(3)轻度错位或10°以内成角,对功能无影响,无须强求解剖对位而反复整复。

(4)闭合骨折合并桡神经损伤时应先密切观察4～6周,若无好转可考虑手术探查,若整骨时出现手部前臂剧烈放射性疼痛,需切开复位内固定。

第六节 肱骨髁上骨折

肱骨髁上骨折是指肱骨干与肱骨髁交界处发生的骨折。常发生在5～12岁儿童,约占儿童肘部骨折的50%～60%。骨折早期容易合并血管神经损伤,发生Volkmann缺血性肌坏死;远期易发生肘内翻畸形。肱骨髁上骨折多由间接暴力引起,如运动、攀高跌下等。根据不同的损伤机制，骨折大致分为伸直型、屈曲型。

伸直型骨折：跌倒时伸肘或半伸肘位，手掌着地，暴力经前臂传导至肱骨下端，在肱骨髁上部引起骨折，骨折线多为后上前下斜型骨折。骨折远端因肱三头肌牵拉作用向后上移位，骨折近端向前下移位。移位严重的可损伤正中神经、肱动脉、肱静脉及桡神经。伸直型中，又有桡偏移位和尺偏移位。伸直尺偏型：暴力作用于肱骨前外侧，骨折远端向尺侧，向后侧移位，使骨折的内侧骨皮质部分被压缩，这类骨折易发生肘内翻畸形，整复时需注意；伸直桡偏型：暴力作用于肱骨内髁，使骨折远端向桡侧后侧移位，这类骨折不易发生肘内翻，若损伤重、移位大，可造成肘外翻，但这种畸形少见。

屈曲型骨折：较少见，跌倒时肘部着地，骨折移位与伸展型相反，骨折线由后下方斜向前上，骨折远端向前上移位，骨折近端相对向后下移位，此型骨折很少合并神经血管损伤。

一、临床表现和诊断

无移位骨折者，肘部可有肿胀、疼痛，肱骨髁上处有压痛，功能障碍。骨折有移位者，肘部疼痛、肿胀较明显，甚至出现张力性水泡，肘部呈靴形畸形，但肘后肱骨内外髁和鹰嘴三点关系仍保持正常，这一点可与肘关节后脱位相鉴别。此外，还应注意桡动脉的搏动，腕和手指的感觉、活动、温度、颜色，以便确定是否合并神经或血管损伤。神经损伤表现为该神经支配范围的运动和感觉障碍、以桡神经、正中神经损伤为多见。

若肘部严重肿胀，桡动脉搏动消失，患肢剧痛，手部皮肤苍白、发凉、麻木，被动伸指有剧烈疼痛者为肱动脉损伤或受压，处理不当则前臂屈肌发生肌肉坏死，纤维化后形成缺血性肌挛缩。骨折畸形愈合的后遗症以肘内翻为多见，肘外翻少见。粉碎型骨折多后遗肘关节不同程度的屈伸活动功能障碍。

肘关节正侧位X线片可显示骨折类型和移位方向。伸直型骨折远端向后上方移位，骨折线多从前下方斜向后上方。屈曲型骨折远端向前上方移位，骨折线从后下方斜向前上方。粉碎型骨折两髁分离，骨折线呈“T”型或“Y”型。根据受伤史、临床表现和X线片可做出诊断。

二、治疗

（一）非手术治疗

1.无移位骨折

可用超肘夹板或石膏托将肘关节固定于屈曲90°位。一般固定2～3周，再开始练习肘伸屈活动。

2.有移位骨折

（1）手法整复：患者仰卧，肩外展，伸肘（屈曲型）或屈肘（伸直型），牵引中逐渐将前臂旋后以矫正重叠与旋前移位，然后矫正尺偏（桡偏一般不需矫正）至轻度桡偏，再矫正前后方移位。

（2）固定方法：应用超肘小夹板两垫法固定，伸直型固定于屈肘90°，而屈曲型固定于伸直位、略桡偏及前臂旋后位。术中、术后需密切注意患肢循环，随时调整捆扎松紧度。

（3）功能锻炼：固定期间应多作握拳及腕部屈伸活动，解除固定后应积极主动锻炼肘、肩关节，如作托手屈肘双手推车及大小云手等活动。

(4)骨牵引整复法:对骨折时间较长、软组织肿胀严重或已有水泡形成不能手法整复或整复后固定不稳的病例,可用大号巾钳夹住鹰嘴突下方骨质,进行悬吊牵引。重量1～2kg为宜,待消肿后改用手法复位。

(二)手术治疗

手术复位失败者应施行手术复位,用2枚克氏针交叉作内固定。若考虑肱动脉有较严重伤或受压,应不失时机地行手术探查,作相应处理。

1.清创、复位后钢针固定法

对于开放性骨折应在伤后8小时以内清创,开放复位并给予可靠的内固定。在直视下用两枚钢针自内、外髁交叉固定到近骨折端或其髓腔内。术后石膏托外固定4～6周,然后开始功能锻炼。

2.切开复位和血管探查术

对肱骨髁上移位骨折伴有桡动脉搏动消失,肢体远端苍白、麻木、发凉,被动伸直关节有剧痛等缺血性挛缩征象者,应立即手术探查。解除血管压迫或痉挛,同时作骨折内固定。

3.陈旧性肱骨髁上骨折

畸形愈合,肘内翻角度大于15°者,作肱骨髁上截骨术矫正。因重叠移位,近侧骨端突出妨碍肘关节屈曲者,可作骨突切除术,以改进屈肘功能。

第七节　肱骨髁间骨折

肱骨髁间骨折多见于成年人,由于关节面破坏、整复困难、固定不稳,易遗留关节僵直。

一、病因和病理

肱骨髁间骨折受伤机理与肱骨髁上骨折相同,但暴力更大,在造成髁上骨折的同时,尺骨鹰嘴半月切迹将骨髁劈成两半。

二、临床表现和诊断

有肘部外伤史。肘部肿胀,关节活动障碍,骨性标志紊乱,有明显骨擦音。检查时应注意有无血管神经损伤表现。X线摄可明确诊断。

三、治疗

(一)非手术治疗

1.骨折无移位

很少移位或肱骨小头与滑车块有分离,但骨折块无旋转移位,行手法闭合复位,前后石膏托固定4～5周。

2.严重粉碎性骨折不宜手术治疗者

行尺骨鹰嘴牵引,早期进行功能锻炼。行骨牵引后,即刻进行手指活动,2周后开始肩关节运动，4～5 周后，去除牵引，进行肘关节主动运动练习。

(二)手术治疗

1.手术适应证

骨折块旋转移位。关节面粉碎伴有两髁分离。

2.手术方法

切开复位内固定，多用螺丝钉、螺栓、克氏针做固定物。

3.术后处理

肘后石膏托外固定，1 周后主动间歇性肘关节功能锻炼。3 周后去除石膏托进一步功能锻炼，同时用三角巾保护患肢。

第八节　肱骨外髁骨折

肱骨外髁骨折是儿童期常见的骨折，又称肱骨骺骨折，以 6～10 岁儿童最为多见。肱骨外髁骨折，多系间接暴力引起，跌倒时手掌撑地，桡骨小头直接创击肱骨外髁部，同时合并尺骨鹰嘴创击肱骨滑车部，往往使骨折线通过肱骨滑车，加上前臂伸肌的牵拉作用，使骨折块移位或翻转，移位翻转的程度取决肘关节位置及暴力的强度。临床上分四型：

(一)无移位型

骨折呈裂纹型，无移位，附着的伸肌腱膜、骨膜未完全断裂。

(二)移位型

骨折块有侧方移位或向前或向后移位，无旋转。骨折严重移位时，伸肌腱膜骨膜断裂，骨块不稳定，整复固定均困难，并且复位固定后仍有再移位的可能。

(三)翻转移位型

肱骨外髁骨折块有侧方移位，同时有旋转移位，向前向后各翻转 40～180°，骨折断面向外或向前、后方。

(四)肱骨外髁骨折合并肘关节脱位

骨折伴尺、桡骨可向外、向前或向后侧脱位，骨折保留在桡骨头上不旋转。

一、临床表现和诊断

肘半屈位，有功能障碍。肘外侧肿胀、疼痛、压痛。X 线摄片可确定骨折移位情况。

二、治疗

(一)非手术治疗

对于无移位的骨折用石膏托固定 1～2 周即可，解除固定后加强肘关节功能练习。对侧方移位者，屈肘后旋情况下挤按复位，术后夹板或石膏固定 3 周。有旋转或翻转移位者，处理较为困难，但多数经手法复位获得满意效果。

(二)手术治疗

对于手法复位不成功者均应切开复位。麻醉下,肘外侧弧形切口,暴露骨折端,矫正翻转移位,用2枚克氏针交叉固定。术后用石膏托固定,屈肘90°3周后拔针,解除石膏托,练习肘关节活动。术中应注意尽可能保留骨折块上附着的软组织,以免发生骨折块缺血性坏死。

第九节 尺骨鹰嘴骨折

尺骨鹰嘴的关节面为半月切迹,其中间为隆起之峭,恰与肱骨滑车沟相吻合,对肘关节的稳性起主要作用。尺骨鹰嘴骨折以成年人为多见,是肘部常见的损伤之一,占全身骨折的1.17%。

多数由间接暴力所致,肱三头肌猛烈收缩而发生骨折,少数为局部打击伤。

一、临床表现和诊断

局部肿胀、疼痛、压痛,肘关节功能障碍,有皮下淤血,骨折处可触到裂隙。X线摄片可确定骨折情况。

(1)儿童可有骨髓板,鹰嘴骨化中心不规则或多个小骨化中心,不应误诊为骨折。

(2)成人裂纹骨折和移位骨折不难诊断。有时可伴有冠状突骨折,应仔细阅片。

二、治疗

尺骨鹰嘴骨折系关节内骨折,要求解剖对位,以达到保持肱三头肌的肌力,恢复关节面的光滑,保持肘关节的稳定等目的。

(一)非手术治疗

1.对无移位骨折

可用石膏托或肘关节半伸直夹板外固定3～4周,逐步练习功能活动。

2.有移位的骨折

可在臂丛神经阻滞麻醉下行手法复位。

(1)手法整复:先将鹰嘴处血肿抽吸干净,术者一手扶持前臂,一手拇、示指捏住鹰嘴突向远侧推按,同时伸肘、闻及骨擦音,则骨折端已对合。

(2)固定方法:可用弧形夹板,硬纸壳或石膏托固定肘关节半屈伸位(135°左右)2～3周。有明显移位者,固定于肘伸直位2周,以后逐渐屈肘90°位1～2周。

(3)功能锻炼:外固定2～3天后开始前臂旋前、旋后练习,2周时开始肘关节屈、伸运动练习。

(二)手术治疗

对移位的尺骨鹰嘴骨折,手法复位失败,可切开复位内固定。肘关节伸直位固定,3周后去固定,功能锻炼。

第十节　尺桡骨骨折

前臂骨由尺骨及桡骨组成。尺骨近端的鹰嘴窝与肱骨滑车构成肱尺关节。桡骨小头与肱骨小头构成肱桡关节。尺桡骨近端相互构成尺桡上关节。尺骨下端为尺骨小头，借助三角软骨与腕骨近侧列形成关节。桡骨下端膨大，与尺骨小头一起，与近侧列腕骨形成桡腕关节。桡尺骨下端又相互构成下尺桡关节。

尺桡骨之间由坚韧的骨间膜相连。由于尺骨和桡骨均有一定的弯曲幅度，使尺，桡骨之间的宽度不一致，最宽处为1.5～2.0cm。前臂处于中立位时，骨间膜最紧张，在极度旋前或旋后位时最松弛。骨间膜的纤维方向呈由尺侧下方斜向桡侧上方，当单一尺骨或桡骨骨折时，暴力可由骨间膜传达到另一骨干，引起不同平面的双骨折，或发生一侧骨干骨折，另一骨的上端或下端脱位。

尺桡骨干有多个肌肉附着起、止部位分布分散。当骨折时，由于肌肉的牵位，常导致复杂的移位，使复位时十分困难。

一、病因和病理

(一)直接暴力

多为重物砸伤，撞击伤和压轧伤。两骨多在同一平面骨折，呈横断、粉碎或多段骨折。软组织损伤较重，骨折不稳定，愈合慢，功能恢复差。

(二)间接暴力

瞭跌倒时手掌着地，地面的反作用力上传，在桡骨中或上1/3部发生横断或锯齿状骨折。残余暴力通过骨间膜转移到尺骨，在较低平面产生尺骨斜形折断，骨折移位虽多，但软组织伤不重，处理易，预后好。

(三)扭转暴力

瞭在遭受传达暴力的同时，前臂又受到一种扭转外力，如前臂极度旋前或旋后扭转，造成两骨的螺旋形骨折。

按AO分类法，尺桡骨干骨折分为A型：简单骨折，A1型为单纯尺骨骨折，桡骨完整；A2型为单纯桡骨骨折，尺骨完整；A3型为尺桡骨干双骨折。每一亚型又根据不同情况各分为3级，其中A1型合并桡骨头脱位（即孟氏骨折）为A1③组；A2型合并下尺桡关节脱位为A2③组。B型：楔形骨折，B1型为尺骨楔形，桡骨完整；B2型为桡骨楔形，尺骨完整；B3型为尺或桡骨中一骨为楔形，另一骨为简单骨折或楔形骨折。与A型一样，每一亚型又各分为3组。C型：复杂骨折，C1型为尺骨复杂骨折，桡骨完整；C2型为桡骨复杂骨折，尺骨完整；C3型为尺、桡骨干均为复杂骨折。与A、B型一样，又各分为3组。

二、临床表现与诊断

受伤后，前臂出现疼痛、肿胀、成角畸形及功能障碍。检查局部明显压痛，可扪及骨折端骨摩擦感及假关节活动。在临床工作中,可不检查骨折端的摩擦感及假关节活动,以免增加创伤及患者痛苦。听诊发现,骨传导音减弱或消失。正位及侧位X线照片检查应包括肘关节或腕关节,可发现骨折的准确部位、骨折类型及移位方向,以及是否合并有桡骨头脱位或尺骨小头脱位。尺骨上1/3骨干骨折可合并桡骨头脱位,称为Monteggia骨折。桡骨干下1/3骨折合并尺骨小头脱位,称Galeazzi骨折。

严重尺、桡骨干骨折可合并神经血管损伤,或因严重肿胀发生骨筋膜室高压,应仔细检查手的血液循环及神经功能。

三、治疗

复位要求高,关键在于恢复前臂的旋转功能。

(一)非手术治疗

1.无移位骨折

前臂石膏托固定3～6周。

2.移位骨折

(1)手法整复:采用臂丛麻醉,根据桡骨近端的旋转位置,将前臂置于相应的旋转位置,采用牵引、分骨手法纠正短缩侧方移位,使骨折端的移位变为单一的掌背侧移位,再采用折顶、提按和回旋手法纠正掌背侧移位,然后根据骨折部位不同,采用不同的旋转手法。

(2)固定方法。

1)小夹板固定:整复满意后,在维持牵引下,如肿胀较重,可敷以消肿膏,而后用绷带松缠3～4层,掌背侧骨间隙各置一分骨垫,其放置部位,掌侧在掌长肌与尺侧屈腕肌之间;背侧放在尺骨背面的桡侧缘,放妥后用胶布固定,再放纸垫,一般上及中1/3骨折在前臂掌侧面(相当于骨折部)放一小纸垫,在前臂背侧各置一纸垫,施行三点加压法维持桡、尺骨于背曲的生理弧度。背侧板上端达鹰嘴窝,下端超过腕关节1cm,掌侧板上达肘横纹、下齐腕关节;桡侧板上齐桡骨头,下达桡骨茎突平面;尺侧板上齐鹰嘴突,下达第五掌骨颈部。肘屈90°,前臂中立位,用三角巾悬挂胸前。

2)石膏固定:上肢石膏,在上石膏的同时,要在尺桡骨前后加压塑形使尺桡骨向两侧分开,以免骨折端发生再移位。石膏固定后立即纵行剖开,以防发生血液循环障碍。

(3)功能锻炼:早期做握拳动作,一周后开始肩、肘关节活动,如托手屈肘、双手推车、大云手、小云手等。解除固定后,可作前臂旋转锻炼,如反转手等。

(二)手术治疗

对软组织损伤较重的开放骨折、尺桡骨干多处骨折,以及难以手法复位或难以外固定的骨折,应切开复位,行钢板或髓内针、钢针、螺钉内固定。

第十一节　尺骨干单骨折

较少见。骨折多发生在下 1/3 部，因桡骨完整，有骨间膜相连，骨折很少移位。由于外力的方向及旋前方肌的牵拉，骨折端常向掌、桡侧倾斜。

多由直接暴力造成，如打击、撞碰、挤压等；间接暴力如跌仆、堕坠时手掌触地也可引起。

一、临床表现和诊断

伤后患部肿胀，局部压痛，可触及骨擦音。

X 线摄片应包括上、下关节，注意有无并发脱位。

二、治疗

（一）非手术治疗

单纯尺骨骨折，应用手法闭合复位，夹板或石膏固定 8 周。

（二）手术治疗

手法复位困难或复位后不稳定者，可根据骨折情况行切开复位钢板内固定术和髓内针内固定术。术后石膏固定 8～10 周。

第十二节　桡骨干单骨折

较尺骨干骨折多见。因有尺骨支持，骨折重叠移位不多，主要是旋转移位。多由间接暴力所致，如跌仆、堕坠时手掌触地等。

一、临床表现和诊断

局部肿胀、压痛，前臂旋转功能障碍，可触及骨擦音。

X 线摄片可明确骨折类型与移位情况，但应包括腕关节和肘关节。注意有无上、下尺桡关节脱位。

二、治疗

（一）非手术治疗

1.手法整复

臂丛麻醉下复位，骨折在中或下 1/3 时，前臂置中立位；在上 1/3 时置旋后位。对抗牵引下先纠正重叠畸形，用分骨法纠正尺侧移位，折顶法纠正掌背侧移位。一旦重叠牵开，听到“咔嗒”声，表示骨折复位。

2.固定

整复后，先临时固定，经 X 线检查对位满意后，正确固定。外固定 5～7 周，根据 X 线摄片及临床检查情况,决定是否去固定。

3.功能锻炼

早期作握拳活动,1周后开始肩、肘关节活动,如托手屈肘、双手推车、大云手、小云手等。解除固定后,作前臂旋转锻炼。

(二)手术治疗

1.手术适应证

闭合复位失败;不稳定骨折,闭合复位后外固定困难。

2.手术方法

切开复位钢板螺丝钉内固定术,桡骨远端骨折,采用 Henry 入路,显露骨折断端,清除凝血块,骨折复位后,钢板置于背侧螺丝钉固定。如骨折位于近端 1/2,采用背侧 Thompson 入路,钢板置于掌侧螺丝钉固定。位于中 1/3 的骨折,两种入路均可以采用。术后石膏托外固定。

第二章　下肢骨、关节损伤

第一节　股骨颈骨折

股骨颈骨折最为常见，其骨折部位系指股骨头下至股骨颈基底部之间的骨折。股骨颈骨折多见于老年人，女性略多于男性。老年人多有不同程度的骨质疏松，加之女性活动相对较男性少，内分泌变化的原因较骨质疏松发生较早，故女性即便受伤暴力很小，也会发生骨折。由于大多数患者是老年人，所以，随着人们平均寿命的延长，此骨折发生率有增高的趋势，从目前来看，股骨颈骨折治疗较复杂，预后欠佳，其原因如下。

（1）老年患者在伤前多有严重疾患：如高血压，糖尿病、半身不遂等，伤后常卧床不起，易并发坠积性肺炎，压疮和泌尿系感染。

（2）由于本身解剖上的特点：骨折部位常有较大的剪应力，影响复位后的稳定性，所以影响固定效果，进而可引起骨不愈合。

（3）由于股骨头血供的特殊性：骨折时易使主要供血来源阻断，不但影响骨折愈合，而且有可能发生股骨头坏死的不良后果。

一、解剖概要及股骨头的血液供给

股骨颈的前方和后方的下半都在髋关节的关节囊内，只有后上半远端在关节囊外。股骨颈基底部骨折为关节囊外骨折，其他部位骨折均属囊内骨折。股骨头颈血运的主要来源有：由股深动脉发出的旋股内、外动脉分支，在股骨颈基底滑膜反折处，分 3 束即骶外侧动脉、干骺端上动脉、干骺端下动脉进入股骨头，是股骨头血液供给的主要来源；通过圆韧带的小凹动脉尚有少量血液存在；臀下动脉和闭孔动脉吻合到关节囊附着部，分为上、下股骨干的滋养动脉。

二、病因和分类

老年人，特别是女性，由于骨质疏松使股骨颈脆弱，加之髋周肌群退变，在平地滑倒、床上跌下、下肢突然扭转、甚至无明显外伤的情况下就可发生骨折。青壮年股骨颈骨折一般由于严重损伤，如车祸或高处坠落等所致。

（一）按骨折线部位分类

可分成：①头下骨折；②经颈骨折；③基底骨折。

头下骨折和经颈骨折属于关节囊内骨折，由于股骨头的血液循环大部分中断，因而骨折不易愈合和易造成股骨头缺血坏死。基底骨折由于两骨折段的血液循环良好而较易愈合。

（二）按骨折线角度（X 线片表现）分类

（1）内收骨折：远端骨折线与两髂嵴连线的延长线所形成的角度（Pauwels 角）大于 50°，属于不稳定骨折。

(2)外展骨折:Pauwels 角小于 30°,属于稳定骨折。

(三)按骨折移位程度(Garden)分类

(1)不完全骨折:骨的完整性仅部分中断,股骨颈的一部分出现裂纹。

(2)完全骨折:骨折线贯穿股骨颈,骨结构完全破坏。完全骨折又可分成:①无移位的完全骨折;②部分移位的完全骨折;③完全移位的完全骨折。

(四)按移位程度根据 Garden 分类

可分:①不完全骨折;②无移位的完全骨折;③部分移位的完全骨折;④完全移位的完全骨折。

三、临床表现和诊断

(1)明确外伤史:如车祸、高和坠落、塌方、压砸伤等。老年人跌倒后诉髋部疼痛,不敢站立和行走,应首先考虑到有股骨颈骨折的可能。有时疼痛沿大腿内侧向膝部放射,易被误诊为膝部损伤。

(2)临床症状与体征:有移位的骨折伤肢外旋、缩短,髋、膝关节轻度屈曲。囊内骨折足外旋 45°～60°,囊外骨折则外旋角度较大,常达 90°,并可扪及大转子上移。伤后髋部除有疼痛外,腹股沟韧带的中点压痛阳性,在患肢足跟部或大转子部有叩击痛。局部可有轻度肿胀,但囊内骨折由于有关节囊包裹,局部血液供应较差,其外为厚层肌肉,故肿胀瘀斑常不明显,患髋功能障碍,不能站立行走,但有部分嵌入骨折仍可短时站立或跛行。对这些患者要特别注意,不要因遗漏诊断而使无移位的稳定骨折变为有移位的不稳定骨折。

(3)影像学检查:摄髋关节正侧位 X 线片髋关节 CT 可明确骨折部位,类型和移位情况,对决定治疗方案及预后均有帮助。CT 检查对移位不明显或线形骨折或骨裂的确诊有特别意义。

四、股骨颈骨折的并发症

(一)骨折不愈合

股骨颈骨折的常见并发症之一,其主要原因有:①年龄过大,骨质疏松显著,有其他内脏疾病如高血压、糖尿病等并存;②手术或复位不及时;③复位手法过重;④移位太大,周围软组织损伤严重;⑤固定的稳定性不足;⑥负重过早。

(二)畸形愈合

主要是因为复位欠佳使骨折在畸形位愈合。

(三)股骨头缺血坏死

股骨颈骨折最常见亦最严重的并发症。由于股骨头血液供应的特殊性,骨折时易使供血来源阻断而发生股骨头缺血坏死。

(四)创伤性关节炎

多继发于上述三种并发症。

五、治疗

股骨颈骨折的治疗方法很多,效果不一,治疗方法除了应根据骨折的时间、类型、患者的年龄和全身情况外，还要充分考虑患者及家属的意愿，对日后功能的要求、经济承受能力、医疗条件和医生的手术技术以及治疗经验等，进行综合分析后采取切实可行的治疗措施。在积极地进行骨折局部治疗的同时，还应注意防治伤前病变或治疗过程中可能发生的并发症，争取做到既保证生命的安全，又能使肢体的功能获得满意的恢复。

(一)非手术治疗

1.复位

(1)骨牵引逐步复位法：患者入院后，在外展中立位行骨牵引，重量4～8kg，牵引2～3天后，将患肢由中立位改为轻度内旋位，以便纠正骨折的向前成角，使复位的骨折端紧紧扣住，并在床边拍摄髋关节正侧位X线片，如尚未复位，则调整内收或外展角度，或适当调整牵引重量。此时移位应大有改善，若仍有残余移位，则采用手法整复纠正。一般情况下，复位在1周内完成。此法的优点是不会加重原有损伤，且无须麻醉，故近来被广泛应用。

(2)屈髋屈膝法：患者仰卧，助手固定骨盆，术者握其腘窝，并使膝、髋均屈曲90°，向上牵引，纠正缩短畸形，然后伸髋内旋外展以纠正成角畸形，并使折面紧密接触。复位后可作手掌试验，如患肢外旋畸形消失，表示已复位。

2.固定

(1)无移位者或嵌插骨折可穿丁字鞋或轻重量皮肤外展位(10°～15°)牵引6～8周。

(2)有移位骨折可选用持续牵引维持固定或闭合三颗针内固定，并保持患肢外展中立或稍内旋位。

3.功能锻炼

骨折经复位外固定或内固定后，即可让患者多做深呼吸运动，可改善肺及胃肠功能。固定早期可做踝，足关节轻度活动，逐步做股四头肌的舒缩活动，但应嘱患者做到"三不"，即不盘脚、不侧卧、不下地。保守疗法一般在3～6个月后逐渐增加髋膝关节活动范围。在内固定牢固的情况下，一般让患者在术后3～4周扶双拐下地活动，患肢避免负重。术后3～6个月经X光拍片证实骨折已愈合，方可弃拐行走。但在伤后2～3年内，应避免患肢过度负重。定期拍X线片复查，以排除后期可能出现的股骨头缺血性坏死。

(二)手术治疗

指征：①内收型骨折和有移位骨折；②头下型骨折，股骨头缺血坏死率高，高龄患者不宜长期卧床者；③青壮年及儿童的股骨颈骨折要求达到解剖复位；④陈旧性股骨颈骨折及骨折不愈合，股骨头缺血坏死或并发髋关节骨关节炎。

1.新鲜股骨颈骨折

(1)三翼钉内固定：方法简便实用，但近年来疗效不佳及头坏死率高，主要原因是适应证选择不当，技术欠佳，后者是主要因素。如复位不理想，三翼钉过长或过短，打钉位置不合适，进钉处骨皮质劈裂，导针变弯或折断，股骨头有旋转，骨折端有分离等。

(2)多针内固定：主要优点是操作简便，能消除两骨折端剪力，并有明显的防止头旋转功效，因而固定牢固可靠，如可折断螺纹针内固定等。

(3)滑动式鹅头钉内固定:此类装置由固定钉与一带柄套筒两部分构成,固定钉可借助周围肌肉的收缩在套筒内滑动,以形成加压,当骨折面有吸收时,固定钉则向套筒内滑动缩短,以保持骨折端的密切接触,术后早期负重可使骨折端更紧密嵌插,利于骨折愈合。此类钉更适合于低位的股骨颈骨折,乃至转子间骨折。

(4)加压螺纹钉内固定:其优点是可使骨折两端紧密接触,且固定牢固,有利于骨折愈合,钉子不易滑出。

(5)Ender 钉内固定:应用 3~4 枚 Ender 钉在 X 线监视下经股骨内上九上方切口开窗,打入固定,该法最多用于固定转子间部骨折。但固定得当,也可用于股骨颈骨折的治疗。

2.陈旧性股骨颈骨折

主要是骨折不愈合和股骨头无菌性坏死。根据患者年龄、健康状况和股骨颈局部病理变化,选择合适的治疗方法。

(1)转子间截骨术:亦称 Mcmullay 氏截骨术。适用于健康状况良好。股骨头无坏死,股骨头颈未吸收,硬化不明显,髋臼正常,骨折远端向上移位不多,小转子还在股骨头下方的陈旧性骨折患者。操作:由大转子下斜向小转子上截断股骨,将截骨远端推向内侧,托住股骨头。术后用髋人字石膏固定 6~8 周,或使用转子截骨板内固定并辅以牵引 6~8 周。此种方法,术后患髋关节稳定有力,一般能伸 170°~180°,屈曲到 90°,但内收、外展和旋转活动受限。

(2)股骨头切除转子下外展截骨术:亦称 Batckelsl 氏截骨术,适用于健康状况良好,股骨头已坏死、碎裂或骨折移位。很多患者,术后关节活动功能良好,但患肢短缩跛行。

(3)带缝匠肌蒂髂前上棘骨瓣移植术:腰麻或硬膜外麻醉。平卧,患臀下垫薄枕。髋关节前切口即 Smith－Petersen 切口。切断臀中肌、阔筋膜张肌在髂嵴上的附着,骨膜下剥离至髋臼上部,距股直肌附着点 1.5cm 处切断股直肌,并向下翻转。保留缝匠肌在髂前上棘的附着。将股外侧皮神经牵向内侧避免损伤。切断腹外斜肌、髂肌在髂前上棘和髂嵴前部的附着,暴露部分髂骨内板和髂前上棘。倒"T"型切开关节囊,牵引下股骨颈骨折复位,转子下 2~3cm 处拧入加压螺丝钉,胯骨折线在股骨颈头部凿 2.5cm×2cm×1.5cm 骨槽内大外小,并向头部刮除 1cm 深洞,清除骨折线部瘢痕组织。用薄骨刀切 3cm×2cm 大小缝匠肌髂骨瓣,提起肌骨瓣由两侧向远端游离、松解缝匠肌 6~8cm。游离时,注意保护缝匠肌表面阔筋膜上的血管网,并勿使阔筋膜与缝匠肌分离。将缝匠肌髂骨瓣牢固而紧密地镶嵌在股骨颈骨槽内,不需作内固定,肌骨瓣蒂部可与关节囊缝合 1~2 针。术后穿带木板中立位鞋或皮牵引 3~4 周。4 周后可扶拐下床不负重活动。2~3 个月拍片 1 次,直至骨折愈合后方可弃拐行走。

有条件时可做带旋髂深血管蒂髂骨移植,方法与效果大致相同。不过,此术式要具备一定的显微外科技术和设备。

(4)股外侧肌骨瓣移植与加压螺纹钉内固定术:患者仰卧位,患侧臀部适当垫高。做髋关节外侧切口,亦称 Watson－Jones 氏切口。倒"T"型切开关节囊,显露骨折断端,清除骨折断端间瘢痕组织及硬化骨质,修整骨折面。直视下对位满意后,由大转子下 2~3cm 拧入适当长度加压螺丝钉。而后于大转子前部股外侧肌前束起点处凿下一长约 2.5cm,宽 1.5cm,厚

1.2cm带肌蒂骨块，并在股外侧肌起点的前束和外侧束之间稍作游离备用。于股骨颈中部胯骨折线，凿一长1.5cm、宽1.5cm，深1.5cm骨槽。再在骨槽的近端，即股骨头部位潜行刮一1cm深的洞，嵌入骨块，无须固定，将骨块肌带与关节囊缝合1～2针即可。注意缝合关节囊时不使肌带受压，以保留其血运。术后穿带木板中立位鞋或皮牵引3～4周，即可持拐下床不负重行走。

(5)股方肌带骨瓣移植术：股方肌骨瓣为一有肌蒂和血管网双重血液供应的骨瓣，可用于填补股骨后方骨缺损，为缺血的股骨头，颈提供充足的血液供应。术中患者取半俯卧位，取髋关节后侧切口，逐层切开，暴露出外旋肌和坐骨神经，游离股方肌至股骨转子部后侧的止点，在止点处凿取一长方形骨块。显露关节囊后壁，沿股骨颈方向切开关节囊，暴露股骨颈和股骨头，将骨折复位，沿股骨颈长轴凿一骨槽约1.5cm×3cm，深1.5cm，在骨槽的近端向股骨头内挖一骨穴约深1cm，备用。在大转子下的股骨外侧，直视下打入加压螺丝钉或加压空心钉，检查固定牢固后，将带股方肌的骨瓣插入股骨颈骨穴内，骨瓣嵌入骨槽内，锤击嵌紧。

(6)人工关节置换术：对全身情况尚好的高龄患者的股骨头下型骨折，已合并骨关节炎和股骨头坏死者，可选择单纯人工股骨头置换术或全髋关节置换术治疗。

第二节　股骨转子间骨折

股骨转子间骨折又称股骨转子间骨折，是老年人常见的损伤，患者平均年龄比股骨颈骨折患者高5～6岁，老年人骨质疏松，肢体不灵活，身体失去平衡而跌倒时，负重侧下肢将承受过度外旋、内旋或内翻的传导暴力，或于跌地时大转子直接受力而导致股骨转子间骨折。

转子部受到内翻及向前成角的复合应力时，往往在小转子部形成高应力区，导致小转子或包括股骨距的蝶形骨折，亦可由髂腰肌突然收缩造成小转子撕脱骨折。转子部骨质松脆，故骨折常为粉碎型。

一、病因和病理

具有与股骨颈骨折类似的发病原因，可为跌倒或直接暴力撞击所致，根据骨折线的形态、位置或走行分为顺转子间型，顺转子间粉碎型，反转子间型和转子下型。

(一)顺转子间型骨折

骨折线从大转子顶点开始，斜向内下方走行，到达小转子。依据暴力的方向及程度不同，小转子或保持完整，或成为游离骨片。但股骨上端内侧的骨支柱保持完整，骨的支撑作用还比较好，髋内翻不严重，移位较少。

由于骨折线在关节囊和髂股韧带附着点的远侧，因而骨折远端处于外旋位。粉碎型则小转子变为游离骨块，大转子及其内侧骨支柱亦破碎，髋内翻严重，远端明显上移、外旋。

(二)反转子间型骨折

骨折线自大转子下方斜向内上行走，达小转子的上方。骨折线的走向与转子间线或转子间嵴大致垂直。骨折近端因外展肌与外旋肌的收缩而外展、外旋，远端因内收肌与髋腰肌的牵拉而向内、向上移位。

(三)转子下型骨折骨折线经过大小转子的下方

顺转子间型骨折最常见，约占本病的85%。顺转子间粉碎型骨折、反转子间骨折和转子下骨折均属不稳定型骨折，髋内翻的发生率最高。

二、临床表现和诊断

转子间是骨质疏松的好发部位，骨质疏松的发生速度在骨小梁较快，在股骨矩则较慢。在发展速度快的骨小梁与发展速度慢的股骨矩的接合部是骨质最薄弱处，因此易发生转子间骨折。受伤后，转子区出现疼痛，肿胀，瘀斑，下肢不能活动。

检查发现转子间压痛，下肢外旋畸形明显，可达90°，有轴向叩击痛。测量可发现下肢短缩。X线拍片可明确骨折的类型及移位情况。

三、治疗

治疗的最主要目的是使患者能尽早活动且活动功能恢复到其受伤前的水平。对于转子间骨折的患者来说，要达到此目的应以手术治疗为最佳方案。

非手术治疗只适用于不能耐受手术患者以及年龄较轻、骨折未发生移位的身体健康的患者。但是，对这些患者必须进行严密监控，密切观察及时发现任何骨折移位的征象。接受手术治疗的患者应该早期活动以避免由于长期卧床所引起的并发症。

转子间骨折的任何分类方法中，最重要的因素为骨折的稳定性。当后内侧皮质未受损或在手术时保存其完整性则稳定性可大大增强。非稳定性转子骨折的类型包括后内侧的支撑点丧失骨折扩展至转子下以及反斜形骨折。

(一)非手术治疗

股骨转子间骨折传统的治疗方法，是将患肢置于外展30°位牵引或外展30°位卧床4～6周，再改为患肢穿防旋鞋，骨折愈合一般不成问题。传统疗法的优点是患者不需忍受手术的痛苦与风险，比较容易被患者与家属接受。

在不具备手术治疗医疗条件的基层医院仍然是一种治疗手段。对一些高龄，心肺功能差或骨质疏松很严重，手术难以达到坚强固定的患者，可选择该治疗方法。存在的缺点是需长期卧床，易引发肺炎褥疮、血管栓塞等并发症，重者可导致死亡。

(二)手术复位内固定治疗

手术的主要目的是尽可能达到解剖复位，采用坚强内固定，以早日活动避免并发症的发生。在牵引复位后，选择内固定器械固定。内固定方法很多，如鹅头钉、钢板或角状钢板，目前动力髋钢板内固定已将上述方法淘汰。

1.DHS和动力力螺钉系统(DCS)

DHS是临床常用的内固定钢板，它的钉板角度多设计为135°，含有可伸缩的固定装置，允许骨折近端在固定装置上滑动实现骨折端的加压。DHS的松质骨螺钉进入股骨头的深度对近端骨折块的拉力至关重要，螺钉顶端距软骨下骨应在1cm之内。

鉴于大部分转子间骨折的患者均有明显的骨量减少，因此，选择股骨头颈部位骨质量最好的部位进行内固定非常重要。

目前，较为一致的看法是加压螺钉位于股骨头颈的中央或稍偏下方。若患者股骨大转子有严重粉碎的不稳定性骨折，可以选用带有大转子稳定接骨板的DHS，防止骨块向外移位，减少内固定失败的概率。患者术后第2天即可在床上进行不负重的功能锻炼，若固定较为牢固，可以扶拐部分负重。

DCS的钉板角度为95°，主要用于股骨九上骨折，但对于Tronzo－EvansV型骨折，DHS的进针钉点选取有困难，DCS可以使进钉点上移，手术操作较为容易，易取得理想的固定结果。

2.髓内固定系统

对于股骨近端严重粉碎的不稳定性骨折，反转子间骨折等不稳定骨折的患者，可以采用髓内固定系统，目前，常用的包括伽马钉、重建钉。

(三)并发症、并发症治疗

1.骨折不愈合

很少发生，愈合率可达95%。内翻位的骨不连接需要行外翻截骨术，如果骨不连接没有发生内翻，可行骨移植简单加压固定即可。

2.骨折畸形愈合

如内固定欠坚强，不稳定型转子间骨折再移位的可能性就较大，故应重视内固定选择，如移位后畸形愈合在髋内翻位，且明显影响行走功能者，需考虑截骨矫正手术。

3.内固定失效

如果内固定的位置不合适或有时候因为严重的骨质疏松，会发生整个骨折内固定结构塌陷和失败。所以在手术后最短4～6周内，密切地监控就相对重要，必要时每周进行X线检查持续3～4周，并在6周时再次检查，及时获得骨或植入物失效的早期证据并采取适当措施。如限制负重、卧床、牵引或翻修手术。如果内固定失败，股骨头因为螺钉切割而破坏，对于年龄较大的患者应行带股骨距的全髋关节置换手术。

第三节　股骨干骨折

股骨干骨折包括股骨小转子下5cm至股骨髁上5cm之间的骨折。约占全身骨折的6%，男多于女，约2.8∶1。多发于青壮年。

股骨干是人体最长和最坚强的骨，除病理性骨折外，多由强大的直接或间接外力造成骨折。出血量较大，在1000～1500mL。因血运良好，包裹的肌肉组织丰厚，故多数患者骨折能快速愈合。

一、病因和移位分类

(一)病因

直接暴力打击、挤压或间接暴力的杠杆、扭转作用,以及由高处跌落等外力皆可引起股骨干骨折。骨折形状可为横断、斜形、螺旋或粉碎,儿童的股骨干骨折可能为不全或青枝骨折。

(二)移位分类

惇根据骨折后的移位,受暴力方向、肢体重力和肌肉牵拉影响,可分为以下3种类型:

1.股骨上1/3骨折

骨折近折端受髂腰肌、臀中、小肌及外旋肌的作用,产生屈曲、外展及外旋移位,而远折段则向上、向后,向内移位。

2.股骨中1/3骨折

常为重叠移位,或因断端因外力的直接作用造成向内或向外成角。

3.股骨下1/3骨折

由于附着在大腿后侧内、外先的腓肠肌牵拉,导致骨折远断端向后倾斜移位,可能压迫或损伤行经其后的血管、神经。

二、临床表现和诊断

根据患者的病史、临床症状、体征及X线所见,诊断不难。

有严重的外伤史,比如交通伤、坠落伤。伤处疼痛激烈,搬动时尤其明显。患肢功能障碍,活动不能。伴有胸腹损伤时可有胸腹疼痛、呼吸困难。

患肢局部肿胀明显,成角及短缩畸形,骨擦音骨擦感阳性,假关节形成,触痛,纵向叩击痛。肢体功能障碍。肢端的血运不良,感觉麻木往往提示有血管,神经的损伤。

X线摄片可明确骨折类型和移位方向。

三、治疗

(一)急救处理

一旦出现股骨干骨折,先就地行外固定,固定时略加牵引,即可减轻疼痛,又可部分复位。如无合适的材料,可与健侧下肢捆在一起,对出现休克的患者应先抗休克治疗,抢救生命。

(二)儿童股骨干骨折

1.外展板固定法

适用于1周岁以内儿童或无移位的股骨骨折。方法:患肢用小夹板固定后,外侧用一外展板固定2～3周。因幼儿骨折愈合快,自行矫正能力强,有移位成角均能自行矫正。

2.水平皮牵引法

适用于2～8岁儿童,用胶布贴于患股内、外两侧,再用螺旋绷带包住,患肢放于垫枕上,牵引重量为2～3kg,牵引时间为4～6周。

3.骨牵引法

适用于8～12岁的患者,因胫骨结节骨。未闭合,为避免损伤,可在胫骨结节下2～3横指处的骨皮质上穿牵引针,牵引重量为3～4kg,牵引时间为6～8周。

(三)成人股骨干骨折

1.骨牵引法

对远端向前移位的下 1/3 骨折,宜行胫骨结节牵引,其余均可用股骨力上牵引,患肢置放于 Thomas 架、Braun 架或板式架上牵引,牵引重量开始稍大些,成人可达 12kg,牵引 1～2 天后,应及时床旁摄 X 线片,若已无重叠,可配合手法整复,复位后用夹板固定,牵引重量减至 5～6kg 维持,并开始股四头肌及踝足部功能锻炼,6～8 周后去牵引扶双拐下地患肢渐负重锻炼。

2.切开复位内固定

(1)适应证:非手术疗法失败后,合并神经血管伤者,陈旧性骨折畸形愈合。

(2)内固定方法:髓内针,用于股骨中上段骨折。钢板,用于中下 1/3 骨折。

术前准备应包括:拍摄股骨全长正,侧位 X 线片(各含一侧关节)。研究 X 线片,分析骨折类型,估计髓内钉固定后的稳定程度,若稳定性差则采用静力型固定,否则可采用动力型固定。动力型固定因为具有动力压缩增加应力刺激的作用,利于骨折早日愈合。同时,应了解患者患侧髋关节及膝关节的活动度,有无影响手术操作的骨性关节病变,比如髋关节的僵硬会影响手术的进行。术前一天开始应用预防性抗生素。常用连续硬膜外麻醉,亦可采用气管插管全身麻醉。手术体位一般采取患侧垫高的仰卧位,或使用骨科手术牵引床。仰卧位时插钉较困难,需将患肢尽量内收,以充分暴露梨状窝。侧卧位使得插钉相对容易,适用于肥胖患者及股骨近端骨折;但对术中复位、拍 X 线片有影响,远端锁钉的置入也比较困难。摆体位时需注意防止会阴部压伤及坐骨神经牵拉伤等。

1)闭合复位交锁髓内钉内固定技术:闭合复位髓内钉固定具有损伤小,失血少、血供破坏小,愈合快等优点,并且皮肤表面无瘢痕,感染率低,仅约 0.8%。但需要骨科专用手术床及影像增强透视机等特殊设备。

操作时先在大转子顶端沿着股骨轴线作一 5cm 长的切口,然后在大转子内后的梨状窝处,用开路器锥子开路,插入导针,透视下闭合复位骨折使导针顺利通过骨折端,然后通过导针用可弯曲的髓腔锉扩大髓腔至所需要大小,选择相应长度和直径大小的髓内钉顺导针顺行插入。先置入远端锁钉,再置入近端锁钉。

髓内钉近端应与大转子顶点平齐,远端应距离股骨髁 2～4cm。直径应比使用的最大号扩髓器小一号或 0.1cm,以避免髓内钉嵌顿于髓腔内。术中可能会因为偏心扩髓而加重骨折,钉穿过骨折端时可由于复位欠佳而穿入软组织或嵌入内外侧骨皮质,均应注意。

术后常规使用抗生素。动力型固定者可用石膏托保护 2～3 周,防止旋转畸形。能配合的患者可早期下地活动,扶拐,逐渐负重直至临床愈合。积极功能锻炼,早期注重髋膝关节活动范围的恢复,一般预计 4～6 周恢复正常,后期恢复肌力。

2)开放复位交锁髓内钉内固定术:与闭合复位插钉比较,可以直视下复位,更易于达到解剖复位及改善旋转移位的稳定性;容易发现影像上所不能显示的骨折块及无移位的粉碎性骨折;易于处理陈旧性骨折;可以不需要骨科专用手术床及影像增强透视机等特殊设备;对粉碎骨折和斜形、螺旋形骨折可以加用环行钢丝固定以增加固定的牢固性。但切口大、失血多、疤痕大、愈合时间较长。通常在闭合复位失败时使用,或没有影像增强透视机等特殊设备条件下使用。手术操作和术后处理与闭合复位内固定没有明显差别。

3)开放复位钢板螺钉内固定:钢板固定是偏心固定,是一个负荷装置,与髓内钉相比,力臂长 1～2cm,内植物吸收更多的应力(多于 70%),所以增加了内固定失效的风险,以及取出钢板后再骨折的可能。20 世纪 80 年代始,随着髓内钉技术的改进,已逐渐被髓内钉取代成为首选方法。

钢板固定的作用有时有其特殊性,比如多发创伤的患者,患者在手术台上的体位使其难以使用髓内钉固定。另外钢板固定适用于儿童股骨干骨折,因钢板固定不须通过骨骺线,不影响生长发育。此外,钢板内固定往往不需要特殊的设备和术中拍片,这也是其优点。

多选择直外侧切口,把骨外侧肌向前牵开,自外侧肌间隔前显露股骨干。钢板固定一般选择动力加压钢板,放置在股骨的后外侧,也即其张力侧,从不同角度拧入螺钉。钢板对侧有骨缺损时必须植骨。骨折两端需各有 4～5 枚螺钉。术后处理与髓内钉相似,只是负重时间适当延迟。一般来说,钢板应在一年后取出,取出后 3～6 月避免重体力劳动或体育活动。

第四节　股骨髁上骨折

股骨髁上骨折是指发生在股骨下端腓肠肌起点以上 2～4cm 范围内的骨折。此部位是股骨髁部与股骨干干骶端部的联结部位,也是松质骨与密质骨的移行部位。多数是高速损伤或由高处坠落所致。总体发生率较低,但由于此部位骨皮质薄、骨质疏松及髓腔宽等特点,故治疗上比较复杂,有时难以达到稳定的固定,易出现膝内、外翻畸形,关节粘连挛缩、僵直等并发症。此外,股骨髁上骨折易引起腘动脉损伤,并可导致肢体坏死,需引起重视。

一、病因和病理

股骨力上骨折多由高处跌下,足部或膝部着地,间接暴力所引起,也可因直接打击所造成。此外,若膝关节强直、失用性骨质疏松,更容易因外力而发生股骨髁上骨折。

股骨髁上骨折可分为屈曲型、伸直型,一般以屈曲型多见。屈曲型骨折线多由后上斜向前下方,呈斜形或横断骨折,远段因受腓肠肌的牵拉和关节囊的紧缩,而向后移位,容易压迫或损伤腘动、静脉和神经;伸直型骨折线从前上斜向后下,远段向前移位。

二、临床表现和诊断

临床表现与股骨干下 1/3 骨折相类似,检查时应注意防止膝关节过伸而造成血管神经损伤。若局部出现较大血肿,且胫后动脉、足背动脉脉搏减弱或消失时,应考虑为腘动脉损伤。膝关节正侧位 X 线照片,可确定骨折类型和移位情况。

三、治疗

(1)嵌插及稳定骨折:多用长腿石膏前后托板或超关节夹板外固定于膝关节屈曲 40°～50°

位，6～8 周后去除石膏外固定，扶双拐不负重活动，而局部用夹板继续外固定。

(2)屈曲型骨折：可用股骨髁部骨牵引，伸直型用胫骨结节骨牵引。

(3)牵引失败者或合并神经血管伤者：复位后用钢板内固定。

第五节　髌骨骨折

髌骨是人体中最大的籽骨，在膝关节生理运动中其主要作用有传导并增强股四头肌的作用力、维护膝关节的稳定及保护股骨髁使其免于直接遭受外伤性打击三种作用。当髌骨发生骨折后，以上作用即暂时消失。治疗髌骨骨折的根本目标，即恢复其正常功能，而非简单地恢复伸膝装置的连续性。

一、病因

髌骨骨折，多为间接暴力所致，如行走失足滑倒时，膝关节突然屈曲，股四头肌强烈收缩引起髌骨骨折，这类骨折多为横断型，移位较大，直接暴力如撞击、踢伤等引起的髌骨骨折，多为粉碎型骨折。

根据受伤暴力性质和骨折后移位情况，可分为无移位骨折和有移位骨折两型。

(一)无移位骨折

约占 20%，一般是直接暴力打击或屈膝跪倒于地而引起。骨折可呈粉碎或星状，间有纵裂或边缘骨折。髌骨周围筋膜和关节囊保持完整，少数因伤及股骨髁关节面而影响膝关节功能。

(二)移位骨折

约占 80%，大多由间接暴力所致。骨折线多呈横断，且常发生在中、下 1/3 交界部。亦可见直接暴力剧烈造成髌骨粉碎骨折，偶有髌骨上段(或上极)粉碎骨折髌骨下段(或下极)粉碎骨折。

有移位骨折，往往髌骨周围筋膜和关节囊破裂或断裂，断端之间相互分离达数厘米。

常见近端或远端骨折块较大，另一端呈粉碎。此类骨折软组织损伤严重而出血较多，关节腔内有大量积血。

二、临床表现和诊断

髌骨骨折为关节内骨折，伤后膝关节内积血，肿胀及疼痛，膝前皮下有瘀斑，膝关节功能障碍，伤肢不能直腿抬举。由间接暴力所致之骨折多为横型，骨折块因受股四头肌收缩牵拉而相互分离，临床上可触到其间有一凹陷，上、下骨折块可以向内外推移。直接暴力产生的骨折，多为粉碎或星状骨折，骨折块多无明显移位。临床检查时，局部叩及骨摩擦音，对髌骨纵形或边缘形骨折，则须拍摄轴位 X 线片进一步确诊。

三、治疗

对新鲜髌骨骨折的治疗，除了要求恢复伸膝装置的完整性外，还应当保持关节软骨面的平整、光滑，防止日后形成创伤性关节炎。

(一)非手术治疗

1.无移位骨折

可用注射器抽尽关节内积血，下肢后侧用长木板或石膏托固定膝关节于伸直位，2 周后开始练习股四头肌收缩活动，4～5 周后去除外固定，逐渐练习行走及膝关节屈伸活动。

2.移位横形骨折

若移位很少或为老年患者，可先抽出关节内积血，手法复位后，用抱膝圈固定于伸膝位3～4 周，拆除固定后才能锻炼股四头肌及屈伸活动。

(二)手术治疗

1.切开复位内固定

横断骨折复位困难或粉碎骨折，应尽早切开复位内固定。常用膝前横弧形切口，凸面向下。对横断骨折可用螺丝钉固定，或用细钢丝纵向或横向穿孔固定，粉碎性骨折用丝线或钢丝环绕髌骨缝合固定，注意修补髌前及髌两侧腱膜和关节囊。术后用长腿石膏托固定膝关节于伸直位，4～6 周后去除外固定，进行功能锻炼。

2.髌骨部分切除术

(1)手术适应证：①髌骨上半或下半粉碎性骨折，完整部分大于髌骨一半。②髌骨中部粉碎性骨折，而上、下部分大于髌骨一半。

(2)手术方法：手术中切除粉碎性髌骨的上半或下半，将髌韧带或股四头肌腱与剩余髌骨缝合固定。同时修补股四头肌扩张部筋膜。术后长腿石膏托固定 6 周。对于中部粉碎性骨折，切除粉碎性部分，上、下两骨折块以张力带钢丝内固定。

3.髌骨全切术

适用于不能整复又不能部分切除的严重粉碎性骨折。尤其是 50 岁后老年人，可将髌骨全部摘除，缝合修复股四头肌腱和关节囊。术后 2～3 周进行股四头肌收缩及伸屈膝关节功能锻炼。

第六节　膝关节韧带损伤

膝关节由股骨下端和胫骨上端的关节面与其前方的髌骨所构成，杠杆作用强，为容易损伤的不甚稳定的屈戌关节，股骨外髁扁平，关节面较大，其矢状面和关节的横轴几乎呈垂直位，而内髁的关节向前、下、内侧突出，故膝关节伸屈活动伴有少许旋转活动。

股骨两髁及胫骨两平台之间，各有一圆纤维软骨，称半月软骨或半月板，内侧板为 C 形，其后半部连于内侧副韧带，前半部松弛，后半部较固定。外侧副韧带起于股骨外上髁，与半月板之间无联系，伸至 150°时开始紧张，可防止小腿内收及旋转活动。

交叉韧带在股骨内、外髁之间互相交叉，故又名十字韧带。当膝关节完全伸直时，该二韧带完全紧张，将膝关节拉紧，达到最后稳定。

前十字韧带防止胫骨向前移位，后十字韧带则防止胫骨向后移位。膝关节的韧带坚强柔韧，在功能活动中，总有一个或一个以上维持紧张，以维护膝关节的稳定。膝关节借关节内前、后交叉韧带及侧副韧带以维持其稳定性，其中任何一条韧带断裂或松弛均可影响膝关节的稳定。

一、膝关节侧副韧带损伤

（一）病因病理

1.内侧副韧带损伤

膝关节侧副韧带损伤，绝大部分发生于内侧。正常的膝关节约有5°～10°的外翻。膝关节外侧受强大暴力打击或重压的冲击，使膝关节过度外翻而损伤内侧副韧带，使其发生部分或全部断裂。也可因为膝关节在屈曲位时，小腿突然外展外旋，或在足部固定时，大腿突然内收、内旋而发生膝部内侧副韧带损伤。内侧副韧带的深部纤维与内侧半月板相连，故在深部纤维断裂时，有可能同时产生内侧半月板撕裂，甚至并发交叉韧带撕裂，临床称为膝关节损伤三联症。侧副韧带撕裂后，膝关节的稳定性减弱。若治疗不当，则断裂的纤维回缩，形成瘢痕连接，造成韧带弛张无力，膝关节功能减退。

损伤的程度分为3度。

Ⅰ度：屈膝30°应力试验时，分离0～0.5cm。

Ⅱ度：屈膝30°应力试验时，分离0.5～1cm。

Ⅲ度：屈膝30°应力试验时，分离1～1.5cm。

2.外侧副韧带损伤

是因膝关节过度内翻引起，一般多在腓骨小头处撕裂。如果暴力强大损伤严重时，可伴有关节囊的撕裂，腘绳肌及腓总神经的损伤。

（二）临床表现和诊断

局部肿痛、膝关节屈伸活动受限。伤后膝关节呈半屈曲位，活动受限，皮下淤血、肿胀和压痛。若为内侧韧带，则内侧肿胀、疼痛及压痛；膝关节外翻时，内侧疼痛加剧。若为外侧，则上述症状相反。必要时摄膝关节外展或内收位X线正位片，如韧带全断，可见患侧间隙增宽。

（三）治疗

1.部分断裂

局部封闭，弹力绷带加压包扎，踝上长腿石膏托固定膝关节于稍屈位3～4周。

2.完全断裂

早期手术修复韧带，韧带体部断裂可直接缝合，骨附部撕脱者采用钢丝贯穿法固定，如有撕脱骨片则用钢丝或螺丝钉固定。

3.其他

合并前交叉韧带和内侧半月板损伤者，手术同时修复前交叉韧带，切除半月板。对于陈旧性损伤的治疗,应先积极做股四头肌锻炼,以增加关节的稳定性,如仍有关节不稳症状,可用股薄肌腱或半腱肌腱重建内侧韧带。1968 年 Slocum 提出用鹅趾(缝匠肌、股薄肌和半腱肌的联合腱膜附着部状如鹅趾)移位术,增加胫骨内旋力以稳定膝关节。手术时应先摘除破裂的半月板。

二、膝关节交叉韧带损伤

膝关节内有前、后交叉韧带,又称十字韧带,前交叉韧带起自胫骨髁间隆起的前方,向后、上外止于股骨外髁的内面;后交叉韧带起自胫骨髁间隆起的后方,越过前交叉韧带内侧,向前、上、内止于股骨内髁的外面,后交叉韧带较前交叉韧带粗大,其强度为前交叉韧带的 2 倍。膝关节不论伸直或屈曲,前后交叉韧带均呈紧张状态,前交叉韧带可防止胫骨向前移动和外旋,后交叉韧带可防止胫骨向后移动。交叉韧带在稳定膝关节运动方面起着重要作用。

(一)病因

当暴力撞击小腿上端的后方时,可使胫骨向前移位,造成前交叉韧带损伤,有时伴有胫骨髁间隆突撕脱骨折;当暴力撞击小腿上端的前方时,使胫骨向后移位,造成后交叉韧带损伤,甚者可伴有后关节囊破裂、胫骨髁间隆突撕脱骨折和外侧半月板的损伤。

(二)临床表现和诊断

伤后立即感到关节不稳,关节肿痛明显不能行走。检查关节内积血,浮髌试验阳性、抽屉试验阳性。异常向前移动为前十字韧带损伤,反之为后十字韧带损伤。

X 线侧位片可见胫骨向前或向后移位。

(三)治疗

十字韧带损伤者应尽量吸尽膝关节腔内积血,加压包扎。石膏托固定,待肿胀消退后,换用长腿石膏固定膝关节于中立位,可下地活动。锻炼股四头肌。6 周后去石膏练习膝关节活动。

十字韧带断裂者应尽早缝合。陈旧性断裂、膝关节稳定性严重受累者可手术修复。

手术后长腿石膏固定膝关节于 150°～160°,4 周后开始练习活动。

第七节　膝关节半月板损伤

股骨两髁与胫骨平台之间,两侧各有一块月牙形软骨,即半月板。内侧半月板较大,呈 C 形,外侧半月板小而厚,近似 0 形。其周缘较厚,附着于胫骨两髁的边缘处关节囊内面,中央部较薄呈游离状,加深胫骨髁的凹度,以适应股骨髁的凸度,加强膝关节的稳定。

半月板属纤维软骨,无血液供应,其营养主要来自滑液,仅在与胫骨髁边缘处接连的周边,能从滑膜得到血液供应。因此,其游离缘一旦破裂,即膝关节半月板损伤,很难自行修复。按半月板损伤的特点,其损伤分为横裂、纵裂、水平裂、边缘裂前后角撕脱和混合型。

一、病因

半月板损伤可由直接暴力、间接暴力和长期磨损引起。扭转暴力引起多见,当一腿承重,小腿固定在半屈曲，外展位时，身体及股部猛然内旋，内侧半月板在股骨髁与胫骨之间，受到旋转压力，而致半月板撕裂。如扭伤时膝关节屈曲程度愈大撕裂部位愈靠后。

外侧半月板损伤的机制相同，但作用力的方向相反。破裂的半月板如部分滑入关节之间，使关节活动发生机械障碍，妨碍关节伸屈活动，形成“交锁”。在严重损伤的病例，半月板、交叉韧带和侧副韧带可同时损伤。

半月板损伤的部位可发生在半月板的前角、后角、体部或边缘部。损伤的形状可为横裂、纵裂、水平裂或不规则形，甚至破碎成关节内游离体。

二、临床表现和诊断

有外伤史，多于膝半屈位、足部固定、身体突然扭转致伤。

(一)局部损伤

症状伤后膝关节肿胀、疼痛、关节积血、活动受限。

(二)骨关节功能障碍

关节交锁及弹响；股四头肌萎缩，行走无力，打软腿。

(三)关节间隙压痛

压痛点固定而局限，多位于髌韧带和侧副韧带之间。

(四)麦氏征(McMuray 征)

患者仰卧，检查者尽量使其屈髋屈膝，将小腿外展外旋(或内收内旋、外展内旋、内收外旋)，在逐渐伸直过程中出现弹响和疼痛为阳性。

(五)重力试验

患者仰卧，患肢抬起，做膝关节自主伸屈活动，出现弹响及疼痛者为阳性。

(六)Apply 征

患者仰卧，屈膝 90°，检查者握足跟，旋转小腿挤压膝部，出现疼痛者为阳性。

(七)其他

膝关节过伸试验或过屈试验阳性。

(八)X 线检查

X 线检查可排除膝关节的其他疾病。膝关节空气造影、碘溶液造影有一定的参考价值。

(九)膝关节镜检查

可确定损伤的部位及程度，并可经关节镜行前半月板部分切除术。

三、治疗

(1)急性损伤需保守治疗，膝关节用小夹板制动两周，同时进行股四头肌锻炼。单纯半月板边缘撕裂有可能自愈。也可辅以中药活血化瘀，方药舒筋活血汤。

(2)膝关节半月板破裂诊断明确者，以往都做半月板切除术。虽然手术后症状消失，在术后 3 个月内还能在原半月板再生一个三角形薄层纤维板，但切除了半月板的膝关节很容易产生骨关节炎。因此目前不主张将半月板完全切除。如果确有半月板损伤，目前主张在关节镜下进行手术，边缘分离的半月板可以缝合，容易交锁的破裂的半月板瓣片可以局部切除，有条件缝合的亦可以予以修复。破碎不堪的半月板亦可以在镜下全部摘除。内镜下手术创口很小,对关节干扰小,术后恢复快,可以早期起床活动,已成为常规处理方法。

第八节　胫骨平台骨折

胫骨内外两侧平台关节面呈鞍形。侧位观,平台关节面略呈凸形。正位观略呈凹形,胫骨隆突位于内外两侧平台之间,为非关节面区。此处由前向后顺序附有内侧半月板前角前交叉韧带,外侧半月板前角,胫骨棘,外侧半月板后角,内侧半月板后角和后交叉韧带。胫骨上端周围皮质较薄弱,具有纵向骨小梁,向上至同侧平台软骨下皮质骨,在平台皮质骨下方,有横行联合形骨小梁,与纵行骨小梁交叉状排列。外侧平台骨小梁分布密度不及内侧平台密集,骨支撑力相对较弱。胫骨平台的关节软骨下皮质骨较股骨髁薄弱。

暴力使胫骨平台和股骨髁相互撞击时,常引起胫骨平台骨折,膝外侧容易遭受侧方暴力,故多见发生外侧平台骨折。

股骨内髁呈半圆形,股骨外髁的前部略呈方形,后部呈圆形。膝关节完全伸直时,股骨髁的前部与胫骨平台相接触,股骨内髁和内侧平台的关节面吻合,相反由于股骨外髁前部狭窄,外侧平台的外缘与股骨外髁无接触,约超出 0.5cm,因此,内侧平台骨折以整块劈裂或塌陷移位多见,外侧平台骨折以中部塌陷及边缘劈裂移位多见。

由胫骨平台解剖特点及膝外易受外伤,外侧胫骨平台不仅易发生骨折,同时易合并内侧副韧及前交叉韧损伤。且有 30%病例伴有半月板损伤。平台劈裂骨折以半月板边缘撕裂较多见,半月板前、后角撕裂少见,平台塌陷或劈裂塌陷骨折,可引起严重半月板损伤,甚至半月板随骨折片向下塌陷移位,嵌入骨折间隙。另外此骨折可并发腓总神经、血管等严重损伤。

一、病因和病理

造成胫骨平台骨折,有间接暴力。造成胫骨棘撕脱和胫骨平台骨折,而胫骨髁又由于受内翻、外翻、垂直力等不同方向力的作用,可造成胫骨内髁、外髁、双髁、边缘以及劈裂、下陷粉碎等多种部位及类型骨折。常用分类方法有 arse－itsgemeinschaft fitrosteosyntheseagen(AO)的三型分法。

Ⅰ型:有移位的内髁或外髁骨折。

Ⅱ型:无移位的内髁或外髁骨折。

Ⅲ型:一侧平台塌陷,关节面断裂。

Ⅳ型:波及双侧胫骨髁的骨折,且常伴有韧带及半月板的损伤。

二、临床表现和诊断

伤后膝部明显肿胀、疼痛功能障碍,局部瘀斑明显,可有膝内、外翻畸形。膝部有明显的压痛、骨擦音及异常活动。有侧副韧带断裂时,侧向试验阳性;若交叉韧带断裂时,则抽屉试验阳性。如有腓骨小头骨折,腓骨小头处出现相应骨折表现;如腓总神经损伤,可出现小腿前外侧及足背皮肤感觉减弱或消失,小腿前侧及前外侧肌群肌力减弱或消失。

膝关节X线正、侧位片可显示骨折类型和移位情况。疑有侧副韧带断裂者，可在被动内翻或外翻位拍摄双膝关节正位应力X线片，与健侧对比关节间隙的距离。

对疑有十字韧带或半月板损伤者，可拍摄断层CT片。

膝关节镜检查：除观察关节腔内各种情况外，还可进行电灼、切断粘连、松解滑膜皱襞，切除损伤的半月板，摘除关节内游离体，搔刮关节软骨面及修复前十字韧带等治疗。

三、治疗

胫骨平台骨折的骨折块既不容易整复又不容易固定。而胫骨平台骨折又是关节内骨折，治疗应尽可能恢复平整光滑的平台关节面，保证膝关节的稳定性和活动功能。故胫骨平台骨折的治疗比较困难。因此，胫骨平台骨折的治疗应根据患者年龄、全身情况；皮肤条件、合并损伤、骨折类型及其严重程度来选择治疗方法。

(一)超关节小夹板固定或长腿石膏固定

适用于无移位的骨折病例。在无菌操作下抽出关节腔内积血，超膝关节小夹板或长腿石膏固定。固定后可进行有计划的股四头肌锻炼，患肢不负重的情况下持拐下地，4～6周后去除固定做膝关节伸屈锻炼，10～12周后如股四头肌加强有力，患肢逐渐锻炼负重。

(二)手法整复及局部外固定

适用于单髁压缩骨折或压缩粉碎骨折。以胫骨外髁骨折为例：在麻醉下患者仰卧，抽净关节腔内积血。助手一手推住膝关节内侧，一手握住踝关节向内牵拉，使膝关节内翻，膝关节的外侧间隙变宽，术者将骨折块向上、向关节中线推挤，并借侧副韧带张力增加使骨折块复位。复位满意后，超膝关节小夹板或长腿石膏固定，其他处理同前。

(三)撬拨复位法

常规无菌操作下，用合适细钢针(一般选用直径0.2～0.3cm为宜)撬拨，以外髁为例：保持膝关节内翻位，在外侧平台前外侧的下方，离关节面3cm处，将钢针穿过皮肤，向后上方进针。在X线透视下，用针前端抵住平台塌陷骨折块，做撬拨复位，并在撬拨同时，在胫骨上端内外两侧，配合手法，向中部推挤，整复平台周围劈裂骨折。

复位经X线透视满意后，用另一钢针穿过皮肤，沿塌陷骨折片下面击入，至胫骨平台内侧骨皮质下做固定用，然后包一长腿管型石膏。

(四)持续骨牵引复位

适用于移位严重的粉碎骨折，尤其是关节面破碎严重无法复位者。先在局麻下行跟骨或胫骨下端骨牵引，在牵引下可运用双手掌在膝内、外侧向中心挤压，促进骨折复位。经照片显示临床愈合，解除牵引，改用超膝关节小夹板或长腿石膏固定，处理同前。

(五)切开复位及内固定术

适用于单髁或双髁骨折移位严重并合并压缩畸形或手法不能整复的病例。用长螺丝钉、骨栓钉和接骨板内固定，复位后骨折远端有空隙时，应自胫骨前嵴取合适的移植骨块充填。手术时发现骨折严重粉碎内固定困难者，日后可考虑行人工关节置换或膝关节融合术。

胫骨内髁骨折的发生机制、复位手法与胫骨外髁骨折相反。

第九节 胫腓骨干骨折

胫腓骨干骨折是较常见的骨折。胫骨的中下 1/3 交界处最易发生骨折，而此处骨折易伤及滋养动脉，致骨折延迟愈合或不愈合。挤压伤所致胫腓骨骨折易发生骨筋膜室综合征。腓总神经绕过腓骨颈，所以腓骨上端骨折易伤及腓总神经。

一、应用解剖

胫骨和腓骨两端由近侧和远侧的胫腓关节连接。两骨间有骨间膜，为十字交叉纤维所形成可传导两骨干所受的暴力。胫骨是一个比较坚硬有力的长管骨，是小腿主要负重的部分，其上段呈三棱形，下段呈四棱形。

中下段较上段细而脆弱，故骨折多发生于这一部分。胫骨的前面为胫骨嵴，其前内侧面仅为皮肤及皮下组织所覆盖，故骨折端易穿破皮肤，造成开放性骨折。胫骨干有轻度向外隆凸的生理弯曲，治疗骨折时，应注意恢复这一生理弧度。

胫骨的滋养动脉在胫骨干上、中 1/3 段交界处的后方，由骨皮质上的滋养孔进入骨干而下行。胫骨干中，下1/3骨折后，可使此滋养动脉断裂，影响骨折局部血液供给，容易发生骨折延迟愈合或不愈合。

腓骨细长，不直接负重，仅有辅助加强胫骨的作用。腓骨头下方有腓总神经绕过，当腓骨上段骨折时，应注意有无腓总神经损伤。

二、病因与分类

胫腓骨干骨折最多见，约占人体骨折的 10%～13.7%。其特点是：损伤暴力大，骨折移位和粉碎骨折多，软组织损伤重，开放性骨折多，常合并软组织及骨缺损，增加骨折治疗的复杂性。胫腓骨干骨折多由直接暴力损伤所致。在损伤暴力中，高能量损伤最多，约占 55%，多见于交通事故；其次是中等能量损伤，如坠落伤等；低能量损伤较少，如直接打击伤等。

骨折的部位以下 1/3 骨折和中 1/3 骨折较多见，上 1/3 骨折相对较少。

分类。

(1)胫腓骨干双骨折。

(2)单纯胫骨干骨折。

(3)单纯腓骨骨折。

其中以胫腓骨干双骨折为最多见。

三、临床表现和诊断

骨折多由强大暴力造成，伤后局部肿胀明显，疼痛严重畸形及功能障碍。对患者的检查除骨折体征外，特别要注意软组织损伤的严重程度。注意有无血管及神经的损伤？有无急性筋膜间室综合征？X 线检查以明确骨折的类型及移位情况。

四、治疗

(一)非手术治疗

主要适合于稳定型骨折，手法复位后，用长腿石膏外固定，能维持骨折的对位、对线。在骨折固定期间，如石膏松动要及时更换，并密切观察肢端血循环，以防石膏固定过紧发生肢体血循障碍。早期鼓励足趾活动和股四头肌锻炼。石膏外固定常常发生骨折对线不良愈合，尤其是应用在不稳定骨折的治疗时，常需要再次手术矫正畸形。

（二）外固定器固定

适用于多段骨折和肢体伴有烧伤，严重脱套伤的病例，它便于观察和处理软组织损伤。外固定器还有能早期负重活动，早期进行大幅度功能锻炼的优点。

（三）手术治疗

切开复位内固定应慎重使用，仅适用于用上述疗法后，骨折未能达到功能对位，或合并有血管、神经损伤的病例。

1.螺丝钉内固定

适用于长斜型和螺旋型骨折，螺丝钉内固定后，还应配合石膏外固定，确保稳固固定。

2.钢板螺丝钉固定

适用于斜型、横断或粉碎骨折。虽然胫骨的张力侧在胫骨的内侧，但由于胫骨前内侧皮肤及皮下组织较薄，易使钢板外露，因此钢板最好放在胫骨外侧胫前肌的深面。近年来加压钢板已被大多数骨科医生应用于此骨折。

3.髓内针固定

胫骨髓内针有多种，如梅花型髓内针、“V”钉、Eeder 钉和矩形弹性髓内钉，但由于它们控制旋转能力均差，所以多用于多段胫腓骨骨折。

（四）开放性骨折的治疗

应尽早彻底清创伤口，酌情行内固定或骨牵引等。

（五）陈旧性骨折的治疗

对于陈旧性骨折不愈合或畸形愈合，可酌情行植骨内固定、切骨矫正等。

（六）其他

对于闭合或开放性骨折，如有筋膜间室综合征者，应尽早切开深筋膜彻底减压。

第十节　踝部骨折

踝关节由胫骨远端、腓骨远端和距骨体构成。胫骨远端内侧突出部分为内踝，后缘呈唇状突起为后踝，腓骨远端突出部分为外踝。外踝与内踝不在同一冠状面上，较内踝略偏后，外踝远端较内踝远端和后方低 1cm 左右。由内踝、外踝和胫骨下端关节面构成踝穴，包容距骨体。距骨体前方较宽，后方略窄，使踝关节背屈时，距骨体与踝穴适应性好，踝关节较稳定；在跖屈时，使距骨体与踝穴的间隙增大，因而活动度亦增大，使踝关节相对不稳定，这是踝关节在跖屈位容易发生骨折的解剖因素。与踝穴共同构成关节的距骨滑车其关节面约有 2/3 与胫骨下端关节面接触，是人体负重的主要关节之一。

在负重中期，关节面承受的压力约为体重的 2 倍；在负重后期则可达 5 倍，这也是踝关节容易受伤、发生退变性关节炎的原因之一。正常情况下，以足外缘与小腿垂直为中立位 0°，踝关节有背屈 20°～30°，跖屈 45°～50°的活动度。踝关节的内翻及外翻活动主要发生在距下关节，内翻 30°，外翻 30°～35°。

一、病因与分类

此种骨折多由间接暴力造成，如足于内翻或外翻位时负重，由高处坠落足于内翻、外翻或跖屈位着地。根据暴力的大小、方向和受伤时足所处的位置，可产生不同类型的骨折。分类方法较多，但尚无理想分类方法。一般分为 4 型。

Ⅰ型：内翻（内收）型。

Ⅱ型：外翻（外展）型。

Ⅲ型：外旋型。

Ⅳ型：垂直压缩型。

二、临床表现和诊断

踝部肿胀，有皮肤瘀斑和功能障碍，踝关节活动受限。体征为踝部肿胀，有内翻或外翻畸形，严重者可出现开放性骨折脱位。根据其损伤类型和机制，畸形表现可不同。

踝关节损伤的患者均须摄正侧位片，首先分析距骨的位置和踝关节间隙是否正常，向何方倾斜移位或脱位。而后观察骨折类型及其移位程度和方向，以便选择正确的治疗方案。如 X 线未见骨折、患者局部肿胀明显，且有皮下淤血斑，应在患部局麻下做内翻应力摄片，正常情况下距骨倾斜面与胫骨下端关节面一般不超过 5°，大于 15°表明外侧韧带损伤，后者如胫骨下端关节面的后下缘至距骨滑车关节面最近点之间的距离大于 0.6cm 或与健侧比较超过 0.25cm 则为阳性，说明外侧韧带一束或一束以上发生断裂，借此可与单纯踝关节扭伤鉴别。

三、治疗

踝关节结构复杂，暴力作用的机制及骨折类型也较多样，按一般的原则，先手法复位，失败后则采用切开复位的方式治疗，如果不对损伤机制、移位方向、踝关节稳定性等多种因素进行仔细分析，则可能加重骨折移位，导致新的损伤，为今后的治疗及功能恢复带来困难。治疗的原则是在充分认识损伤特点的基础上，以恢复踝关节的结构及稳定性为原则，灵活选择治疗方案。

（一）非手术治疗

1.无移位骨折

"V"形石膏托外固定 3～4 周，去除石膏后开始踝关节活动，伤后 2～3 个月开始负重。

2.有移位的骨折

手法整复后按受伤机理相反方向用 V 型石膏夹板固定，如判断不明，宁可置于中立位。

3.骨牵引治疗

适用于垂直压缩型骨折，当胫骨前唇或后唇关节面骨折时，可行跟骨牵引，3～4 周后去除牵引，开始踝关节运动练习。

（二）手术治疗

对于闭合复位失败，不稳定骨折、关节内游离骨片、开放性骨折、或已失去闭合复位时机的陈旧性损伤，可行手术切开复位，用螺丝钉或钢针内固定。

踝关节为全身负重最大的关节，踝部骨折属关节内骨折，应予良好复位和早期活动锻炼。踝部损伤后，肿胀出现早且较广泛，重者可有水泡，故伤后应尽早行闭合复位。若估计闭合复位难以成功，可一期手术切开复位内固定，以免延误时机，增加手术难度及感染机会。踝部软组织较少，复位后用夹板或石膏外固定时，注意勿压伤皮肤。

第十一节　跟骨骨折

跟骨骨折在临床较为常见，约占跗骨骨折的60%，多为高处跌落足跟着地所致。亦可从下方反冲击力作用于足跟导致骨折。因骨折多为坠落伤，并且可能合并有胸、腰椎骨折，故对每一跟骨骨折患者，应注意摄胸腰段脊柱正侧位片，以，免漏诊。

跟骨骨折约占全身骨折的2%，占跗骨骨折的60%；其中双侧骨折约占2%，开放性骨折约占2%～15%。Essex－Lopresti和Rowe等人分别报道成人跟骨骨折中75%和56%的是关节内骨折；而儿童跟骨骨折的情况恰好与此相反：Sehmidt和Weiner等人报道63%的儿童跟骨骨折是关节外骨折。

跟骨骨折最常见的损伤机制是直接暴力，如高处坠落伤。其他病因还包括机动车事故小腿三头肌突然剧烈收缩跟骨手术时的医源性损伤以及穿透性损伤等。多数成人跟骨骨折见于25到50岁之间，并与工作有关。男性的发病率约是女性的5倍。

由于多数跟骨骨折是高处坠落所致，所以全面的体格检查尤为重要。大约10%的患者伴有脊柱损伤，其中腰1椎体最易受累。其他合并四肢损伤约占26%，包括踝关节、股骨及腕关节等。

一、病因和病理

从高处跌下后足跟着地，可使跟骨体发生压缩骨折；跟腱骤然收缩，可使跟骨结节发生横行骨折；足强度内翻可造成载距突骨折。

二、跟骨骨折分类

文献报道的跟骨骨折分类超过20种。多数是根据距下关节面受累情况与否而分为关节内骨折和关节外骨折两大类。跟骨关节外骨折相对简单，大致分为跟骨结节骨折、跟骨前突以及其他非关节面骨折，约占所有跟骨骨折的25%～30%。跟骨关节内骨折占所有跟骨骨折的70%～75%，其表现形式千差万别，因此要将其满意分类较为困难。

好的骨折分类能够提供与损伤机制、治疗预后之间的关系。目前所使用的分类方法使我们对跟骨骨折的理解及其治疗都有了更进一步的认识。但还没有一种分类法能够对所有跟骨骨折和软组织损伤进行分类。Essex－Lopresti分类和Rowe分类是临床上最为常用的两种X线分类；Sand－ers分类是最常用的CT分类。

1.Essex－Lopresti分类

1952年，Essex－Lopresti提出了将跟骨骨折分为关节内骨折和关节外骨折的概念；并将关节内骨折分为舌型和关节塌陷型两大类。该分类相对简单易于使用，得到了广泛应用。

Rowe 在 1963 年设计了一种分类方法，其中包括有关节内和关节外骨折。

在 Essex－Lopresti 分类中，两种骨折的初级骨折线基本一致，次级骨折线的位置和骨折块的形状是决定分类的基础。

2.Sanders 分类

CT 在跟骨距下关节后关节面垂直位和水平位扫描的使用，使得跟骨关节内骨折的分型和治疗进入了一个新时期。Crosby 和 Firgibbons 较早地在 CT 的基础上对跟骨骨折进行分类，他们根据后关节面的损伤形式将关节内骨折分为 3 种类型，并将各类型与远期预后相结合。Soeur 和 Remy 经研究提出了后关节面的三柱理论。1993 年，Sanders 在这一理论的基础上，根据跟骨距下关节后关节面骨折线和骨折块数，将跟骨关节内骨折分为四型。

Ⅰ型：无移位骨折（≤0.2cm）。

Ⅱ型：有 1 条骨折线 2 个骨折块，骨折明显移位（≥0.2cm）。

Ⅲ型：有 2 条骨折线 3 个骨折块。

Ⅳ型：有 3 条骨折线和 4 个骨折块及以上的粉碎骨折。

三、临床表现

局部疼痛、肿胀、淤血，有压痛，步行困难，足内外翻运动受限。X 线拍片可确定骨折类型，需拍跟骨侧位轴位和特殊斜位片。正常跟骨后上部与距骨关节面构成 30°～45°角（跟骨结节关节角，又称 Bohler 角）。

四、诊断

根据从高处坠落的外伤史临床表现及 X 线片显示跟骨结节角的变化不难诊断。

五、治疗

跟骨骨折的治疗，原则是恢复距下关节的对位关系和跟骨结节关节角，维持正常的足弓高度和负重关系。在不波及距下关节的骨折中，由于跟骨前端骨折、结节骨折和载距突骨折常移位不大，仅用绷带包扎固定，或管型石膏固定 4～6 周，即可开始功能训练。

对于跟骨结节鸟嘴状骨折，由于减少了关节角，导致足弓塌陷，可采用切开复位，松质骨螺钉固定，并早期活动踝关节。

波及距下关节的跟骨粉碎骨折，治疗困难，结果不良。伤员年龄在 50 岁以下者，应用钢针牵引矫正结节上升移位，同时用跟骨夹矫正两侧膨大畸形，尽可能恢复跟骨的解剖位置。日后距下关节僵硬疼痛者，可行关节融合术。年老者，骨折移位不多，可局部加压包扎抬高患肢，并进行早期功能活动，2～4 周，肿胀消退，用弹力绷带包扎，足底加厚棉垫逐渐负重活动，可减轻跟骨周围粘连引起的疼痛。

第十二节　距骨骨折

和腕月骨、舟骨相似，距骨仅由滑膜、关节囊和韧带相连，血管经由这些组织进入骨内。当距骨发生骨折、脱位时，经常将周围的软组织撕裂，从而破坏了距骨的血液供应，而导致不愈合、缺血坏死。距骨骨折分为距骨颈骨折距骨体骨折、距骨头骨折距骨后突骨折。

一、病因和病理

多因间接外力引起。如由高处坠落，前足过度背屈时，胫骨前下缘可将距骨颈压断；足过度跖屈时，胫骨后下缘可将距骨后突撞断。距骨骨折按骨折部位可分为四类：距骨后突骨折、距骨颈骨折、距骨头骨折距骨体骨折。

二、临床表现

距骨骨折有明显外伤史，伤后局部疼痛剧烈、肿胀，不能站立走路，骨折明显移位则出现畸形，局部压痛，冲击痛，有时能触及骨擦音。距骨后突骨折，伤后踝后方跟腱两侧微肿、压痛，踝跖屈时痛剧，侧位 X 线照片可见距骨后有一个三角形小骨块，注意此骨块与距骨后三角副骨相鉴别。三角副骨与距骨体联系紧密，骨边缘较光滑。必要时可拍对侧 X 线片对照，三角副骨是两足对称的。距骨颈骨折踝部明显肿胀，踝屈伸活动受限，距骨头前移可使踝前部突出，能摸及高突不平。距骨体后脱位时，可在踝后内侧有突出畸形，并可触到突出的骨块，严重时，皮肤被骨块撑胀得非常紧张，外表发亮，全足可向前移位。

三、诊断

病史、体征结合 X 线拍片可确定诊断。距骨后突骨折需与副三角骨鉴别。后者边缘整齐，且为双侧性。

四、治疗

(一)非手术治疗

1.无移位骨

折小腿石膏管形固定 6～8 周，骨折愈合后负重。

2.有移位骨折

有移位的骨折或伴距骨体脱位者，手法复位后石膏固定。

(二)切开复位内固定

手法复位失败者，关节软骨骨折形成游离体者，应考虑切开复位。对于距骨颈、体骨折，以螺丝钉自距骨颈内侧关节面前方，经颈、体部斜向后外固定骨折。有游离体者，应切开取出。

(三)关节融合术

适用于陈旧性距骨骨折脱位，缺血性距骨坏死，距骨颈骨折不愈合等。术式可选择距下关节融合，胫距关节融合，三关节融合。如距骨体坏死或合并创伤性关节炎者，可行胫跟关节融合术。

第三章　骨科先天性疾病

第一节　先天性髋关节脱位

本病简称CDH，又称发育性髋关节脱位或发育性髋关节发育不良(DDH)及髋发育不全，是较常见的先天性畸形，股骨头在关节囊内丧失其与髋臼的正常关系，以致在出生前及出生后不能正常发育。

一、病因

本病的发病率受很多因素的影响，如地域、生活习惯、民族等，我国不同地区发病率也不一致，但缺乏完整统计资料。但发病率也不会太低。该病好发于女孩，男女之比为5∶1～7∶1。

左侧发病大大超过右侧，两者之比为10∶1。先天性髋关节脱位的病因至今尚未完全明确。

总的说来，近年来大多数学者认为病因并不是单一的。有许多因素参与该病的发生。

(一)遗传因素

大规模的人群调查发现，此症有明显的家族史，尤其在双胞胎婴儿中更为明显，有家族史的患者发病率可以高达20%～30%，而且姐妹中更为多见。可以出现完全脱位、半脱位与发育不良三种类型，倘若不进行详细的早期检查与X线片诊断，除第一类之外，后两类往往可以漏诊，而到7、8岁时髋关节已完全正常。

(二)韧带松弛因素

近年来，越来越多的报告证明关节韧带松弛是一个重要因素。Andreri指出母体X线片中耻骨联合的分离在髋脱位病例中为正常婴儿的两倍，他认为这是母体在生产过程中需要分泌大量激素，使母体与胎儿均发生韧带松弛，超量的内分泌变化是引起髋脱位的一个重要因素。

(三)体位与机械因素

有人报道，髋脱位病例中臀位产高达16%～30%，正常人中，臀位产仅占3%，亦有人认为出生后的体位是引起此病的一个因素。如在瑞典和美洲印第安人的发病率高的原因是由于婴儿采用襁褓位有关。

二、病理

(一)骨质变化

髋关节发育不良是根本的变化，这种变化发生在包括髋臼、骨盆、股骨头、股骨颈，严重者还可影响到脊柱。

1.髋臼

完全性髋关节脱位者，出生时外观尚属正常，而在髋臼外上缘外有切迹，随着生长发育，髋臼逐步变窄而浅，呈三角形。髋臼唇盂增厚，由于股骨头的不断挤压可造成内翻或外翻，髋臼后上方由于股骨头的挤压形成假臼，前缘内上方往往可见一缺损。由于没有股骨头的造模作用而使髋臼发育不良，髋臼逐渐变小、变浅，臼底充满脂肪纤维组织，圆韧带经过不断牵拉往往增厚、肥大，充塞于髋臼中。

2.股骨头

新生儿的股骨头表面有光滑的软骨面，而后由于脱位于髋臼外，股骨头的形状可逐步改变，头变扁平。股骨头骨骺出现延迟。有时由于强大暴力手术复位，髋臼与股骨头不相适应，对股骨头的压力过大，可造成股骨头无菌性坏死。

3.股骨颈

由于髋关节脱位，股骨颈一般变短而粗，是肢体缩短的一个原因。股骨颈前倾角变大，据Caffey报道，正常新生儿前倾角为25°，以后逐步减少至5°～15°，当股骨头外移后，由于正常肌力作用，股骨头向前旋转，前倾角因而增大，一般在60°～90°。如果能早期复位，前倾角多能逐步自行纠正。尤其在1岁以内得到复位者，几乎都能恢复正常。

4.骨盆和脊柱脱位

一侧的骨盆往往伴有发育不良情况，髂翼较斜，坐骨结节较分开。在两侧脱位时，除以上病变存在外，骨盆向前倾斜而使腰前突弧度增加，有时还可以出现侧弯。

(二)软组织变化

这是指所有髋关节周围的软组织，包括皮肤、筋膜、肌肉、肌腱、关节囊、韧带以及髋关节内盘状软骨，其中以关节内盘状软骨、关节囊与肌腱变化最明显。

1.盘状软骨

在手术中，3岁以上的患儿凡牵引后股骨头不能进入髋臼者，多半有肥厚的盘状软骨。这类软骨完全像膝关节中的盘状半月板一样，它遮住了很大一部分关节面，使股骨头与髋臼不能接触，引起两者的发育不良。

2.关节囊

正常的髋关节囊是一层纤维组织。股骨头脱离髋臼向外向上移位后，关节囊受到牵拉而增长、增厚，加上圆韧带、盘状软骨与关节囊之间粘连，形成一整片结缔组织，阻碍股骨头进入髋臼。关节囊在后期呈葫芦形，有狭窄的颈部，股骨头本身就不能通过。髂腰肌腱经过关节囊前面，有时在很早期就出现一个切迹，阻碍股骨头复位。

3.圆韧带

正常圆韧带连接股骨头中心凹与髋臼的内下方。髋关节脱位病例中，关节囊与圆韧带同时受到牵拉而增长、增厚，久而久之圆韧带与关节囊粘连成一片而消失。圆韧带内的中心动脉亦因牵拉增厚而过早闭塞。

4.肌肉

由于股骨头向上移位，凡是起自骨盆沿股骨向下行走的大部分肌肉都发生短缩，其中以内收肌及髂腰肌更为明显，而且许多肌腱有纤维变性。后侧肌群包括臀肌，亦有缩短，肌力减弱，影响关节稳定性，出现摇摆步态。

三、临床表现

患儿的母亲常发现患儿肢体不正常而来院求诊，若无炎症或外伤史，就应引起对本病的警惕。症状可大致归纳有以下几点：

（一）关节活动受限

在儿童期，先天性髋脱位通常是以无痛和关节活动不受限为其特点。然而在婴儿和新生儿时期则恰恰相反，有暂时性关节功能障碍，呈某种固定姿势。典型症状主诉为患儿肢体呈屈曲状，不敢伸直，活动较健侧差，无力，牵拉下肢时则可伸直，但松手后又呈屈曲，少数婴儿下肢呈外旋位、外展位或两下肢呈交叉位，甚至髋关节完全呈僵直状态，少数患儿在牵拉下肢时有哭吵。

（二）肢体缩短

单侧髋关节脱位常见患侧肢体缩短。

（三）其他常见症状

有大阴唇不对称，臀部、大腿内侧或腋窝的皮肤皱褶增多、加深或不对称，会阴部增宽，有时可在牵动患肢时有“弹响声”或弹跳感。以上一些症状如能及时发现，进行仔细检查，则能做出及时的诊断与治疗，治疗效果将会大大提高。

四、诊断与鉴别诊断

（一）诊断

主要依靠体征和X线检查和测量。新生儿的检查亦注意下列的各点：

1.视诊

单侧后脱位时，患肢腹股沟及臀部内下方的皮肤皱纹较正常侧多而明显。患肢臀部扁平，两侧不对称。前脱位时，患肢有外旋畸形。单侧脱位，行走时出现跛行，并造成脊柱侧凸，双侧脱位时，脊柱异常前凸，臀部后翘，走路呈摇摆步态，即所谓的“鸭步”。

2.触诊

后脱位时，股骨头不能摸到，大转子明显突出并上移，前脱位时，可以使患肢屈髋屈膝各90°，一手握住小腿上端，另一手拇指置腹股沟韧带处，其他4指置臀部环跳处，用手旋转小腿，正常情况下在前面可以发现股骨头的活动与突起。脱位时，前面空虚而臀部后面的四指却感到股骨头在活动。

3.加里阿齐征

将患儿置于平卧位，两下肢屈膝到85°～90°，两踝放平，呈对称位，发现两膝有高低，称为加氏征阳性。股骨缩短、髋脱位者均出现此征。

4.外展试验（Otolani征）

将患儿置于平卧位，屈膝、屈髋90°，医生面向小孩臀部用两手抓住两膝同时外展，正常情况下，两膝可以放平而触及桌面。但髋脱位中一侧不能到达90°，往往是65°～70°，内收肌明显隆起，称外展试验阳性。有外展至75°～80°出现滑动或跳动感觉，以后却可以更外展至90°，称为Otolani跳动声，是一个重要的诊断依据。检查中有时候出现髋臼内外的弹响声，与膝关节的半月板跳动声必须分清，不能相互混淆。

5.关节松动试验

检查关节松动的先决条件是股骨头周围软组织很松，肌肉不紧张，股骨头可以上下移动，进入以及退出髋臼。这类试验包括下列三种方法：

(1)托马斯试验：在新生儿中，将健腿屈至腹壁上使腰部前凸消失，将患侧腿伸直时可以完全呈一直线。而正常婴儿伸直时仍有30°左右的屈曲存在，又能完全放平成一直线。

(2)巴罗试验：将患肢屈膝使足跟触及臀部。一手握住踝关节以及同侧的大小转子，另一手拇指推住耻骨联合，另外4指抵住骶骨。在外展中途时，大拇指用力可感到股骨头向后脱位，大拇指放松时股骨头复入关节。巴罗试验阳性说明关节松弛容易脱位，但并不是髋脱位。

(3)套叠试验：小孩平卧，屈髋90°、屈膝90°，一手握住膝关节，另一手压迫骨盆的两侧髂前上棘，将膝关节向下推动，可感到股骨头向后突出，向上提升时，股骨头复入髋臼，称作套叠试验阳性。以上三组关节松动检查法一般适用于新生儿，并且在患儿能合作不哭吵闹的情况下才能准确，否则往往不能检查，因此，尚有一定的限制。

6.跛形步态

虽然早期诊断非常重要，但仍有不少病例是因跛行出现后才来就诊。此类步态在行走中稍加分析即可看出。当患肢在负重期时骨盆有下垂、晃动，不能上升：在摆动期时却不明显。此类检查一般在小孩行走之后才能进行以明确诊断，最早约2岁，但治疗上就比较晚了。两侧髋脱位患儿在行走中骨盆两侧摆动非常明显，常称作鸭步摇摆姿态，臀部向后突出，腰椎向前突增加。

7.屈氏试验(Trendelenurg 征)

这是一个古老的方法，目前已很少应用。小孩站立，当健侧单腿站立，患腿上举，骨盆同侧向上升高。相反，当患肢单腿站立时，因患侧股骨头不在髋臼内，加上臀肌萎缩，髋关节不稳，致使骨盆向下垂。

8.大转子上升

正常婴儿自髂前上棘经大转子顶点至坐骨结节呈一条直线，称作奈氏线(Nelaton)。倘若股骨头不在髋臼内，而向上脱位时，大转子随之上升，这三点不在一条直线上。

9.X线检查

临床检查是诊断的第一步，它只能说明髋关节有问题，但最后做出诊断需用X线摄片。婴儿出生后2～3个月内，股骨头骨骺骨化中心尚未出现，X线检查只能依靠股骨颈的干近侧端与髋臼关系来测量。骨化中心出现后，摄包括双侧髋关节的骨盆片可以确定诊断，摄片时将双下肢并拢，患肢上推和下拉位各摄一张片以对比测量，则诊断结果更明显可靠。测量方法有以下几种。

(1)连接双侧髋臼Y形软骨的水平线(称Y线或Hilgen－reiner线)和自髋缘外侧骨化边缘的垂线(称Perkin线或Ombre－dame线)，两线交叉将髋臼划为四区，正常股骨头骨化中心应在其内下区，若位于其他区域，则为脱位。脱位侧骨化中心常较小。

(2)髋臼指数自Y形软骨中心至髋臼边缘作连线，此线与Hilgenreiner线间夹角称髋臼指数，此角说明髋臼的斜度，亦可反映髋臼发育程度。出生时髋臼指数为25.8°～29.4°，6个月婴儿在19.4°～23.4°(Caffey，1956)，2岁以上者在20°以内。多数学者认为超过25°即为不正常，也有一些学者认为，如超过 30°，则有明显脱位趋向。近年来，对于正常新生儿的髋臼指数发现高达 35°～40°，而绝大多数以后转化为正常髋关节。因此，在诊断时不能单看髋臼指数一项。但大于正常值者说明臼顶倾斜度增加，为髋臼发育不良的表现。

(3)骨骺外移测定：自股骨头骨骺中心至耻骨联合中央垂线之间的距离，称为旁中心距，两侧比较，若距离增宽，表明股骨头向外移位，常用于判断有无髋关节半脱位，此法在测量轻度半脱位时很有价值，骨骺出现前，同样可用股骨颈内侧缘为点作测量。

(4)VonRosen 线：双侧大腿外展 45°～50°并内旋，摄包括双侧股骨上端至骨盆正位片。

作双侧股骨中轴线，并向近侧延长，即 VonRosen 线。正常时，此线通过髋臼外上角；脱位时通过髂前上棘。在股骨头骨化中心未出现前，对诊断有一定参考价值。

(5)沈通(Shenton)线：正常骨盆 X 线片中，耻骨下缘的弧形线与股骨颈内侧的弧形可以连成一条完整的弧度，称作沈通线。凡有髋脱位、半脱位的病例中，此线完整性消失。此线在任何脱位中都消失，因此，不能区别炎症、外伤、先天性等情况。但是仍不失为最简单的诊断方法。

(6)股骨颈前倾角摄片：偶尔需要 X 线摄片进一步明确前倾角的情况，最简单的方法是患儿平卧，髋部向上摄骨盆正位片。同样，将大腿完全内旋再摄骨盆正位片，将两片比较，可以看出完全内旋时，股骨颈全长出现，股骨头清楚，髋骨向上时，股骨头与大小转子重叠，可以估计前倾角的存在。

(7)关节造影：一般情况之下，很少有必要进行关节造影来明确诊断，但是在某些情况下需要明确盘状软骨、关节囊狭窄、复位失败原因时，造影术仍有必要。在全身麻醉下，髋关节进行皮肤消毒无菌操作，在关节前做穿刺注射 1～3mL 35％碘油造影剂。在透视下可以发现髋臼外缘有无障碍、髋臼外缘的软骨情况以及关节囊有无狭窄，必要时手法复位后可以再次造影明确股骨头是否完全进入髋臼、盘状软骨的复位与变形。由于操作复杂，造影充盈不足，读片困难，近年来较少有人应用造影诊断。

(8)中心边缘角(CE 角)：随访病例时常需测定股骨头进入髋臼的程度，伟氏取股骨头中心为一点，髋臼外缘为一点，连此两点成一直线。髋臼外缘作垂直线向下，两线成钝角于髋臼外缘，称边缘中心角。此角正常范围为 20°～46°，平均 35°；15°～19°为可疑；少于 15°，甚至负角，表示股骨头外移，为脱位或半脱位。

10.B 超检查

发现股骨头在髋臼外，即可确诊为先天性髋关节脱位。进行普查时，用此法最为方便有效。

11.CT 与 MRI 诊断

CT 对了解髋臼的情况有很大帮助，但仅仅显示骨性结构或骨化中心的变化，对于软骨、软组织、盂唇、韧带变化却无帮助。MRI 主要可显示软组织变化，能够明确有无软组织嵌顿于股骨头与髋臼之间。

(二)鉴别诊断

1.先天性髋内翻畸形

同样有跛行，患肢短缩，屈髋自如，外展受限。X 线片显示颈干角小，Allis 征阳性，股骨头内下方近颈部可见三角形骨块。

2.病理性髋脱位

常有新生儿期髋部感染史,X线片示股骨头骨骺缺如,但髋臼指数正常。

3.麻痹或痉挛性脱位

前者多为脊髓灰质炎后遗症,存在部分肢体瘫痪,有明显肌萎缩,肌力低,X线片示“半脱位”,一般较易鉴别。后者多为早产婴儿或生后窒息者,出现半身瘫或截瘫的上神经元损伤的表现。

五、治疗

治疗方法因年龄而异,治疗越早,效果越好;年龄越大,病理改变越严重,疗效越差。

(一)婴儿期(0～6个月)

确诊后,国外多采用Pavlik支具(一种特制的尼龙吊带)治疗;国内采用特制的连衣袜套治疗。

(二)幼儿期(1～3岁)

对于不能自然复位者1岁以后发现髋脱位,一般采用手法复位,支具或石膏外固定治疗。固定位置由过去的蛙式位(外展,屈髋、屈膝90°)改为人体位(外展60°,外延90°,屈髋90°)。该体位可大大降低股骨头缺血性坏死的发生率。

(三)3岁以上儿童

一般均采用手术切开复位,骨盆截骨术。因为随着年龄的增长,机体的自我修复能力逐渐降低,保守疗法的效果欠佳,取而代之的为手术治疗。手术的目的是改变异常髋臼方向为生理方向,增加髋对股骨头的包容,使股骨头与髋臼达到同心圆的复位。常用手术方法如下。

1.Salter骨盆截骨术

适用于6岁以下,髋臼指数在45°以下,主要以前缘为主的髋臼发育不良患儿。

2.Pemberton环髋臼截骨术

适用6岁以下,“y”形软骨骨骺尚未闭合,髋臼指数大于46°的患儿。通过在髋臼上缘上1～1.5cm平行髋臼顶弧形截骨将髋臼端翘起,向下改变髋臼顶的倾斜度,使髋臼充分包容股骨头,达到髋臼形成正常形态,股骨头达到同心圆复位。

3.Chiari骨盆内移截骨术

适用年龄大,髋臼指数大于45°的患儿。该手术主要将骨盆自髋臼上缘髂前上棘紧贴关节囊上方行内高处低的截骨,然后将远端内移1～1.5cm,相对增加包容。该手术缺点是可使女性骨产道狭窄,增加的包容部分无软骨覆盖。

在以上各种术式中,如在手术中发现股骨前倾角大于60°、脱位较高者,应行转子下旋转、短缩截骨术。这样更有利于提高手术的成功率,使股骨头与髋臼达到同心圆复位,使患髋关节更稳定。上述手术后一般采用髋“人”字石膏固定6周,待截骨愈合后去除。负重时间一般在术后3～6个月。

第二节　先天性髋内翻

小儿先天性髋内翻，又称发育性髋内翻。在幼儿时发病，股骨颈的颈干角呈进行性减小，表现为日见加重的跛行，是小儿跛行常见原因之一。

一、病因病理

(一)病因

先天性髋内翻的病因不十分明确。一部分人认为是官内受压或分娩时创伤引起股骨上端骺软骨损伤，或血运障碍造成继发性生长畸形；一部分人认为是先天存在股骨头骨骺异常，直立行走后，由于重力和内收肌作用于薄弱部位而致髋内翻。

(二)病理改变

股骨颈的颈干角是由股骨颈与股骨干两者的轴线构成。儿童的颈干角一般为 135°～145°，到成人时逐渐减小到 120°～140°。如颈干角＜120°，称之为髋内翻。先天性髋内翻的股骨头内侧与股骨颈交界处见三角形骨缺损区或称骨发育不全区，三角形骨块尖端与横过股骨颈的骨质疏松带相连，病理检查为骨化延迟的软骨组织。其位置正在股骨颈的主要负重力线径路上，这样就减少了股骨颈承受力量的能力，而骺线则在该线之近端。随年龄、体重的不断增加，患儿站立行走负重，加重了股骨颈的弯曲，导致股骨头骺向内倾斜，这样引起了不利于该股骨颈疏松部软骨组织的剪应力和弯应力，这些应力随股骨颈弯形而加大。髋内翻严重，颈干角进行性减小，甚至达到锐角的程度，股骨颈骨质疏松带增宽、大转子上移与髂骨相邻为止，最后髋内翻畸形呈一种手杖样的外形。

二、诊断

(一)病史

患者多数无特殊病史。

(二)症状与体征

患儿多在直立行走后就诊，一般身材矮小。单侧病变患儿行走时因臀中肌无力，表现为无痛性跛行；若双侧髋内翻则出现鸭行步态。有鸭行步态时，人体由一侧向对侧左右摇摆，容易疲劳，但多无疼痛。常有腰椎前凸增加，髋关节外展、旋内活动受限，其余方向可活动正常，大转子凸出，臀部两侧加宽，患肢短缩，其短缩程度决定于股骨头、颈被压缩的程度。屈德伦堡征阳性。

(三)X 线检查

患侧股骨颈干角明显变小，正常儿童颈干角在 130°上，髋内翻患儿进行性减小，4～7 岁左右可达 90°，一般就诊者多为小于 90°。颈短，在颈部近股骨头处有一个三角形骨化阴影，并有两条透明带越过股骨颈，形成倒 V 形。内侧带为股骨头骨骺板，外侧带为异常透明带，标志着股骨颈的软骨成熟不良和骨化不规则。异常透明带的方向和宽度对髋内翻的进展速度和程度有重要影响。随着髋内翻畸形的发展，大转子增大并上移。股骨干变细，并可继发股骨和髋臼畸形。

三、鉴别诊断

(一)后天获得性髋内翻

如股骨头缺血性坏死、股骨头骨骺滑脱、股骨上端骨纤维结构不良和严重肾性佝偻病等。

(二)先天性短股骨和先天性弓形股骨

均可合并髋内翻,同属于股骨上端发育缺陷,但各有其不同特点。前者有明显股骨短缩,常伴有其他部位发育异常;后者以转子下骨干弯曲为特征,短缩和内翻程度较轻。

四、治疗

先天性髋内翻患者在股骨头与股骨颈干之间存在着非生理性的剪应力与变应力,治疗原则是应在儿童成长期减少弯曲应力使至达到正常或接近正常,变股骨头与颈之间剪应力为生理性的压应力。

对于轻度髋内翻可采用非手术治疗,而颈干角小于100°时多需手术矫形,增加颈干角,恢复其正常的生理压应力,消除剪应力。手术为转子下外展截骨矫形术,把原来垂直的骨骺线,变成水平骨骺线。由于截骨方式及固定方法不同,手术术式有多种,现主要介绍几种如下:

(一)股骨转子下斜行截骨术

麻醉之后仰卧,患髋垫高,大腿上部外侧纵形切口,显露股骨大转子及股骨上1/3,在大转子的骨骺稍下处斜向小转子下作一斜行截骨,与股骨干成有约35°～45°,将股骨近端的截骨面内的松质骨凿出一骨槽,外展大腿,将股骨截骨远端斜行尖端插入近端股骨转子的槽内。

如不易插入,可将股骨干截骨远端上段斜面的两侧皮质骨边缘修理更加尖锐,修整后的尖端即能完全插入槽内。股骨干外展角度视术前髋内翻程度决定,并用两枚螺丝钉穿入股骨上端与小转子内侧皮质骨作固定。术后皮肤牵引,6～8周去除牵引,床上活动。待X线片证实愈合后,下地行走负重。

(二)股骨转子楔形外展截骨术

此法仰位及手术入路同上述。在转子下股骨干作一楔形骨块,术前先测量出楔形骨块的角度,即髋内翻度数+楔形骨块度数等于或稍大于正常颈干角度。截除楔形骨块后,患肢外展,对合截骨面,将四孔钢板按大转子及股骨干接合处角度顺势弯曲,置于其外侧,用螺丝钉固定。术后用髋人字形石膏固定,骨愈合垢拆除石膏,开始下地行走。

(三)股骨转子间倒“V”形插改角截骨法

仰卧位,患髋抬高,内收肌切断,在股骨外侧大转子处倒V形钻孔,股骨内侧小转子下作横形钻孔,骨凿连接骨孔截骨。刮匙除去转子近端松质量,固定骨盆,充分外展患肢,使远段倒V型骨尖端嵌插入预先凿好的股骨转子近端骨槽内。用半髋人字形石膏固定。由于切断内收肌,外展充分,术后复发少。

以上股骨转子部的外展截骨时应注意下列几点:

(1)对于髋内翻尚大于100°的患儿密切随访,如果髋内翻有进展应早期手术治疗,手术越迟,功能恢复越差。

(2)截骨后应充分外展髋部,因为髋内翻主要由骺板发育异常引起,多数为进行性,如果手术矫形不能消除其不利的力学因素,术后仍有不同程度的复发,故手术时矫枉要过正,防止髋内翻复发。

(3)手术时应避免损伤股骨近端骨骺,否则会引起骨骺早期融合:在股骨颈的病变区不能植骨,因为植骨不但不能促进骨化,反而使畸形加重。

第三节 先天性脊柱裂

先天性脊柱裂是小儿椎管发育过程中产生的各种异常表现,定义为躯干中线间质、骨、神经结构融合不全或不融合。将有椎管内容物膨出者称显性脊柱裂,反之则称隐性脊柱裂。临床上,先天性脊柱裂很常见,发生率 10%,大部分没有症状,不需治疗。这种病通常是遗传因素和环境因素共同作用的结果,例如孕妇在怀孕早期受放射线毒物、激素类药物、体内维生素缺乏缺氧酸中毒等不良刺激。

一、病因

先天性脊柱裂形成于母亲孕早期,约在孕 40 天左右,由于多种因素造成神经轴及中胚层发育缺陷,导致神经管和椎管闭合不全。

二、诊断依据

(一)病史

1.无明显神经症状期

脊髓受牵拉较轻,患者下肢无感觉运动障碍,有的仅表现为腰痛,显性脊柱裂仅表现为腰骶部的包块。

2.神经损害期

随着生长发育,局部粘连,脊髓生长慢于脊柱,则脊髓受到牵拉,或者成人突然受到弯腰暴力,导致神经突然受牵拉,则出现下肢不同程度的感觉运动障碍及大小便功能障碍。

(二)症状和体征

神经系统症状与脊髓和脊神经受累程度有关,较常见的为下肢瘫痪、大小便失禁等。如病变部位在腰骶部,出现下肢迟缓性瘫痪和肌肉萎缩,感觉和腱反射消失。下肢多表现马蹄足畸形,温度较低、青紫和水肿,易发生营养性溃疡,甚至坏疽。常有肌肉挛缩,有时有髋关节脱位。有些轻型病例,神经系统症状可能很轻微。随着患儿年龄长大,神经系统症状常有加重现象,这与椎管增长比脊髓快,对脊髓和脊神经的牵扯逐渐加大有关。

(三)辅助检查

1.X 线检查

一般可有以下五种表现。

(1)单侧型:椎板一侧与棘突融合,另一侧由于椎板发育不良而未与棘突融合,形成正中旁的纵形(或斜形)裂隙。

(2)浮棘型:椎骨两侧椎板均发育不全、互不融合,其间形成一条较宽之缝隙;因棘突呈游离漂浮状态,故称之为“浮棘”。两侧椎板与之有纤维模样组织相连。

(3)吻棘型:下一椎节(多为第 1 骶椎)双侧椎板发育不良,棘突亦缺如;而上一椎节的棘突较长,以致当腰部后伸时,上节棘突嵌至下椎节后方裂隙中,在临床上称“吻棘”又称“嵌棘”。

(4)完全脊柱裂型:双侧椎板发育不全伴有棘突缺如,形成一长裂隙。

(5)混合型除椎裂外:尚有其他畸形,其中以椎弓不连及移型椎等多见。

2.MR 检查

(1)单纯的脊膜膨出型:以腰部和腰骶部多见,脊膜通过缺损椎板向外膨出达皮下,形成背部正中囊样肿块,其内容物除少数神经组织外,主要为脑脊液充盈。

(2)脊髓脊、膜膨出型:膨出物除脊膜外,脊髓本身亦突至囊内,见于胸腰段以上。

(3)伴有脂肪组织的脊膜(或脊膜脊髓)膨出型:即在前两型的基础上,囊内伴有数量不等的脂肪组织,较少见。

(4)脊膜脊髓囊肿膨出型:即脊髓中央管伴有积水的脊膜脊髓膨出。

(5)脊髓外翻型:即脊髓中央管完全裂开、呈外翻状暴露于体表,伴有大量脑脊液外溢,表面可形成肉芽面。此为最严重的类型,因多伴有下肢或全身其他畸形,死亡率甚高。

(6)前型:指脊膜向前膨出达体腔者,临床上甚为罕见。

三、治疗

(一)非手术治疗

1.隐性脊柱裂

一般病例无须治疗,但应进行医学知识普及教育,以消除患者的紧张情绪及不良心理状态。

2.隐性脊柱裂

症状轻微者,应强调腰背肌(或腹肌)锻炼,以增强腰部的内在平衡。

(二)手术治疗

1.显性脊柱裂

几乎均须手术治疗,如囊壁极薄或已破,须紧急或提前手术,其他病例以生后 1～3 个月内手术较好,以防止囊壁破裂,病变加重。如果囊壁厚,为减少手术死亡率,患儿也可年长后(1 岁半后)手术。手术目的是切除膨出囊壁,松解脊髓和神经根粘连,将膨出神经组织回纳入椎管,修补软组织缺损,避免神经组织遭到持续性牵扯而加重症状。对脊膜开口不能直接缝合时,则应翻转背侧筋膜进行修补。包扎力求严密,并在术后及拆除缝线后 2～3d 内采用俯卧或侧卧位,以防大小便浸湿,污染切口。

对于长期排尿失常或夜间遗尿或持续神经系统症状加重的隐性脊柱裂,仔细检查后,应予以相应的手术治疗。手术的目的是切除压迫神经根的纤维和脂肪组织。在游离神经根时力求手术细致,或在显微镜下手术,可以避免神经损伤。

对于出生时双下肢已完全瘫痪及大小便失禁,或尚伴有明显脑积水的脊髓脊膜膨出,手术后通常难以恢复正常。甚至加重症状或发生其他并发症。脊髓膨出的预后很差,目前尚无理想的手术疗法。患儿多于生后不久即死于感染等并发症。

2.吻棘症伴有明显腰部后伸痛者

可行手术将棘突尖部截除之。

3.症状严重并已影响正常工作生活者

应先做进一步检查,确定有无合并腰椎管或根管狭窄症、腰椎间盘脱(突)出症及椎弓断裂等。对有伴发以上者,应以治疗后者为主,包括手术疗法。

4.浮棘症者

不应轻易施术,单纯的浮棘切除术早期疗效多次满意,主要由于浮棘下方达深部的纤维组织多与硬膜囊粘连,此常是引起症状的原因。而企图切除此粘连组织多较困难,应慎重。一般在切除浮棘之同时,将黄韧带切开,并翻向两侧。

(三)药物治疗

1.中药治疗

术后早期应用愈瘫1号,中期应用愈瘫2号。

2.西药治疗

术后应用脱水剂和能通过血一脑脊液屏障的抗生素(磺胺类和三代头孢),有明显神经症状的应用神经营养剂与激素等药物。

(四)康复治疗

一般负重骨性结构破坏不大,术后3周下地活动。针刺、电疗辅助肌肉功能恢复。

第四节　成骨不全症

成骨不全症患者的标志性特征是骨骼脆弱,容易骨折。可分为先天型及迟发型两种。先天型指在子宫内起病,又可以再分为胎儿型及婴儿型。病情严重,大多为死亡,或产后短期内死亡。迟发型者病情较轻,又可分为儿童型及成人型。

一、病因

病因尚不清楚,多数学者认为与常染色体显性遗传有关,部分为常染色体隐性遗传。是由遗传性中胚层发育障碍造成的结缔组织异常累及巩膜、骨骼、韧带等而出现相应症状,由于结缔组织广泛分布于全身,所以患儿常有多组织、多器官的改变。

二、类型

成骨不全病,俗称“玻璃娃娃”或是“陶瓷娃娃”。一共有四大类型,最常见的是第一型,其次是第四型、第三型和第二型。

(一)第一型

第一型是由体染色体显性遗传造成,患者有蓝眼珠,齿质不良,部分患者伴随听力障碍。骨骼脆弱的原因来自正常的胶原纤维不足。

(二)第二型

这型的患者可能是由于体染色体隐性或显性遗传所致,常在子宫内时就有多发性骨折的现象,在出生前或生产过程中就死亡,依其症状还可分四种亚型。

(三)第三型

形成原因可能是体染色体发生突变所致,这个突变使第一型胶原蛋白的结构不正常。这类的患者多半体型短小,脸型呈倒三角形,生长迟缓,有些阅读能力会比一般人好,蓝色眼珠。

(四)第四型

和第一型一样,是由体染色体显性遗传造成,骨骼脆弱的原因来自胶原纤维的前驱物 α 键过短。

三、诊断

根据患者临床特征结合 X 线检查,不难做出诊断。产前诊断则依靠超声学检查、放射学检查、羊水及绒毛的基因分析。

(一)临床表现

本病以骨骼发育不良,骨质疏松,脆性增加及畸形,蓝色巩膜及听力丧失为特征,但临床差异很大,重者出现胎儿宫内多发骨折及死亡,轻者至学龄期才有症状,并可存活至高龄。

1.临床分类

广泛采用的临床分类方法是 Sllence 的四型分类法。

(1)Ⅰ:常显蓝巩膜,轻至重度骨脆性,早期听力丧失,牙本质发育不全。

(2)Ⅱ:常显或散发极度骨脆性,宫内骨折,呼吸衰竭,新生儿死亡。

(3)Ⅲ:散发,常隐或常显中至重度骨脆性,明显骨畸形,脊柱侧凸,不同巩膜颜色。

(4)Ⅳ:常显巩膜颜色正常,轻中度骨脆性及畸形,牙本质发育不全。

2.临床主要症状

(1)骨脆性增加:轻微的损伤即可引起骨折,严重的患者表现为自发性骨折。先天型者在出生时即有多处骨折。骨折大多为青枝型,移位少,疼痛轻,愈合快,依靠骨膜下成骨完成,因而常不被注意而造成畸形连接。长骨及肋骨为好发部位。多次骨折所造成的畸形又进一步减少了骨的长度。青春期过后,骨折趋势逐渐减少。

(2)蓝巩膜:约占 90%以上。这是由于患者的巩膜变为半透明,可以看到其下方的脉络膜的颜色的缘故。

(3)耳聋:常到 11～40 岁出现,约占 25%,可能因耳道硬化,附着于前庭窗的镫骨足板因骨性强直而固定所致,但亦有人认为是听神经出颅底时受压所致。

(4)关节过度松弛:尤其是腕及踝关节。

(5)肌肉薄弱。

(6)头面部畸形。

(7)牙齿发育不良:牙质不能很好地发育,乳齿及恒齿均可受累。齿呈黄色或蓝灰色,易龋及早期脱落。

(8)侏儒。

(9)皮肤瘢痕宽度增加。

(二)辅助检查

1.X 线表现

(1)骨髂:骨干过细或骨干过粗,骨呈囊状或蜂窝样改变;长骨皮质缺损毛糙;肋骨变细、下缘不规则或弯曲粗细不一；手指呈花生样改变；牙槽板吸收；脊椎侧凸，椎体变扁，或椎体上、下径增高，也可表现为小椎体、椎弓根增长；颅骨菲薄，缝间骨存在，前后凸出，枕部下垂；四肢长骨的干骺端有多数横行致密线；干骺端近骺软骨盘处密度增高而不均匀。早发型与晚发型成骨不全的骨损害表现有所不同。

(2)关节：主要有以下四种改变。部分患者因骨软化可引起髋臼和股骨头向骨盆内凹陷；骨干的膜内成骨发生障碍可致骨干变细，但由于软骨钙化和软骨内成骨依然正常，而使组成关节的骨端相对粗大；部分患者骨骺内有多数钙化点，可能由于软骨内成骨过程中软骨内钙质未吸收所致；假关节形成，由于多发骨折，骨折处形成软骨痂，X 线片上看上去很像假关节形成。

2.超声检查

超声检查胎儿的骨骼系统可早期发现先天性骨发育障碍性疾病。Garjian 等的经验显示，三维超声可得到立体解剖定位，故优于二维超声检查，较后者更易发现头、面部和肋骨的畸形。

3.实验室检查

患者一般无特异性实验室检查。患者血钙、磷和 ALP 一般正常，少数患者 ALP 也可增高，尿羟脯氨酸增高，部分伴氨基酸尿和黏多糖尿。有 2/3 的患者血清 T_4 升高。

四、治疗

(一)非手术治疗

预防骨折，改善负重力线，增加骨骼强度。主要药物包括氟化物、维生素 D、降钙素等，但效果均不肯定。对于骨折患者，可行夹板、石膏、支具等固定，固定期间应加强功能锻炼以增加肌力并促进骨折愈合。

(二)手术治疗

骨科手术常用以下技术。

(1)多段截骨、重新对线－光滑髓内针固定术。

(2)截骨－望远镜式髓内针固定。

(3)截骨－Rusell－Taylor 髓内针固定：虽然愈合的长骨不如原来坚固，但截骨或骨折的愈合常相当满意。截骨和骨折后偶尔会见到过度增生的骨痂。为了固定骨折，增加脆弱骨的强度，婴儿期可采用经皮或胫骨折端髓内穿针处理，暂时维持骨的力线顺列，此时穿针要求不一定完全贯穿髓腔，部分在髓腔内，部分在骨旁，也有帮助，3～4 岁以后更换可延伸的髓内支杆。

多段截骨髓内钉或可延伸髓内支杆矫形术是治疗因成骨不全复合畸形的一种行之有效的方法。可以一期矫正多处畸形，合理的重新排列骨顺列，加强脆弱骨的强度，明显改善功能。手术不宜选择非常严重的病例，应选择肢体畸形矫正后，有恢复站立、行走能力的病例。正确的估计判断畸形骨的实际状态非常重要。

五、预后

不同类型的成骨不全症严重程度和预后不同。严重者在子宫内死亡，或在娩出后 1 周内死亡。

六、预防

本病是一种先天遗传性疾病，应预防骨折，对患儿采取保护措施，避免造成骨折的伤害，训练柔韧性、耐力和力量，鼓励各种形式的安全主动运动，从而在最大程度上增加骨量、增强肌肉力量，促进独立生活功能，甚至胜任一些力所能及的工作，一直到骨折趋减少为止，同时要注意防止长期卧床的并发症，护理患儿，佩戴支具以保护并预防肢体弯曲畸形。

如夫妻一方有此病家族史，即使无发病症状，生育时也应找专家咨询，应考虑到生出有成骨不全症后代的可能。

第五节　先天性斜颈

先天性肌斜颈是指胸锁乳突肌的先天性单侧挛缩，导致头和颈的不对称畸形，头倾向患侧，下颌转向健侧。是一侧胸锁乳突肌纤维性挛缩、颈部向同侧偏斜的畸形。多因产伤、异常分娩或胎位异常，引起胸锁乳突肌损伤、血肿机化、挛缩而致。先天性肌斜颈是1912年Kippel和Feil报道，称为Klippel－Feil综合征。又称为先天性骨性斜颈或先天性颈椎融合畸形，系指两个或两个以上颈椎融合。主要表现为颈椎缩短。MRI能够明确地显示颈椎融合的节段，并可确定脊髓受压部位和严重程度。

一、病因及发病机制

(一)病因

先天性斜颈的病因目前仍有许多不同意见，多数认为胎儿胎位不正或受到不正常的子宫壁压力，使头颈部姿态异常而阻碍一侧胸锁乳突肌的血液循环，致该肌缺血，萎缩、发育不良、挛缩而引起斜颈。也有认为，由于分娩时一侧胸锁乳突肌受产道或产钳挤压牵引而受伤出血、血肿机化挛缩而致，还有认为胸锁乳突肌的营养动脉栓塞，或静脉回流受阻，导致肌纤维发生退行性变，因而形成斜颈。

(二)发病机制

临床观察发现，其中70％～80％的病例见于左侧，10％～20％的患儿伴有先天性髋关节脱位。在病理解剖方面，仅能证实形成胸锁乳突肌挛缩的组织主要是已经变性的纤维组织其中，病情严重者肌纤维完全破坏消失，细胞核大部分溶解部分残留的核呈不规则浓缩状；中间可能出现再生的横纹肌及新生的毛细血管亦可发现成纤维细胞。对这种现象的出现目前有以下几种见解。

1.宫内胎位学说

早于Hippoerates时代即已提出畸形多系胎儿在子宫内姿势不正引起的压力改变所致。近年来的研究亦表明此种由于压应力改变所致的胸锁乳突肌发育压抑是斜颈畸形的主要原因之一。

2.血运受阻学说

无论是供应胸锁乳突肌的动脉支还是其静脉支，当闭塞时即可引起肌肉的纤维化，此可从实验性研究中得到证实。此种见解尚未被大家普遍接受。

3.遗传学说

临床调查发现,约有 1/5 的患儿有家族史,且多伴有其他部分的畸形。表明其与遗传因素亦有一定关系。

4.产伤学说

先天性斜颈多发生于难产分娩的病例尤其是臀位产者,约占 3/4 病例。但反对者认为,在组织病理学检查时,从未在纤维化的胸锁乳突肌中发现有任何含铁血黄素痕迹可见,因此推测其并非因产伤所致。

二、临床表现

(一)颈部肿块

这是母亲或助产士最早发现的症状一般于出生后即可触及位于胸锁乳突肌内呈梭形长 2～4cm,宽 1～2cm 质地较硬无压痛于生后第 3 周时最为明显,3 个月后即逐渐消失一般不超过半年。

(二)斜颈

于出生后即可为细心的母亲发现患儿头斜向肿块侧(患侧)。半月后更为明显,并随着患儿的发育斜颈畸形日益加重。

(三)面部不对称

一般于 2 岁以后,即显示面部五官呈不对称状,主要表现为:

1.患侧眼睛下降

由于胸锁乳突肌挛缩,致使患者眼睛位置由原来的水平状向下方移位,而健侧眼睛则上升。

2.下颌转向健侧

亦因胸锁乳突肌收缩之故致使患侧乳突前移而出现整个下颌(颏部)向对侧旋转变位。

3.双侧颜面变形

由于头部旋转,致双侧面孔大小不一健侧丰满呈圆形患侧则狭而平板。

4.眼外角线至口角线变异

测量双眼外角至同侧口角线的距离显示患侧变短,且随年龄增加而日益明显。

除以上表现外患儿整个面部,包括鼻子、耳朵等均逐渐呈现不对称性改变,并于成年时基本定型,此时如行手术矫正,颌面部外形更为难看。因此对其治疗力争在学龄前进行,不宜迟于 12 岁。

(四)其他

1.伴发畸形

可检查有无髋关节脱位、颈椎椎骨畸形等。

2.视力障碍

因斜颈引起双眼不在同一水平位上易产生视力疲劳而影响视力。

3.颈椎侧凸

主要是由于头颈旋向健侧,因而引起向健侧的代偿性侧凸。

并发症:常引起颈椎向健侧代偿性侧凸。

三、诊断和鉴别诊断

根据有难产病史、临床症状及体征，诊断并不困难，但应摄颈椎 X 线片以排除骨质异常，并须与其他原因所致的斜颈相鉴别。

(一)骨性斜颈

为先天性颈椎发育异常，胸锁乳突肌无挛缩，X 线片检查可显示颈椎异常。

(二)颈椎结核

颈部各个方向的主动及被动活动都受限，并伴有肌肉痉挛，但无胸锁乳突肌挛缩，颈部活动时引起不同程度的疼痛；X 线片显示颈椎破坏和椎前脓肿。

(三)颈椎自发性半脱位

有咽部或颈部软组织感染病史，而后发生斜颈。颈部活动受限、疼痛。X 线摄片显示颈椎有半脱位现象，常见第 1、2 颈椎之间。抗感染治疗有效。

(四)眼肌异常

眼外肌的肌力不平衡，故患儿视物时需采取斜颈姿势，以避免复视。胸锁乳突肌无挛缩，斜颈可自动或被动矫正。

(五)听力障碍

由于一侧听力障碍，患儿于倾听时常表现为斜颈姿势，但无固定性斜颈畸形，无胸锁乳突肌挛缩或颈椎异常。

四、预后

治疗越早效果越好。在婴儿期如坚持采用非手术疗法，大部分患儿可以治愈；在儿童期或胸锁乳突肌挛缩不严重者，需手术治疗，可以治愈：胸锁乳突肌挛缩严重、颜面不对称很明显，且年龄较大患者，也可有明显效果，但不能达到正常。

五、治疗

(一)非手术疗法

包括局部热敷、按摩、卧位固定及手法扳正等。适于不满半岁的婴儿。目的在于促进局部肿块消散，防止肌纤维挛缩。患儿睡眠时取仰卧位，下颌向患侧，枕部向健侧，并用棉垫和洁净的小沙袋固定头部于上述位置。手法扳正于出生后 2 周才可开始，且须缓慢用轻柔力量进行。

手法扳正时，须将下颌转向患侧，并逐渐将其抬高，同时把头偏向健侧。每日 3～4 次，每次手法前后应按摩患侧胸锁乳突肌或热敷，需坚持 3～6 个月。

(二)手术疗法

1.病例选择

(1)一般手术适应证：以半周岁至 12 周岁的患儿为宜。

(2)相对手术适应证：指 12 岁以上患儿，因其继发性面部畸形已经形成斜颈纠正后面部外观可能更为难看，尽管随着人体发育可有所改善但仍不如年幼者手术治疗的疗效明显需由家长酌情考虑根据作者的临床经验，16 岁以前施术者，均可获得一定的改善；18 岁左右的患者选择手术治疗亦有疗效。但务必与家属反复说明术后外观不佳。

(3)不宜手术的病例：对因其他原因所致的斜颈，如椎骨畸形、结核、外伤等所致者应以治疗原发病为主。对成年人斜颈除非有其他特殊原因和要求一般不应随意施术。

2.手术方法选择

(1)胸锁乳突肌切断术:此为传统的术式一般都在胸、锁乳突肌的胸骨及锁骨端通过1～1.5cm长的横形切口将该肌切断。此术式简便有效易掌握,亦有人主张自乳突端将该肌切断以保持颈部外表美观,适用于女孩。

(2)胸锁乳突肌全切术:即将整个瘢痕化的胸锁乳突肌切除手术较大,适用于青少年患者。术中应注意切勿误伤邻近的血管及神经。

(3)部分胸锁乳突肌切除术:指对形成肿块的胸锁乳突肌做段状切除适用于年幼儿童局部肿块较明显者。

(4)胸锁乳突肌延长术:适用于肌肉组织尚有舒缩功能者。一般可延长2～2.5cm年长者可稍长。

3.术后处理

(1)斜颈畸形轻者:在术后可通过使头颈向双侧主要是向患侧旋转活动而达到矫正畸形的目的但此法对不合作的幼儿不适用。

(2)斜颈畸形明显者:在术后均需以头－颈－胸石膏矫正与维持患儿体位。一般使其固定在能使胸锁乳突肌拉长的状态,即使头颈尽力向患侧旋转并向后仰。石膏制动4～6周后拆除。

第六节　先天性高肩胛症

先天性高肩胛症除表现患侧肩胛骨位置高以外,还表现为上肢的外展、上举功能受限,其病因是因为肩胛骨固定在不正常位置,而肩肱关节的活动不受限。

一、病因

(一)原因

这是胚胎期间肩胛带下降不全的结果。肩胛带在胚胎期间是颈椎旁的一个肢芽,自胚胎的第四个月起逐渐从对应的颈4－颈6的位置下降至第2～7肋间。由于某种原因,肩胛带的正常下降过程受阻,就形成高肩胛畸形。可发生在一侧或者双侧。本症真正原因目前不明,学说很多,如下。

(1)与遗传因素有关。

(2)与羊水量过多引起宫内压力过高有关。

(3)与肌肉组织缺损或肩胛骨和椎体间的异常关节有关。

各种因素主要影响胚胎早期,尤其是颈脊柱及上肢芽发育和肩胛骨下降阶段。如于胚胎第3月内肩胛骨未完成下降进程,降至胸壁后侧,则会形成高肩胛症。

(二)病理改变

胚胎发育过程中,肩胛带随之下降,同时肩胛骨的横径与垂直径的比率逐渐减少。但由于下降过程中断或受阻,使肩胛骨处于胸廓后较高处,肩胛骨正常发育受到影响,发生了形态变化。常见的病理改变可分成两个方面：

1.骨和肌肉的变化

前者是肩胛骨位置高，最高时与枕骨相接触，上部向前弯曲超过胸廓顶部呈钩状，内缘及下角向脊柱内移，甚至与相邻的颈椎与上胸椎的棘突有骨性、软骨性或纤维性连接。形成全部骨性连接的称为肩椎骨，肩胛骨内上角与颈椎棘突与横突之间有一纤维束和软骨或骨性的束带，称之为肩椎骨桥。有的在骨桥与肩胛骨之间有发育较好的关节，有的仅见一些纤维组织连接在骨桥与肩胛骨之间。肩胛骨体一般发育很小。除肩胛骨畸形外，可合并脊柱侧凸、脊椎体缺如、肋骨融合及肋间隙变窄等畸形。

2.肌肉的变化

肩胛骨的诸组肌肉部分或完全缺损，肩胛提肌和菱形肌变得纤细并有不同程度的挛缩或纤维化。

二、诊断

临床表现主要为患侧肩胛部较高及患侧上臂外展高举活动受限，生下即可见明显畸形。此外，一般无严重功能障碍。上述功能障碍是因肩胛骨的固定所致。

固定原因有三：①肩胛骨内上角向前弯曲超过胸廓的顶部。②肩胛骨的内缘紧靠邻近椎体的棘突。③肩椎骨桥。功能障碍的大小因畸形程度不同而异。

Cavendlish 根据畸形程度分成四级。

一级：畸形不明显，两肩在同一水平，穿衣后外观近于正常。

二级：畸形较轻，两肩接近同一水平，但穿衣后可以看出畸形，颈蹼处可见隆起肿块。

三级：中等度畸形，患肩关节可高于对侧 2～5cm，畸形则很容易看出。

四级：严重畸形，患肩很高，肩胛骨内上角几乎与枕骨相抵，有时常合并有短颈畸形。

畸形的分级对治疗有一定的参考意义本病主要是采用 X 线检查，X 线表现为肩胛骨位置升高，抬高的肩胛骨内上角居第 1 胸椎至第 4 颈椎，肩胛骨发育较小，正位近似方形或三角形，其内上角变尖，内下角内收且逆时针旋转。患侧肩胛骨发育较小，下角升高，上界可超过胸廓高度，肩胛骨的腋缘与脊柱缘之间（横径）宽度增加，下角转向腋部，内上缘转向脊柱，可见肩胛骨与脊柱有骨桥相连以及其他的胸颈椎及肋骨畸形。

三、治疗

（一）非手术治疗

包括被动和主动的功能锻炼，伸展牵引短缩的肌肉，以改善上肢外展上举的功能。一级畸形患者适合非手术治疗。某些二、三和四级畸形不能手术的患者，也可进行非手术治疗。

（二）手术治疗

手术原则是松解肩胛骨周围软组织，使肩胛骨下降至正常位置，切除阻碍肩胛骨下降的骨性、肌性连接，注意避免血管、神经损伤。适用于功能障碍和畸形严重的学龄前儿童，但全身无其他畸形者。选择手术治疗时应考虑下列因素。年龄以 3～7 岁时手术效果较好。年龄太小则不能耐受手术。8 岁以上者，手术时过于注重矫正畸形，常引起臂丛神经牵拉而造成损伤，同时组织发育接近成熟，缺乏弹性，对肩胛骨位置的变化适应性差，故功能改善收效甚少，应慎重考虑。

畸形程度对畸形严重合并有功能障碍者应考虑手术,功能障碍不显著而仅有外观畸形可不考虑手术。

如双侧畸形且畸形对称可不考虑手术治疗。

如合并有其他脊柱及肋骨严重畸形,估计术后功能改善不大,不应手术治疗。

(三)几种常用的手术方法

1.肩胛骨内上部的肩椎骨桥切除术

全麻,俯卧位,在患侧肩胛冈上作一横形切口,切口内自斜方肌上部纤维起,外于肩峰。

将肩胛骨内上缘上方的斜方肌分离牵开,显著肩胛骨的上部和肩椎骨桥。在肩胛骨上切断肩胛提肌和菱形肌附着点。肩胛骨切除多少,因患者而异,原则是必须包括肩胛冈上部,肩胛冈内侧端和突出在肩胛骨内侧缘的结节,因此结节可能与棘突相抵触。切除部分肩胛时必须连同骨膜一并切除,以防骨质再生,影响术后疗效。最后切除肩椎骨桥,将维持肩胛骨高位的软组织切断后,肩胛骨可以有不同程度的下降。

2.肩胛骨大部分切除术

McFarland 主张把肩胛骨大部分切除,仅留下关节盂和喙突部分,但必须充分保持肩胛骨对肩关节的稳定性。该法用于治疗畸形严重的患者。主要的缺点有:创伤严重,出血多,术后功能有一定程度影响,由于切除了大部分肩胛骨,外形不美观。

3.肩胛骨下移固定术

主要步骤是切断附丽于肩胛骨上诸肌及肩胛骨内上角的骨桥及骨突,将肩胛骨下移并固定。此法目前临床上使用较多。全麻,俯卧位,自第一颈椎棘突至第九胸椎棘突作一正中切口,于棘突上切断斜方肌和大小菱形肌的起点,然后翻开游离的肌肉瓣,显露出肩胛骨的肩椎骨桥或附着于肩胛骨上角的纤维束带,连同骨膜切除肩椎骨桥,如无骨桥则切断纤维束带或挛缩的肩胛提肌,须注意防止损伤肩胛上神经与肩胛横动脉。肩胛骨内上角如向前弯曲超过胸廓顶部者应将内上角凿除。经以上处理,肩胛骨可比较容易地被推下移至接近正常位置,使术侧肩胛冈与健侧肩胛冈达同一水平。此时可用钢丝经肩胛冈到下角最后固定在髂后上棘或肋骨骨膜上。

稳定肩胛骨在此矫正位置后,再将斜方肌、菱形肌缝回原起点以下的棘突,斜方肌的下部则应有过剩的部分。术后患肢用肩-肱绷带包扎,2～3 周后逐渐进行肩关节活动。内固定的钢丝可在肩胛骨位置稳定之后抽除。

(四)康复训练

1.功能康复训练

外固定期的功能训练:术后早期(1～14d)功能锻炼能防止关节粘连、僵直及预防肌肉萎缩等并发症。沈蓉认为,术后第 1 天就可以进行功能锻炼。为此,负责医院术后麻醉作用消失后即行患肢的被动按摩,按摩时由上至下按摩三角肌、肱三头肌及前臂肌群,每日 2～3 次,每次 30min,此法对转移患儿的注意力、减轻疼痛也有一定效果,在切口疼痛缓解情况下,指导患儿行患肢屈指、握拳及伸屈腕、肘关节的活动,每日 3～4 次,每次 5～10min,可以预防关节粘连,促进患肢血液循环,减轻肿胀。

2.外固定拆除后的功能训练

手术 14d 后，拆除 U 形石膏托，开始进行功能锻炼，主要进行肩关节前后左右的往复摆动运动，每日 3～4 次，每次 5～10min，每分钟 15～20 下，并逐日增加运动的次数和摆幅。

可以增加肩关节的活动度、松粘连，为后期康复打下良好的基础。

3.恢复期的功能训练

术后 4～5 周开始训练，目的为预防软组织挛缩、关节粘连、创伤性关节炎等的发生，缩短康复时间，提高患儿的生活质量。方法卧位旋臂操练法，患儿仰卧，肘部紧贴身旁，手掌向上，前臂逐渐向外，直至手背触及床缘，重复数次；爬墙运动，面墙而立，患肢的示、中指在墙上爬动，后做环旋运动，使患肢上抬，待不能再往上爬时，做好标记，保持于该位置至疲劳为止，每日 3 次，每次重复 5 遍，立位操练，患者站立，弯腰后患肢自然下垂，先做前后甩动，后做环旋运动，活动由小到大，每天操练 3 次，每次至少 5min，自由活动，最初可做一些小游戏，如玩滚球、投圈等。

第七节　先天性胫骨假关节

先天性胫骨假关节(CPT)是一种罕见的疾病，其特征为胫骨节段性发育异常、无正常骨形成，伴随成角畸形、病理性骨折和骨不连接。由于发育异常所致胫骨的畸形和特殊类型的不愈合，最终形成局部的假关节。常合并有 I 型神经纤维瘤病。本病预后极差，一旦骨折，几乎不能自愈。

一、病因

(一)神经纤维瘤学说

先天性胫骨假关节是由骨内性和骨外性的神经纤维瘤物质而引起，使局部骨质的正常发育障碍，骨折后也因此影响骨折的修复而造成假关节。Boyd 报告 14 例先天性胫骨假关节的病例中，9 例有皮肤的神经纤维瘤结节及皮肤色素斑。温习了 178 例中有 17 例有此情况。还有个别病例在胫后神经有些变化。天津医院所见 9 例先天性胫骨假关节与神经纤维瘤有许多相似之处，同时部分病例在假关节处的显微镜检查也符合神经纤维瘤。这两种病无疑有较为密切的关系。

(二)纤维异样增殖学说

Boyd 和 Sage(1958)报告 15 例，其中两例假关节处，显微镜下呈纤维异样增殖的表现，提到与该病有关系。多数病例皮肤有咖啡色斑点，同时在假关节前期，囊性改变区的骨有弯曲畸形，甚至有些病例阴蒂较大，甚似纤维异样增殖的第三型即 Albright 病。X 线表现，在假关节是前期的囊性变区或假关节处残留的囊性变区呈磨砂玻璃样，骨小梁消失与纤维异样增殖相似，更主要的是局部病理变化也颇为相似。从以上关系看来，二者之间亦存在更密切的关系。

(三)神经学说

Aegetter 提出神经纤维瘤、纤维异样增殖和先天性胫骨假关节三者有许多共同之处，可能由一共同的原因所引起的纤维组织错构增殖。这些纤维组织的转化不良和紊乱使局部区域产生骨质的正常生长和成熟显得无能，这种变化的原因可能是局部神经通路不正常。在 Moore 的 78 例先天性畸形病例研究中有 91%的病例周围神经有病理改变，支持了这种神经学说。

二、诊断

先天性胫骨假关节的患儿有些在出生时即有骨折，有些则在生后外观正常，常在患儿蹬动两腿时，偶然发生骨折，虽经正规治疗，其骨折仍久不愈合。在患儿发育过程中，骨折部逐渐出现成角畸形向前突出，患肢变短，久之小腿前后侧软组织缩短，徒手牵引不易将其成角畸形矫正。患儿局部一般无肿胀疼痛等不适感，全身皮肤常有浅棕色斑。先天性胫骨弯曲的患儿出生时，小腿中下 1/3 处向前外侧弯曲畸形，有些患儿的胫骨弯曲可维持多年不发生骨折，但偶然轻度外伤或误行手术矫正弯曲畸形后，即不愈合而形成假关节。典型的先天性胫骨假关节畸形是患儿的小腿中 1/3 处向前弯曲畸形或假关节外形，患肢短缩。根据胫骨形态，临床上一般分成三型。

(一)囊肿型

出生后在胫骨中下 1/3 处呈囊性改变，但骨干不细，轻微外力造成骨折后出现不愈合，形成假关节。

(二)弯典型

出生后胫骨下段向前弯曲，但无假关节，胫骨前弓处皮质增厚，髓腔闭塞，胫骨端萎缩硬化。

(三)假关节型

出生后即发现有胫肓中下段缺损，形成假关节。如果累及腓骨，亦发生同样变化。

本病主要是进行 X 线检查：X 线片可见胫骨中、下 1/3 前弯、成角、纤维囊性变和假关节形成，骨端变细呈锥形，骨端硬化髓腔闭锁，骨皮质变薄，骨萎缩，胫骨远端关节面可变形，腓骨可同时有假关节改变或弯曲畸形，小腿短缩。

三、治疗

应向家长介绍该病的发展过程和预后及治疗困难，需多次手术等基本知识，使之能与医生紧密合作。

(一)四岁以前作石膏或支架保护

不管是哪一型均应保护，防止外伤以避免骨折后形成假关节。一部分囊性型的病例，避免骨折，可以行刮除植骨术。部分弯典型的患儿在有效的防护下弯曲畸形可逐渐减轻，最后髓腔通畅，完全恢复到正常骨质，避免了假关节的形成。

(二)四岁以后可采用假关节切除植骨术

对已经形成假关节的病例手术，目的主要是消除假关节达到骨性连接。植骨材料以自体骨最好，父母骨次之，异体骨较差。为了使植骨融合快而且坚固，一般均可用胫骨块和髂骨骨松质植骨。一般成功的病例中，有大部分都是经过两次以上的手术。手术后均需有坚强的外固定 3～6 个月左右，现将几种有代表性的手术方式简述如下：

1.髓内外植骨术

切除骨端硬化部分，打通髓腔。以腓骨块髓内嵌插植入，以髓内针固定，周围以松质骨小骨块充填。这是较经常用的一种植骨方法。

2.带血管腓骨移植术

显微手术技术迅速发展而广泛应用于外科各领域，在先天性胫骨假关节的治疗中带血管腓骨植骨已被采用，是目前较好的治疗方法之一。但再骨折形成假关节常有发生，尤其在骨远端融合处。

3.双重骨片植骨术

该方法由 Body 首倡，切除错构组织，剪除两端硬化的骨端，打通闭塞的髓腔，再以两片较大的骨块用螺丝钉固定于骨断端两侧，其优点是避免纤维组织再度充填假关节处，以压迫骨质影响骨质修复。

4.髓内外松质骨植骨钢板内固定

采用松质骨植骨及钢板固定术，愈合率较高。同时应及早手术取出钢板和螺钉减少或避免再骨折的发生。

第八节　先天性马蹄内翻足

先天性马蹄内翻足是由足下垂、内翻、内收三个主要畸形综合而成。以后足马蹄、内翻、内旋，前足内收、内翻、高弓为主要表现的畸形疾病。该病症是常见的先天性足畸形，男性发病较多，可为单侧发病，也可双侧。畸形明显，一出生就能发现，因此疏忽的病例较少见，多能及早治疗，效果也较好，但畸形也易复发，应定期随访至骨骼成熟（约 14 岁以后）。畸形的真正病因迄今不清，多数学者认为该畸形为胚胎早期受内、外因素的影响引起发育异常所致，也普遍与胎儿足在子宫内位置不正有关，但并无特殊药物治疗。

一、病因

关于马蹄内翻足的发病机制目前有多种学说，结合已经证实的依据，提示与以下多个因素相关。

（一）遗传学因素

目前的基因研究提示马蹄内翻足的发病与基因有明显的关系，在一定条件下起着决定性作用，但也受其他协同基因和外因的影响。目前初步证实 HOX 基因在先天性马蹄内翻足的发病中起着重要作用，最新研究定位在基因 HOXD12 和 HOXD13 上。

（二）宫内受压畸形学说

该学说最早由 Hippocrates 提出，得到了其他学者的证据支持，认为患儿在子宫内位置异常或者由于子宫的相对狭小，不能从早期正常的足内翻过程发展到足的功能位，停滞在内翻过程，导致足部持续的受压，从而引起软组织和骨骼的改变。

（三）软组织挛缩因素

有学者提出是软组织的改变导致骨骼的改变，最后出现马蹄内翻足畸形，其支持依据就是根据马蹄内翻足的关节囊和筋膜等纤维化改变。软组织挛缩究竟是原发性因素还是继发改变，需要进一步研究。

(四)神经肌肉学说

该学说目前比较流行，而且得到多数学者肯定。其主要观点认为由于肌肉力量的不平衡，特别是胫后肌和腓肠肌等改变，导致前后肌力失衡从而产生足的畸形，而且实验研究也提示肌肉的异常改变：进一步研究发现，导致肌力不平衡的首发因素是支配其营养和运动的神经，超微结构提示支配肌肉的神经终板和神经纤维有不同程度的发育障碍。但该学说也不能完全解释马蹄内翻足的发生，有待进一步地研究。

二、病理

先天性足内翻下垂的病理改变，初期以软组织异常，足内侧肌挛缩，张力增加，关节囊、韧带及腱膜肥厚，变短，以跗间骨关节为中心，导致足前部畸形如下。

(1)跗骨间关节内收。

(2)踝关节跖屈。

(3)足前部内收内翻。

(4)跟骨略内翻下垂。

随年龄增长，体重越来越大，畸形更趋严重，跟腱、胫后、趾长屈，拇长屈等肌腱及跖腱膜极度挛缩，具有强的弹性阻力，足部外侧软组织及肌肉持续被牵拉而延伸，足外展功能基本丧失，但肌神经功能无损，肌电兴奋性尚存在。畸形矫正后，肌肉功能还可恢复，延误治疗者，逐渐产生骨骼畸形，跗骨排列异常，足舟骨骼变小内移，股骨发育异常粗大，跟骨跖屈、内翻更加严重，距骨头半脱位及胫骨内旋等畸形。

三、临床表现

先天性马蹄内翻足出生后一侧或双厕足显示程度不等内翻下垂畸形。轻者足前部内收、下垂、足跖面出现皱褶，背伸外展有弹性阻力，至小儿学走路后，畸形逐渐加重，足部及小腿肌力平衡失调，健康肌挛缩，加之体重影响，足内分下垂加重，步态不稳，跛行，用足背外缘着地，延误治疗畸形愈加严重，足前部向后内翻，足背负重部位产生胼胝及滑囊，胫骨内旋加重。

四、影像学表现

X 线检查可确定足部畸形的严重程度并评价疗效，一般拍摄患足正侧位片，必要时行正常对照。

(1)正常足正位片上，距骨纵轴线通过第 1 跖骨(距骨头经舟、楔骨与第 1 跖骨成一直线)跟骨纵轴线通过第 4 跖骨(跟骨经骰骨与第 4 跖骨成一直线)，而且两者的连线夹角约 30°～35°左右。侧位片上，距骨纵轴也通过第 1 跖骨，与跟骨轴交角为 30°。患儿跟距纵轴连线夹角偏小，正位片两线交角 10°～15°，侧位片 5°～0°，而且有跟距骨重叠现象。

(2)骨骼本身的异常改变为距骨头发育偏小，距骨颈细长：跟骨载距不明显或者消失，纵轴减少；舟骨发育偏小，骨化中心延迟出现。

五、治疗及预后

先天性马蹄内翻足的治疗原则，以矫正畸形为主，早期畸形矫正，足功能均可恢复。治疗可分为四个时期。

(一)1 岁以内的婴儿

哺乳时,由母亲及一名助手共同协助进行手板法矫正,婴儿屈膝(使跟腱松弛),助手固定患儿膝关节,操作者一手握患儿踝关节上方,一手托扶足前部跖面,用力使患足外翻,外展及背伸,每日 2 次,手法轻柔,免致骨伤,矫正适度即可。畸形矫正后用柔软绷带,由足内跖面向足背外方向缠绕,固定足于矫正位,严密观察,切莫过紧,以免影响足部血运,若是畸形矫正显著改善,脚的外展背伸弹性抗阻力消失,即可改换足托持续维持矫正位,这种方法应持续到患儿满 1 周岁后,一般疗效满意,如果畸形未完全矫正,也可使痉挛的软组织变得松弛,为进一步治疗奠定良好基础。

(二)1～3 岁

分期手法矫正,石膏固定,全身麻痹下患儿仰卧屈膝 15°,或俯卧屈膝 90°,助手扶持膝关节及小腿。术者一手托足跟,矫正足跟内翻下垂,一手平推足前跖面,同时矫正下垂内翻内收畸形,在足矫正位,由股中部至跖趾关节,屈膝 15°石膏管型固定。1～2 岁,每 2 周更换 1 次,2～3 岁,每月更换 1 次。术后注意石膏压迫,患儿哭闹不安。即刻去医院检查,在容易受压的骨质突出部位开窗。

以上两种方法,对轻型足内翻下垂畸形,如能严格遵循操作规则,认真处理,不仅没有并发症,儿童多数患儿畸形能够矫正,维持疗法,可应用 Denis－Browne 轻便夹板。

(三)3～15 岁

对于手法治疗失败者,或未经治疗的患者,可用软组织松解手术治疗。该手术包括以下几个步骤:

1.跟腱延长

跟腱延长应放在手法矫正足前部内设内翻畸形之后,因为紧张的跟腱可构成矫正足前部畸形的杠杆臂,否则即失去跟骨结节的支撑点,常用的延长方法,有以下两种:

(1)直视下延长:硬末外或全身麻醉。沿着跟腱外侧旁,取弧形切口,上至肌腱肌腹相接处,下止于跟骨结节,切口长约 8～18cm,切开皮肤,皮下组织及腱鞘,然后用尖刀,与跟腱垂直,刺入其中央,由上向下,纵行切块跟腱,跟结节处切断其内侧半,肌腹端切断外侧半,待足畸形矫正后,作 2 字形延长。

(2)皮下跟腱延长:全身麻醉,患儿俯卧,在无菌下操作,助手一手扶持膝关节,保持伸直位,另一手握足前部使其足背屈,跟腱挺紧,其方法如下:斜切延长法:由跟骨结处经皮用尖刀将跟腱由下向上作额状面形切断,保留前侧腱旁膜,保持跟腱血供,足背伸牵拉延长。直切延长法:在跟腱的下端与肌腹端,用尖刀垂直刺入跟腱上下两端的中心,肌腹端切断跟腱外侧半,跟结节端切断内侧半,足背伸牵拉,跟腱于鞘膜内延长,延长的跟腱。

(3)关节囊切开及韧带切断:矫正跟骨内翻畸形,需将三角韧带及跟距关节囊切断,不缝合,待手法将跟骨内分矫正后,依靠纤维性愈合,为了术后短期内预防胫后、趾长屈,拇长屈等肌腱及血管神经向距、跟骨之间移位,三角韧带与关节囊应在不同平面切开为宜。

(四)跖腱膜切断

直视下跟骨结节处切断术:切口内,在助手将足外翻外展背伸拉紧跖腱膜时,刀尖伸至跖腱膜下，由跟骨结节处切断该腱膜起点，待足跖面能够放平，显示跖腱膜完全切断。经皮跖腱膜切断术：助手一手握患足前部分，另一手扳着足跟，使跖腱膜挺紧，易于摸清，在无菌下操作，术者左手摸着跖腱膜，右手持小尖刀，由跖腱膜内侧缘与皮肤之间，平行经皮刺入跖腱膜下方，然后刀尖旋转 90°，刀刃向腱膜，轻轻用小的拉锯动作切断，直至足跖面松弛，足弓趋向正常即可，刀尖刺入不宜过深，防止损伤足跖部血管、神经。完成上述软组织松解步骤后，注射扶持混侧膝关节于伸直位，术者左手握住足跟，用力外翻，矫正跟骨畸形，右手推足前部，背伸、外展，外翻，根据矫正位置，缝合所有延长的肌腱，逐层关闭伤口，无菌包扎，用管型石膏固定患肢屈膝 15°，足于矫枉过正位，石膏管型上起大腿中上部下至跖趾关节，以防脱落，对严重型先天性足翻下垂畸形，2～3 个月更换一次石膏，每次均应在麻醉下矫正畸形，直至足畸形完全消失，改用矫形足托，半年内日夜穿戴，半年后改换矫形鞋，此鞋外缘略高，底面略向外此偏斜，鞋跟外缘略高和长于内缘。

(五)患足畸形矫正成功指标

(1)足可自由在各个方向被动、主动活动。

(2)足应位于小腿纵轴外展约 40°～50°。

(3)足跖面较平(原先足凹陷)。

(4)X 线检查：足纵弓及横弓基本恢复正常，跟骨纵轴与距骨纵轴形成正常角度。

(5)足跟后面观略偏向外侧。

(六)预防并发症

(1)预防局部皮肤坏死，延长胫后，趾长屈及拇长屈等肌腱的足内侧切口与跟腱延长切口较近，两切口之间皮瓣比较狭窄容易缺血性坏死，预防措施：软组织松解手术前，经常按摩足内侧皮肤，促进血液循环，其次跟腱延长切口尽可能偏向跟腱纵轴线的外侧，呈弧形切口。两切口间皮瓣相对增宽。

(2)小腿青枝骨折或踝部骨骺分离，手法扳正，应循序渐进，按压轻柔，不依用力过猛，其次助手与术者密切配合，以防发生意外。

(3)石膏压迫，形成褥疮：石膏固定前，骨髂突出部位用脱脂棉垫好，但不宜过厚以免影响手法扳正效果，石膏管型尚未凝固正在塑形时，切忌用手指按压，石膏干燥后，患儿哭闹不安，即提示石膏可能有压迫，应及时就医，骨质突起部位开窗观察。血液循环障碍：石膏固定时，必须显露出五个足趾，告诉家长严密观察。若足趾苍白，患儿叫嚷脚麻痛，有可能动脉缺血，足趾肿胀，呈青紫色，并出现水泡，提示静脉回流障碍。不论动脉缺血或静脉回流障碍，均可导致脚或肢体坏死，应立即采取措施，轻者局部开窗减压，严重者，暂时取掉石膏管型，仔细观察，待血运恢复后，再次石膏管型矫正，固定。

(七)15 岁以后的治疗

手法矫正不满意，软组织松解亦不能达到预期目的，或严重足内翻下垂畸形未经治疗者，适应三关节融合手术(跟距、距舟和跟股关节)，术后石膏固定，直至关节骨性融合。

第九节　手指先天性畸形

手指畸形多数与遗传有关。上肢桡侧和下肢胫侧的多指(趾)、并指(趾)以及短指畸形常与基因异常有关。人们很早就认识到先天性手部畸形治疗非常困难。对于一个儿童的手部先天性畸形的治疗可以在新生儿期或以后的儿童发育期进行。畸形可表现为单侧或双侧,可能是一个独立的疾病,也可能是某一畸形综合征或骨骼发育异常的单一表现。常见的先天性手指畸形有以下类型:

一、手指发育不全

(一)拇指发育不全

拇指发育不全一般指拇指解剖结构的任一成分不同程度的发育不全,如骨、肌肉、肌腱或外胚层。拇指可仅比正常的长度短缩,但仍有功能,严重者拇指可全部缺失。许多畸形为散发,有些可以遗传。根据畸形的外形和发育不良的结构,将拇指发育不全分为6种类型:拇指短缩、拇内收、拇外展、漂浮拇、拇指缺如和勾状拇指。

1.拇指短缩

正常拇指可以达到示指近侧指间关节水平,长度达不到时,称为短缩,部分或全部骨性成分的发育不全导致拇指明显短缩,常伴有其他畸形和综合征。拇指近侧指骨缩短可伴有短指。

治疗:如果发育不全的拇指仅有短缩,很少需手术治疗;如果抓握明显受限,可手术加深第一指蹼,使拇指相对延长,以利抓握物体,可通过2个或4个臂的"Z"形切口成形加深指蹼。

2.内收拇指

拇指内收是由于鱼际肌部分或全部缺如,导致对掌功能下降。这类患者常有拇长屈肌功能缺乏,拇指掌指关节桡侧副韧带也可缺如,拇指缩短变尖,鱼际肌扁平,虎口发育不良,这种畸形为常染色体显性遗传,一般单侧出现。

治疗:手术重建的目的是纠正拇指内收挛缩和恢复对掌功能;可通过2个或4个臂"Z"形切口或自示指桡侧掀起的背侧滑移皮瓣达到矫正目的;2个臂"Z"形切口很难达到合适的矫正。恢复对掌功能的两个最流行的方法是用环指指浅屈肌腱或小指外展肌腱转移重建对掌功能。

3.外展拇

这种畸形是由于拇长屈肌异常地附着于正常的拇长伸肌,引起拇指近节指骨的明显外展。表现为鱼际肌发育不全、第一掌骨内收挛缩伴指蹼发育不全、尺侧副韧带明显松弛、拇长屈肌向桡侧和浅表移位、拇指指间关节不能屈曲。这是一种极少见的畸形。

治疗:治疗拇外展的手术方法几乎和所报告的病例数一样多。分叉肌腱止点松解切断并重新固定在掌骨颈;切断松解肌腱远端,自腕部抽出,然后重新固定在远节指骨,在掌指关节水平松解异常止于拇长伸肌的腱条,在掌指关节水平将拇长伸肌腱向尺侧移位。所有这些方法都并用掌指关节桡侧副韧带松解和尺侧副韧带紧缩,一些患者需二次对掌成形手术。

4.漂浮拇

漂浮拇是指悬挂在手桡侧缘的一个细小拇指，典型者有两节指骨、一个指甲，无掌指关节和第一掌骨。大多角骨和舟状骨也常缺如。拇指根部比通常的更靠远侧，既无手外肌功能，也无手内肌功能。

5.拇指缺如

这是最严重的拇指发育不全，可伴有桡侧指缺如、环形D染色体畸形、Holt－Oram综合征、第18号染色体三倍体综合征、Rothmund－Thomson综合征，拇指缺如还可伴有桡侧畸形手。

拇指缺如导致严重的功能障碍，特别是双侧缺如时。训练示指和中指的侧方用力夹持可部分代偿拇指缺如，获得较有力的抓握功能。

治疗：满意的示指再造拇指可改善功能和外形。再造拇指的时间根据儿童抓握功能的自然发展过程而定。因为抓握活动在3个月时就开始形成，再造拇指最好在6～12个月时进行，在手术前手有一定程度的生长。手术方法的选择是回缩或示指再造拇指。对于较大儿童，在示指和中指间有较强的夹持能力时更适合选用回缩术，因为夹持功能可持续存在而不需再造拇指。此手术退缩示指，使之更类似于拇指，使示指与中指间的间隙更宽。

6.先天性勾状拇指

先天性勾状拇指不常见，拇指的掌指关节内收和极度屈曲，拇短伸肌常发育不全或缺如，拇短伸肌或拇长伸肌也可缺如，也可存在整个拇指一定程度的发育不全。典型的畸形是出生时拇指通常在掌指关节处向掌侧屈曲，而不同于扳机指畸形。出生后头几周内，握住拇指是婴儿的一个特征，但正常情况下要间断放开拇指。通过长时间观察，特别是到3个月时证实掌指关节没有主动伸直功能，就可诊断先天性勾状拇指。

(1)非手术治疗：大多数勾状拇指仅有伸肌发育不全（Ⅰ型），早期伸直外展位夹板固定一般有效。Weckesser等推荐石膏夹固定3～6个月，每6周更换一次石膏夹。如果起初对石膏夹固定的反应良好，则长期结果比较满意。如果固定3～6个月后掌指关节主动背伸没有明显改善，再用石膏夹通常是徒劳无益。畸形没有任何改善可能是由于手指外在伸肌严重缺陷（大部分患者）或完全缺如，需行肌腱转移恢复功能。

(2)手术治疗：对拇长伸肌功能不全者，可用下列肌腱转移掌长肌、肱桡肌、桡侧腕长伸肌、示指固有伸肌、浅屈肌。拇长伸肌是理想的动力肌，但也可缺如。拇短伸肌可由示指固有伸肌代替，明显的指蹼挛缩也需要重建。

(二)手指发育不全

手或指的发育不全是指特定部分的发育有缺陷或不完全。几乎所有的手部畸形都有发育不全的成分。短指多为单独发病，但也可伴有相似的足趾畸形。中节指骨短缩常见于错构综合征，对手和指的发育不全还没有有用的分类方法。常有全部组织不同程度的发育不全，而不仅包括骨结构，一般功能接近正常。短一般在十几岁快速发育时被发现，握拳时一个或多个掌骨头凹陷，尺侧两指最常受累。单个指短缩，特别是小指，不需要手术治疗，虽然单个指短缩，周围指正常，外形不满意，但功能影响一般很小；而且指延长也不能改善功能，还可能导致僵直。

二、多指畸形

多指畸形是最多见的先天性畸形之一。主要分 3 型：轴前型的拇指多指，中央型多指，轴后型的小指多指。多指的病因未明，大多为散发，推测可能与环境和遗传因素有关。发病的特点是男性高于女性，其比率为 1.5 ∶ 1，右手多于左手，比例为 2 ∶ 1，双手发病率约占 10%，拇指多指的发病率约占总数的 90%，是多指畸形中最多见的。简单的重复畸形宜在小婴儿期尽早切除，复杂多指应推迟到 1 岁时矫正。

拇指多指的分类，目前多采用 Wassel 分类法，将其分为末节指骨型、近节指骨型和掌骨型。每类又分为有骨性连接的分叉畸形和有关节连接的复指畸形两种，再加上三节指骨型共 7 型：Ⅰ型末节指骨分叉型：Ⅱ型末节指骨复指型：Ⅲ型近节指骨分叉型；Ⅳ型近节指骨复指型：Ⅴ型掌骨分叉型：Ⅵ型掌骨复指型：Ⅶ型三节指骨型。桡侧多指相对多见。Wssel 分类中的发病率分别为：Ⅰ型 2%，Ⅱ型 15%，Ⅲ型 6%，Ⅳ型 43%，Ⅴ型 10%，Ⅶ型 4%，Ⅶ型 20%，其中以第Ⅳ型最为常见。

小指多指的分类多采用 Selling－Twrek 分类法，将轴后型多指分为 3 型：Ⅰ型为赘生指，Ⅱ型为存在部分骨结构，Ⅲ型为包括掌骨的完全性的多指。

中央型多指是示指、中指和环指的重复畸形，以上 3 指很少以单指复指畸形出现，而总是含有复杂的并指畸形，最常见的多指是隐藏在中指和环指的并指畸形中。

对于赘生指和末节指骨型多指应尽早手术，恢复手的外形，手术切除越早越好。而对于轴前型的近节指骨型或掌骨型多指，则需要借助手术显微镜的帮助以完善手的功能。对于这一类型的患儿手术年龄可推迟至 18 个月以后。如果在 5 岁以内施行功能重建手术，效果可能更满意。近节指骨型多指切除多指后，手术的重点就是矫形和功能重建，对需要做切骨复位术的病例，术前应根据 X 线片设计正确的矫正角度和切骨部位，在皮肤上用标记笔准确绘出切口线，包括切除的指甲和甲床，术中将指骨或掌骨的远端削成理想的宽度，但要注意避免指骨碎裂，重新排列组合拇指，将骨的末端排列成直线，用直径为 0.1cm 的克氏针贯穿固定。术后摄片检查切骨和排列是否适度，在做切骨手术切口时，就要暴露进入桡侧多指近节指骨的拇短展肌和鱼际肌的止点。如果是切除尺侧多指，应识别和保护拇内收肌，同时保护自多指指骨末端分离的远侧侧副韧带和自掌骨及指骨剥离的近侧侧副韧带。切除多指后将手内在肌牢固地缝合在保留指近节基底部，重建关节囊，这是恢复手功能、稳定指间关节、减少术后并发症的重要一步。

术后行对掌位手套形石膏托固定。术后 6～8 周或 X 线片显示骨已愈合后，可拔除克氏针，拆除石膏托，进行功能锻炼、理疗。

三、并指

并指又称“蹼状指”，是由于胚胎发育过程中手指未能分开所致，是最常见的手部先天性畸形，发病率为 1/2000，具体病因不清楚，一般认为并指起源于妊娠第 7～8 周时指芽的生长发育异常减慢。大多数患者为散发，几个家族谱显示中环指并指为常染色体显性遗传，但外显率不完全。

并指分为完全或不完全并指和简单或复杂并指。完全并指自指蹼到指尖都连在一起；不完全并指为两指自指蹼到指尖近侧某一点连在一起。简单并指指仅有皮肤或其他软组织桥接在一起;复杂并指的两指共用骨性结构。有隙并指的指远端连接,而近侧有空隙。短并指为指的短缩和并指同时存在。并指伴发的畸形有蹼状趾、多指、细指、短指、足部裂、血管瘤、肌肉缺如脊柱畸形、漏斗胸和心脏畸形。

50%以上患者有中指与环指间的并指畸形,其次是第四指蹼间、第二指蹼间、第一指蹼间并指,其发生率依次降低。大约半数患者为双侧并指,男孩比女孩多见。

治疗:不急于手术治疗。在等待合适的手术年龄时,鼓励父母按摩指蹼,以伸展指间皮肤,以利于后期手术。手术重建最好在学龄前。如果仅有第二或三指蹼间的并指畸形,而无其他的畸形,手术至少应推迟到18个月。如果不同大小的手指完全受累,不管是简单还是复杂并指,最好在6～12个月之内早期分离。当多指受累时,应首先松解边缘指,6个月后再松解其他并指。禁忌同时松解一指的桡侧和尺侧,这样可导致指坏死。

手术包括三步:手指分离、连接部重建和指相对缘皮肤重建。Pieri在1949年指出,不应该应用直切口,应采用"锯齿"形切口,预防指长轴方向上的挛缩。目前,所有公认的方法都遵守这个原则。小心纵行分离共有的指神经,以保留两指的神经支配。指总动脉可能进入指蹼,需要结扎一个分支。切勿破坏指的血供。当有公用指甲时,通常切除一纵条指甲和其下的甲床,以适应正常的指甲宽度。在年龄较小时进行手术,一般用手术刀将骨性结构沿纵轴分开。

应特别注意指蹼连接部的重建。正常的连接自背侧近端向掌侧远端有一坡度,它从背侧掌横韧带水平开始向远侧掌侧延伸到近侧指屈曲纹附近,通常约为近节指骨中点。在小指、环指、中指及示指之间,指间连接在远端形成长方形,有些手在中指、环指连接部形成"V"形或"U"形。远侧指蹼应比近侧宽,以便指沿掌指关节轴外展。在重建正常外观及功能的连接部时,一般用设计恰当的局部皮瓣来减少连接部的挛缩,而不用皮片。不管皮瓣如何设计,修复指间相对面时,用原有皮肤一期闭合创面总是不够的。

并指重建术的最常见并发症是指或蹼的瘢痕畸形,可发生指蹼向远端移动,特别是18个月以前手术的儿童。最严重的并发症是手指血供不足,失去手指。

四、其他手指畸形

(一)屈曲指

屈曲指是一种近侧指间关节屈曲畸形,一般仅累及小指。屈曲指发病率低于人口的1%,许多患者有明显的遗传倾向,为常染色体显性遗传;也有散发病例报告。屈曲指是由于屈肌和伸肌之间的相对不平衡引起。根据畸形出现的时间,屈曲指畸形可分为两种类型。Ⅰ型在婴儿时出现,无性别差异,这种畸形更常见,占80%;Ⅱ型在青春期出现,多见于女孩。

大部分患者1岁之内出现近侧指间关节屈曲畸形,大约2/3的患者有双侧畸形,但严重程度可能不同。掌指关节常处于过伸位以代偿屈曲畸形,旋转畸形可引起轻度指重叠。幼儿的畸形在腕屈曲时消失,但大龄儿童的畸形通常比较固定,如果不进行治疗,80%将进一步加重,特别是在生长加速期,18～20岁以后畸形不再进展,很少出现疼痛和肿胀。

治疗:不管是非手术治疗还是手术的预后都不是特别可靠或满意。非手术治疗20%患者有改善,而手术治疗仅有35%患者改善。持续用动力性夹板矫正至完全伸直,然后每天固定8小时。只要继续用夹板固定,即可获得良好的结果,但去除夹板后屈曲畸形可部分复发。对于轻度畸形的患者,应劝告患者适应畸形,不必治疗。对于腕屈曲时畸形消失的幼儿及父母希望手术矫正的患者，松解浅肌腱可矫正畸形，预防生长期畸形加重，通常需在4岁前手术。

(二)三角指骨

三角指骨是一种异常的斜方形指骨，X线片上好像三角形，这种畸形在总人群的发生率尚不清楚。具体病因尚不清楚，但是44%的患者有明显的家族史，为常染色体显性遗传。三角形指骨很少孤立出现，常伴有多指、并指、指关节粘连、畸形足、三节拇指、手中央缺如、尺侧畸形手、Aperl综合征、Poland综合征、发育不全性侏儒。

治疗：非手术治疗不能阻止畸形发展，手术治疗应以缩窄手指、伸直指骨、破坏骨骺的异常部分为目的。如果伴有中央多指，按“并指”方式重建，将三角形指骨和多余指切除。如果伴有二节拇指，将三角形指骨切除，重建关节韧带。截骨后畸形可复发。

(三)内偏指

内偏指为小指末节向桡侧倾斜。可为正常变异，无功能障碍，多无须治疗。个别患儿畸形严重而需截骨矫正，唐氏综合征有倾斜指的多达25%～79%，不少先天性综合征也有此手指变形。

(四)Kiner畸形

本畸形少见，于1927年Kiner首先描述，原因不明，常为小指末节进行性屈曲变形。X线片显示小指末节向掌侧和桡侧弯曲，有时出现疼痛症状，应与冻疮相鉴别。通常冻疮可波及多个手指，使之屈曲变形。本病多不影响功能，个别变形严重，可用截骨术矫正。有疼痛症状的可用夹板保护。

(五)指(趾)关节粘连

近端和远端指间关节融合系遗传疾患，表现不一。有时需截骨术将手指重新对位以改善其功能。

除上述赘生指(指)切除术外，还根据不同病情选择如下重建或再造手术：

(1)手指截骨术，常可矫正畸形和改善功能，截骨术多需用克氏针行内固定，此类手术为常用的疗法。

(2)足趾－手指转移，用足趾移植替代缺损的手指。此手术的指征有限。

(3)手指延长术，单次延长1cm和逐渐延长3cm是可行的。掌骨延长术可改善捏拿功能，手指延长不仅可矫正短指，还可改善外观。但这些延长术的指征较少。

第十节　胎儿型软骨营养障碍

胎儿型软骨营养障碍又称软骨发育不全、软骨营养障碍性侏儒等。是一种由于软骨内骨化缺陷的先天性发育异常，主要影响长骨，临床表现为不匀称性：头大、脸小、躯干长、四肢短小，步态摇摆和“O”型腿的特殊类型的侏儒一短肢型侏儒，智力及体力发育良好。本病女性多于男性，通常在出生后即表现畸形，有明显的家族关系及遗传性。

一、病因

软骨发育不全为常染色体显性遗传性疾病，有很大一部分病例为死胎或在新生儿期即死亡，多数患者的父母为正常发育，提示可能是自发性基因突变的结果。分子遗传学研究发现，系编码成纤维细胞生长因子受体的基因发生了点突变，位置在第4对染色体的短臂上。

二、临床表现

出生时即可发现患儿的躯干预四肢不成比例，头颅大而四肢短小，躯干长度正常。肢体近端受累甚于远端，如股骨较胫、腓骨，肱骨较尺、桡骨更为短缩，这一特征随年龄增长更加明显，逐渐形成侏儒畸形。面部特征为鼻梁塌陷、下颌突出及前额宽大。中指与环指不能并拢，称三叉戟手。可有肘关节屈曲挛缩及桡骨头脱位，下肢短而弯曲呈弓形，肌肉尤显臃肿。脊柱长度正常，但在婴儿期即可有胸椎后凸畸形。婴儿期枕骨大孔狭窄在患儿中也比较常见，主要症状为腰腿痛及间歇性跛行。智力一般不受影响。

三、检查

(一)X线检查

其表现主要有以下几点：

(1)颅盖大，前额突出，顶骨及枕骨亦较隆突，但颅底短小，枕大孔变小而呈漏斗型，其直径可能只有正常人的1/2。如伴发脑积水侧脑室扩张。

(2)长骨变短，骨干厚，髓腔变小，骨骺可呈碎裂或不齐整。在膝关节部位，常见骨端呈“V”形分开。下肢弓形，腓骨长于胫骨，上肢尺骨长于桡骨。

(3)椎体厚度减少，但脊柱全长的减少要比四肢长度的减少相对少很多。自第一腰椎至第五腰椎，椎弓间距离逐渐变小。脊髓造影可见椎管狭小，有多处椎间盘后突。

(4)骨盆狭窄，髂骨扁而圆，各个径均小，髋臼向后移，接近坐骨切迹，有髋内翻，髋臼与股骨头大小不对称。肋骨短，胸骨宽而厚。肩胛角不锐利，肩胛盂浅而小。

(二)磁共振检查

对于判断脊髓受压程度有较明确的价值。

(三)超声检查

产前监测股骨发育有一定意义。

四、治疗

(一)遗传咨询与治疗

软骨发育不全尚无系统治疗方法，由于患者形体上的缺陷承受着躯体和精神的痛苦，行遗传咨询尤为重要。软骨发育不全患者与正常人的后代有1/2为软骨发育不全的可能性，如果双方均为软骨发育不全患者，其后代1/4为正常，1/4为软骨发育不全的纯合子，1/2为软骨发育不全杂合子，因此产前检查是非常必要的。

(二)生长激素的治疗

Shohat等对软骨发育不全患者用重组人类生长激素治疗发现，其治疗效果存在着个体差异。

(三)中医治疗

中医学认为软骨发育不全多由先天父母精血亏损，肾精不足，骨髓不充，软骨发育障碍而致本病。实践证明，中药具有填补肾精，益髓壮骨之功能，对改善临床症状，促进机体生长发育具有良好的作用。其常见的证型：

1.肾精不足

肾精有促进骨骼生长发育的功能，若先天肾精不足，则骨髓空虚，骨骼发育缺陷，四肢短小畸形，弯曲，痿软难以支撑体重，下肢弯曲等。治宜补肾益精，方用河车大造丸加减。

2.肝血亏虚

血脉失和：筋骨失去营血濡养，致骨骼生长发育功能障碍，血虚风动，则肢麻、阵挛等。治宜养血和血，滋阴补肝。方用补肝汤加减。

第十一节　平足症

平足症指先天性或姿态性因素导致足弓低平或消失，足部软组织松弛，同时患足外翻，负重力线不正常，出现疲乏或疼痛症状的足扁平畸形，是常见的足病之一。早期症状为踝关节前内侧疼痛，长时站立或步行加重，休息减轻，跟骨纵轴与距骨纵轴角大，12 岁以后显示骨桥形成。

一、病因病理

（一）疾病病因

平足症病因由先天性及后天性等因素所致。

1.后天性因素

（1）双足长期负重站立，体重增加，长途跋涉过度疲劳，维持足弓肌肉、韧带、关节囊及腱膜等软组织逐渐衰弱，足弓逐渐低平。

（2）长期有病卧床，缺乏锻炼，肌萎缩，张力减弱，负重时足弓下陷。

（3）穿鞋不当，鞋跟过高，长期体重前移，跟骨向前下倾斜，足纵弓遭到破坏。

（4）足部骨病如类风湿关节炎，骨关节结核等。

（5）脊髓灰质炎后遗平足症。

2.先天性因素

（1）足副舟骨、足舟骨结节过大，胫后肌附着处软弱。

（2）第 2 骨较短，其他跖骨承受重力过多，使足弓扁平。

（3）足跗骨间软骨性或纤维性联合，常见有跟距、跟骨及跗骨间等联合，均可导致平足症。

（二）病理生理

平足症是根据软组织的病理改变程度不同，分为易变性即姿态性平足症；僵卧性即痉挛性平足症。往往合并腓骨肌痉挛。易变性平足症比较常见，软组织虽然松弛，但仍保持一定弹性，负重时足扁平，除去承受重力，足部可立即恢复正常，长期治疗效果满意，僵硬性平足症多数由于骨联合（包括软骨性及纤维性联合）所致，手法不易扳正，足跗关节间跖面突出，足弓消失，跟骨外翻，双侧跟腱呈八字形，距骨头内移，呈半脱位，距骨内侧突出，有时合并腓骨长、短肌及第 3 腓骨肌痉挛。

严重的先天性平足症，距骨极度下垂，纵轴几乎与胫骨纵轴平行，足舟骨位于距骨头上。足前部背伸，跟骰关节外侧皮肤松弛，形成皱褶悬挂于足外侧。

二、诊断

(一)临床症状与体征

稍久站或行走1～1.5km，即可引起足部酸痛，足抬起后痛感减轻或消失，足腰部可肿胀，足印肥大。全足宽阔、低平，跟舟韧带部压痛。严重者行走时步态蹒跚，行走迟缓，全足着地，易疲劳、疼痛，可伴有八字步态，鞋底内缘易破损。站立位足跟外翻，足内缘膨满，足纵弓低平，足前部外展，舟骨结节向内侧突出。痉挛性平足症有腓骨肌疼痛、僵直。平足症的发展可分为三期：

1.初发期

足部无形态改变，只是劳累后足底发热、酸痛与乏力，检查足部活动正常，休息后症状消失。

2.痉挛期

初发期不治疗，腓骨长肌呈强直性痉挛，使足畸形，该期若及时休息治疗，症状可完全或部分消失，此期活动困难。

3.强直期

痉挛期不做适当处理，使足骨间韧带及足底部韧带关节囊也发生挛缩，形成固定的畸形，此时患者足部疼痛可减轻，但步行、跑跳更为困难，久之引发腰、髋、膝关节的骨关节炎。

(二)X线表现

在正常负重时，X线片显示距骨、跗舟骨、楔骨和跖骨的轴线在一条直线上，早期平足症可有成角出现于距舟关节处，但背屈拇趾后成角消失；晚期可有骨关节炎的表现，严重平足者有跗骨关节炎及骨质增生、疏松等。

三、预防与治疗

(一)非手术治疗

平足症的治疗虽多，但尚无一种令人十分满意的治疗方法，因此仍以预防为主。对年幼患者和轻型病例，可采用非手术疗法。在活动时纠正足平衡，进行足部训练，加强胫前肌和胫后肌的肌力。矫正足外翻，在行走时，应穿足底和足跟内侧加高0.3～0.6cm的矫形鞋，鞋后跟应宽，鞋底内侧应平直，鞋腰部应窄，并经常练习用足趾行走，做屈趾活动或以足趾拾物等动作。痉挛性扁平，足若病程短，可选用手法做被动锻炼，逐渐克服腓骨肌的痉挛，或在麻醉下使用内翻手法矫正畸形后，石膏靴固定足于内翻内收位，5～6周后拆除石膏改穿平足矫形鞋。

(二)手术治疗

对合并骨关节炎、骨性畸形的成人病例，需施行手术治疗。可做三关节融合术、肌力平衡重建术及副舟骨摘除术等。严重足外侧痉挛性扁平足，可施行距下关节融合术。

第四章　骨关节缺血性疾病

第一节　儿童股骨头坏死

儿童股骨头坏死，又称股骨头骨骺软骨炎或扁平髋、或 Legg－Calvé－Perthes 综合征，多发于 2～12 岁儿童。本病开始患儿叫膝痛－髋关节痛，步行不便或跛行，患髋不能屈伸、内收。

此时家长往往误认为扭伤，未加注意，拖延病程，造成股骨头压扁－“扁平髋”，造成终生残疾。

因此，本症早期诊断早期治疗十分重要。

一、病因

目前认为该病是由于股骨头血供障碍导致股骨头骨骺不同程度的坏死，但其确切病因不明。本病的病因有许多学说，主要有：

(一)外伤学说

一些学者认为外伤是本证的病因。

(二)感染学说

但大部分研究未能从本症的关节液中培养出阳性致病菌。

(三)遗传和体质学说

一些研究显示本症可能有潜在的发育不良的体质因素(如合并有肾的异常、疝气、早产、多臀位生、骨骼成熟延迟、幽门狭窄、先天性心脏病等)，可能潜在者隐性特发性股骨头坏死，而在创伤之后引起病理性骨折才演变为真正的股骨头坏死；另有一些研究显示本症有家族性，提示本症与遗传有关。

(四)关节内填塞学说

目前研究认为尽管部分儿童特发性股骨头坏死的早期有关节内滑膜炎，但一过性滑膜炎一般不会演变为股骨头坏死。

(五)动脉阻断学说

有研究表明本症时造影显示进入股骨头的小动脉有阻断现象。

(六)软骨发育不全学说

有研究认为本症早期出现的股骨头关节软骨增厚和骨骺板的扭曲是软骨发育不全的证据。

(七)其他学说

如内分泌障碍和免疫异常等。

二、临床表现

起病隐匿，初期症状很轻，往往被患儿和家长忽视。只是由于其他原因摄片时才发现，或个别直到成年后发生骨性关节炎时才就诊。跛行和患髋疼痛是本病的主要症状。跛行为典型的疼痛性跛行步态，即患儿为缓解疼痛所采取的保护性步态，主述的疼痛部位常在腹股沟部、大腿内侧和膝关节。跑步或行走过多时，可使疼痛加重，休息后明显减轻。

查体可发现髋关节各个方向活动均有不同程度的受限，尤其外展和内旋活动受限明显，而且髋关节活动能诱发疼痛。早期髋关节周围肌肉出现痉挛和轻度萎缩，髋关节前方可有深压痛，并出现轻度屈曲和外展畸形。晚期可有髋关节积液。

三、辅助检查

(一)实验室检查

常规实验室检查多无特殊发现，仅血沉有轻度加快。

(二)X线检查

是临床诊断股骨头缺血性坏死的主要手段和依据。定期投照双髋关节正位和蛙位X线片，可动态观察病变全过程中股骨头的形态变化，且每一阶段的X线片均能反映出病理改变。

1.滑膜炎期

X线片上主要表现关节周围软组织肿胀，同时股骨头向外侧轻度移位，但一般不超过0.2～0.3cm。

2.股骨头骨骺受累早期

即坏死前期的X线片征象，关节间隙增宽，股骨颈上缘呈现圆形凸起(Gage征)。正位X线片显示股骨头向外侧移位0.2～0.5cm。随后出现部分骨骺或整个骨骺密度增加。

3.坏死期

X线特点是股骨头前外侧坏死，在正位X线片上观察出现不均匀的密度增高影像。

4.碎裂期

X线片上显示出硬化区和稀疏区相间分布。

5.愈合期或后遗症期

X线片上可见股骨头呈卵圆形、扁平状或蘑菇形，并向外侧移位或半脱位。髋臼也出现代偿性扩大，内侧关节间隙增宽。

(三)核素骨扫描

有助于早期诊断。在坏死早期，股骨头骨骺坏死部位显示放射性核素吸收明显减少，股骨头骺板和髋臼缘吸附增加，灵敏度达95%～98%，比X线改变提前3～6个月。恢复期，放射性核素吸附增加。

(四)磁共振成像(MRI)分为四种模式

(1)股骨头有均匀的低信号区，通常为边缘清楚并局限于股骨头最上部。

(2)较大片、不规则、不均匀的低信号区，常充满股骨头并向股骨颈延伸一段距离，在较大不规则区内可包含局限性高信号区。

(3)低信号带横行穿越股骨头，有时横越股骨颈。

(4)环形低信号带围绕着一个信号强度相对正常的中心。因MRI测定的是骨髓信号强度的改变，因此，当股骨头血供中断2～5d，骨髓脂肪坏死，MRI即可显示股骨头信号强度减弱，无假阳性，比核素扫描更敏感。

(五)关节造影

对各阶段股骨变形,特别关节软骨异常的诊断有益。

四、分型

(一)attraⅡ分型

对临床选择治疗和判断预后,具有指导意义。

1.Ⅰ型

股骨头前部受累,可见股骨头骨骺密度相对增高,但不发生塌陷。

2.Ⅱ型

部分股骨头发生坏死,超过1/2,坏死部分密度增高,同时在坏死骨的内侧和外侧有正常的骨组织呈柱状外观,能够防止死骨的塌陷,对预后具有很大的意义。

3.Ⅲ型

约3/4的股骨头发生坏死。股骨颈宽粗,预后较差。

4.Ⅳ型

整个股骨头均有坏死。

(二)股骨头外侧柱分型

1992年由Hering提出的一种新的分型方法。根据外侧柱受累的程度将本病分为三型。

1.A型

外侧柱未受累,预后好,股骨头无扁平。

2.B型

外侧柱受累,其被压缩塌陷的程度低于正常外侧柱50%,预后尚好,股骨头无扁平。

3.C型

外侧柱受累,其压缩塌陷的程度>50%,预后差,股骨头扁平。总之,外侧柱受累程度越重,预后越差。

(三)磁共振

对诊断骨缺血性改变有重要价值,可以早期做出诊断。

(四)核素检查

既能测定骨组织的供血情况,又可反映骨细胞的代谢状态。

(五)关节造影

关节造影能够早期发现股骨头增大,有助于观察关节软骨的大体形态变化,并且可明确早期股骨头覆盖不良的原因。

五、治疗

(一)非手术治疗

病变处于Catterall Ⅰ～Ⅱ型,HerringA型,Salter－ThomponA型且年龄小于6岁的患儿可用外展位牵引、石膏固定、外展支架或矫形器矫正等治疗。

1.卧床休息和牵引

可持续4周,能缓解疼痛、增加髋关节活动范围。这也是进一步手术治疗的基础,对不能立即确诊的病例,既是观察又是治疗。

2.矫形支具

目前最常用的方法是使用外展矫形支具，其优点在于不固定膝关节和踝关节，患儿能够独立行走和活动。

3.石膏固定

一般选择 Petrie 外展石膏固定制动。对Ⅰ、Ⅱ期病例，有显著疗效，这与早期股骨头病理改变轻，头臼包容较好，通过制动为其自愈提供静态修复环境，促其早期病例向然修复。每次固定时间以 2～3 个月为宜。若需继续固定，则要拆除石膏休息数日，然后再次石膏固定，这样能防止膝关节僵硬和关节软骨变性。双下肢管形石膏，外展 30°～50°，固定 1.5～2 年，效果良好。

4.高压氧治疗

高压氧能明显促进毛细血管新生和骨质形成，增加血氧含量，改善缺血组织的供氧，此外高压氧能增强吞噬细胞的活力，有利于坏死骨组织的清除。高压氧治疗的疗程必须充分，通常需要连续治疗 2～3 个月，严格限制患肢负重也是治疗成败的重要因素。

(二)手术治疗

1.股骨头经皮钻孔术

可以达到减压目的，对于Ⅰ、Ⅱ期病例可以作为治疗选择之一。对于股骨头开窗植入松质骨，经股骨颈开窗减压，清除死骨，囊性变骨组织，在 X 线电视屏监视下达骺板远端，但不通过骺板，然后植入髂骨外板松质骨碎屑，窗口处覆盖一大小适宜的髂骨外板，缝合固定在关节囊下方。此方法通过减轻股骨头内压，改善股骨头内骨结构，促使周围血管增生活跃，同时又刺激骨骺细胞增殖，以利坏死修复。该方法简单、易行，克服了单纯减压不能彻底清除死骨的弊端，同时也克服了髓芯减压术开窗处骨折的并发症。适用 CatteranⅠ、Ⅱ、Ⅲ期。

2.滑膜切除术

髋关节滑膜切除为国内较早治疗儿童股骨头坏死的方法之一。

(1)手术指征：①Ⅱ型和Ⅲ型病变；②12 岁以下的儿童；③早期的Ⅳ型病例。

对合并有股骨头扁平畸形或半脱位的病例，除作滑膜切除外，有的学者主张同时做骨盆截骨术，使股骨头完全容纳在髋臼内，以利于股骨头与髋臼相互塑形。但对下列情况不宜行滑膜切除：Ⅱ型病变可经保守治疗治愈；12 岁以上儿童病变较轻者；Ⅳ型病变骨骺已闭合并有蘑菇状畸形者，滑膜切除无效。

(2)手术要点：前外侧入路显露髋关节，T 形切开关节囊，观察滑膜的病理变化。对病变较轻者，次全切除关节滑膜组织。若病变严重，则切除全部滑膜，将髋臼内纤维组织和脂肪组织彻底清除。

(3)术后处理：术后用单髋“人”字石膏固定 3 个月。去除石膏后练习髋关节和膝关节功能活动。待髋关节功能和坏死的股骨头恢复到一定程度后，即可逐渐负重行走。

3.股骨上端内翻截骨术

(1)手术指征。

1)Catterall 的Ⅱ、Ⅰ型和Ⅳ型但未合并严重扁平髋者。

2)8～10 岁儿童因精神心理或其他因素，不能采用支具或石膏固定实现股骨头包容的

Ⅰ型病变。

3)髋关节造影在下肢中立位 X 线片显示股骨头包容不好,但髋关节在外展内旋位时股骨头可完全被髋臼包容或伴有前倾角过大和 CE 角较小者。本术式由于可能发生股骨大转子上移,可产生臀中肌无力及肢体短缩和髋内翻等并发症,因此近年来,临床应用有逐渐减少趋势。

(2)手术方法:手术选择髋关节外侧入路显露大转子区。在大转子下用电锯或线锯截除一基底在内侧的楔形骨块。楔形骨块基底高度决定着内翻角度的大小。根据术前外展内旋位 X 线片,估计和计算内翻截骨的角度,多数学者的经验是,截骨术后颈干角在 110°左右较为适宜。采用四孔钢板内固定。术后髋人字石膏固定 6～8 周,X 线片证实骨愈合后拆除石膏,鼓励患儿下床活动。

4.Salter 髂骨截骨术

具有增加髋臼对股骨头的包容,增长肢体长度和不需二次手术取内固定物等优点。

(1)适应证:整个骨骺受累的 6 岁以上儿童,或有髋关节半脱位者。但这一手术有不能充分覆盖股骨头、增加髋臼或股骨头的局部应力、加剧股骨头缺血性病理改变,产生患侧肢体相对延长等缺点。

(2)手术方法:采用髋关节前外侧途经显露,骨膜下剥离髂骨内外板,直达坐骨切迹。用直角钳把线锯通过坐骨切迹引出,然后在髂前下棘水平截断髂骨。当将髋关节和膝关节屈曲后,截骨处可自然张开,用巾钳向前外牵开截骨远端。同时在同侧或对侧髂骨翼切除 2cm×3cm 大小的楔形全厚骨块,嵌入截骨断端,并用 2 根螺纹针固定,针尾露出皮肤之外,以备日后拔除。也可使用钢板螺丝钉做内固定。

术后单侧髋"人"字石膏固定 6 周,X 线片证实截骨愈合后拔除内固定针,拆除石膏固定。此时可令患儿负重行走。

5.带血管蒂、带肌蒂骨块移位术

其特点是清除死骨,彻底减压,重建头骺血循系统,可在股骨头坏死区植入大量成骨效应细胞,加速新骨形成。如选择缝匠肌骨瓣移植,切取髂前上棘骨块植入股骨头颈部,可取得一定疗效,但髂前上棘连带骨骺软骨被切除,可能会出现儿童骨盆发育形成相对不对称。缝匠肌移位对儿童下肢肌肉平衡发展亦有一定影响,因此应慎重应用。

6.吻合血管腓骨移植

取小腿中、上 1/3 部位,腓骨连同腓动静脉植入股骨头颈部前外上方,腓骨动静脉与旋股外动静脉相吻合。腓骨植入可刺激骺板生长活跃。同时,腓骨为坚质骨,支撑力强,增强了股骨颈部的应力,可预防股骨头颈部变大变粗,甚至畸形,有利于压缩和变形的股骨头再塑形。适应 Cattera Ⅰ、Ⅱ、Ⅲ期病例。对于髋臼不能覆盖股骨头者,可同时附加骨盆截骨或转子下外展截骨,以改善股骨头的负重点和包容状态。

近年来还有用钽棒微创植入结合自身干细胞联合移植治疗Ⅱ～Ⅲ期股骨头坏死报告,近期效果满意,远期疗效有待观察。

7.介入治疗

通过介入治疗来解决股骨头的血循环障碍,直接将溶栓剂大量注入股骨头供血动脉内,疏通髋关节附近的微血管,改善患肢骨的血液供应,继而增加侧支循环和疏通股骨头血管,使坏死骨逐渐被吸收，新骨形成，股骨头得以修复。

六、预后

儿童股骨头坏死常有外伤史，疼痛多为轻痛或钝痛，常位于腹股沟、大腿内侧，并放射到膝部。查体时脱仑德兰堡试验征常为阳性，“4”字征试阳性。有的患孩可见到屈髋外展畸形。

临床根据X线检查特征分为Catteral四期，对临床具有重要的指导意义。一般女孩或年龄越大，或Ⅲ、Ⅳ期患儿愈后较差。

由于股骨头坏死有一个复杂的病理过程，如早期不能得到及时有效的治疗，就会使股骨头塌陷，关节间隙变窄，最后导致骨关节炎，使患者髋关节功能障碍而致残致瘫。患者在遭受生理病痛的同时，还要遭受心理创伤的煎熬，也给家庭、单位和社会增添了沉重的负担。

七、预防

(1)小儿要加强髋部的自我保护意识。避免外伤，在进行体育运动的时候，一定要做好髋部的保护工作，先做热身，要四肢灵活的时候再进行运动。在扛、背重物时，要避免髋部扭伤，尽量不要负重过大。

(2)髋部受伤后(如股骨颈骨折)应及时治疗、切不可在病伤未愈情况下过多行走，以免损伤髋关节。

(3)合理使用激素类药物。因为相关疾病必须应用激素时，要遵从医嘱，并配合扩血管药、维生素D、钙剂等，切勿不听医嘱滥用激素类药物。

(4)合理饮食，适当运动。饮食上应做到不吃辣椒，不过量饮酒，注意增加钙的摄入量，食用新鲜蔬菜和水果，多晒太阳，控制饮食不要使体重持续增加，经常活动等对股骨头坏死均有预防作用。

第二节　股骨头缺血性坏死

股骨头缺血性坏死是指由于不同原因使股骨头发生部分或完全性缺血，导致骨细胞、骨髓造血细胞及脂肪细胞坏死的病理过程。由于机体对坏死区具有自然的修复能力，当新生骨细胞随新生血管向坏死区生长并形成新骨的同时，坏死骨小梁将被逐步吸收。在此过程中骨的力学性能明显减弱，正常负重即可致股骨头塌陷变形。患髋出现以疼痛和活动障碍为主的临床症状。

股骨头缺血性坏死可分创伤性与非创伤性两大类创伤性的股骨头坏死多见于股骨颈骨折与髋关节脱位后，其次偶可见髋臼骨折、股骨头骺滑脱与转子间骨折后。非创伤性的病因主要有激素治疗、酒精中毒、减压病、血红蛋白疾病、放射治疗、胰腺疾病、高尿酸血症、动脉硬化等，以激素性骨坏死占最大比例，其中尤以系统性红斑狼疮和肾移植术后的激素性股骨头坏死为多见。

一、病因

本病可分为创伤性和非创伤性两大类，前者主要是由股骨颈骨折、髋关节脱位等髋部外伤引起，后者在我国的主要原因为皮质类固醇的应用及酗酒。

二、临床表现

股骨头缺血性坏死早期可以没有特殊的临床症状，而是在拍摄 X 线片时发现的，而最先出现的症状为髋关节或膝关节疼痛，疼痛可呈持续性或间歇性。疼痛性质在早期多不严重，但逐渐加剧，跛行。也可在受到轻微外伤后骤然疼痛。经过非手术治疗症状可以暂时缓解，但过一段时间疼痛会再度发作。行走困难，甚至扶拐行走。早期髋关节活动可无明显受限；随疾病发展，体格检查可有内收肌压痛，髋关节活动受限，其中以内旋及外展活动受限最为明显。早期腹股沟韧带下压痛，髋内收、外展痛，“4”字试验阳性；到晚期则各方活动皆受限，Thomas 征阳性，重者肢体缩短，并出现半脱位征。

三、临床分期

0 期：髋关节无症状，X 线片亦无异常，但因对侧已出现症状并确诊，而双侧受侵者又达 85％以上，将此期称静默髋（silenthip），实际此时作同位素扫描，测骨内压或髓芯活检，已证明有改变，此时正是减压治疗的良好时机。

Ⅰ期：髋关节处有疼痛，可因外伤或劳累后发生，呈进行性，夜间重，内旋、外展略受限。X 线片可见部分区域稀疏，测压、活检皆表现阳性。此期减压治疗效果较好。

Ⅱ期：临床症状继续加重，X 线片表现为骨密度增高及囊样变，软骨下骨出现弧形透光带，称“新月状”征（Crescentsign），但股骨头外形仍正常。

Ⅲ期：病髋疼痛妨碍行动，各方活动已明显受限，X 线片股骨头边缘因塌陷而有重叠，或已失去圆形，硬化区明显。诊断虽易定，处理却已困难。

Ⅳ期：病程已至晚期，股骨头变形，关节间隙狭窄，髋臼硬化，出现明显的骨关节炎病征。

四、检查

（一）临床检查

应仔细询问病史，包括髋部外伤、应用皮质类固醇、饮酒或贫血史等。对临床症状要明确疼痛部位、性质、与负重的关系等。查体应包括髋关节旋转活动情况。

（二）影像学检查

1.X 线检查

股骨头缺血性坏死的诊断仍以普通的 X 线片作为主要的手段，但在 X 线片：上看到股骨头密度改变，至少需 2 个月或更长时间。骨密度增高是骨坏死后新骨形成的表现，而不是骨坏死的本身。

（1）股骨头外形完整，关节间隙正常，但在股骨头持重区软骨下骨质密度增高，周围可见点状、斑片状密度减低区阴影及囊性改变。病变周围常见一密度增高的硬化带包绕着上述病变区。

（2）X 线片表现为股骨头外形完整，但在股骨头持重区关节软骨下骨的骨质中，可见 1～2cm 宽的弧形透明带，构成“新月征”。这一征象在诊断股骨头缺血坏死中有重要价值。

（3）股骨头持重区的软骨下骨质呈不同程度的变平、碎裂、塌陷，股骨头失去了圆时光滑的外形，软骨下骨质密度增高。但关节间隙仍保持正常的宽度，Shenton 线基本上是连续的。

（4）股骨头持重区严重塌陷，股骨头变扁平，而股骨头内下方骨质一般均无塌陷。股骨头向外上方移位,Shenton线不连续。关节间隙可以变窄,髋臼外上缘常有骨刺形成。

应用普通X线片诊断股骨头缺血性坏死时,采用下肢牵引拍摄X线片,可对诊断有所帮助,牵引下使"新月征"显示更加清楚。股骨头的X线断层检查对发现早期病变,特别是对"新月征"的检查有重要价值,因此对疑有早期股骨头缺血坏死者,可做X线断层检查。

2.CT的表现

CT在股骨头缺血性坏死诊断方面的应用可达到两个目的。早期发现微小的病灶和鉴别是否有骨的塌陷存在及其延伸的范围;从而为手术或治疗方案的选择提供信息,股骨头坏死继发忭病理改变在CT上可分三期,如下。

早期:坏死骨开始被吸收时发生囊性变,骨小梁缺少:股骨头骨性关节面部分吸收、中断或增厚;有时髋臼可能有轻微骨质增生。

中期:股骨头内明确出现大小不等的囊状骨吸收区,单发或多发,囊状破坏区开始边缘模糊,逐渐表现囊变周围产生新生骨并形成硬化边,中心可见小块死骨或大块死骨,成像中可见中心死骨及环绕死骨的透亮吸收带、外围新生骨硬化带三层结构。

晚期:表现出股骨头塌陷变形。严重者整个股骨头1/3缺少,呈半脱位;髋臼亦发生囊变、增生、硬化和变形,髋臼盂唇骨化明显,整个关节变形。

诊断股骨头缺血性坏死,CT较普通线片可较准确的发现一些微小的变化,但是在早期诊断股骨头缺血性坏死,则核素扫描和MRI比CT更为敏感。

3.MRI表现

MRI是一种有效的非创伤性的早期诊断方法。MRI信号强度的改变是骨坏死的早期并且敏感的征象。在一些病例中当核素扫描结果尚来发现异常时,磁共振已出现阳性结果。但是MRI检查的发现可以不是特异性的,同样可见于骨髓内其他病变,如骨肿瘤等所引起的改变。

4.动脉造影

目前股骨头缺血性坏死的病因,多数学者认为是供应股骨头的血液循环受到损害所致。动脉造影中所发现动脉的异常改变,可为早期诊断股骨头缺血性坏死提供依据。

5.放射性核素扫描及γ闪烁照相

放射性核素扫描及γ闪烁照相对于股骨头缺血性坏死的早期诊断具有很大价值。特别是当X线检查尚无异常所见,而临床X高度怀疑有骨坏死之可能者作用更大。放射性核素扫描及γ闪烁照相与X线摄片检查相比,常可提前3～6个月预报股骨头缺血性坏死。

五、诊断及鉴别诊断

(一)诊断

1.主要标准

(1)临床症状、体征和病史:以腹股沟和臀部、大腿部位为主关节痛,髋关节内旋活动受限,有髋部外伤史、皮质类固醇应用史、酗酒史。

(2)X线片改变股骨头塌陷,不伴关节间隙变窄;股骨头内有分界的硬化带:软骨下骨有透X线带(新月征,软骨下骨折)。

(3)核素扫描示股骨头内热区中有冷区。

(4)股骨头 MRI 的 T_1 加权像呈带状低信号(带状类型)或 T_2 加权像有双线征。

(5)骨活检显示骨小梁的骨细胞空陷窝多于 50%,且累及邻近多根骨小梁,有骨髓坏死。

2.次要标准

(1)X 线片示股骨头塌陷伴关节间隙变窄,股骨头内有囊性变或斑点状硬化,股骨头外上部变扁。

(2)核素骨扫描示冷区或热区。

(3)MRI 示等质或异质低信号强度而无 T_1 像的带状类型。、符合两条或两条以上主要标准可确诊。符合一条主要标准,或次要标准阳性数≥4(至少包括一种 X 线片阳性改变),则可能诊断。

3.其他

可通过询问病史、临床查体、X 线摄片、磁共振成像(MRI)、核素扫描、计算机体层成像(CT)等方法对股骨头坏死进行诊断。

(二)鉴别诊断

对具有类似的 X 线改变或 MRI 改变的病变,应注意鉴别。

1.具有类似 X 线改变疾病的鉴别诊断

(1)中、晚期骨关节炎当关节间隙变窄,出现软骨下囊性变时可能会混淆,但其 CT 表现为硬化并有囊形变,MRI 改变以低信号为主,可据此鉴别。

(2)髋臼发育不良继发骨关节炎股骨头包裹不全,髋臼线在股骨头外上部,关节间隙变窄、消失,骨硬化、囊变,髋臼对应区出现类似改变,与本病容易鉴别。

(3)强直性脊柱炎累及髋关节:常见于青少年男性,多为双侧骶髂关节受累,其特点为 HLA－B27 阳性,股骨头保持圆形,但关节间隙变窄、消失甚至融合,故不难鉴别。部分患者长期应用皮质类固醇可合并 AVN,股骨头可出现塌陷但往往不严重。

(4)类风湿关节炎多见于女性,股骨头保持圆形,但关节间隙变窄、消失。常见股骨头关节面及髋臼骨侵袭,鉴别不难。

2.具有类似 MRI 改变疾病的鉴别诊断

(1)暂时性骨质疏松征(ITOH)可见于中年男女性患者,属暂时性疼痛性骨髓水肿。X 线片示股骨头、颈甚至转子部骨量减少。MRI 可见 T_1 加权像均匀低信号,T_2 加权像高信号,范围可至股骨颈及转子部,无带状低信号,可与本病鉴别。此病可在 3～6 个月内痊愈。

(2)软骨下不全骨折多见于 60 岁以上老年患者,无明显外伤史,表现突然发作的髋部疼痛,不能行走,关节活动受限。X 线片示股骨头外上部稍变扁,MRI 的 T_1 及 T_2 加权像显示软骨下低信号线,周围骨髓水肿,T_2 抑脂像显示片状高信号。

(3)色素沉着绒毛结节性滑膜炎多发于膝关节,髋关节受累少见。累及髋关节的特点为:青少年发病,髋部轻中度痛伴有跛行,早、中期关节活动轻度受限。CT 及 X 线摄片可显示股骨头、颈或髋臼皮质骨侵袭,关节间隙轻、中度变窄。MRI 示广泛滑膜肥厚,低或中度信号均匀分布。

(4)股骨头挫伤多见于中年有髋关节外伤史患者,表现为髋部痛及跛行。MRI 位于股骨头内的 T_1 加权像中等强度信号、T_2 加权像高信号,内侧较多。

(5)滑膜疝此为滑膜组织增生侵入股骨颈部皮质的良性病变，MRI 示 T_1 加权像低信号、T_2 加权像高信号的小型圆形病灶，多侵袭股骨颈上部皮质，通常无症状。

六、治疗原则与方法

在股骨头缺血性坏死的治疗中首先应明确诊断、分期、病因等因素，同时也要考虑患者的年龄、身体一般状况、单髋或是双髋受损，以便选择最佳的治疗方案。

(一)非手术疗法

非手术方法大多能改善患者症状及功能，延缓病程进展，甚至治愈一定数目患者，对于早期的患者不失为一种较好的方法，适用于青少年患者，因其有较好的潜在的岛身修复能力，随着青少年的生长发育股骨头常可得到改建，获得满意结果。对成年人病变属Ⅰ、Ⅱ期，范围较小者也采用非手术疗法。一般病变范围越小，越易修复。

1.去除致病因素

如停止激素治疗、饮酒或放疗等。

2.严格避免患肢负重

适用于Ⅰ、Ⅱ期病例。原则是减少或避免负重，以利于股骨头的自然修复，重建血运，防止塌陷。单侧者可扶拐、带坐骨支架、用助行器行走；双侧同时受累者，应卧床休息或坐轮椅；如髋部疼痛者，可卧床同时行下肢牵引常可缓解症状。这种治疗可配合理疗、股四头肌功能锻炼以避免肌肉萎缩，但持续时间较长，一般需 6～24 个月或更长时间。治疗中应定期拍摄 X 线片检查，至病变完全愈后才能持重。但单独减轻负重疗效欠佳。从文献报道看，单纯采取避免负重的治疗方法效果并不理想，成功率低于 15%。

3.药物治疗

只适用于早期病例，应用药物包括双氯麦角碱、长春胺、硝苯地平等，尚有一些血管活性药物及降脂药物正在试验中，比如大蒜素、川芎嗪、葛根素、银杏叶及辛伐他汀类药物。可选择应用抑制破骨细胞活性和骨吸收的药物，如降钙素类有鲑鱼降钙素和鳗鱼降钙素等，二磷酸盐类有阿仑磷酸钠和羟乙磷酸钠等，还有替勃龙和雌激素等。促进软骨修复的药物有氨基葡萄糖等。药物一定程度上影响肝肾功能，因此，用药过程中定期复查肝肾功能。

4.电刺激治疗

电刺激可促进骨再生及新生血管形成，方法包括非侵入性的电磁场刺激、中心减压后插入电极进行直流电刺激、中心减压后进行非侵入性直流电刺激。这一方法的实验研究已取得了较好的效果。

5.体外震波疗法

体外震波疗法的原理是将震波作用于坏死骨和正常骨交界的硬化区，以促进坏死区的血管化和骨组织修复。

(二)中药治疗

中医治疗遵循《黄帝内经》中“经脉畅通，气血即行”“通则不痛”的痹证理论。活血化瘀中药有改善循环促进骨组织复原的作用。可提高组织从微循环血管中摄氧能力或在循环水平上促进机体对氧的利用。只有活血化瘀才能使瘀血散去，经络通畅，骨得营血之濡养；另根据肾主骨生髓的理论，肾精虚少，骨髓空虚，则骨骼失养，故还应注意补肾壮骨。在活血化瘀的同时,佐以补肾壮骨,扶正祛邪。临床按发展过程辨证分为三期:早期:活血化瘀、通经活络、消肿止痛;中期:和营生新、接骨续损:后期:补益肝肾、强健筋骨。近年来,国内中医应用的内病外治的理论和内服中药的方法配合按摩、针灸、理疗等疗法对骨缺血性坏死开展了大量的研究,并积累了丰富的经验,取得了良好的效果。

(三)手术治疗

目前认为,手术治疗的疗效相对比较肯定,是股骨头缺血性坏死早期治疗的主要方法。

1.髓芯减压术

髓芯减压术的主要目的是减轻股骨头颈内高压,改善血液循环,给股骨头内再血管化及再骨化创造条件,主要适合于Ⅰ～Ⅲ期患者。其操作简单,以直径0.8cm环钻于大转子下2.0cm通过股骨颈钻至股骨头软骨下0.2cm取出骨栓,刮除坏死组织,肝素盐水冲洗,填入自体髂骨条,不妨碍日后行髋置换术。若由于种种原因不能做更大的手术时,可应用中心减压作为一种姑息性疗法,减轻疼痛。

2.截骨术

可分为转子间和经转子下截骨两大类。该术式目的是转移股骨头的负重力线,由股骨头坏死区转到非负重区,由健康骨起负重作用,从而防止关节面进行性塌陷。适用于Ⅱ～Ⅲ期、45岁以下,有髋部疼痛、病灶小到中等旋转角<20°、无长期服用激素的病例,单纯截骨术效果不佳,应同时辅以植骨术。旋转截骨术后的股骨头进行组织学研究发现,坏死区几乎没有任何新骨再生,新的负重区均有不同程度的塌陷,故认为单纯截骨术效果不佳,应同时配合清除死骨植骨术。截骨术虽然能在一定程度上减缓股骨头的塌陷,但可能会进一步破坏了股骨头的血供,使坏死区的修复更为困难。若截骨失败,增加将来髋关节成形术的难度。并且容易引起下肢不等长或跛行、并发症发生率高、对股骨近端的扭曲不利于以后的全髋关节置换,故临床应慎重使用。

3.死骨清除股骨头成形术

这是近年来治疗新技术,其原理是清除死骨后,用骨水泥或骨替代材料,如羟基磷灰石、脱骨钙等填充缺损,使塌陷的股骨头软骨面复位,恢复股骨头圆形轮廓。延迟全髋置换术。

4.髋关节融合术

选用髋关节融合术治疗股骨头缺血性坏死应非常慎重。因为融合术后发生不愈合或延迟愈合机会较多,常需要再次手术。但如髋关节融合手术成功,则可解除髋关节疼痛,髋关节稳定,适于长时间站立或经常走动的工作。因此,对于不宜做其他手术的患者可选用髋关节融合术。

5.不带血运的骨移植术

不带血管蒂的骨移植术用于Ⅱ～Ⅲ期,去除头内坏死骨,用自体松质骨和皮质骨填充,起减压、支撑和骨诱导作用。这一方法近期疗效较为肯定,远期疗效尚有争议。但借助骨移植加速股骨头修复是值得肯定的,结合生长因子、电刺激等促进骨愈合的方法可提高其疗效。但单独骨移植无血运,植骨愈合过程为爬行替代。术式较多,代表术式为:活板门植骨术。软骨移植可用于Ⅲ～Ⅳ期的患者，但其疗效有待进一步研究。

6.带血供的骨移植

带血供的骨移植方法较多，移植骨可来自髂骨、大转子等。带血管蒂的骨转移或移植术可降低骨内高压，去除阻碍再血管化的死骨。填充松质骨，增加骨诱导作用，填入带血运的皮质骨起支撑作用。其良好血运可满足股骨头血供，加速骨愈合。代表术式有：带血管蒂骨膜移植。

其不但重建了股骨头血运，且增加了成骨效应细胞，去除了骨移植时皮质骨对骨膜生发层细胞增殖的抑制，经传导或诱导作用在坏死骨小梁表面形成新骨，骨膜内层细胞可分化为成骨细胞，对股骨头坏死的修复具有积极的促进作用。其不足之处是缺乏支撑力。其他常用如：吻合血管游离腓骨移植治疗股骨头坏死、带旋髂深血管蒂的髂骨瓣移植。

7.人工关节置换术

对于晚期瓜期或Ⅳ期患者，全髋置换术是最佳选择，全髋假体有骨水泥固定型及非骨水泥固定型两种，两种假体各有优缺点，长期结果是相似的。有人主张对于 Ficat10 期髋臼较完整而且较年轻的患者行股骨头表面置换术，由于这一方法保留了完整的骨床，很容易进行返修术，可推迟行全髋置换术，因而是一种很好的过渡性疗法。一旦到晚期发生股骨头塌陷，人工全髋关节置换就成为缓解疼痛、重建关节功能唯一的、最佳的治疗方法。

(1)股骨头表面置换：股骨头表面置换是中晚期股骨头坏死行全髋关节置换的一种过渡方法，因其切除股骨近端退变的软骨和软骨下死骨，髋臼影响小、创伤小、股骨头颈正常骨得以保留，不影响远期行髋关节融合术或全髋关节置换。

(2)人工关节置换术：股骨头缺血性坏死晚期患者因髋关节疼痛、活动受限、股骨头严重塌陷、脱位或继发性骨关节炎，而又不适于做保留股骨头手术者，可考虑行人工关节置换。在 50 岁左右的股骨头缺血性坏死选择人工关节置换术可使髋关节获得不痛、稳定而持久的功能，这是其他任何一种类型的髋关节成形术所不能比拟的。

1)半髋关节置换术：半髋人工髋关节置换有固定式人工股骨头、组合式人工股骨头和双动式人工股骨头。适用于病期较短、股骨头已塌陷，但髋未发生继发性骨关节炎者。

2)全髋关节置换术：全髋关节置换术适用于有症状的股骨头缺血性坏死晚期患者，目前已成为临床治疗的标准手术之一。人工全髋关节置换术作为，一项成熟和经典的骨科治疗技术已经在髋关节疾病的治疗中取得了巨大的成功。

近年来，还有用钽棒微创植入结合自身干细胞联合移植治疗Ⅱ～Ⅲ期股骨头坏死报告，通过平均 12.7 个月随访，疼痛明显减轻，疼痛 Hris 评分可由术前 36.7(28～53)分增加至术后 75.8(68～88)分，股骨头塌陷未见进一步加重。为今后股骨头坏死的治疗提供了新的思路。

(四)中西医结合介入治疗

近几年新采用的中西医结合的放射介入微创疗法。方法：在电视 X 线机监视下，采用动脉穿刺技术，选择性将导管置入供应股骨头坏死的血管中(旋股内外侧动脉，闭孔动脉)，将多种有效药物直接注入供给股骨头血运的血管如旋股内、外动脉等，以达到治疗股骨头坏死的目的。局部应用溶栓、解痉及扩血管等药物，可以改善股骨头的血供，降低骨内压，促进坏死骨吸收及新骨形成，创造利于骨坏死区修复再生的环境。有缓解疼痛、改善关节功能。但此法尚处于尝试阶段，近期效果显著，其远期疗效尚需进一步观察。

第三节　腕月骨缺血性坏死

腕月骨缺血性坏死为上肢骨中很常见的缺血性坏死。此病又称金佰克病，为上肢骨中很常见的缺血性坏死，好发于10～30岁的手工业工人，男性发病为女性的3～4倍，右侧好发，偶有双侧发病者，但以右侧为著。

一、病因及发病机制

有关腕月骨坏死的病因仍不清楚，各家报道不一但普遍认为与慢性损伤、骨折有关。

(一)原因分析

(1)损伤导致月骨滋养动脉闭锁，发生月骨缺血改变，进一步发展出现月骨缺血坏死。

(2)另有认为，本病与尺骨末端较桡骨相对过短，桡骨作用于月骨的应力增加有关，长期的应力作用，导致月骨劳损，滋养动脉损伤，出现无菌性坏死。

(二)发病机制

(1)月骨血供损伤导致继发性骨坏死和骨折。

(2)月骨骨折损伤月骨血供。

(3)反复应力作用于三角纤维软骨附着桡骨缘相对应的月骨致皮质下骨微小骨折。

Gelberman闭用新鲜骨研究血管解剖，月骨的骨外血供是很丰富的。月骨内的血共分为三种类型，“Y”“X”“I”，月骨邻近桡骨的软骨下骨有相对缺血区，反复微小的创伤可能损伤骨内血供。

二、临床表现

本病好发于20～30岁的手工业工人。男性发病为女性的3～4倍，右侧发病为左侧的5倍。症状常出现于外伤之后，表现为腕背部轻度肿胀，无力，月骨处有持续、渐进性疼痛、腕关节主动活动和持重物后疼痛加剧。查体：腕背侧无肿胀或轻度肿胀，月骨背侧极压痛：腕关节活动度明显下降，以背伸活动受限明显；握力下降(正常握力30.7kg)。腕中立位，沿第三掌骨轴向叩击，出现腕中部疼痛。

三、影像学检查

(一)X线分期

最为常用，对指导治疗方案有重要作用。

以Lich。tman的分类方法很为常用，对指导治疗方案有重要作用。

Ⅰ期：X线平片正常，在极少数病例可见线状压缩性骨折影。

Ⅱ期：X线平片见月骨密度增高，但无骨结构改变，可见月骨桡侧面轻度塌陷。

Ⅲ期：可分为A及B两种类型。

ⅢA：Ⅱ期的月骨表现加手舟骨可复性半脱位；

ⅢB：Ⅱ期的月骨表现加手舟骨不可复性半脱位，以及由于头状骨的近端移位，造成的腕高度减低。

Ⅳ期、Ⅱ期月骨表现加弥散性退行性关节炎。

ⅢA与ⅢB是治疗的分界，Ⅲ期A以前的治疗以减轻月骨压力，促进血管再生为主要目的，可采用保守疗法如腕部固定，若效果不显可采用骨移植。ⅢB以后的治疗则基于月骨已丧失其功能，而采取以关节固定术为主的制动治疗。

(二)MRI表现

Ⅰ期：在T_1加权像上可见坏死造成的局部或弥散性低信号区，除了在桡腕关节内有积液的T_2加权像高信号影外，在乃加权像上当无异常表现，在得到合理的治疗后，T_1加权像上的低信号区可消失，骨髓图像恢复正常。

Ⅱ期：X线平片上所见到骨硬化在T_2加权像上表现为低信号区，在T_2加权像，尤其在STIR像上则呈高信号影，注射造影剂后若有增加现象，表明有新生血管存在，预后较好，在此期内一般没有月骨形态改变，但在Ⅱ期末病例可见月骨桡侧端高度下降。

Ⅲ期：在冠状面上可见月骨近远端间距缩小，腕骨塌陷，在矢状面上则见月骨前后间距拉长，同时头状骨向近侧移位。除此之外，在ⅢB病例显示伴有月舟骨韧带撕裂而造成的舟骨关节间隙增大(大于0.2cm)及手舟骨旋转性半脱位。

Ⅳ期：以月骨和其他腕骨的退行性关节病为特征，坏死病灶呈弥散性低信号，月骨塌陷更明显，有时完全破碎，矢状面上可见由于月骨拉长而造成的指展肌腱向掌侧凸出，导致腕管综合征。

四、鉴别诊断

本病应与月骨结核、单纯性月骨骨折和二分月骨鉴别。月骨结核常侵犯其他腕骨并伴有关节间隙狭窄；单纯性月骨骨折可见透亮的骨折线，相邻骨质早期密度降低及随后的高密度及硬化；二分月骨为正常变异，常双侧对称发生，无任何症状，只是在偶然拍片中发现，2块骨边缘光整锐利，并有皮质包绕，密度正常。

五、治疗

月骨缺血性坏死的治疗方法较多，可根据缺血性坏死分期给予相应治疗，由于月骨在腕关节中的位置比较重要，发生月骨软化后，应做积极处理，骨折延迟愈合，尽量保留腕关节功能。

这就要求在其治疗上要尽快采取切实可行的治疗方案。X线的ⅢA与ⅢB是治疗的分界，Ⅲ期A以前的治疗以减轻月骨压力，促进血管再生为主要目的，可采用保守疗法如腕部固定加中药内外兼治为好，若效果不显可采用月骨再血管化手术，如血管束月骨内植入或带血管蒂骨瓣月骨内植入或月骨去负荷手术，如尺桡骨均衡手术。ⅢB以后的治疗则基于月骨已丧失其功能，而采取以关节固定术为主的制动治疗或月骨切除和硅橡胶假体置换术。

下面介绍一种显微外科技术治疗腕月骨缺血性坏死方法。

带掌背血管蒂的骨瓣月骨内植入术:在第 2 掌骨背侧作弧形切口,从腕背侧到示、中指掌指关节平面,切开皮肤皮下组织后,向两侧掀起皮瓣。在切口近端,将拇长伸肌和拇短伸肌向桡侧牵开,指总伸肌和示指伸肌向尺侧牵开,暴露出腕背动脉弓。仔细寻找由动脉发出的第 2 掌背血管束,并向远端游离。在游离第 2 掌背动脉至接近掌指关节平面时,要仔细寻找进入第 2 掌骨头附近的营养动脉,切取包含血管周围组织、骨膜、骨皮质和骨松质一块,约 0.5cm×0.5cm×1cm。当带血管蒂骨瓣完全游离后,放松止血带,观察骨瓣出血,确认骨瓣血循环良好即可进行移位。移位前,在月骨的软骨下刮除骨质,以便有足够的间隙容纳植骨块。

骨块植入月骨后不够牢固时可用克氏针固定。术后用石膏托固定 4 周,3 个月内患手不持重物,6 个月后可恢复正常活动。

第四节 腕舟骨缺血性坏死

舟骨在腕骨功能中起重要作用,腕舟骨的逆行血液供应和几何形状,骨折后容易发生缺血性坏死。

舟骨缺血性坏死又称 Preiser 病,全舟骨缺血性坏死发生率极低,而部分舟骨缺血性坏死在临床较为常见。

一、病因及发病机制

全舟骨缺血性坏死的原因不明,各种报道不一,但普遍认为与慢性损伤、某些疾病(如红斑狼疮)、长期服用激素、饮酒等因素有关。部分舟骨缺血性坏死在临床较为常见,多由舟骨骨折引起。舟状骨近侧 1/3 的血液供给系由远侧经舟状骨腰部而来,但约有 30%腰部供血很差,由于舟骨骨折,供应近侧骨折端的血液中断,从而容易引起骨折不愈合和近侧骨折端的缺血性坏死。

二、临床表现

由 Preiser 病所致早期可无明显症状,发展到一定程度后,可出现腕部疼痛,常在腕背伸、桡偏时加重,活动后加剧。经第 1 掌骨纵轴叩击出现鼻烟窝疼痛。舟骨近端坏死常发生在舟骨骨折后,腕痛,活动时加重,腕关节活动明显受限。临床分期根据腕舟骨血运障碍情况,腕舟骨的 X 线表现及临床症状,将本病大致分为 4 期:

(一)Ⅰ期

仅表现为腕疼痛,尤以腕背伸时明显,X 线片无变化。

(二)Ⅱ期

腕疼痛进一步加重,手的握力较健侧减低,X 线表现为腕舟骨密度增高,骨小梁有不规则变化,但腕舟骨形态正常。

(三)Ⅲ期

表现为腕肿痛,疼痛可向前臂放射,腕背伸明显受限,X线片表现腕舟骨受压变扁,骨密度明显不均匀,但无骨碎块。

(四)Ⅳ期

在Ⅱ、Ⅲ期病变的基础上合并右腕舟骨碎块,还可能伴有腕管综合征出现。

三、影像学检查

对怀疑有舟骨缺血性坏死的患者,均摄腕关节正、侧、斜和舟骨位片。可发现舟骨骨密度增加,软骨下囊性变,舟骨碎裂、骨折、变形;严重者可出现桡舟、桡月相邻软骨受损,关节间隙变窄,骨硬化,骨赘形成。CT和MRI对了解坏死的形态和供血,可早期做出诊断。

四、治疗

(一)非手术治疗

通常采用保守治疗为制动,减少腕关节的活动,如:石膏管型或腕部绷带固定6~8周;或采用物理治疗,促进局部血循环;或口服扩张血管药物:中医药物治疗采取三期辨证治疗,早期宜活血化瘀、消肿止痛;中期宜接骨续损;后期宜养气血、补肝肾、壮筋骨等。全舟骨缺血性坏死少见,早期诊断比较困难,常难以做到早期诊断。待临床症状明显时才被发现,保守治疗已难以有效。

(二)手术治疗

由外伤引起的部分舟骨缺血性坏死保守治疗效果差,一旦明确诊断,大多要求手术治疗。

手术治疗方法很多,主要包括:

1.血液循环重建术

如血管束植入术、带血管蒂骨瓣植入术等。

2.切除术

如坏死的近侧部分舟骨切除术、桡骨茎突切除术、近排腕骨切除术等,手术方式采用开放手术或关节镜下手术两类。

3.假体植入术或成形术

如舟骨假体置换术、部分舟骨假体植入术等。

五、预防

腕舟骨腰部或近端骨折时,近端血供丧失严重,容易导致骨折端硬化或近端缺血性坏死,另外如果骨折后制动不牢同或骨折未愈合中断制动,也会导致不良后果。因此,临床上应特别重视舟骨骨折后导致的缺血性坏死,在治疗过程中要特别重视固定的范围、石膏的质量和制动的时间。若无特别的药物治疗,有的病例需延长固定半年甚至一年以上,骨折始能愈合。

第五节　距骨缺血性坏死

距骨坏死,缺血性坏死较多见。距骨是全身骨骼中唯一无肌肉起止附着的骨骼,在踝关节遭受严重损伤时,可使距骨的血供遭到完全破坏而发生缺血性坏死。最终导致距骨体塌陷变形,造成踝关节骨性关节炎。因此,预防及早期处理距骨缺血性坏死,对其功能有很重要的作用。

距骨骨折是距骨坏死的主要原因,其他原因引起距骨坏死的只占10%左右。距骨坏死要根据病因积极治疗,禁用糖皮质激素类药物(可导致骨坏死病)距骨坏死距骨骨折、脱位后,治疗不及时,缺血性距骨坏死发生率50%~80%,Kenwright 报道58例距骨损伤,2侧距骨体骨折脱位,皆发生缺血距骨坏死。

一、病因及发病机理

(一)发病原因

距骨居于胫腓骨与跟、舟骨之间,是足部主要负重骨之一,对踝关节的活动有非常重要的作用。距骨脱位较骨折更多见。距肌的营养血管供给主要来自前后关节囊及韧带附着处,如骨折或脱位后营养血管供给断绝,复位后距骨坏死率可高达95%以上。

引起距骨骨折的原因:

1.距骨颈部及体部骨折

多由高处坠地,足跟着地,暴力沿胫骨向下,反作用力从足跟向上,足前部强力背屈,使胫骨下端前缘插入距骨的颈、体之间,造成距骨体或距骨颈骨折,后者较多。如足强力内翻或外翻,可使距骨发生骨折脱位。距骨颈骨折后,距骨体因循环障碍,可发生缺血性距骨坏死。

2.距骨后突骨折

足强力跖屈被胫骨后缘或跟骨结节上缘冲击所致。

(二)发病机理

(1)距骨颈骨折,约占据骨骨折的30%。自高处坠落时,足与踝同时背屈,距骨顶撞在胫骨远端的前缘,发生垂直方向的骨折。

(2)距骨后突骨折,发生在踝关节强烈跖屈。

(3)距骨体骨折,占据骨骨折的10%~20%。

(4)距骨顶部骨软骨骨折。

(5)距骨脱位,比距骨骨折多见,多由于足跖屈位,足强力内翻所致。

二、解剖生理分析

距骨发生缺血性坏死主要与血液供给及多关节面有关:

(一)距骨无单独的营养血管,血供主要来源

(1)距骨头是由足背动脉分支至内上部;跗骨窦动脉供应外下部。

(2)距骨体的血液供应为跗骨管动脉供应中、外1/3,三角支供应内1/3,跗骨窦动脉分支供应外、部分。

(3)另有少量不恒定的血管通过距骨后结节侧副韧带进入距骨。由于主要血管通过距骨颈进入距骨,因此颈部骨折时可能严重损害血管,发生缺血性坏死。

(二)距骨表面约有3/5为关节软骨所披覆,骨折时可多波及关节面

(1)距骨表面几乎为关节软骨覆盖,并无肌肉附着,血管进入距骨内部有限,故易受损伤。

(2)距骨为松质骨,当受伤时可因被压缩损伤骨内血管。

三、骨折分型

(一)Ⅰ型

距骨颈骨折,骨折线垂直,无移位。其韧带未受损,血液供应尚完整,距骨体坏死不超过10%。

(二)Ⅱ型

距骨颈移位,距下关节脱位或半脱位,骨间韧带受损伤,距骨体的血液应减少,则坏死上升至20%~40%。

(三)Ⅲ型

距骨由踝穴及距下关节脱位,即胫距、距跟脱位。可能只有少数软组织附着以维持血供,若不及时复位,易发生坏死,高达70%以上。

四、影像学检查

拍摄距骨的正位片及斜位片对诊断及分型极为重要。依靠骨密度致密的X线片就可做出缺血性坏死的诊断。CT及MRI可早期诊断。

五、治疗

一般认为缺血性坏死最终多可恢复,很少发生塌陷,故多主张非手术治疗。避免负重,延长固定时间,给予活血化瘀、补肾壮骨中药治疗,并复查X线、CT或MRI。

也有认为距骨体发生缺血性坏死后,即使不发生塌陷,也可诱发距或踝关节的创伤性关节炎,造成功能障碍,故主张采用四关节融合术。

第六节　跟骨骨骺炎

跟骨骨骺炎又称Haglimd病,是由于跟骨骨骺长期慢性损伤所致的缺血性病变,多见于4~14岁喜欢运动的男孩。

一、病因病理

跟骨后方的继发骨化中心在5~12岁时出现,14岁发育成熟。骨凸处有跟腱和前方的跖筋膜和足内小肌的附着。多数患者的发病与跟骨骨凸部损伤有关。

(1)骨骺部承受过多的牵拉应力。过多的行走、跑、跳的运动,使跟骨凸受到跟腱的过度牵拉,产生炎性反应。

(2)足负重时,鞋跟或鞋帮对骨凸的过度摩擦,使骨凸受到过分的压力或剪力,引起骨骺的缺血坏死。

二、临床表现

主要为足跟后部疼痛,肿胀和压痛。严重者有跛行。休息后可好转,但行走后复痛,反复发作。

三、X 线表现

X 线片示跟骨骨骺有硬化和碎裂现象。

依据病史、体检和影像学检查即可确立诊断。

四、治疗

治疗以休息和减少劳损为主,或垫高后跟以解除疼痛,一般不需手术。

第七节　胫骨结节骨软骨炎

腔骨结节骨软骨炎又称 OSgood－Schlatter 病,为腔骨结节骨化失常所致。本病多见于10～15 岁男孩,多喜欢剧烈运动,特别是踢球活动。

一、病因

胫骨结节是股四头肌通过髌骨和髌韧带附着的骨骺,肌肉的收缩使胫骨结节撕脱拉开,影响血运,致使胫骨结节发生缺血性坏死。

二、病理

病变表现为腱抵止部肿胀、肥厚、充血。因局部发生缺血改变,腱坏死与新生骨交替,胫骨结节不整齐,最后修复。

三、临床表现

主诉膝痛,行走时明显,上下楼梯时加重,检查发现一侧或双侧胫骨结节上端前方局限性肿胀,压痛明显,晚期胫骨结节肥大突起,对股四头肌抵抗阻力运动引起局部疼痛加重。

四、影像学检查

X 线片显示胫骨结节骨骺呈舌状,骨骺骨质致密,或骨骺边缘不规则,附近软组织肥厚,或见骨骺碎裂与骨干分离。

五、治疗

减少运动量,本病多可自愈。急性期可用石膏托将膝部保持伸直位或行局部封闭、按摩治疗。如胫骨结节过大,待骨骺完全闭合后,再考虑切除。

(一)一般治疗

本病自限,骨骺骨化后,症状自消,但时间很长。治疗以减少运动量为主。在急性期间,膝部于伸直位石膏托固定 3～6 周,患儿仍可行走,若局部疼痛严重,则卧床休息,疼痛消失为止。

待症状缓解后,逐渐恢复活动。氢化可的松局部封闭,每周 1 次,2、3 次即停。同时可用热敷及按摩消除局部肿胀。

(二)手术治疗适应证

(1)局部凸起,明显畸形,影响美观者。

(2)骨骺分离及股四头肌挛缩致髌骨上移,有引起骨性关节炎可能者。

(3)骨骺闭合时间不良引起的膝反张。

若症状持续存在或有严重伤残,可考虑手术治疗。Bosworth 建议插一个骨栓进入胫骨结节,手术简单而且都能减轻症状。Thomson 和 Ferciot 建议通过在髌腱上行纵形切口,切除骨突,效果较好,术后也不会扰乱胫骨生长,为消除残余畸形及伸膝生理性的后遗症状,待骨骺完全闭合后,采用胫骨结节移位手术。

第五章　脊柱外科常见疾病

第一节　脊柱损伤

一、分类

(一)颈椎损伤

有关颈椎损伤的分类法较多,但多有一定局限性。临床上由于损伤机制的复杂性,又不能直接观察。因此损伤暴力的判断只有依赖于病史、临床和放射学检查。最有可能是多种损伤暴力同时存在,且以某一种暴力为主,而不是单一的外力作用。从人工控制的实验模型所获得的颈椎损伤结果,与临床上接近。为了治疗上的需要,将颈椎损伤分为解剖部位和损伤机制两种。

1.根据解剖部位分类

(1)寰枕脱位:寰枕前脱位、寰枕后脱位。

(2)单纯寰椎骨折:寰椎后弓骨折、寰椎前弓骨折、寰椎前后弓骨折(Jefferson 骨折)、侧块压缩性骨折。

(3)寰枢椎脱位:寰枢前脱位、后脱位及旋转脱位。

(4)枢椎骨折脱位:合并齿突骨折的寰枢前脱位、枢椎椎弓骨折(Hangman 骨折)。

(5)低位颈椎骨折脱位(颈 3～7):①后结构损伤,即单侧小关节脱位、双侧小关节脱位、双侧小关节交锁、关节突骨折、棘突骨折、椎板骨折;②前结构损伤,即椎体压缩骨折(无脱位)、椎体压缩骨折合并脱位、撕脱骨折、椎间隙骨折(滑脱);③侧方结构损伤,如侧方结构骨折。

2.根据损伤机制分类

(1)屈曲暴力:过屈性扭伤(向前半脱位)、双侧小关节半脱位、单纯楔形骨折、屈曲状骨折(椎体前角大块三角形撕脱骨折)、棘突撕脱骨折(多在颈 6～胸 1)。

(2)屈曲旋转暴力:如单侧小关节脱位。

(3)伸展旋转暴力:如单侧关节突关节骨折。

(4)垂直压缩暴力:寰椎爆裂性骨折(Jefferson 骨折)、其他椎体爆裂骨折。

(5)过伸性脱位:过伸性脱位、寰椎前弓撕脱骨折、枢椎椎弓骨折(Hangman 骨折)、寰椎后弓骨折、椎板骨折、过伸性骨折脱位。

(6)侧屈暴力:如钩突骨折。

(7)纵向牵拉暴力:如纵向分离骨折脱位。

(8)不明损伤机制:寰枕脱位、齿突骨折。

(二)胸、腰椎损伤

1.按受力机制分类

(1)屈曲压缩:是最常见的损伤机制如在前屈腰体位,背部受砸压伤则发生脊柱的屈曲压缩损伤,轻者椎体楔形压缩骨折,重者发生骨折脱位,脊柱前部压缩,后部分离。

(2)屈曲分离损伤:例如,安全带损伤,躯干被安全带固定,头颈及上半身向前屈曲,致脊柱损伤,发生骨折或脱位;由于上部并无受压砸力,故为分离损伤。

(3)垂直压缩:如重物砸于头顶或肩部,或高处落下,足着地或臀部着地,脊柱受垂直方向的压力,致椎间盘髓核突入椎体中致椎体发生骨折如爆炸状,故称爆裂骨折。

(4)旋转及侧屈:脊柱由小关节突及椎体等连接,由于小关节的方向不同,侧屈时常伴有旋转、旋转侧屈或前屈可发生单侧关节脱位,常见于颈椎损伤;侧屈可致椎体侧方压缩骨折。

(5)伸展损伤:常发生在颈椎。例如,向前摔倒时,头或前额撞击于物体上致颈向后伸展则发生伸展损伤,坐在汽车前座,突然撞车,头面撞于前挡风玻璃上致颈后伸损伤。常无骨折或脱位;有时可见棘突被挤压骨折或椎体前下缘撕裂小骨折片,称泪滴骨折。

上述损伤暴力亦可为复合的如屈曲并垂直压缩、屈曲旋转等。

2.按脊椎损伤的部位

如棘突骨折、关节突骨折、横突骨折(由肌肉突然收缩牵拉所致)、椎体骨折及骨折脱位等。

3.按骨折形态分类(为临床最常采用的分类)

(1)压缩骨折:椎体前方压缩骨折,系上位椎间盘压其下方椎体上缘骨折。压缩程度以椎体前缘高度占后缘高度的比值计算,分Ⅰ度轻度压缩 1/3,Ⅱ度中度压缩 1/2 及Ⅲ度重度压缩 2/3 压缩骨折。Ⅲ度及Ⅱ度压缩骨折常伴有其后方棘韧带断裂。

(2)爆裂骨折:髓核突入椎体致爆裂骨折,其骨折块可向左右前后移位,但主要是向椎管内移位,并常损伤脊髓。骨折向两侧移位,致两侧椎弓根距离加宽。

(3)chance 骨折:骨折线呈水平走行,由椎体前缘向后经椎弓根至棘突发生水平骨折或致棘间韧带断裂。常见于安全带损伤,骨折移位不大,脊髓损伤少见。

(4)骨折脱位:椎体骨折可为屈曲压缩或爆裂骨折,其上位椎向前方脱位。在腰椎可发生反向损伤,如腰背部被横向暴力打击,可发生上位椎向后方脱位。前脱位程度以关节突算分为:Ⅰ度脱位;Ⅱ度关节突起跳跃,上位椎下关节突尖正在下位椎上关节突上;Ⅲ度关节突起交锁,上位椎的下关节突位于下位椎上关节突的前方,发生交锁不能自行复位。脱位程度以椎体前后径计算,上下椎体后缘相差 1/4 椎矢径以内为Ⅰ度,2/4～1/4 为Ⅱ度,大于 2/4 不超过 3/4 为Ⅲ度,大于 3/4 为Ⅳ度,大于 4/4 为全脱位。Ⅱ度、Ⅲ度脱位常伴有脊髓损伤脱位:分离屈曲损伤常致脊椎关节脱位而无压缩骨折,多见于颈椎,亦见于腰椎。有单侧脱位及双侧脱位。

4.按脊柱稳定性分类

分为稳定性骨折与不稳定性骨折。棘突骨折、横突骨折、单纯压缩骨折属于稳定骨折。Dens 将脊椎分为前中后三柱,椎体及椎间盘前 1/2 为前柱,后 1/2 加后纵韧带为中柱,椎弓根后结构为后柱。McAfee 等将伴有后柱损伤的爆裂骨折视为不稳定骨折,而无后方结构损伤爆裂骨折为稳定骨折。所有骨折脱位的三柱均受破坏，故为不稳定骨折；对压缩骨折伴有棘间韧带断裂的颈椎、胸腰段及腰椎骨折应视为不稳定骨折；腰4、5峡部骨折亦属于不稳定者。

二、脊柱损伤合并脊髓损伤

(一)脊柱损伤、骨折或骨折脱位

表现为伤部疼痛，活动受限，骨折椎的棘突常有压痛，在明显的压缩骨折或骨折脱位，常见伤椎和上位椎的棘突后凸和压痛，有棘突间韧带撕裂和脱位者，该棘突间隙增宽，严重者棘上韧带同平面腰背筋膜撕伤，可见皮下瘀血，确切的检查诊断，依靠X线等影像学检查。

(二)脊髓损伤

脊髓损伤的表现为截瘫，颈脊髓损伤致上肢和下肢均瘫称四肢瘫(不称高位截瘫)，而胸腰脊髓伤则谓双下肢瘫，称截瘫。各类脊髓损伤的特点已如前述，在完全脊髓损伤和严重不全脊髓损伤病例，伤后可呈现一段脊髓休克期，即损伤节段以下的脊髓，其本身功能应当是存在的。由于损伤，致损伤节段和其以下脊髓功能暂时丧失，表现为感觉丧失，肌肉瘫痪，深浅反射消失等下神经单位损伤表现，待休克期过后，损伤平面以下脊髓功能恢复，则其支配之肌张力增加，腱反射恢复，由于失去上位神经控制，表现为反射亢进，及出现Babinski等病理反射。脊髓休克期的长短，依损伤平面和损伤严重程度而定，在颈脊髓严重损伤，脊髓休克期可长达8周至2个月，而胸椎脊髓损伤的脊髓休克期短得多，肛门反射及阴茎海绵体反射的出现，表示脊髓休克期将过，待下肢腱反射出现，肌肉张力增高和痉挛，则常需更长的时间。

(三)临床分级

2000年美国脊柱损伤协会(ASIA)根据Frankel分级修订如下。

(1)完全性损害：在骶段骶4～骶5无任何感觉和运动功能保留。

(2)不完全性损害：①在神经平面以下包括骶4～骶5存在感觉功能，但无运动功能；②在神经平面以下存在运动功能，且平面以下至少一半以上的关键肌肌力<3级；③在神经平面以下，存在运动功能，且平面以下至少一半的关键肌肌力≥3级。

注：不完全性损害②、③两种情况，除骶4～骶5有感觉或运动功能保留之外，还必须具备如下两点之一。①肛门括约肌有自主收缩；②神经平面以下有3个节段以上运动功能保留。

(3)正常感觉和运动功能正常：关于完全脊髓损伤与不全脊髓损伤的区别，除前述以骶3、骶4支配区有无感觉和运动(肛门括约肌)存在外，美国脊髓损伤学会(ASTA)还提出“部分保留带”。指出“此术语仅用于完全脊髓损伤，即在神经损伤平面以下，一些皮节和肌节保留部分神经支配，有部分感觉和运动功能的节段范围，称为部分保留带”。他们还指出“它们应按照身体两侧感觉和运动分别记录，例如感觉平面在颈5，而右侧颈5～颈8存在部分感觉，那么颈8被记录为右侧部分保留区，此与不完全脊髓损伤的区别，在于骶4～骶5区的感觉与运动(肛门括约肌)完全丧失”。

另外，Kitchel则认为完全脊髓损伤在损伤平面以下存在感觉或运动的节段不能超过3个，以下仍为完全脊髓损伤。不完全脊髓损伤在损伤平面以下有超过3个节段的感觉和运动存在。

以上情况，据有人在千余例脊髓损伤病例观察中，颈脊髓损伤平面以下，两侧可有所不同，但尚未见有3个节段的感觉或运动保留者。在胸腰段损伤，胸12或腰1损伤平面以下，可见腰2～4节段的感觉和运动功能的恢复，即大腿、膝部至小腿内侧感觉的恢复和髂腰肌、股四头肌、股内收肌功能的恢复，此种情况占胸腰段脊髓损伤的13%。SEP检查，股神经SEP可引出，而胫后和腓总神经SEP引不出，说明胸腰段脊髓与腰丛神经根同时损伤，脊髓损伤完全，骶3～骶4区完全瘫痪，而腰丛神经根，损伤较轻而恢复。

(四)截瘫平面与骨折平面的关系

截瘫平面高于骨折脱位平面，通常脊椎骨折或骨折脱位损伤其同平面的脊髓与神经根，截瘫平面与脊椎损伤平面是一致的。虽然在病理学上，损伤节段脊髓内出血可以向上向下累及1～2个脊髓节，但因脊髓节段数比同序数脊椎的平面为高。例如对应胸12脊椎的脊髓节段为腰2～4，其脊髓内出血，一般不会高于胸12节段，故截瘫平面与脊椎损伤平面一致。但下列情况截瘫平面可以高于脊椎损伤平面2个脊髓节段。

(1)胸腰段脊椎损伤：在完全性脊髓损伤中约有1/3可出现截瘫平面高于脊椎损伤平面的表现，根据45例具备此体征的手术探查中，发现脱位上方脊髓发生缺血坏死占33.3%，脊髓横断29.3%，严重挫裂伤27.3%，脊髓液化囊肿与硬膜外血肿各6%，说明脱位上方的脊髓损害严重，缺血坏死的原因可能系位于胸腰段的根大动脉损伤所致，因其常供养下胸段脊髓。因此，出现截瘫平面高于脊椎损伤平面，表示脊髓遭受严重损伤，恢复的可能甚小，现在MRI检查可证明此种情况。

(2)腰段神经根损伤：腰椎侧方脱位，可牵拉损伤神经根，当上位腰椎向右脱位时，则牵拉对侧即左侧的神经根，可以是同平面神经根，亦可为上位椎神经根，则截瘫平面高于脊椎损伤平面，神经根损伤较脊髓损伤恢复之机会为多，如有恢复则此体征消失。

三、临床检查

(一)神经学检查

1.神经平面即截瘫平面

依据感觉平面和运动平面而定。在一些患者特别是颈脊髓、胸腰段及腰椎、身体左右两侧的平面常是不一样的，因此应左右两侧分别记录，即左侧感觉节段、右侧感觉节段、左侧运动节段、右侧运动节段。感觉平面指该侧正常感觉功能的最低脊髓节段，运动平面则指正常运动功能的最低节段。感觉减退及肌力减低节段均不是正常节段，而是截瘫平面以下的节段，是部分功能保留即部分神经节段的支配区。

2.感觉检查

应检查上肢躯干及下肢共28个皮区的关键点，如颈3为锁骨上窝，颈4为肩锁关节顶部，胸1为肘前窝尺侧，胸2为腋窝，胸3以下为同序数肋间。每个关键点应检查轻触觉与针刺痛觉，以缺失为0，障碍为1，正常为2来记录与评分。

3.运动检查

推荐检查10对肌节中的关键肌。自上而下按肌肉分级，颈4为三角肌，颈5为屈肘肌(肱二头、肱肌)，颈 6 为桡腕伸肌(包括肱桡肌)，颈 7 为肱三头肌，颈 8 为中指屈指肌，胸 1 为小指外展肌，腰 2 为髂腰肌，腰 3 为股四头肌，腰 4 为胫前肌，腰 5 为拇及趾长伸肌，骶 1 为小腿三头肌。肌力按 0～5 级记录，评定分为无、减弱及正常。运动平面的确定是根据相邻的上一个关键肌的肌力必定在 4～5 级，表明这块肌肉受两个完整的神经节段支配。例如颈 7 支配的关键肌无收缩力，颈 6 支配肌肉肌力 3 级，颈 5 支配肌肉肌力为 4 级或 4 级以上，则运动平面在颈 6 即以肌力为 3 级的神经节段为运动平面。

4.肛门括约肌及会阴感觉检查

此为美国脊柱学会 1992 年修订脊髓损伤分类和功能标准所强调的一项检查。肛门括约肌的检查系带指套插入肛门中(略等片刻)，问其有无感觉及令其收缩肛门。存在肛门括约肌收缩与肛门黏膜感觉及会阴部感觉者为不全脊髓损伤，消失者为完全性损伤。

(二)影像学检查

1.X 线和 CT 检查

X 线检查为最基本的检查手段，正位应观察椎体有无变形，上下棘突间隙、椎弓根间距等有无改变；侧位应观察棘突间隙有无加大。测量：①椎体压缩程度；②脱位程度；③脊柱后弓角，正常胸椎后弓角≤10°，在颈椎及腰椎为生理前突。

根据 X 线片脱位程度间接来估价脊髓损伤程度。在胸椎，脊椎脱位达Ⅰ度以上，多为完全脊髓损伤，鲜有恢复；而在颈椎及腰椎，则 X 线片上严重程度与脊髓损伤程度可以不完全一致。

在急性期过后，为检查脊柱的稳定性。应拍照前屈和后伸脊柱侧位片，如上下相邻椎体的前缘或后缘前后移位＞0.3cm 即为不稳定的征象。

CT 检查可见有无椎板骨折下陷，关节突骨折，爆裂骨折块突入椎管的程度，以该骨折块占据椎管前后径的比值，占 1/3 以内者为Ⅰ度狭窄，1/2 者为Ⅱ度狭窄，大于 1/2 者为Ⅲ度狭窄。Ⅱ度、Ⅲ度狭窄多压迫脊髓。

2.磁共振成像(MRI)检查

可清晰显示脊椎、椎间盘、黄韧带、椎管内出血及脊髓的改变。脊椎骨折脱位、脊髓损伤行 MRI 检查的意义有以下三个方面：

(1)显示压迫脊髓的因素及部位。

常见的压迫因素有：①爆裂骨折向后移位的骨折片或脱位椎下方的椎体后缘；②椎间盘突出。约有一半病例其压缩骨折椎的上位椎间盘向后突出压迫脊髓；③压缩骨折椎体的后上角突入椎管压迫脊髓。常系不全截瘫，解除压迫有助于恢复；④椎板下陷压迫脊髓，极少见到。

(2)显示椎管狭窄程度：在矢状位横扫，可见椎管狭窄程度亦即对脊髓压迫程度，特别是脊柱后弓角对脊髓的压迫，并显示出压迫的长度及范围，作为减压的指导。

(3)显示脊髓损伤改变。

1)急性脊髓损伤的 MRI 表现有三型：①出血型脊髓成像中有较大的中心低信号区，表明灰质出血细胞内的去氧血红素，周围绕以高信号区，表示脊髓水肿。②水肿型脊髓伤区呈现一致高信号。③混合型表现为脊髓内混杂高低不匀信号。

上述三型中，水肿型损伤较轻，有较高的(60%以上)恢复率，而混合型的明显恢复在38%，出血型恢复率最低，仅20%。

2)陈旧性脊髓损伤：脊髓损伤晚期其组织学改变，在MRI的表现不同。脊髓中囊腔，MRI亦显示囊腔；脊髓内坏死软化，胶质组织疏松，MRI表现T_1为低信号；脊髓内白质组织胶质化与软化灶混在者，MRI为斑点不匀信号；脊髓缺血胶质化萎缩，MRI表现为近正常稍高信号，但较正常脊髓为细。

脊髓损伤MRI表现与治疗预后之关系：脊髓信号正常但受压迫者，于减压后可大部分恢复；脊髓信号不匀者，减压治疗可恢复Frankell级；低信号增粗，很低信号，脊髓萎缩变细者均无恢复；囊腔不论大小治疗后亦无明显恢复。

对脊髓损伤程度的判断及对预后的估价，以临床神经学与诱发电位及MRI检查三者结合，最有参考及指导意义。膀胱功能、男性检查阴茎SEP、女性检查阴部SEP可引出SEP者，表示膀胱功能预后较好。

四、治疗

(一)治疗原则

(1)尽早治疗：根据前述脊髓损伤的病理改变，治疗应是越早越好，伤后8小时内是黄金时期，24小时内为急性期。

(2)整复骨折脱位：使脊髓减压并稳定脊柱。骨折块或脱位椎压迫脊髓，应尽早整复骨折脱位恢复椎管矢状径，则脊髓减压。存在椎体骨折块、椎体后上角或椎间盘突出压迫脊髓者，需行前方减压。

(3)治疗脊髓损伤：Ⅲ级以下不全损伤，无须特殊治疗。完全损伤与Ⅰ、Ⅱ级不全瘫，由于脊髓伤后出血、水肿及许多继发损伤改变，需要进行治疗，才能争取恢复机会。

(4)预防和治疗并发症：包括呼吸系、泌尿系及压疮等并发症。

(5)功能重建及康复：主要为截瘫手及上肢的功能重建和排尿功能重建。

(二)药物治疗

大剂量甲泼尼龙注射治疗(MP)，于伤后8小时内应用于完全脊髓损伤和较重不完全损伤，ASIA已将MP列为SCI后的常规治疗，于患者到急诊室即开始应用，剂量是首次30mg/kg体重，15分钟静脉输入，间隔45分钟，然后5.4mg/(kg·h)静脉滴入持续23小时，如在伤后3小时内应用，则24小时治疗即可，在伤后3～8小时治疗者，可再继续5.4mg/(kg·h)24小时，共计治疗48小时，其作用主要是针对脊髓损伤后的继发损伤，如对抗氧自由基等。另一作用于SCI后继发损伤的药物是神节苷脂，商品为GM－1，在急性期40～100mg/d，连续20天，静脉滴注。

(三)骨折的治疗

1.胸椎损伤

胸10以上胸椎有胸廓保护，除非剧烈暴力，不发生严重脱位，但由于胸廓的存在，复位亦很困难。对1/2以内压缩骨折或隐性骨折，未合并脊髓损伤者，可卧床8周或用石膏背心8周；对伴有脊髓损伤者应减压；对骨折脱位，可行过伸复位或手术复位。由于有胸廓保护，胸椎骨折脱位愈合后,一般均较稳定,可不行内固定及融合。

2.胸腰段损伤

胸 11～腰 1 骨折,此段为脊柱骨折发生率最高之部位。

(1)压缩骨折:较严重的压缩骨折,脊柱后弓增加,骨折椎及上位椎的棘突较突出。Ⅲ度压缩常有其与上位椎棘间韧带断裂,触诊此间隙加大且压痛,甚者伴有背伸肌损伤,则该处肿胀压痛。压缩椎体的后上角受压而突入椎管压迫脊髓 X 线片测量包括椎体压缩程度、脊椎后弓角及后上角突入椎管之程度。

对Ⅰ度、Ⅱ度损伤,行快速复位。患者仰卧,于胸腰段置横带向上在床牵引架上悬吊,固股部于床面,悬吊至肩部离床,吊 30 分钟,拍侧位 X 线片,复位后,打过伸胸腰石膏背心。此种处理常可加重胸腰段骨折至肠蠕动抑制腹胀。优点是复位较好,可达 80%,石膏固定背伸肌锻炼 2 个月后带支具起床活动 1 个月。

对Ⅲ度骨折或Ⅱ度伴有棘间韧带断裂之骨折,为防止以后不稳定,可于局部麻醉下后正中入路,过伸复位固定,并植骨融合不稳定之间隙后伸的标准为椎体前缘张开达 80%,脊椎后弓角消失,固定可选用 AF、RF、USS、MF 等椎弓根钉设计椎弓根钉系列器械。

(2)爆裂骨折:X 线片正位可见椎弓根间隙加宽,椎体横径可加宽,侧位断层可见爆裂骨折,CT 片可见骨折移位情况。对未合并脊髓损伤者,卧床 8 周,或石膏背心固定 8 周;对伴有损伤者,见后述处理。

(3)chance 骨折:卧床 8 周或石膏固定 8 周。

(4)骨折脱位:不论脱位程度,凡骨折脱位者均为不稳定骨折,体征可见棘突间隙加大、压痛,甚者背伸肌损伤。X 线片应测量后弓角、椎体移位及压缩程度,骨折脱位大多合并脊髓损伤。

处理:对未合并脊髓损伤者,治疗原则为复位及固定。Ⅰ度、Ⅱ度脱位可于局部麻醉下俯卧过伸复位,然后过伸位石膏固定。后期观察如有不稳定者行植骨融合。亦可选择切开复位,内固定并植骨融合。

3.腰段损伤

(1)对爆裂骨折、压缩骨折、chance 骨折、骨折脱位之处理原则同胸腰段骨折。所以区分为腰 2～5 段者,系因此段为马尾损伤。故未将腰 2 骨折归类于胸腰段中。腰段不稳骨折,应手术内固定并植骨融合。

(2)横突骨折:有的可合并有神经根牵拉损伤,根据该神经根支配的感觉区及肌肉运动可以诊断,多行保守处理,卧床休息数周。横突骨折移位小者骨折可以愈合,移位大者多不愈合,腰痛症状缓解后起床活动,需 4～6 周。

(3)峡部骨折:急性骨折,斜位 X 线片可以帮助确定诊断,治疗为卧床休息或石膏固定 8～10 周,可愈合,或用螺钉固定骨折峡部。

(四)治疗要求

1.复位

在伴有脊髓损伤的骨折脱位,其复位要求较单纯骨折者更为严格,因骨折脱位时对脊髓构成压迫者是脱位脊椎或骨折椎致椎管矢径减小，只有完全复位恢复了椎管的矢径，才能完全解除对脊髓的压迫，为其功能恢复创造条件，在整复胸椎或腰椎骨折或骨折脱位，应达到以下三项标准：①脱位完全复位；②压缩骨折椎体前缘张开达正常的80%；③脊柱后弓角恢复正常，即胸椎<10°，胸腰段为0～5°，而腰椎需恢复生理前突在颈椎亦需恢复生理前突。

在手术中应达到：①脱位的棘突间隙，恢复到与上下者相同；②上下三个椎板在同一平面；③关节突关节完全重合，则基本达到上述三项标准。整复方法主要是依靠手术台调整，以入牵拉躯干与下肢达不到过伸；依靠术中固定器械，能做一定的调整；最主要且有效的方法是手术台过伸，使脊柱过伸，过伸30°可使脱位完全复位，过伸45°，才使椎体张开80%及后弓角消失。

2.内固定术

脊柱骨折脱位复位后一般应采用内固定，恢复脊柱的稳定性，预防骨折再脱位给脊髓造成二次损伤，也有利于截瘫患者早期康复活动。

(1)内固定的选择：20世纪80年代，对脊柱骨折脱位的后方固定多选用Harrington棒或Lugue杆固定，一般固定骨折椎的上与下各3个节段脊椎共7节段脊椎。虽然从生物力学角度，长节段固定的力学性质较好，但对一个脊髓损伤患者，此手术创伤较大。以后则设计出椎弓根螺钉及连接杆的短节段固定，其类型有Dick钉、Steffee钉。20世纪90年代后又有RF钉、AF钉以及更好的外科动力复位系统(SDRS)等，后二者有部分复位作用，固定椎弓根及椎体达到三柱固定，较为合理。固定3节，最少2节。对单纯脱位，仅固定脱位间隙的上下椎节；对骨折脱位特别是爆裂骨折，椎体已骨折，需固定上下各1椎即3个椎节。椎弓根的进入点有两种方法：①以横突中线上关节突外缘交界处为宜、向内倾斜5°～15°，与椎体上缘平行；②以人字嵴顶点为进钉点，内聚角以上及下椎体以及有无椎体旋转而定。最好在C形臂可移动电视X线机监视下施行。

内固定要求：对爆裂骨折，应用分离固定，对分离压缩伤应加压固定。

(2)脊柱前固定：爆裂骨折行前方减压者，可行前固定，主要有钛制的Morscher带锁钢板、梯形钢板，“Z”形钛钢板SDRS等用于胸椎、腰椎固定。带着这种内固定仍可行MRI检查。

(3)脊柱融合：胸腰骨折脱位及不稳定骨折，在行内固定后，应行植骨融合脱位间隙。虽然有人主张多节融合，但多数患者并不需要，而仅需融合脱位间隙。在未行椎板切除者，融合椎板与关节突；已行椎板切除者，融合关节突与横突。

3.脊髓减压术

脊柱骨折或骨折脱位于复位恢复椎管矢状径后，脊髓即已减压，但下述情况需要减压：①爆裂骨折，后纵韧带断裂，骨折块突入椎管；②压缩骨折，椎体后上角突入椎管；③椎间盘突出；④椎板骨折下陷压迫脊髓；⑤无骨折脱位颈脊髓损伤伴颈椎管狭窄者。具有上述压迫脊髓者，应行减压。

常用的减压方式有以下三种。

(1)后正中入路：经椎弓根脊髓前方减压称经椎弓根前减压术，适用于胸椎、腰椎及胸腰段的爆裂骨折、椎间盘突出及椎体后上角压迫脊髓者。此手术的优点是创伤较小，可探查脊髓及神经根，并做后方固定及融合；缺点是不能直视下减压，需要有经验，有时减压不彻底。

(2)侧前方入路前方减压术：在胸椎需剖胸经胸膜腔或剖胸胸膜外显露或肋横突切除术显露；在胸腰段需切开膈肌，胸腹膜外显露；在腰椎需侧腹切口，腹膜后显露。手术创伤较大，优点是直视下行脊髓前方减压及椎体间植骨融合；缺点是不能探查脊髓，取出内固定时手术亦较大。

此二者的选择因素：在胸椎损伤，特别是上胸椎脊髓损伤，本身亦易发生胸部并发症，再用剖胸显露，术后发生并发症概率增多。胸椎本身较稳定，用经椎弓根前减压，一般均能达到目的。在腰椎损伤，其椎管较宽大，又是马尾损伤，经关节突内侧椎弓根前减压，视野较清楚，不需要选择腹膜后显露。只有胸腰段损伤，才可选用侧前方显露前方减压术。

前减压的范围：根据术前CT或MRI检查，不同损伤其减压范围有所不同，①对椎间盘突出，减压该椎间隙；②对爆裂骨折，减压达该椎体上下缘；③对椎体后上角突入椎管，多伴有椎间盘突出，少数病例还可伴有上位椎体下骨折，亦向椎管突出，对此应将骨折椎上4/5、上位椎间盘及上位椎体下缘切除减压。

除上下范围外，还有左右范围，从一侧前减压时，对侧有减压不足之可能，此时应从对侧将椎体后缘切断，使之塌陷减压。

(3)椎板切除减压术：适于椎板骨折下陷压迫脊髓者，扩大半椎板减压适于颈椎管狭窄者。

与脊髓减压的同时，可以考虑局部冷疗，其适应证是局部硬膜内肿胀明显，轻触硬膜张力高，且在伤后24小时之内，最晚48小时内，可先行硬膜外冷疗，方法是以0～10℃生理盐水局部灌洗，最好置以进管与出管，灌洗20～30分钟，则肿胀消退，其目的是减轻水肿及继续出血，冷疗需维持12～24小时为佳，如仅维持3小时，则停止冷疗后，肿胀复发，有可能影响脊髓功能恢复，故予关闭切口后，留置进出管，继续冷疗至12～24小时。

4.特殊伤类的治疗

(1)脊髓损伤分类治疗：①中央脊髓损伤，视MRI脊髓有无受压迫而定，对椎管矢径不狭窄、脊髓无受压迫者，应颈部外固定，而有椎管狭窄者，行后路扩大半椎板切除减压，由前方椎间盘突出压迫脊髓者，行前路减压与固定；②无骨折脱位脊髓损伤，有椎管狭窄者行扩大半椎板切除减压；③前脊髓损伤，有椎间盘突出压迫或爆裂骨折压迫者行前路减压。

(2)马尾损伤的修复：马尾神经虽无外膜，但其纤维已是周围神经。临床及实验研究证实，马尾修复后可以再生使截瘫恢复。因此，凡神经学及影像学检查疑为马尾断裂者，应手术探查予以修复。

(3)陈旧性脊髓损伤：陈旧性脊髓损伤的治疗，由于一些病例错过初期治疗之机会或初期治疗不够满意，因而在损伤后期仍需治疗。

陈旧脊髓损伤病例存在以下的问题。

1)椎体压缩骨折，椎体后上角突入椎管或伴有椎间盘突出，向后压迫脊髓。

2)骨折脱位未能完全复位，下位椎体上缘压迫向前移位的脊髓。

3)爆裂骨折的骨折块突入椎管压迫脊髓。

4)脊椎骨折存在不稳定,压迫脊髓。

5)严重骨折脱位未复位,呈后弓角加大驼背畸形,压迫脊髓者。术前应行脊髓造影或MRI检查,明确压迫脊髓的部位及上下范围。

第二节 上颈椎损伤

一、枕颈损伤

临床上极为罕见,该部发生损伤而能存活者甚少,可能在遭受损伤的同时毙命。

(一)解剖特点和损伤机制

枕骨大孔两侧各具一枕骨髁,其表面隆凸与寰椎侧块的上关节凹面互相咬合,构成枕寰关节。它属于椭圆关节,头部可借助此关节作俯、仰和侧屈活动。枕寰关节借助于寰枕前、后膜及关节囊、韧带加强其稳定性。由于该部深在,又有诸多骨和肌肉保护,不易招致外伤。

在目前高速行进的车辆肇事和高处坠落伤谓其主要致伤原因。头面部遭受突然打击,而颈和躯干的惯性继续向前,可能在枕骨和寰椎连接处造成剪切作用,导致寰枕关节脱位。临床上寰枕前脱位不多见,也可因暴力骤停后肌肉猛烈收缩而复位,临床上X线上并不显影。

分娩创伤是新生儿寰枕脱位的重要原因,多见于臀位产或暴力器械引产致颈椎在产程中伸屈、旋转等致伤。

(二)临床表现

此患者绝大多数立即死亡,而幸存者也都有极为严重的高位颈髓损伤征象。四肢瘫痪和呼吸困难是主要临床表现。

(三)治疗

病例罕见,尚无统一治疗程序和方法。根据一些学者报告,采用非手术治疗可获成功。损伤初期,必须采用一系列的改善呼吸功能的措施,同时处理寰枕脱位。例如气管切开及颈椎牵引复位,但必须密切观察复位情况和全身状况的变化。对于复位后仍不稳定者可进行枕颈融合,以达到永久性稳定。

二、寰椎骨折

寰椎骨折(Jefferson骨折)是一种比较少见的上颈椎损伤,其发生率占整个颈椎损伤的2%~4%。这种骨折常引起骨折块分离移位如爆裂状,故称寰椎爆裂性骨折。1920年Jefferson首先报道4例此类损伤,后来陆续有报道,并将这种寰椎椎弓的特殊类型骨折称为Jefferson骨折。

(一)损伤机制

寰椎即第1颈椎,系连接枕骨和其他颈椎的主要解剖结构。它是一节非典型的脊椎,外观呈椭圆环状,无椎体而在环形两侧增厚变粗,称为侧块,其上下表面各自为斜向内前方的关节面，与枕骨髁状突和枢椎关节面相对应，分别构成寰枕和寰枢关节。从侧块伸出两臂，左右连接成环，即为前、后弓，两弓中央增粗为结节，在与侧块相衔接处骨质较纤弱，是骨折部位所在。前弓后面的中央与齿突对应构成寰齿关节，由寰椎两侧块间的横韧带和关节囊维持其稳定性。

自上而下的传导暴力已被公认是造成寰椎骨折的主要作用形式。当暴力作用到头后，通过枕骨髁状突分别向下并向外到达寰椎两侧块的关节面。由于枢椎两关节对侧块作为人体纵轴对抗这种冲击暴力，寰椎界于两个外力之间，就可能导致寰椎前后弓与其侧块连接处的薄弱带发生骨折。

损伤的具体原因有多种，然而，头顶直接遭到外力作用，如最常见的重物击中头顶部、跌倒、交通肇事及跳水等运动创伤，都有可能造成此类损伤。直接暴力作用多是由于刀或子弹引起穿透性损伤，此时可因椎动脉和颈髓损伤立即死亡。在平时能到医院就诊的患者是极少的。

其骨折后的解剖情况是，四块骨折段为两个侧块和前、后两弓。由于侧块外侧厚内侧薄的特点，使作用力呈离心分布，骨折移位也呈离心分离。

1.分离移位有三种情况

(1)寰椎横韧带撕裂或完全断裂，移位比较严重。

(2)因横韧带牵拉作用致其一侧附着处的侧块边缘撕脱骨折。

(3)寰椎椎弓骨折合并齿状骨折，这种合并伤比较少见。Anderson 报道一组 32 例齿突骨折，仅 1 例寰椎骨折。

2.神经损伤

根据 Jefferson 骨折机制和骨折移位特点，可以推测此损伤不应合并严重神经损害。在寰枢区椎管矢径和横径大，骨折后骨折块自椎管向外滑动，使椎管容积扩大，对脊髓不会产生压迫。但下列几种情况可能造成神经损害。

(1)小骨折片脱离椎弓或侧块嵌入椎管并压迫脊髓。

(2)合并横韧带断裂或齿突骨折，致枕寰或寰枢关节脱位，可严重损伤颈髓导致四肢瘫痪，甚至立即死亡。

(3)陈旧性寰椎爆裂性骨折经治疗未能达到骨性愈合遗有永久性不稳定，正常解剖及生理功能丧失，可能出现迟发性神经损害。

(二)临床表现

颈部僵硬和枕下区域疼痛是寰椎椎弓骨折的主要临床表现。有时出现咽后血肿，但通常不会引起呼吸困难和吞咽障碍。头部前倾呈强迫头位，有时用手扶持头部，避免头颈的任何方向转动，脊髓或神经根受压比较少见，这与该区椎管矢径大、骨折后其骨折片离心分离有关。颈 2 神经根受到压迫或刺激，可出现枕大神经分布区域放射性疼痛或感觉障碍。如果单侧脱位可能致头部向外侧倾斜或斜颈，并伴有颈肌痉挛。局部压痛限于枕外隆凸下方，被动头部运动以旋转受限最明显。

合并脊髓损伤，表现严重四肢瘫痪和部分脑神经损伤症状，呼吸困难常常是损伤初期的致命原因。

（三）影像学检查

1.X 线表现

寰椎椎弓骨折的诊断主要依赖 X 线检查，普通的前后位和侧位 X 线片常因该部结构复杂造成阴影重叠，影响对损伤的判断。因此，寰枢区前后开口拍片能够集中显示该部解剖形态。X 线检查是此类损伤诊断和鉴别诊断必不可少的手段。

X 线特征性表现：①寰椎的两侧块移位，可以同时向外侧分离移位，也可能为不对称的移位，移位的范围可达 0.2～1.1cm；②判断侧块移位应参照颈 2 的棘突是否维持在中央，若棘突阴影在中央而有侧块移位，则表明并非因旋转所致侧块与齿突距离的差异；③断层拍片对了解细微结构的变化有帮助，可能发现寰椎侧块的内侧有一小游离骨片，系为横韧带撕脱所致，但这种小的撕脱骨片在普通 X 线片上无法显示出来；④咽后壁软组织肿胀阴影能在 X 线片上清晰显示出来，表示该部骨折出血的血肿。

正常人寰枢区开口拍片可因不同程度的旋转和侧屈引起寰枢椎间向内或外侧倾斜。因此，两侧都偏斜时，应仔细观察颈 2 棘突的位置是否居中，对正常或异常的判断至关重要。如颈 2 棘突位置居中，侧块移位意味着既不是旋转也不是侧屈，而是由于损伤所引起的骨折移位。双侧寰椎侧块都发生偏斜，这是 Jefferson 骨折所特有的表现。但在没有旋转和侧屈异常条件下，发生偏屈也见于寰枢椎前脱位。应结合上颈椎的侧位 X 线片来判断。

2.CT

断层可以清楚地显示出骨折的具体情况，尤其三维重建以更清楚地将骨折的骨折块的大小、骨折块的具体移位，与重要组织的毗邻关系显示清楚。

3.MRI

可以显著地清楚了解骨折对脊髓的压迫程度及脊髓的损害程度，对于患者的愈后有一个明确的判断。但对于骨折块的显示，不如 CT 的三维重建。

（四）诊断

如因对此类损伤认识不足，或摄片部位、技术问题发生困难。清晰的上颈椎前后位开口片通常可以显示寰椎骨折和解剖关系的变化。根据该区正常影像学解剖关系的变化，能够较确切地做出诊断。

在正常情况下，寰椎两侧块与齿突间的距离相等而对称；两侧块外缘与枢椎关节侧突块外缘在一直线上；寰椎前弓后缘与齿突前线即寰齿间距正常为 0.3cm 内都是较恒定的标志。一旦发生变化，尤其寰椎侧块向外滑动移位，就是此种骨折的重要诊断依据。但必须注意鉴别因颈椎过伸时枕骨直接撞击寰椎后弓致椎动脉沟处单纯寰椎后弓骨折，该骨折仅能从侧位 X 线片上显示出来。

在侧位 X 线片，如果寰椎前弓与齿突间距＞0.3cm，常提示合并前弓骨折或横韧带撕裂伤。

损伤后的稳定程度主要取决于横韧带和异常韧带损伤情况。尤其横韧带对固定齿突，稳定寰枢关节及保持寰椎两侧块间的张力起着极为重要的作用。如果横韧带无损，则两侧块的分离移位是有限的，其两侧移位距离之和必须＜6.9mL；如果横韧带撕裂，则两侧块失去了韧带控制，离心性分离移位＞0.69cm，即造成该区不稳定性。严重的不稳定性骨折常表现为寰枢椎半脱位。为了解寰枢区损伤的细微结构变化，宜采用断层拍片及CT扫描，常能显示寰椎爆裂的骨折片分离状况，对确定其稳定程度是有益的。注意寰椎侧块内侧缘撕脱骨片，是横韧带撕裂征象，提示骨折不稳定。

(五)治疗

治疗目的在于恢复枕一寰一枢解剖区域的稳定性及其功能，避免脊髓急性受压或迟发性损害。

1.非手术治疗

采用非手术治疗缓解损伤，是一种合理的治疗方法。不管骨折是否稳定，都可以获得满意的疗效。其方法是在确定骨折诊断后，用颅骨Grutchfield弓牵引或Glisson枕颌带牵引，重量为3～5kg。牵引的作用可减少或解除枕骨髁和枢椎对寰椎骨折块的压力，并使分离的侧块与前后弓断端接触，有利于骨折复位和愈合。牵引3周后改用头颈胸石膏固定2～3个月。拆除石膏后，用颈领固定物保护2～3个月。头环一石膏装置具有保持枕一寰及整个颈椎高度稳定的作用，通常需要3～5个月。这种装置和技术较复杂，患者常不愿意接受。

2.手术治疗

为获得伤后寰枕椎区永久性稳定，有些学者积极主张手术治疗，即进行寰一枢固定术或枕颈融合术。

寰一枢间融合术不能用于新鲜骨折，必须等待后弓与两侧块牢固的骨性愈合后施行。Gallie方法是传统的手术，将寰椎后弓与枢椎棘突用钢丝环绕结扎，其间加以植骨块。Broks和Brooks改良法，即采用钢丝穿越寰椎后弓和枢椎椎板。将楔形骨块分别嵌入寰一枢后结构间，此法有立即稳定作用。

枕颈融合术是将枕骨与颈2融合，以保证枕寰和寰枢椎的稳定。其特点是头颈运动功能丧失较寰枢椎固定稍多一些。

三、单纯寰枢椎脱位及伴有齿状突骨折的寰枢椎脱位

(一)临床表现

典型的临床表现为头颈部倾斜。如果单侧向前移位时，头部向健侧倾斜，并有颈部疼痛和僵直、枕大神经痛等，但脊髓压迫症状和体征极少发生。

有时微小的创伤就可造成寰枢关节旋转移位，头在旋转位置上，取代了寰椎在枢椎上面的运动，二者仅能有少许活动。

(二)诊断

明确的外伤史可与炎症所致半脱位相区别。为除外上颈椎的其他部位损伤，必须借助X线摄片。

X线开口拍片主要特征是枢椎齿突与寰椎两枚侧块间距不对称，但小儿开口拍片时合作不好使之投影位置偏斜，引起二者间隙异常，或不能满意显示该部位的解剖结构。必要时多做几次拍片，排除因投影位置异常造成的误诊。侧位X线片能清楚显示齿突和寰枢前弓之间的

距离变化。正常情况下在0.3cm以内。必要时做CT扫描,可以与寰椎椎弓骨折及上颈椎畸形鉴别。

对于严重的陈旧性半脱位应注意。有人报道一组17例不可复位的寰枢半脱位,全部病例表现为斜颈及运动受限,颈部活动时疼痛,其中由于长期斜颈畸形导致面部发育不对称。由于斜颈出现对侧胸锁乳突肌痉挛,患儿常用手托住头部或喜欢卧床。

(三)治疗

寰枢椎半脱位的治疗比较容易。其方法包括牵引复位和固定,也有些病例未采取任何治疗在几天后自然复位。

通常应用枕颌带(Glisson)取正中位牵引,牵引重量根据年龄而定,成人用2.5～3kg,儿童用1.0～2.0kg即可。在牵引过程中拍片复查,并根据复位情况调整牵引重量和方法。一般2～3天即可复位,维持牵引2周,并头颈胸石膏固定或颈部支架2～3个月。

顽固性半脱位及陈旧性半脱位,可应用颅骨牵引,复位后可考虑应用寰枢融合术。

四、枢椎齿突骨折

枢椎齿突骨折是累及寰枢椎区域稳定性的严重损伤,发生率约占颈椎损伤的10%。由于具有特殊的解剖学结构,其不愈合发生率也较高,不稳定性因素的存在,可能导致急性或延迟性颈椎脊髓压迫并危及生命。

(一)损伤机制

枢椎上接寰椎,下连第3颈椎,无典型椎体,只是与第3颈椎椎体连接部呈椎体形态。其上部为一骨性柱状突起,形若牙齿状,故称齿突,长约1.5cm。与寰椎前弓内侧形成关节,借助坚强的横韧带及翼状韧带等维持其稳定,并限制齿突的活动范围。

头颈屈曲性损伤是引起齿突骨折的主要原因。当外力突然作用头部屈曲时,齿突与寰椎前弓和横韧带构成的牢固解剖结构向前冲击,齿突即可与椎体分离造成骨折。外力也可能是剪切和撕脱联合作用,造成不同类型骨折。Mounadian采用脊柱标本实验研究时,用屈曲损伤制作了Ⅲ型骨折,而Ⅱ型骨折是由于侧方负重造成同侧寰椎的侧块将齿突剪切下来,但未能被临床证实。可能是由于来自前方的瞬间外力作用在旋转的颈椎,造成寰椎负重侧块并将齿突从枢椎椎体上剪切下来。

(二)损伤类型

Anderson根据齿突骨折的X线解剖部位分三种类型。Ⅰ型属于齿突尖部斜行骨折,有时也表现为撕脱骨折。这是由于附着在其尖部的翼状韧带牵拉后引起的齿突尖部一侧性骨折。Ⅱ型:齿突与枢椎椎体连接部骨折。Ⅲ型:骨折线波及枢椎椎体的松质骨,是一种通过椎体的骨折。

(三)临床表现

1.局部症状

颈项疼痛是损伤后早期突出的表现。疼痛的部位限于上颈椎。头颈运动功能受限,尤其是旋转活动受限最明显。

2.神经症状

早期神经症状多数比较轻微。主要表现为四肢无力，或肢体深反射活跃，枕部感觉减退或疼痛。严重者四肢瘫痪和呼吸困难，可在短期内死亡。

迟发性脊髓病多见。损伤后不立即发病，未获治疗或治疗不当，寰枢椎逐渐移位。相对而言，缓慢减少缓冲间隙，在一定限度内，脊髓有一定适应能力，但超出了脊髓的适应极限就会出现相关的脊髓受压迫症状。Anderson 复习文献发现有迟发性颈脊髓病报道 50 多例，受累程度各有不同。包括痉挛性半瘫、大小便失禁、布朗一色夸综合征、单肢瘫、四肢瘫、吞咽困难和枕大神经痛。神经损害症状可表现为渐进性加重或间歇性发作；有些病例于伤后数年、十数年后出现症状，也有因一次轻微外伤而出现严重的脊髓压迫症状。

(四)影像学表现

X 线表现可以发现部分齿状突骨折，但有时易因骨质的重叠不出现异常。故需进行断层可以较清楚地显示。CT 及三维螺旋 CT 可以清楚显示骨质的骨折情况及移位状态。MRI 可以表现出脊髓的受压迫状态，但对于骨折的显示相对稍差。

(五)诊断

详尽准确的损伤史和局部检查，考虑到这种损伤存在的可能，早期诊断十分重要。尤其无移位的齿突骨折，常常因满足于常规拍片未发现骨折而误诊；有时虽已拍摄开口位片，常可由于开口及拍片角度不合适，齿突骨折处显示不清或多重骨影掩盖。必要时，多次拍开口片，或侧位伸屈位片，对有临床上可疑者经此密切观察常能确诊。必要时还可做断层拍片、CT、三维重建螺旋 CT 以及 MRI。清晰的开口位片可显示齿突骨折及其骨折的类型，侧位片看齿突和寰椎前弓的距离能够提示寰枢椎是否脱位。必须注意齿突骨折可能合并寰椎骨折。

(六)治疗

1.非手术治疗

系统而正确的非手术治疗通常能使绝大多数病例获得骨性愈合。非手术治疗适用于所有类型骨折。

治疗方法包括牵引复位、持续牵引或外固定。牵引方法系采用枕颌带牵引，取正中位，牵引重量 3～4kg。为期 1～3 周，证明骨折已经复位，即行头颈胸石膏固定，固定维持 3～4 个月。颅骨 crutchfield 牵引，一般不宜采用。只在移位严重或伴有下颈骨折脱位时使用，但牵引重量也不宜太大，以避免牵引过大引起齿突骨折部分离影响愈合。

采用头环一石膏固定治疗齿突骨折，因可调节复位且能够保持高度的稳定作用，故获得较好的效果，但这种装置的安装给患者带来一定不便，由于穿钉和固定其并发症不少见，这种装置和技术也比较复杂，头颈胸石膏虽可能日后发生少许松动而不如头环一石膏固定那样稳定，但是头颈胸石膏是以枕颌和肩部为支点。能够保留骨折端的生理压力性接触，对骨折愈合有好处。

2.手术治疗

手术治疗并非为早期首选的治疗方法。手术的目的是稳定寰枢椎，并防止因小稳定造成迟发性脊髓压迫。手术治疗分为寰枢椎固定术和枕颈固定术。

目前对于齿状突的骨折以前路在X线下进行的切开或经皮的空心螺丝钉内固定为主要方法,可以早期稳定骨折的愈合率高,且愈后不影响寰枢椎的旋转功能。国外以两枚钉固定为最佳,但我国患者的齿状突相对偏小,故一枚钉可以起到牢固的固定作用。过去曾对于合并神经损伤者,不能单纯施行寰枢椎固定,必须切除寰根后弓减压,必要时还应将枕骨大孔后缘压迫脊髓部分切除,再施行枕颈融合,目前临床应用较少。

五、绞刑骨折或外伤性枢椎椎弓骨折

枢椎椎弓骨折(Hangman骨折)是一种少见的损伤,最早发现于被施行绞刑者,故称绞刑骨折。后来在日常交通事故和运动伤者也发现有类似损伤,其发生率比人们想象得高。椎弓骨折的同时可伴有枢椎椎体脱位,故又称“创伤性枢椎滑脱”。

(一)损伤机制

枢椎上下关节突面呈前后排列,上关节突在前,位于齿突基底两侧,上连寰椎侧块;下关节突在上关节的后下方,与第3颈椎上关节突连接。两个关节突之间为狭窄的峡部,其间又有一个椎动脉孔(横突孔)穿越,故在解剖学上属于薄弱部位。但枢椎的椎板和棘突却较邻近的颈椎宽厚和坚实。从发育和损伤机制来看,椎弓部是力学的杠杆,外力可以从椎体传至后结构。而且,一旦在此处发生骨折,椎体和椎弓发生分离移位,寰椎后弓与枢椎的椎板间有寰枢后韧带,颈2神经后支组成的枕大神经,穿越此韧带上升至枕部。因此,该部损伤可因枕大神经受累而有枕部疼痛。

根据损伤史和伤后X线表现,可对损伤机制做出推测。按照外力作用可归纳为三种:

1.上颈椎超伸展外力

上颈椎突然过度伸展,超出维持颈椎稳定的结构张力范围(如前、后纵韧带及椎间盘等软组织),颈颅结构(包括颅骨、寰椎、枢椎的椎体和齿突),解剖整体自相对固定的下颈椎(包括枢椎椎弓和棘突)并以枢椎椎弓根和侧块为支点分离下来,即枢椎与颈椎分离机制。因为枢椎椎弓根被其下关节突固定,坚固呈叉状棘突被强有力的颈肌所固定,超伸展外力就可能导致作为力的杠杆的峡部骨折。从前后位观察颅颈力学传导,从枕寰两侧向下呈漏斗形,到枢椎椎体合为一条力线;从侧位上看,枕颈部为单一的力线,到枢椎横突孔分为两股力线。如果枢椎椎弓骨折时,前纵韧带也同时撕裂,则椎体就可能向前滑脱。

2.伸展压缩外力

上颈椎突然遭到纵向压缩和伸展双重暴力作用导致枢椎椎弓骨折。例如额顶部遭到猛烈撞击,下颌部又突然受到打击而身躯继续前冲所形成的外力。这种情况多发生在汽车肇事时。

3.伸展和牵张外力

常发生在身体快速向前运动时,下颌或颈前部突然被障碍物阻挡而停止运动,造成上颈颈椎猛烈、急速伸展和牵张,这种损伤机制和绞刑中采用的技术是一致的。在平时,伤者极少有合并牵拉外力的损伤。

在极度伸展外力作用下,可使上颈椎向前伸展,以致使之间的纵行韧带撕裂。当伸展力持续存在时，枢椎的椎弓被挤压在枕骨、寰椎的下方和颈椎的上方之间而发生骨折。在X线常显示枢椎椎体向前下方脱位。这种异常情况可提示在损伤时可能含有剪切外力因素存在。

(二)临床表现

局部症状表现为枕颈部疼痛和压痛，头部活动受限。颈部神经损伤表现为枕大神经分布区域疼痛，有时也可出现头颈倾斜。

合并颜面部及颈部损伤是另一个具有明显特征性的临床表现。软组织损伤多为下颚和额部，表现为皮下瘀血和皮肤撕伤。此外，还可能合并下颌骨折及颈部气管伤。表现为暂时性昏迷的颅脑伤也较为多见。合并脊髓伤多为严重的四肢瘫痪和呼吸困难，存活极少。

(三)诊断

Hangman骨折的诊断，常常因为缺乏准确的损伤史和对该损伤特点的认识不足，造成延误。严重暴力造成损伤较为复杂，常并有多发伤，尤其存在明显的致命性非颈部损伤而被忽视。在这种情况下，伤者只要颈部疼痛和活动受限就应在医生陪同下进行常规颈椎拍片，一旦发现上颈椎X线解剖关系有可疑征象，就必须拍摄颈椎伸屈侧位片。有的学者主张采用头部牵引下拍片，既可确定骨折，又可明确骨折的稳定程度。有时尚需要做断层拍片才能清楚显示骨折线。

X线的典型表现是枢椎椎弓根部断裂。骨折移位程度可有不同，骨折线有时垂直，有时斜形，枢椎椎体前面倾斜。应该注意，有时病损只有在斜位X线片可以看出来，应该进一步地进行CT以及三维螺旋CT，可以清楚显示骨折的状态及临近椎体上缘和下缘的撕脱骨折。

(四)治疗

1.非手术治疗

无移位或轻微移位属于稳定性骨折。采用枕颌带牵引2～3周，再以头颈胸石膏或支架固定2～3个月。严重移位、椎体和椎弓之间的距离增大或有旋转属于不稳定型骨折，初期采用颅骨牵引，取正中立位，牵引力为2～3kg。复位后继续维持牵引，或3周后再用头颈胸石膏固定。在颅牵引中，重量不可随意增大，以避免加重分离移位。

2.手术疗法

损伤初期不宜实施手术。因为该部位置深，容易损伤血管和神经。但是在后期，对于复位不好、影响稳定的骨折可考虑枕颈融合或颈椎2～3椎体间融合术。

第三节　下颈椎损伤

一、临床分型

Laoldsworth第一次尝试对脊柱损伤进行分类。在他的分类体系中，脊柱被分为前柱和后柱，前柱由前纵韧带、椎体、椎间盘和后纵韧带组成；后柱由椎弓根、椎板、棘突、黄韧带、关节囊韧带、棘上和棘间韧带组成。他将所有脊柱损伤分为六类:单纯楔形压缩性骨折、脱位、后伸损伤、爆裂性骨折、旋转骨折脱位和剪切性损伤。对于每一类型损伤,意味一种损伤模式。稳定性骨折仅 柱损伤,不稳定损伤有两杆受累。这一分类体系对确定脊柱稳定性不够准确,因而临床应用有限。

临床对其损伤分为六种类型,即屈曲压缩型、垂直压缩型、牵张屈曲型、伸展压缩型、牵张伸展型、侧方屈曲型。在下面的讨论中我们将应用 Allen 的分型。

(一)屈曲压缩型

Allen 等描述了五度屈曲压缩型损伤。这一类型的许多损伤易于和垂直压缩型损伤混淆。这五度损伤大部分骨创伤较轻,临床症状不明显。而且这类损伤在早期评估常被认为较轻,但常伴随明显的韧带损伤,致使脊柱不稳。常见的损伤水平是 $C_{4\sim5}$ 和 $C_{5\sim6}$。压缩负荷作用于屈曲的脊柱导致前柱压缩后柱牵张。在Ⅲ度和Ⅳ度损伤(椎体骨折无移位或移位少于0.3cm),后部韧带有可能破坏。这类患者要求行 MRI 检查以排除后部韧带损伤。后部韧带损伤致使损伤节段高度不稳定。

Ⅳ度和Ⅴ度损伤常被称为泪滴骨折,包括椎体向后移位至椎管并常伴有脊髓损伤。后纵韧带常保持完整可在骨折复位过程中指引脊柱序列的对位。这类骨折需与过伸性损伤引起的椎体前下角撕脱性骨折相鉴别,而这种损伤较轻。对于这类没有神经损伤的不稳定损伤,可进行后路稳定手术然后行 Halo 支具固定。合并神经损伤的常需前路减压,然后行前路或后路稳定手术。

(二)垂直压缩型

垂直压缩型损伤最常见于交通事故、潜水事故和头顶遭受直接打击。最常见的损伤水平是 C_5 和 C_7。这些损伤由于脊柱中线遭受压缩暴力所致,导致前柱和中柱均缩短。Ⅰ度和Ⅱ度损伤仅仅只是椎体一个或两个终板呈杯口状。在这两度中后部韧带结构未破坏,晚期很少有后凸畸形。可将患者固定在牢固的颈椎支具或 Halo－vest 支具 6～8 周。对于较少出现的神经受累,应行 MRI 检查。

Ⅲ度垂直压缩型损伤常包括椎体粉碎和移位,通常被称为爆裂性骨折。椎管常因骨折块后移而狭窄。骨牵引可使骨折复位,但有时也不一定。复位后进行 MRI 检查以确定是否有残留的解剖上的压迫。大部分患者存在神经损伤需要前路减压并用前路钢板固定重建脊柱稳定性。

目前临床上多进行前路的椎体次全切进行大块髂骨植骨并钛板内固定术稳定手术。可以直接解除前路对脊髓的压迫,恢复椎体的高度,又不影响后路的解剖结构。

三、牵张屈曲型

牵张屈曲型是最常见的损伤类型,常由摩托车事故和高处坠落引起。损伤常见于 $C_{5\sim6}$ 和 $C_{6\sim7}$。牵张负荷在脊柱屈曲位作用于脊柱,通过拉长后部结构引起牵张性损伤。Allen 所述的牵张屈曲型损伤分四度。包括了代表Ⅱ度和Ⅲ度的单侧和双侧关节突脱位。单侧关节突脱位的椎体大约有 25%的半脱位。在这一损伤中中柱和后柱结构完全破坏,前柱结构可保持完整。双侧关节突脱位的椎体向前移位大约50%。上位椎体关节突的后关节面背对着下位椎体关节突的前关节面。Ⅳ度是比较少见的损伤类型，所有的韧带复合结构完全破坏，整个椎体发生移位。

关节突半脱位后部韧带损伤不太严重，代表Ⅰ度损伤。这类损伤因放射改变轻微常常被漏诊。许多这类患者开始并没有严重的疼痛。但随着炎症反应的发生疼痛加重。体检时医生并不能触及关节突或棘突间隙增宽。在屈伸位X线片上，超过0.35cm的移位或大于11°的成角被认为是不稳定的。MRI可辨别后部韧带的损伤。表现为棘突间隙或关节突间关节高信号以及韧带结构的连续性中断。CT图像矢状面重建也有助于辨别这些损伤。

单侧关节突脱位可伴随关节突骨折。也可由于同侧椎弓和椎板骨折导致侧块骨折分离，出现浮动侧块。在侧位片上受累侧块与对侧和相邻节段相比发生旋转。在前后位片上，侧块旋转并且可辨别出椎弓根骨折。MRI图像显示单侧关节突脱位的患者椎间盘突出的发生率为10%～20%。大部分单侧关节突脱位的患者无神经损伤。但是已存在椎管狭窄的患者会出现明显的脊髓损伤。更常见的是大约有50%的患者在损伤水平存在单纯的神经根受压。

双侧关节突脱位是一种很不稳定的损伤，伴随后部所有韧带结构损伤如后纵韧带、后部纤维环。前纵韧带常是唯一未受损的结构。软组织损伤非常广泛，有30%～50%的患者伴随有椎间盘突出。大部分患者发生明显的脊髓损伤，由于损伤部位下位椎体和上位椎板之间的直接压迫和脊髓受到牵拉而引起。偶尔也有神经完好无损，尤其是如果患者椎管较大或移位的椎板同时伴有骨折时。前面已提到，在侧位X线片上椎体至少向前移位50%。如果不注意颈胸结合部，这一损伤常常被漏诊。对于创伤的患者，T_1椎体必须显示出来。Willis研究发现关节突脱位的患者50%～60%有椎动脉阻塞，但没有临床症状。

所有牵张屈曲型损伤的患者在病情稳定后应立即试行闭合复位。资料显示，在损伤后8小时内成功复位可使神经障碍得到明显恢复。有几位学者提出了计算复位所需重量的公式，但没有一个证明是有效的。有学者建议牵引重量不超过50磅以防过牵。有人报告大重量的牵引复位可使复位成功率明显提高。在一篇报告中对81例尝试闭合复位的牵引重量达到了50kg，复位成功率为91%。在进行这种大重量牵引复位时，必须注意进行连续的神经和放射拍片监测。如出现任何过牵或神经状况改变，就应终止。复位后应进行MRI检查以评估神经压迫。

牵张屈曲型损伤的患者应用Halo背心进行非手术治疗晚期不稳发生率高达64%。不能达到充分的复位或维持复位或许是因为骨折脱位，失去了正常骨结构而易于向前移位。所有不稳定的牵张屈曲型损伤没有神经损伤的可首先行后路颈椎融合术，有神经损伤的在行后路稳定术前需进行前路减压和重建。决定这一手术的指征是有放射学征象显示由椎间盘突出自前面压迫脊髓。对于没有神经损伤的单侧或双侧关节突脱位的患者，最好从后路进行稳定手术。

对于那些单纯脱位并没有关节结构损伤的患者，可行Bohlman三重钢丝技术。对于单侧关节突脱位，可行单节段融合。

因为关节突骨折会失去旋转的控制能力,因此棘突间钢丝固定不够充分。在这种情况下建议加用一个关节突钢丝或侧块钢板。建议手术前行 MRI 检查以了解是否有椎间盘突出。如果是单侧关节突脱位或骨折脱位同时脊髓受到突出的椎间盘的压迫,建议行前路减压,然后行后路稳定手术。如果神经根受到突出椎间盘或关节突骨折压迫,可考虑行前路减压,然后行前路椎体间融合前路钢板固定或后路稳定手术。也可选择后路椎间孔切开结合后路融合术。对于少见的闭合复位失败的病例,可从后路撬拨关节突间关节达到复位,有时需操纵棘突来达到对位。可去除少部分上关节突以便于复位。

双侧关节突脱位合并完全或不完全神经损伤的患者,应立即进行闭合复位。如果复位后 MRI 检查显示仍有椎间盘突出压迫脊髓,可行前路椎间盘摘除自体骨移植钢板内固定。根据医生的爱好可选择性地同时行后路关节固定术。如不伴有椎间盘突出,可应用棘突间钢丝或侧块钢板固定单纯行后路融合术。

(四)压缩后伸型

枢椎以下均可发生压缩后伸型损伤,而且可伴随 $C_{1\sim2}$ 水平的损伤。在颈椎后伸情况下给予压缩暴力导致后柱的损伤,接着前柱发生损伤。在损伤初期的侧位片上不容易发现损伤。斜位片和 CT 有助于诊断。压缩后伸型分为三度,压缩后伸型Ⅰ度颈椎斜位片显示骨折通过损伤椎体的椎弓根和椎板,可伴有或不伴有椎体旋转移位。椎板骨折很难在平片上显示。斜位片对于显示压缩后伸型Ⅰ度是最可靠的。压缩后伸型Ⅱ度斜位片显示双侧椎板骨折,最常见的是多处相邻节段椎板骨折。在颈椎运动节段显示没有其他软组织损伤。此类损伤如无神经损伤,可用坚固的颈椎矫形器或 Halo 支具进行固定。压缩后伸型Ⅲ度不太常见,代表脊柱三柱均有损伤。对于伴有脊髓损伤的压缩后伸型损伤,应行 MRI 检查了解脊髓受压状况,然后行减压与稳定手术。由于存在多节段椎板骨折,因此后路内固定应用较困难,前路钢板螺钉内固定适用于此类损伤。

(五)牵张伸展型

牵张性暴力作用于伸展位的脊柱导致张力性损伤,脊柱前柱和后柱均拉长。损伤既可发生在骨也可发生于韧带结构。MRI 常有助于确定软组织损伤的程度。这是较少见的一类损伤。在屈伸位拍片没有明显的椎体移位(牵张伸展型Ⅰ度)可用颈椎支架或 Halo－vest 支具进行治疗。可发生自发性的关节强直。对于有前部韧带损伤的患者,也可考虑应用钢板固定行前路融合术。

椎体移位意味所有三柱韧带复合体均发生损伤,椎体有可能移位至椎管内。在最初的 X 线片检查可能只有轻微的异常。因将头置于轻度屈曲位可使损伤复位。MRI 常能显示脊柱三柱韧带损伤情况。这种损伤不稳定,需要进行前路融合钢板内固定。对于极度不稳的患者可加用后路融合。

(六)侧方屈曲型损伤

侧方屈曲型损伤常发生于车祸伤或头部一侧遭受打击。在脊柱冠状面上不对称的负荷导致脊柱一侧牵张性损伤,对侧压缩性损伤。大部分此类损伤临床症状较轻,可用颈围领进行治疗。较严重的损伤可导致一侧韧带破坏而有可能出现移位。这类损伤较少见,需要手术进行稳定。术前 MRI 检查可有助于确定软组织损伤程度。

二、下颈椎骨折脱位

下颈椎是指第 3～7 颈椎,是颈椎损伤最多的部位。各种暴力,包括伸展、屈曲、旋转、压缩和剪切等都可能导致低位颈椎骨折或骨折脱位。通常合并不同严重程度的脊髓和神经根损伤。根据损伤的解剖部位和损伤机制分别加以叙述。

(一)双侧关节突脱位

颈椎双侧关节突脱位是典型的屈曲性损伤,可发生在颈 2～7 的任何节段,但以颈 4 以下最多见。

1.损伤机制

当头颈部遭受屈曲暴力作用时,颈椎活动单位的支点位于椎间盘中央偏后部。由于颈椎的小关节突关节面平坦,且与水平面呈 45°交角,骤然屈曲外力,引起上位颈椎的下关节囊撕裂,关节突翘起。随着外力的惯性和头颅的重力作用,使已移位的下关节突继续向前滑动移位,整个上位椎体也伴随前移。作用力消失后,因颈部肌肉收缩作用呈弹性固定。如果上下关节突关节相互依托,形成顶对顶,即为“栖息”状态;如果上位脊椎的下关节突超过了下位脊椎的上关节突,形成背靠背,即为“交锁”状态。

2.临床表现

颈椎疼痛,伸展屈曲和旋转功能受限。头部呈强迫性前倾畸形,颈部肌肉痉挛。压痛广泛,但以脱位部最明显。合并脊髓损伤者则伴有程度不同的瘫痪或伴有神经根疼。损伤位置在颈以上者常合并有呼吸窘迫。

3.影像学表现

X 线特征损伤节段椎体前移的距离至少是椎体前后径的 1/2,上位颈椎的下关节突位于下位颈椎上关节突的顶部或前方,两棘突间隙增大。在前后位 X 线片显示小关节并不十分清晰,但钩椎关节紊乱,或二椎体边缘相互重叠。CT 及三维螺旋 CT 可以清楚显示关节突的位置,分清脱位的状态,重建更可以了解相互间的关系。MRI 可以将受伤部位的脊髓受压情况表现清楚,但对骨折及脱位的显示比三维螺旋 CT 没有太多的优势。

4.诊断

依据受伤的病史、临床表现、X 线及螺旋 CT 均可以进行诊断,MRI 的进一步检查可以对治疗进行正确的指导。

5.治疗

急救治疗并保持呼吸道通畅,在全身状况允许的条件下进行下一步治疗。

(1)非手术治疗:颅骨牵引是首选方法。牵引重量从 3～4kg 起,逐渐加重牵引重量。每隔 30 分钟床边拍摄颈椎侧位片,观察复位情况。同时密切注视血压、脉搏,保持呼吸道通畅更为重要。在不加重神经症状的条件下,重量可加大至 10～15kg。开始时颈椎保持轻度屈曲位(约 20°),严防过伸。脱位的关节突牵开后,在肩背部垫一软枕。并将牵引方向改为略伸展。

一经复位，立即减轻牵引重量为2kg，取略伸展维持牵引3～4周后用头颈胸石膏固定3个月；或持续牵引3个月，直至骨折愈合。

(2)手术治疗。

1)适应证：在非手术治疗时脊髓损伤症状逐渐加重者，骨折脱位经闭合复位失败者，闭合复位后仍有明显的椎间盘损伤及骨折片突入椎管者等。

2)手术方法：①后进路复位、减压和固定融合术在颅骨牵引下，气管插管麻醉，俯卧位，头部置于头架上略屈曲位。取后正中切口暴露棘突、椎板和脱位的关节突，将脱位关节突的上关节突做部分切除，用钝骨膜剥离器伸入关节突的下方间隙，在牵引下缓慢撬拨使之复位。复位后颈椎伸展，用钢丝作棘突连环结扎固定并可植骨融合。可以在X线的指点下进行颈椎的椎弓根内固定，也可以用侧块钢板进行内固定，并做植骨融合。合并脊髓损伤宜同时作损伤节段椎板切除减压，再固定融合。②前路复位、减压和融合术准确定位后，将损伤节段的椎间盘切除。在持续颅骨牵引下，用骨膜剥离器伸入椎间隙，以下位椎体作为杠杆支点逐渐加大撬拨力量，用手指推按脱位的椎体使之复位。复位后，如有骨折片突入椎管，应细心加以挖出。将自体髂骨植入间隙固定融合，并进行钛板的内固定使骨折脱位的节段间可以早期稳定，也提高了其融合率。

(二)单侧关节突关节脱位

单侧关节突关节脱位通常是由于屈曲和旋转暴力作用所致。当屈曲和旋转外力同时作用于颈椎时，损伤节段形成向前下方扭曲暴力，以椎间盘偏后中央为轴心，一侧的上位颈椎下关节突向后旋转，而另一侧下关节突向前方滑动，并可超越下位颈椎的上关节突至其前方，形成"交锁"现象。有时在上下关节突相互撞击时发生骨折。

1.临床表现

单纯损伤只表现颈部的局部症状，疼痛，强迫性头颈倾斜畸形，伸屈和旋转功能受限。合并神经根刺激或压迫者，表现该神经根分布区域皮肤过敏、疼痛或感觉减退。脊髓损伤者表现相应的四肢瘫、下肢瘫或部分瘫痪。

2.影像学表现

X线征象：X线特征是诊断的关键。侧位X线片典型征象为脱位椎体向前移位的距离为椎体前后径的1/3，至多不超过1/2。脱位椎体平面的关节突关系丧失。前后位X线片显示脱位颈椎的棘突偏离中央，向小关节脱位的一侧偏移。斜位可清楚显示小关节脱位或"交锁"现象，有时还会发现关节突小骨折片。CT及三维螺旋CT更清楚显示各种关系，MRI可以显示脊髓的受压情况椎管内的出血状态。

3.诊断

依据明显的外伤病史、临床症状、影像学检查可以明确诊断。

4.治疗

颅骨牵引和枕颌带牵引是最常用的复位方法。牵引时，颈椎略呈屈曲位(20°)，牵引重量为5～6kg，可逐渐增大，但至多不超过10kg，以免损伤或加重神经损伤。为便于复位，有时可在脱位侧的肩背略为垫高，使损伤节段轻度侧曲，使脱位的小关节突牵开。与双侧关节突脱位一样，在整个复位过程中。密切注意全身情况的变化，并每隔 0.5～1 小时，床边拍片复查。

复位后，应用 1～2kg 重量维持牵引 3～4 周，再以头颈的石膏固定 3 个月。复位失败者适用手术治疗，手术治疗的方式和方法如前面提到的一样。

(三)颈椎前半脱位

损伤多发生在成年人，偶尔见于小儿。这种损伤多半隐匿，易漏诊或误诊。

1.损伤机制

屈曲性损伤暴力较小，作用力尚不足以引起双侧关节突关节脱位，也不能导致椎体压缩性骨折。当头部受到屈曲外力作用，受力作用节段的二椎体前方为压应力，而颈椎的后部结构为张应力。以椎间盘中央偏后为轴心，椎体前部为支点，张应力侧的关节囊、棘间韧带、黄韧带，甚者后纵韧带等撕裂。外力持续作用导致上位颈椎的两下关节突向前滑动并分离移位。外力中止后，因颈部肌肉收缩作用，使已半脱位的关节又缩回原位。但也有因关节囊的嵌顿或小骨折片的阻碍，保持半脱位状态。

2.临床表现

颈椎前半脱位的症状比较轻，主要表现在局部。颈部疼痛，头颈伸屈和旋转功能受限；颈部肌肉痉挛，头颈呈前倾僵硬状；损伤节段的棘突和棘间隙压痛，椎前侧也有压痛。即使有神经症状也不严重，有时为神经根受刺激症状。严重者也会出现脊髓损伤的相应症状和体征。

3.影像学检查

X 线可能无异常征象。如果小关节仍维持在半脱位状态，侧位片可显示关节突的排列异常。应用伸屈动力性摄片以显示损伤节段的不稳定。相邻椎体所形成角＞11°即提示不稳，或椎体移动距离＞0.35cm 同样表示不稳。CT 及三维螺旋 CT 可以发现脱位的异常状况，而 MRI 可以显示局部关节的韧带损伤以及局部的骨质、脊髓的损伤情况。

4.诊断

依据外伤病史、临床表现、影像学检查可以进行明确的诊断。

5.治疗

牵引通常可以复位，但不必使用颅骨牵引，枕颌带牵引就足以能够复位。牵引取颈椎正中位，重量 2～3kg，持续 3～7 天即可。复位后减轻牵引重量至 1～1.5kg，持续 3 周以头颈胸石膏固定，为期 2～3 个月。

亦有学者主张手法复位，但必须谨慎操作，防止加重损伤。如果后期仍在损伤节段表现不稳定，过伸过屈侧位 X 线表现明确有失稳。应进行颈前路椎间盘摘除和自体骨植骨融合，若有脊髓压迫，应扩大减压和植骨融合，并进行内固定早期稳定，提高融合率。

(四)单纯楔形压缩骨折

过屈暴力伴垂直压缩外力同时作用，导致受力节段椎体相互挤压，引起椎体楔形骨折。这种损伤多见于颈 4～5。

1.损伤机制

上下颈椎的终板相互挤压，致受力大的椎体前部皮质变扁并成直角，随之受累椎体的前缘松质骨也同时变狭窄，垂直高度将减小。除椎体骨折外，后结构的小关节也可能有骨折。后复合韧带也一并撕裂。如果压缩骨折的椎体仅限于椎体前部，则椎管形态不会改变，脊髓不至受到损伤。但有时合并椎间盘损伤并向后方突出椎管引起压迫。

2.临床表现

临床主要表现局部症状。疼痛和运动功能受限，有时头颈部呈前倾僵直状态。合并神经压迫者会出现相应的临床症状。

3.影像学检查

侧位X线片显示损伤椎体髓部压缩，整个椎体呈楔形；有时可见小关节骨折。CT及三维螺旋CT更清楚显示有无骨折的移位等。MRI可以更清楚了解有无脊髓的受压、骨折的受损程度，早期X线及CT不能显示的骨折也可显示出来。

4.诊断

依据外伤史、临床表现、影像学检查可以明确诊断。

5.治疗

轻度压缩者，可直接应用头颈胸石膏或石膏颈领固定；楔形变明显者，采用枕颌带牵引，颈椎略呈伸展位20°～30°，减轻前方压力，力图复位，并使后结构复位愈合。压缩的脊椎复位困难，而后结构的修复对其稳定十分重要。牵引3周后，用头颈胸石膏或颈领固定2～3个月。拆除石膏后，逐步进行颈部功能训练。

(五)垂直压缩(爆裂性)骨折

这是一种严重的颈椎椎体损伤，自CT机问世以来，证实椎体爆裂性骨折横断层面的病变，加强了对这一损伤的认识。

1.损伤机制

颈椎在中立位时，突然受到来自垂直方向暴力打击，通常从头顶传递到枕寰和下颈椎，可以造成寰椎爆裂性骨折，也可引起下颈椎爆裂骨折。暴力自上而下垂直通过椎间盘，引起椎体破裂。骨折片可向四周分离移位，前后纵韧带破裂。

2.临床表现

颈部疼痛和运动功能丧失，压痛广泛，以损伤脊椎的棘突和前方的椎体压痛明显。神经根受压出现肩臂和手部麻木疼痛或感觉过敏。脊髓损伤多比较严重，甚者脊髓完全性损伤，在损伤平面以下感觉、运动和括约肌功能障碍；在颈4损伤则表现严重呼吸困难。

3.影像学检查

X线特征是诊断的重要根据。侧位X线片显示椎体粉碎性骨折，骨折片向前突出颈椎前缘弧线，向后进入椎管。颈椎生理弯曲消失。正位片提示椎体压缩性骨折。CT扫描横断层面，可清楚显示椎体爆裂形态和分离移位情况，尤其能显示椎体内骨折片的大小和位置。MRI可显示脊髓的受压情况，以及脊髓的损害情况。

4.诊断

依据外伤史、临床表现、影像学检查可以明确诊断。

5.治疗

此型损伤多较严重。经急救和合并伤处理后,应施行颅骨牵引,纠正成角畸形,力图恢复颈椎的正常排列,但突入椎管内的骨折片经牵引很难复位。因此,多数学者主张,在伤员全身状况允许的条件下,应行手术治疗。因为这种类型损伤所造成的脊髓压迫来自椎管前方的骨折片,应取颈前进路,显露损伤的椎体前部,将粉碎的椎体骨片,特别是突入椎管的骨片逐一清除。骨折椎体上下的椎间盘,包括软骨板也必须挖出。取自体髂骨,长度略长于减压的上下长度,颈椎略加大牵引,将移植骨嵌入其间隙,然后进行钛板的内固定。早期稳定并提高其骨的融合率。采用颈托维持3个月。如神经功能有恢复可以早期下床活动。

这种急诊手术,必须有充分的术前准备和必要的手术条件。伤员全身情况,包括纠正水电解质平衡紊乱,务必保证呼吸道通畅。因为新鲜损伤,术中出现问题较多,应予及时解决。

(六)椎板骨折

颈椎椎板骨折比较少见。骨折常发生在关节突后至棘突之间。由于颈椎受过伸外力,使颈椎与椎板之间相互撞击所致。多发生于有颈椎退行性变的老年人。如果原有明显颈椎退变及退变性椎管狭窄,椎板骨折片陷入椎管将会引起脊髓损伤。典型的侧位X线片可显示椎板断裂,而在前后位不易显示。可应用枕颌带牵引治疗,取正中位,重量不宜太大,以2～3kg为度。牵引2～3周,即可应用头颈胸石膏固定或颈颌固定,如果合并脊髓压迫,经造影或CT扫描证实,骨折片进入椎管时,应行手术减压。取颈后进路,暴露棘突和椎板,切除骨折的椎板,摘除椎板内的骨折片。

(七)棘突骨折

单纯棘突骨折比较少见,有时合并椎体或其他附件骨折。颈及胸棘突较长易发生骨折。常见于铲土工和矿工。故亦称"铲土工"骨折。

1.骨折机制

由于颈椎过屈所致。当头颈部被重物打击,使颈椎骤然屈曲时,而在力作用点之下的棘突和肌肉强烈对抗性牵拉,造成棘突撕脱骨折。铲土工在挥动铁铲时,用力突然和过猛,使肩胛肌剧烈收缩并与斜方肌等不协调的收缩引起棘突骨折。可以是一个或两个颈椎骨折。

2.临床表现

主要表现为颈后部的疼痛,可以有皮下的瘀斑,神经损伤的表现极少见。

3.影像学检查

典型X线表现在侧位X线片显示棘突骨折,骨折线自上斜向下方。骨折棘突向下方移位并可与上位棘突分离。CT、MRI可以进一步检查有无其他方面的损伤。

4.诊断

依据外伤病史、临床表现、影像学检查可明确诊断。

5.治疗

移位者，应用枕颌带牵引，取颈椎略伸展位，牵引的目的在于放松颈部肌肉，并使骨折恢复对位，因此，牵引力宜在2～3kg。复位后即可用颈托固定。无移位者，可直接应用颈颌固定，2～3个月至骨折愈合。

(八)颈椎后脱位

颈椎后脱位实际上是过伸性损伤的一种类型，以过伸性为主的暴力作用，既有损伤节段的后脱位，也可伴有骨折。常见于中老年人，损伤集中发于颈4、5、6节段。

1.损伤机制

头颈部直接遭到打击和高处坠落伤是常见的损伤原因。由于颈椎正常生理前凸，伸展暴力作用时，在前凸的顶部自后向前产生一个水平的剪切力，该力与伸展力共同作用致上位颈椎向后，而下位颈椎向前移位。这种移位可不发生骨折。如果暴力继续作用，后结构的棘突和关节突相互挤压可引起骨折，并在该部形成力的支点，导致前纵韧带和椎间盘撕裂，并可累及后纵韧带。破裂的椎间盘向后凸进椎管。

2.临床表现

颈部疼痛及运动功能受限是主要的局部症状。神经症状依脊髓和神经根损伤程度，表现为四肢或部分肢体瘫痪等。

3.影像学检查

在颈椎损伤暴力消失一刹那，可因肌肉收缩，脱位的颈椎定能恢复正常排列，故在普通X线片可表现正常征象。后结构可能发现小骨折片，在伸屈动力性侧位片，损伤节段显示明显不稳，尤其在伸位片，上位椎体后移，这一点与屈曲性损伤不一样。CT可更清楚显示之间的关系，MRI可显示出脊髓有无受压及损害。

4.诊断

依据外伤病史、临床表现、影像学检查可早期诊断。

5.治疗

损伤初期以非手术治疗为主。一般采用枕颌带牵引，取正中位，牵引重量为1.5～2kg，牵引时间为2～3周，再采用颈领固定2～3个月。

后期治疗应视颈椎稳定情况和脊髓损伤状况决定。经非手术治疗或未经任何治疗而表现颈椎不稳并伴有脊髓压迫存在，应予手术减压并施植骨融合术。手术进路的选择应根据压迫在前方或后方而决定。如果临床难以确定，则行椎管造影检查或颈椎MRI检查。但多数压迫来自前方，故取前路减压为宜。

三、颈椎过伸性损伤

颈椎过度伸展性暴力造成的颈脊髓损伤常常是较轻微或隐匿的损伤、挥鞭样损伤。如紧急刹车时，坐车者颈椎惯性屈曲后反弹或颈椎过伸也属此类，并时有X线无异常征象者，故易被疏漏，影响治疗。这种损伤并不少见，据报道，该损伤占全颈椎各类损伤的29%～50%，并常常合并脊髓中央型损伤，而多见于老年人。

（一）损伤机制

颈椎伸展超过生理极限时，后结构作为外力的支点，其中小关节受压最强，同时，颈椎前结构受到张力作用，最大受力点的椎间盘及前纵韧带可能被撕裂，或引起椎体前下缘撕脱骨折。尤其椎体后缘增生呈喙状者更易发生。在颈椎向后猛烈伸展的一刹那，于遭受外力最强的水平上，同时伴有向后侧的剪切外力发生，使上位椎体向后移位，而下位椎体相对向前移动，椎体下缘常因前纵韧带牵拉造成撕脱骨折。

明显的过伸损伤也多见于高处坠落、跌倒和交通事故等，头面撞击障碍物产生过伸性暴力。直接遭受打击者少见。

（二）临床表现

颈椎过伸损伤的临床表现与损伤机制和神经根损伤有直接关系；临床症状的多少及严重程度有很大差别。

1.额面及鼻部皮肤擦裂伤

是最明显的遭受超伸展外力的临床表现，几乎所有病例都可发生。这种特征性损伤是额面部或鼻部撞击物体或遭受直接打击所致。这是判断颈椎过伸性损伤比较有价值的特征之一，常能提示颈椎损伤的外力作用机制。

2.局部压痛及活动受限

颈椎后结构压痛少见，损伤节段的椎前压痛可能存在，即在损伤节段，推开气管和食管，手指触及椎体前部时疼痛。

3.神经损伤

多表现为脊髓中央综合征和前脊髓综合征，少数病例表现为部分和严重脊髓损伤。脊髓中央综合征的表现取决于脊髓中央管周围出血和水肿损害的程度和范围，典型的表现应为上肢瘫痪重于下肢，手部重于臂部，触痛觉受损重于深感觉。严重和部分脊髓伤并无明显的脊髓中央管损伤的特征性。必须充分认识这些错综复杂的神经症状。

（三）影像学表现

X 线表现为由于过伸暴力，椎体和小关节骨折脱位少见，而软组织损伤明显；骨性损伤小而隐匿，有时易将椎体前下缘撕脱骨折片误认为前纵韧带节段性骨化而被忽视。损伤节段椎体前下缘三角形撕脱骨折，颈椎间盘间隙和椎前软组织变化，发生率较高，可以认为是颈椎过伸性损伤的特征性表现，根据我们对正常 30 例的观察，颈 4 以上椎前软组织较狭窄，为 0.3～0.6cm，颈 5 以下较宽。为 1～1.5cm。当颈椎椎前损伤出血或水肿时，损伤处软组织可增宽。CT 及三维螺旋 CT 在影像上可以发现比较隐蔽的骨折及小的移位但作用也是有限的。而 MRI 可清楚显示出隐蔽骨折的部位、椎管的狭窄程度以及受伤后脊髓的髓内水肿及椎管内出血状态。

中老年人颈椎退行性变及椎管矢状径缩小，几乎都发生在颈 4～5 和颈 5～6 节段，并常有骨刺形成。但这些变化只能是老年人容易发生过伸性颈椎脊髓伤的病理基础。

(四)诊断

不熟悉这种损伤而误诊者并非少见。缺乏对颈椎过伸性损伤基本病理变化和X线表现的认识,尤其是外伤较小、症状轻微者或老年人更容易误诊。对于诊断应注意以下几点:

(1)详尽病史的采集,常能提供损伤机制;颅脑伤患者常并有颈椎伤,应设法了解损伤时的姿势和暴力。

(2)颅及面部损伤都应拍颈椎X线片,对任何有怀疑的伤员,把颈椎拍片列为常规,以避免因其他部位损伤掩盖了颈椎伤。

(3)侧位X线片必须清晰显示上下位颈椎结构。上颈椎损伤而神经症状表现为低位时,必须注意观察下位颈椎有无变化,伸屈侧位X线片有一定价值。

(4)目前MRI比较普及应及时进行检查,可发现较为轻微的此类损伤做出判断。

(5)考虑其他机制引起的颈椎脊髓伤,如垂直压缩性骨折等也能造成脊髓中央综合征,颈椎伸展伤时椎体前下缘撕脱骨折。

(五)治疗

颈椎过度伸展性损伤的机制和病理变化提示,该损伤可存在椎管的先天性骨性狭窄,但无外伤性的椎管狭窄或需要复位的明显骨折脱位。一经确诊,即常规应用Glisson带牵引,其重量为1.5～2.5kg。牵引位置宜取颈椎略屈曲15°,持续牵引2～3周,然后采用头颈胸石膏或塑料颈托保护1～2个月。

在牵引期间,应用呋塞米和地塞米松静脉点滴,以利尿脱水并提高机体应激能力。其牵引目的是使颈椎损伤节段得到制动,略屈曲位能使颈椎椎前结构(韧带等)愈合、后结构如褶皱的黄韧带舒展恢复常态。对于有先天性的椎管狭窄发生此损伤者均应给予颈椎后路单开门减压术均可获得较好的疗效。对于极少数损伤后表现节段性不稳、症状加重并确有致压物存在者方可考虑行前路手术。通常减压同时应用植骨融合以及颈椎前路钛板内固定。

过伸性颈椎损伤引起的脊髓中央综合征,预后通常比较良好,症状越轻恢复越快而完全。通常下肢最早于伤后3小时即见恢复,其次是膀胱功能,上肢恢复最迟,手部功能恢复最差,常因脊髓损伤波及前角细胞,致手内在肌萎缩,而残留某种功能障碍。

其他类型脊髓损伤症状恢复的情况同样取决于损伤严重程度。

四、外伤性钩椎关节病及其他颈椎损伤

(一)外伤性钩椎关节病

颈椎钩椎关节的钩突骨折并非少见,但人们对该损伤的认识不足,常被忽略。这种骨折主要是颈椎受到侧曲暴力所致。颈椎钩椎关节对椎体的稳定有重要作用。当颈椎遭受到侧屈的暴力作用时,一侧钩椎关节受到张应力的分离,小关节突作用时,另一侧受到压应力,并产生钩突骨折。严重者该侧椎体也可发生压缩骨折。

这种不对称的椎体压缩性骨折,同侧的椎弓也可合并骨折,但极少有移位。骨折片如进入椎间孔会发生神经根受压。通常不合并脊髓损伤。

X线表现比较隐匿,普通X线前后位片可显示骨折片有压缩现象,钩突骨折。断层片可

较清楚地显示骨折移位情况。

治疗应视骨折具体情况而定。轻度骨折采用颈托固定;有移位者则应先用枕颌带牵引,复位后用颈领石膏固定。经非手术治疗仍表现损伤关节不稳定者应做颈前进路融合术。

(二)颈椎棘突骨折

在临床上单纯的颈椎棘突骨折十分少见,主要因为颈椎棘较小,纵向肌群相对为弱,因此除非暴力集中于此,一般少有骨折发生者。但颈7棘突长而浅在,可因直接暴力发生骨折,易伴有椎板骨折,应注意检查。

棘突骨折之诊断除临床检查时发现局部痛及活动受限等颈部损伤共性症状外,主要依据颈椎侧位X线平片。必要时亦可采用CT检查。

此种损伤的治疗主要是颈部固定与制动,一般选用颌一胸石膏,除非伴有椎板骨折需行减压术外,均勿需开放复位及内固定。

(三)颈椎横突骨折

较前者更为罕见,主要因为颈部侧方之暴力所致,一般多与颈丛神经损伤伴发。此种损伤易漏诊,常于行颈丛手术探查时发现。

(四)颈椎椎板骨折

多为颈椎过伸性损伤之伴发伤,罕有单独发生者。需根据X线平片及CT片确诊。其中椎板内陷压迫颈髓者,需及早施术减压。不伴有脊髓损伤者,仅采取一般卧床及Glisson带牵引即可,以1～1.5kg维持1～3周后再行颌一胸石膏固定3～6周即可。

(五)幸运性颈椎损伤

指颈椎骨折或脱位严重,但无脊髓受累症状者,此除与致伤机制有关外,最多见的原因是患者的椎管较宽,使椎管内的脊髓有更宽的活动余地。此外尚与患者的全身情况、机体所在的状态及后送过程中的方式方法等均有直接关系。

对此类损伤的治疗应小心谨慎,由于其易诱发脊髓症状,因此,每采取一种操作,手法都应绝对正确、轻柔、合乎要领。否则易引起意外。

(六)无明显骨折脱位脊髓损伤

脊柱的骨性结构除支撑作用外,主要是对脊髓的保护作用。除了锐器损伤外,无论何种暴力不引起骨质或关节损伤而仅仅引起脊髓损伤,这在理论上是难以解释的。实际上主要由于颈椎椎节的一过性脱位或半脱位后,立即还纳,而难以从一般的X线平片上找到依据之故。因此,对此种损伤仍应采取有效的检查手段加以确诊,并按其病理解剖特点进行诊治。

第四节　胸腰椎骨折与脱位

一、概述

近来,脊柱损伤的成因、诊断和治疗有了急剧的发展和变化。而脊髓损伤后的病理学、组织化学、电生理学及分子生物学的研究,对早期非手术治疗起了极其重要的指导作用。同时脊柱生物力学、影像诊断学的发展，对脊柱损伤的发生机制与分类提供了确切的依据。然而大量新型内固定器械的出现，手术技术和生物材料学的进步，使脊柱损伤的外科治疗有了跨时代的进展。

二、解剖特点

通常所说的胸腰段，是指胸 11～腰 2 段。由于胸腰段解剖结构上的特点，极易发生损伤。胸腰段的解剖特点如下。

(1)胸 11 及胸 12 为游离肋骨，胸椎肌肉和肋骨的稳定作用丧失。

(2)胸椎是后凸弯曲，腰椎是前凸弯曲，胸腰段为两屈度的衔接点，亦是力矩的支点。

(3)胸椎的小关节方向为冠状面，腰椎的小关节突方向为矢状面，胸腰段小关节方向改变遭旋转负荷的破坏。

(4)胸腰段椎管与脊髓的有效间隙相对狭窄，易造成脊髓压迫。

(5)胸腰段是脊髓和马尾神经的混合部，能有一定程度的恢复。

(6)胸椎血供来自肋间动脉，腰椎血供来自腰动脉，腰 1 附近是血供的薄弱区，因此胸腰段损伤后手术治疗可造成大动脉损伤导致脊髓缺血。

三、生物力学稳定性

胸腰椎稳定性依赖于骨、椎间盘和韧带间的相互作用。作为承载支撑身体重量的胸腰椎段，在任何运动范围内不能承载生理负荷时，胸腰段就产生不稳。了解胸腰椎的力学形态，可以预测导致其易变形和潜在骨折的稳定性，每个个体间脊柱力学又不一，故不可能预测所有个体的骨折类型及对异载荷的反应。

(一)椎体和椎间盘的力学稳定性

椎体的强度随着年龄增加而减弱，主要是骨量随年龄增大而减少。如椎体的骨组织减少 25%，其强度将减弱 50%，大多生理情况下，压缩载荷主要由椎体承担，载荷从椎体上方的软骨终板通过皮质骨和松质骨传递椎体的下终板。40 岁以前椎体骨皮质承受压缩载荷为 45%，而骨松质为 55%；40 岁以后骨皮质为 65%，骨松质为 35%。因此，在压缩载荷下，骨皮质先骨折，骨松质在载荷继续增加时才骨折。椎体骨折时，首先破坏是终板，终板破坏的形式有中心型骨折、边缘型骨折和整个终板骨折。一旦发生椎体骨折，脊柱则产生不稳定。椎间盘对抗压缩力并对脊柱的活动具有决定性影响。椎间盘与后方的小关节突关节共同承受躯干的所有压缩载荷。椎间盘承受的力量远大于体重。坐位时腰椎间盘上载荷约为躯干重量的 3 倍。在日常生活中椎间盘的运载负荷很复杂，但主要是抗压作用。其总体结构也有利于对抗压缩力，对张力和扭力的对抗较差。椎间盘为非弹性物质，具有蠕变和滞后现象。蠕变现象是指物体受载后，即使载荷不变，该受力体仍将受载时间的延迟而持续变形。载荷越大，变形越大，蠕变的速度也越快。滞后现象为物体反复承载和卸载时能量丧失的一种现象。载荷越大，其滞后作用也大，从而具有防止损伤的作用。

对脊柱稳定性有较大影响滞后现象与施加载荷、年龄及脊柱的节段有关。年轻比年老作用大，胸腰段比腰段差。而椎间盘的自身修复能力差，故椎间盘损伤后对脊柱的生物力学影响很大。

(二)脊柱韧带

脊柱韧带由胶原纤维组成,呈单轴结构。脊柱的韧带承担脊柱大部分张力载荷,当载荷方向和纤维走向一致时,其承载能力最强。压缩载荷可使其出现弯曲变形。当脊柱运动节段承受不同的力和力矩时,相应的韧带被拉伸,并对运动节段起稳定作用。

前纵韧带(ALL)和后纵韧带(PLL)一般在其应力-拉力曲线的弹性部分发挥作用。脊柱负载时,椎间盘高度下降,ALL 缩短;移去脊柱载荷时,ALL 增长。脊柱伸直时,ALL 拉长;屈曲时,ALL 缩短。运动节段高度减小时,PLL 缩短;屈曲时,PLL 增长。脊柱承受轴向载荷时,小关节上关节囊韧带拉紧,下关节囊韧带松弛。脊柱屈曲时小关节上下关节囊韧带均拉紧;伸直时,上关节囊韧带拉紧,下关节囊韧带松弛。侧屈时,同侧上关节囊韧带松弛,双侧下关节囊韧带拉紧。脊柱向左或向右旋转时,同侧上下关节囊韧带拉紧,对侧上下关节囊韧带松弛。胸腰段 ALL 和小关节囊韧带最强,而棘间韧带强度最弱。横突间韧带抗侧屈强度最大。棘上韧带和棘间韧带可制约脊柱屈曲活动。黄韧带含弹性纤维百分比高,为脊柱提供内源性支持。后纵韧带具有最大的刚度。

(三)小关节突关节的力学稳定性

小关节突关节对脊柱活动起控制作用,脊柱各节段的关节面在横截面和冠状面发生变化。尤其在胸腰段,小关节突关节面起衍变,下胸段的关节面与横截面成 60°,与冠状面成 20°,向下逐渐衍变为腰段,其角度分别为 90°与 45°。因此,小关节突关节具有引导椎体运动,抵抗压缩、剪切和转旋。压缩时,小关节承受总载荷的 10%~15%,随着伸直矢量的增加,其所承受的载荷也增多。脊柱承载时,小关节和椎间存在动态的变化。脊柱侧方和前方剪切、轴向压缩和屈曲载荷作用时,椎间盘是承载的主要结构,若脊柱出现移位,小关节可传导部分载荷。脊柱受到后方剪切(过伸)和轴向旋转载荷作用时,小关节是承受载荷的主要结构。脊柱伸直时,前纵韧带和前部椎间盘纤维环是承载的主要结构。

(四)胸腰段脊髓的特点

(1)以胸 12~腰 1 骨折脱位为例,脊髓圆锥终止于胸 12~腰 1 及腰 1 上 1/3 者,是下神经单位损伤,表现为弛缓性截瘫。如圆锥终止于腰 1~2 间者,在脱位间隙以下可有数节脊髓,系上神经单位损伤,下肢特别是膝以下表现为痉挛性截瘫。同一水平的骨折脱位,由于圆锥的水平不同,而出现不同的截瘫。

(2)由于圆锥多终止于腰 1 椎体中上部,如以胸 10 脊椎下缘相当于腰 1 脊髓节,则胸 11~腰 1 下缘处,就集中了腰 2~骶 5 脊髓及其相应的神经根,即胸腰段为脊髓与神经根混在的部位。骨折脱位既损伤了脊髓,又损伤了神经根。脊髓对损伤的抵抗力低,而神经根则相对抵抗力较强,不存在脊髓损伤进行性病理过程的特点。脊髓损伤未恢复者,其神经根扭伤可能恢复,是以胸腰段骨折脱位合并截瘫者,其神经根损伤常有一定恢复。

(3)脊髓血供由脊髓前动脉、脊髓后动脉和根动脉组成,脊髓前动脉和后动脉均起于颅内,由枕骨大孔下行,脊髓前动脉为 1 条或 2 条走行于脊髓前正中裂,至脊髓圆锥为止且不断与脊髓后动脉吻合,脊髓后动脉有 2 条走行于脊髓后外侧沟,至圆锥与前动脉支吻合,此 2 条动脉均较细,走行距离又长,故需不断接受由颈升动脉肋间动脉和腰横动脉分出之根动脉补充血供,但不是每一椎节均有根动脉。颈段脊髓多由颈升动脉之分支成为根动脉,胸 4~6 节段的血供相对较少，是易发生缺血的部位，在下胸椎的根动脉中有一支较大者，称为根大动脉，80％起自左侧胸9～胸11水平，供应大半胸髓，亦称大髓动脉（GMA），其出肋间动脉后沿椎体上升约1个或2个椎节段进入椎间孔，根动脉又分为上升支、下行支，并与脊髓前动脉和后动脉相吻合，当GMA由于脊椎骨折脱位遭受损伤时，如无其他动脉的分支与其吻合，则致下胸段脊髓缺血。

（五）肌肉的力学稳定性

没有肌肉的脊柱是一极不稳定的结构。肌肉的附着作用，才能产生脊柱的运动。肌肉的协同和拮抗作用，控制和调节脊柱的活动。人体站立时，躯体重心向前、后或侧方移动，需要有背肌、腹肌和腰大肌的活动来保持平衡。人体坐位时，腰部肌肉及胸背部肌肉活动比站立时稍强。腹肌和腰肌收缩可使脊柱屈曲，骶棘肌的收缩可以控制这种屈曲活动，脊柱完全屈曲时，骶棘肌不发挥作用。脊柱后伸开始和结束时，背肌显示有较强的活动，而在中间阶段，背肌活动很弱，而腹肌活动随着后伸运动逐渐增加，以控制和调节后伸作用。但极度或强制性后伸动作时，需要伸肌后伸开始和结束时，背肌显示有较强的活动，而在中间阶段，背肌活动很弱，而腹肌活动随着后伸运动逐渐增加，以控制和调节后伸作用。但极度或强制性后伸动作时，需要伸肌的活动。脊柱侧屈时，骶棘肌及腹肌都产生收缩，并由对侧肌肉加以调节。脊柱旋转动作由两侧背肌协同产生，腹肌仅有轻微活动，但臀中肌和阔筋膜张力有强烈活动。

四、稳定性与三柱概念

（1）胸腰椎损伤可分为稳定性和不稳定性两种类型，骨折合并棘间韧带断裂为不稳定，其余稳定。

（2）是否稳定视后方韧带复合结构的完整性，主张胸腰椎损伤分为屈曲型、屈曲旋转型、伸直型和压缩型。

（3）由椎管形成的空心柱和椎体形成的实心柱。认为伴有骨折片向后移位的爆裂型骨折是不稳定的，主张前路减压治疗。

（4）脊柱三柱分类的概念。比较多数人认为胸腰椎可分成前、中、后三柱，前柱包括前纵韧带、椎体的前2/3、椎间盘的前半部；中柱包括椎体的后1/3、椎间盘的后半部和后纵韧带；后柱包括椎弓、黄韧带、椎间小关节和棘间韧带及棘上韧带。而脊柱的稳定性有赖于中柱的完整性，而McAfee认为关键的结构是中柱的骨－韧带复合体，当此结构遭到破坏而后部结构仍完整时，这种损伤属稳定的；伴有后部结构破坏时，损伤是不稳定的。并认为爆裂性骨折均属不稳定性骨折，它易发生晚期脊柱后凸畸形。

（5）运动节段的构成由一个椎间盘、后纵韧带小关节囊及韧带、黄韧带和棘间韧带及相邻椎骨构成的运动节段。而椎骨则是被动的，其余的为运动节段是主动成分。

五、分类

（一）按胸腰段外伤机制分类

1.单纯压缩骨折

主要是弯曲压缩应力所致，根据弯曲的方向可分为屈曲压缩和侧向压缩。前者表现为前柱受压力，椎体前部高度压缩＜50％，前纵韧带大多完整，后柱承受张力，X线显示椎体后侧皮质完整，高度不变，棘上韧带和棘间韧带在张力较大时可断裂，而中柱作为支点或枢纽而未受累，大部属稳定型。

2.爆裂型骨折

主要是轴向应力或轴向应力伴屈曲应力作用所致。椎体呈爆炸样裂开，椎体后缘骨折块连椎间盘组织突入椎管，引起椎管狭窄，脊髓或马尾神经受压，但后纵韧带有时仍完整。其后柱亦可受累，椎板发生纵行骨折。X线片可见椎体前高、后高及侧高有不同程度的减少，椎间盘高度可能减少或不变，椎弓根间距增宽。

3.屈曲牵张型损伤

此型为牵张性剪力所致，是一种经后柱结构水平剪力伴有屈曲应力的损伤，后柱、中柱呈张力性损伤，棘上、棘间韧带、黄韧带甚至后纵韧带断裂，前柱呈轴向屈曲，可发生压缩骨折，也可呈铰链作用不受损伤。严重者椎体可呈切片样裂开、椎弓根断裂。伴水平移位的骨折不稳定，脊髓损伤也较严重。

4.骨折脱位型

此型损伤是严重暴力所致，机制较为复杂，可由屈曲、剪力、牵张或旋转等复合应力所致。该型累及三柱，造成不同程度的神经损伤。

(二)根据三柱体结构损伤分类

1.前柱损伤

前纵韧带、椎体及椎间盘的前2/3部分损伤。主要是压缩暴力所致。

2.中柱损伤

椎体和椎间盘的后1/3及后纵韧带损伤。

3.后柱损伤

椎弓、椎板、附件及黄韧带、棘间韧带、棘上韧带损伤。

(三)根据椎管狭窄或受堵程度分类

Wolter将椎管经CT扫描横断面三等分，1表示椎管狭窄占椎管的1/3；2表示狭窄占椎管的1/2；3表示椎管狭窄已经完全。

六、病因

(一)交通意外事故

是现代脊髓外伤的首要原因，由于交通发达速度快，发生交通意外时，常致乘员发生脊柱脊髓外伤，乘员系安全带时，躯干固定，头颈随车速移动，碰在挡风玻璃或前座背时，常发生颈脊髓损伤，而未系安全带者，整个躯干随车速移动，发生胸腰椎脊髓损伤较多，或者伤者在车外，被车轮撞击躯干致脊髓损伤。或被车辆辗压过躯干致脊髓损伤，常是无骨折脱位脊髓损伤。

(二)工伤事故

(1)高处摔下，例如在楼房建筑施工中，从高处掉下，在楼窗外工作不慎摔下等。是脊髓外伤的第二原因，头向下落地可发生头颅外伤和颈椎脊髓损伤，足落地摔倒，可发生跟骨骨折和脊柱脊髓损伤,臂部着地多发生胸腰椎脊髓损伤。

(2)躯干或头颈受砸伤,多见于矿山作业和建筑作业,伤者在站立位或前屈位工作,被掉下的重物砸伤肩背或胸背部,发生胸腰椎脊髓损伤,夜间地震建筑物倒塌,砸压躯干发生脊柱脊髓损伤,如唐山和邢台地震,发生大量脊髓损伤。

(三)运动失误

例如骑马摔伤,从马头处掉下,常系头向下掉下来,多致颈椎脊髓损伤,从马背侧方掉下,常是掉下来或躯干横位掉下,多致胸腰椎脊髓损伤。又如跳水,由于不知水深浅或头向下潜入后,来不及抬头,至头顶撞击水底致颈脊髓损伤。

(四)其他

1.生活中损伤

多见于中老年人,如天黑走路,不小心撞在木杆上或建筑物上;酒后走路不稳,头碰到电杆上;乘车,急刹车头颈部拨动致伤等常致颈椎无骨折脱位脊髓损伤。儿童玩耍,背后被撞击或推拉,可致无骨折脱位脊髓损伤。

2.训练损伤

见于儿童和青年人体操、舞蹈倒立训练,常是脊柱过伸训练,连续做几个之后,发生无骨折脱位脊髓损伤,轻者不全截瘫,重者完全截瘫,应当引起训练时的注意。

3.火器伤

战争中脊柱受投射物损伤,直接损伤或由于投射物高速冲击波致伤脊髓,在平时亦有发生,在某些国家如美国其平时火器性脊髓损伤,已升至交通意外之后的第 2 位原因占 23%,我国平时也有一些发生。

4.锐器伤

近些年来屡有发生,主要是匕首类锐器,从椎间隙中刺入脊髓,可为完全脊横断,亦可为脊髓半侧损伤。

七、临床症状

(一)脊柱损伤、骨折或骨折脱位

表现为伤部疼痛,活动受限,骨折椎的棘突常有压痛。在明显的压缩骨折或骨折脱位,常见伤椎和上位椎的棘突后凸和压痛,有棘突间韧带撕裂和脱位者,该棘突间隙增宽,严重者棘上韧带同平面腰背筋膜撕伤,可见皮下淤血。确切的检查诊断,依靠 X 线等影像学检查。

(二)脊髓损伤

脊髓损伤的表现为截瘫,颈脊髓损伤致上肢和下肢均瘫称四肢瘫,而胸腰脊髓伤则双下肢瘫,称截瘫。各类脊髓损伤的特点已如前述,在完全脊髓损伤和严重不全脊髓损伤病例,伤后可呈现一段脊髓休克期,即损伤节段以下的脊髓,其本身功能应当是存在的。由于损伤,致损伤节段和其以下脊髓功能暂时丧失,表现为感觉丧失,肌肉瘫痪,深浅反射消失等下神经单位损伤,待休克期过后,损伤平面以下脊髓功能恢复,则其支配之肌张力增加,腱反射恢复,由于失去上位神经控制,表现为反射亢进及出现 Babinski 等病理反射。脊髓休克期的长短,依损伤平面和损伤严重程度而定，在颈脊髓严重损伤，脊髓休克期可长达8周至2个月，而胸椎脊髓损伤的脊髓休克期短得多，肛门反射及阴茎海绵体反射的出现，表示脊髓休克期将过，待下肢腱反射出现，肌肉张力增高和痉挛，则常需更长的时间。

八、诊断

除了仔细询问病史，细心的体格检查以外，须做必要的检查，以期明确损伤的程度，选择合理的治疗方法，并估计其预后及恢复情况，因此正确的诊断是合理治疗的前提。

（一）X线摄片

常规摄正、侧位片，可显示有否骨折脱位，及其程度、范围、部位及有脊髓受压等，必要时尚可加摄点片及斜位片，以观察椎弓根及椎间小关节。少数情况也应有X线断层摄影，以期进一步了解病变程度和范围。

（二）CT

目前，CT已成为主要的诊断工具，其优点是：①可以清楚显示骨折的部位及移位的方向、范围，但必须指出，普通的X线片是必需的，不能以CT替代；②CT观察中柱损伤情况，尤其是骨折片进入椎管者有独到的优点，若同时三维螺旋CT时作影像重建技术，则可以观察椎管的形态，骨折的移位与周围组织的毗邻关系，判定其受压、阻塞等病理状况，尚可测量椎管狭窄的程度，给临床医生提供客观的依据。

（三）MRI

与CT相似，但效果更好，不但能清楚显示脊椎骨折，而且能显示脊髓损伤的程度，椎管内的出血情况，后期则可显示脊髓软化、创伤后囊肿等。

应该说明，上述三点中只有X线片是必需的，但目前CT或MRI检查已经十分普及也应作为常规检查，好多X线及CT没有明显椎管狭窄的但MRI可清楚显示椎管狭窄脊髓有受压现象。

（四）脊髓造影

适用于晚期合并脊髓压迫症状者，可以显示脊髓的外在性压迫。由于是有创检查，且还有过敏情况发生，而MRI在临床又相当普及。目前临床上应用越来越少。

（五）同位素骨扫描

用以诊断原发性或继发性骨肿瘤，继发病理性骨折者，有助于明确诊断。

（六）诱发电位

如有合并脊髓损伤时适用，目的是确定截瘫的程度，用于区别是完全性或不完全性脊髓损伤，现亦可应用以检查运动通道。

九、治疗

（一）胸腰椎脊柱损伤的急救

胸椎脊柱损伤常合并胸部损伤，病情严重，常伴有肋骨骨折，血气胸，心肺功能障碍。急救的首要问题是保持呼吸道通畅，可在现场进行气管插管，必要时可做气管切开，但上胸椎损伤者尽量避免行气管切开，因部分患者需行前路手术。快速准确地进行全身检查，确定与判断脊柱损伤同脊髓损伤的关系。同时妥善制动,以防再次损伤,应尽可能采用支具或临时固定器具固定后搬动,至少3人平抬平放。维持有效血容量,必要时行血压监测,运输中注意生命体征的观察。

(二)保守治疗

对于伴有神经损伤的稳定性骨折,可以采用保守治疗,辅助药物治疗或高压氧治疗。常用药物有皮质类固醇激素,可保持细胞与溶酶体膜的稳定性以及水电解质平衡,减轻脊髓水肿,对抗氧自由基,减轻神经组织损害,于伤后8小时内应用甲泼尼龙(甲基强的松龙),首次量30mg/kg,于15分钟内静脉输入,45分钟后以5.4mg/kg体重静脉滴注,连续维持23小时,持续用药3天。可用利尿剂如呋塞米20mg静脉滴注,6小时1次。进行3～6天;20%甘露醇1～2g/kg体重。快速静脉输入,6小时1次,维持3～6天。东莨菪碱,3mg肌注,每3～4小时1次,持续3天。弥可保针,0.5mg静脉避光滴注,每日2次。

高压氧治疗可以增加血氧浓度,改善组织供氧,减轻脊髓充血水肿。主张早期4～6小时开始,以(2.026～2.532)×10Pa(2～2.5atm)的高压氧治疗,每日2～3次,每次90～120分钟,连续3天。当出现全身不适、耳鸣、恶心、头晕、头痛、嗜睡等症状提示氧中毒,应及时进行中断治疗。

(三)胸腰椎损伤伴脊髓损伤的外科治疗

国外学者主张前入路,前外侧入路和后入路减压术,解除脊髓前方或后方的压迫因素。尽管治疗方式不同,其目的是最大限度地恢复脊柱的稳定性,恢复椎管内径解除脊髓受压。最适宜的脊柱内固定器械选用是治疗成功的关键。

1.胸腰椎损伤解剖复位的机制

脊柱生物力学已从两柱理论发展到三柱理论。生物力学实验证明,单纯前柱或后柱破坏,并不足以立即引起脊柱不稳,当破坏中柱时,则脊柱就产生失稳而且又会累及神经组织。现脊柱的三柱理论又将双侧的椎弓根及关节突等组织各分为一柱,从而成为三维立体。当损伤前柱及左或右一个柱时则脊柱就产生不稳。把椎弓根称为脊柱的“静”力核中心,关节突被称为“动”力核中心。

由于脊柱具有三维、六个自由度的运动功能,一旦脊柱损伤后骨组织的移位也是三维的。要使脊柱骨折脱位得到解剖复位,只有贯穿脊柱三柱,控制左右两后柱,对其功能单位施加力和力矩,从而达到三维空间解剖复位。因此,对脊柱骨折脱位,必须沿着脊柱生理弯曲段上施加均匀的轴向撑开力,使前纵韧带、椎间纤维环、后纵韧带等骨的连接装置得到充分紧张,使移位的骨块复位,椎管内复原。同时在损伤平面上下椎施加矢状面上的前后移位、冠状面上的左右移位以及水平面上的旋转等力量,这种综合力量的作用下才可使脊柱充分得到稳定。

2.胸腰椎损伤外科治疗的稳定原理

(1)支撑原理:支撑原理用于防止轴向畸形。用于支撑目的脊柱器械被安放在承受负荷的一侧以及用在需要支持的脊柱部位。支撑钢板发挥减少压缩和剪切力的功能,并且减少转矩力。最大限度地表面接触要求细心地将植入物弯曲与骨表面相一致。螺钉的置入从最接近最大潜在运动区域开始，其余螺钉按顺序依次置入钢板两端。支撑原理常适用于前路颈椎带锁钢板系统。

(2)中和原理：中和原理用于应力遮挡以及减少扭曲、剪力和轴向负荷的目的。它能提高这些构造的稳定性，提供早期重建运动功能的机会。中和原理常包括应用接骨板和固定棒配以多颗螺钉的单纯后方、侧方稳定术，以保护神经结构和融合术的成功。

(3)张力带原理：使用内植入物提供后方张力带要求脊柱有完整的压缩负荷承受牵拉力，张力带原理通过承重柱实现动态加压，从而促进融合。张力带原理应用于颈、腰椎钩板的后方单节段固定或后方钢丝固定。

(4)桥式固定原理：如果承重柱不能承受压缩力，后方固定术就要求有一种足够坚强固定跨过薄弱节段来维持长度以维持脊柱的稳定性。桥式固定原理常应用于安放内固定器械治疗胸腰段爆裂或压缩骨折。内固定在脊柱前柱的愈合并重获结构强度的过程中始终起着桥梁的作用跨越骨折节段。Kaneda 器械目前是前路短节段固定较为理想的内固定器械，国内外应用较为广泛。饶书诚设计的双叶钢板椎体钉，整体形状似骑缝钉，为“U”形钉，用以插入病椎的上下位正常椎体作固定，手术操作相对简单易掌握，但缺乏撑开和压缩力量，难以调整准确复原位置，操作时有力的锤击易产生脊髓震荡，椎体钉固定位置难以掌握，必须一次锤击成功，否则椎体钉容易松动，抗位移和抗旋转能力差。目前前路内固定器械的 WINDOFXI 及侧前路的钢板及钛板在临床上应用较为广泛，且具有应用操作方便及并发症少等优点。但必须指出前路内固定器械应用时，手术操作复杂，创伤大，并发症多，因此选择时应慎重。由于有前路减压直接，手术效果比较理想等优点，目前临床应用较广泛。

(5)固定在椎体和椎弓根部位：固定在椎体和椎弓根部位的内固定器曾经有 Steffee 钢板、Roy－Camille 钢板、Dick 器械、AF 器械、RF 器械、TSRH 器械、Isola 器械等。内固定器械与脊柱牢固连接并可在三维空间施加多种矫正力的内固定方法，唯有通过椎弓根进入椎体固定的螺钉，既可与骨组织呈锚状接触固定，又可有效控制椎体三维空间矫正能力。因此，改进贯穿椎弓根螺钉固定器械的各部件间的连接方式是当今努力的方向。Roy－Camille 及 Steffee 器械的缺点就是螺钉和钢板之间缺乏坚强的连接，固定范围大，螺钉排列平行要求高，缺乏在 Z 轴和 Y 轴上抗旋转和撑开功能，螺钉直径较细易产生断钉。现似乎被椎弓根钉一棒系统取代。Dick 器械是一种万向关节结构系统，真正具备三维空间内多重矫正力的器械，其主要缺点是过于灵活的万向关节使重建的生理弯曲度定量不准确，由于过多的关节固定，易造成早期万向关节松动而致已获得复位的角度丢失。同时钉与棒的直径均较细，长期随访结果发现断钉率较高。RF 器械设计了角度椎弓根螺钉，钉尾为开口的“U”形槽，钉与棒体的直径增粗，在 Y 轴上的矫正力相当大，角度螺钉可达到准确的恢复生理曲度。但该器械过多紧固螺母，操作工具笨拙简陋，术中操作空间小，使用时不方便。

3.对胸椎脊柱损伤的手术

目的是减压和固定，其有两种方法：间接减压，通过后路的器械使脊柱骨折复位并恢复矢状面的轮廓，对后纵韧带施加牵张力运用韧带的力量使椎体恢复高度，让处于松散状态的前方移位的骨块基本复位；直接减压，通过前方入路，从椎管内取出骨块和椎间盘，在直视下完成对椎管的减压、固定的目的是恢复脊柱稳定，脊柱稳定有赖于对骨和韧带结构的综合考虑。它包括早期稳定和长期稳定。早期稳定决定于内固定，长期稳定决定于骨性融合。尽管内固定技术和方法很多，最终要达到保护神经组织免受异常活动，减少畸形和恢复适当的三维空间结构，恢复适当的生物力学状态，对骨折节段进行力学支持直到骨折愈合，尽量减少融合长度，以及防止矫形的后期丢失。

(1)常用的胸椎脊柱损伤手术减压途径：后路减压术；后外侧减压术；侧方减压术；前路减压术。后方、后外侧减压和侧方减压虽然单一切口可以达到手术减压，恢复脊柱序列，重建脊柱稳定性，创伤小，但仍有潜在的脊髓损伤的危险，后期矫形角度的丢失及脊柱失稳、失衡现象严重。前路减压质量好，范围彻底，神经损伤的危险性小。但前路的手术操作很复杂，创伤大，出血量也大。

(2)常用的胸椎内固定器械及技术：胸椎脊柱损伤的矫形内固定技术有前路和后路器械及技术。后路固定有棘突钢丝固定，棘突钢板螺栓固定，椎板钩棒系统固定和椎根螺钉系统固定。椎板钩棒系统主要有 Harrington 棒、Luque 棒、Moe 棒、Edwards 套棒等；椎弓根螺钉系统有 Dick 钉、RF 钉、AF 钉、CYL 钉、CD 器械、Isola 器械、Moss－Miami 器械、SF 器械、USS 器械、MSS 器械等。

1)后路固定手术适应证：①不完全性胸段脊髓损伤，经影像学检查证实后方有压迫物；②前柱骨折或爆裂骨折，而后部结构未完全破坏的不全瘫者；③无神经损伤的爆裂骨折；④后凸畸形脊柱压缩大于椎体 1/3 的不稳定骨折，前方仍有或无脊髓压迫者，但要求是 2 周内的非陈旧性骨折。

2)后路手术方式：①使用器械固定不做减压的后路复位术；②使用器械固定做减压的后路复位术；③使用后路器械固定再做前路手术；④不使用器械固定后外侧减压术。

3)后路经椎弓根内固定技术：是目前临床上经常使用的一种技术，1963 年法国学者 Roy－Camille 首先报道，近年来已取得长足的进展。胸椎椎弓根一直是植入螺钉的禁区，主要为胸椎椎弓根较腰椎相对狭小，胸段椎管内脊髓充盈饱满，无空余间隙。另外胸段脊柱直接与胸腔毗邻，前方降主动脉，植入螺钉深度掌握不当，易产生严重后果。再者植入螺钉过程中因胸廓、肋骨及肩胛骨关系，C 臂 X 线机观察定位较为困难。但是禁区是相时的，1991 年池永龙等首先报道胸椎椎弓根螺钉植入技术，打破上胸椎椎弓根不可植入的禁区。国内也利用胸椎椎弓根螺钉治疗胸椎损伤，均取得了一定疗效。胸椎椎弓根螺钉的使用使得我们在胸椎疾患治疗方式的选择上拓宽了许多，在治疗结果上也取得了满意的成绩。虽然此类技术复杂，令初学者很难掌握，但实际上大同小异，其基本技术仍然是腰椎的椎弓根钻孔术。

(3)胸椎椎弓根的应用解剖：胸椎椎弓根连接椎体和椎弓，毗邻脊髓和神经根。椎弓根横断面为椭圆形，纵径大于横径。由致密的骨皮质组成，前方与椎体后缘皮质相连，后方与关节突相连，椎弓根中心有薄层骨松质。

1)椎弓根直径:正常的椎弓根直径,左右宽度小而上下高度大,测定椎弓根左右宽度及上下高度最窄处,用以测算可容纳螺钉的粗细直径。Krag 等测量 T_1～T_{12}椎弓根左右宽度平均为 0.45～0.85cm,T_4、T_5最窄,而 T_1、T_2、T_{11}、T_{12}最宽,T_6～T_{10}几乎一致。而椎弓根高度(矢状面宽度)T_1最窄,T_2～T_5几乎一致,而 T_9～T_{12}最宽。

2)椎弓根的轴向角与倾斜角:正常椎弓根自椎体向后、外、上斜行。椎弓根纵轴与椎体矢状轴间的角称为 e 角,表示椎弓根自后方向前内方的倾斜角,测量结果在 0～25°,T_1最大逐渐减少,T_{12}为 0 度左右。椎弓根纵轴与椎体水平面间的夹角称为 f 角,表示椎弓根自后方向前、下方的倾斜角为 12°～17°。T_2～T_{11}的角相差不多,T_1和 T_{12}的角较小。

3)椎弓根长度和孔道的长度:椎弓根长度指脊柱后方到椎弓根附着于椎体外的距离为 1.5～2.5cm。椎弓根孔道长度指脊柱后方通过椎弓根延伸到椎体前缘距离,为 4～4.2cm。

(4)胸椎椎弓根钻孔点的定位:术中其钻孔点的定位是关键,正常的椎弓根是卵圆形的圆柱体,X 线透视下呈长椭圆形,每个椎弓根有不同的角度。在透视下可见椎弓根的长椭圆形投影截面随体位或 X 线投影角的变化而变化。但 X 线投照角与椎弓根的倾斜角 e 角相一致时,其截面积最大。椎弓根的投影,纵径大于横径,上下方向 0.3～0.5cm 的允许范围,但水平方面则需谨慎,不能内移或过度向内倾斜,以免进入椎管损伤脊髓。

1)Roy－Camille 胸椎弓根钻孔定位法:主张进钉点在下关节突下缘(在关节突下方 0.1cm),恰在横突中心线上与下关节面中心点的交点。

2)Dick 胸椎弓根钻孔定位法:主张进钉点在小关节突下缘连线与距小关节突向中线外侧 0.3cm 垂线的交点。Dick 等主张钻孔点稍偏外侧,向内倾斜度稍大,防止了“斜钉效应”。

3)池永龙胸椎弓钻孔定位法:主张进行点在下关节突尖部作垂线与横突上缘水平连线之交点。向内倾斜 5°～10°,向下倾斜 10°～15°。

(5)经椎弓螺钉技术的并发症。

1)螺钉定位不准确:定位不准主要原因是未能准确掌握 e 角和 f 角,借助 C 臂 X 线机监测可以大大减少失败率。有条件的应该运用导航系统,可以真正避免定位失误。

2)螺钉选择不当:椎弓根螺钉在胸椎上的应用目前尚无标准。螺钉过粗可以导致椎弓根骨折,偏外可以破坏外侧壁,偏内打破内侧壁,导致脊髓神经损伤。螺钉太细,固定强度不足,易导致断钉、弯钉,术后矫畸率明显丢失。螺根长度过短易脱钉,过长可导致气管、食管、胸导管、主动脉、腔动静脉等损伤。

3)断钉、弯钉:Stoltze 报道 208 例胸椎骨折,8.2%(17 例)出现螺钉折断。Gurr 与McAf－ee 报道断钉率为 3%。Cotrel 报道断钉率为 1.7%。多为晚期螺钉的疲劳断裂。也与在固定时的撑开角度过大有关。

4)骨折融合区矫正丢失:胸椎骨折术后 2 年矫正丢失,临床上经常见到其角度不一。

5)肺部感染:Hams 等报道 201 例胸椎损伤,术后 22 例需人工呼吸,其中 82%术前原有创伤性肺挫伤,37 例(6.8%)肺部感染。

(6)胸椎椎弓根螺钉固定失败或椎弓根损伤后的补救措施:椎弓根破坏后,椎弓根钩被认为是不安全的，横突骨折时应用横突钩也是不合适的。椎弓根螺钉以其安全性、可行性而成为一种有价值的工具。所以椎弓根螺钉的植入就十分重要，一旦发生椎弓根螺钉固定失败，选择补救措施有钉道加用骨水泥灌注，改用大号螺钉。但应防止发生骨水泥将神经组织烧伤。

另外，用于补救的措施是应用不同的手术固定路径或技术。第一个是已被报道过的"进一出一进"技术或椎弓根外技术。第二个是极外侧路径，O.Brein 等考虑到胸椎椎弓螺钉置入的安全性，研究了一种胸椎椎弓根螺钉置入技术即便更外侧的进针点和更倾斜的路径。用经椎弓一肋骨技术也可达到相当好的固定强度。尽管这种"进一出一进"技术可获得经胸椎弓根螺钉 64%的生物力学固定强度，但它仍然远远大于椎板钩的力量。

1)经椎弓根后外侧减压术：胸椎骨折很多学者采用单纯的后路减压术；这种方法用于骨折脱位或爆裂型骨折存在椎板骨折合并硬膜或神经根受压的患者较为适合。明显的椎管受堵，脊髓受压，有神经症状的或无神经症状的，椎体高度丢失＜50%，后凸＜30°的经椎弓根后外侧减压可能更为适合。经术中 X 线监测定位需减压的骨折节段及椎弓根后正中切口或棘突旁弧形切口，以病椎为中心，分离椎旁肌暴露横突及肋骨和肋横关节，切除横突后剥离肋骨骨膜将其切除 0.3～0.5cm，必要时结扎肋间动静脉。这时椎体侧后方就清楚地显露。

根据病情，采用两种减压方法：①保留椎弓根内侧壁完整的脊髓前方减压。咬除横突及椎弓根外侧壁，保留内侧壁及下壁，维持关节突的完整性，采用各种方向有角度地刮匙，刮除椎体后缘皮质前方松骨质(碎骨块)，形成空间以利骨块复位。运用刮匙应采用双手旋转操作，刮匙口需远离椎体后缘皮质及硬膜方向运动。必须时应用"下压式刮匙"。应用椎间盘刮匙从终板起刮除上方椎间盘，用长柄髓核钳摘除椎间盘组织。减压后进行复位固定，椎间植骨。②切除椎弓根内侧皮质脊髓前方减压术。如椎弓根内侧皮质未骨折，可用咬骨钳从上缘咬除，如已骨折，除非是更广泛暴露才切除下缘皮质。用冲击复位器将骨碎块推向椎体。应用探针探查前纵韧带和纤维环，观察有无缺损。如有缺损，用刮匙去除椎间盘组织和软骨终板，进行椎间植骨。最后完成内固定装置，再次检查硬膜和椎间隙及椎体序列。除后路椎间隙融合外，采用自体髂骨行后外侧小关节间植骨对提高融合率非常重要。

2)前路固定指通过适当的手术进路，在椎体前方和侧方进行固定。前路固定常有 Kaneda 器械，YuanⅠ型钢板，Z－plate，KOsTUIK－HaRRINGTON 螺钉棒，AO 钢板，USS 圆棒系统。目前有 WINFIX 系统等。

前路固定的适应证：①不完全性胸段脊髓损伤经影像学证明前方有致压物者；②有明显脊髓前方压迫者；③前柱损伤严重而后部结构破坏不重但有瘫痪情况者；④有进行性脊柱后突畸形及渐进性瘫痪症状出现的；⑤做过后路手术但前方仍有压迫者。

前路的手术方式：①由器械固定的前路减压植骨融合术；②使用后路器械固定后行前路减压植骨融合术；③前路减压植骨融合术后行后路器械固定术。

前路手术入路方式：①胸 1～4 经前路路劈胸骨入路；②胸 5～10 经胸腔入路；③胸 11～12 经胸膜外腹膜后入路；④胸腔镜下或扩大操作口胸腔镜下入路。

前路手术的步骤在此不再描述，内固定方式也较多。应该注意前路经胸腔手术操作复杂，创伤大，出血较多，时常发生并发症。主要并发症：①出血，椎体节段血管出血，硬膜外静脉丛出血及椎体渗出等；②神经损伤加重，切除压迫脊髓骨块，有可能加重脊髓损伤，或因损伤脊髓前动脉，或损伤 Aclamhemicz 动脉而加重脊髓损伤；③硬膜破裂或脑脊液漏；④交感神经链或神经节及胸导管损伤，可引起对侧下肢发凉感或乳糜胸；⑤感染、深部静脉栓塞、肺梗死等。

4.对胸腰段手术的减压及固定

对胸腰段的手术有后路手术和前路手术，以及前路和后路的联合手术。后路手术在临床上应用较广，目前临床上应用器械多以椎弓根器械为主，其他的棒钩等已基本不用也就不进行描述。

(1)后路手术：后路减压手术目前也不应单独进行，由于神经的压迫多来自前方，继发于后壁的骨折块常常突入椎管内，椎体的压缩骨折致脊柱后突，其硬膜囊通常受前方骨块的牵拉。这种前方畸形只有纠正，才能使神经减压。而椎板的单纯切除仅是后路减压，而且后韧带结构的切除将使脊柱更加不稳，有加重症状的情况发生。

1)间接复位：后突骨块的间接复位技术是指不直接切除凸入椎管内的骨块，通过后路手术器械减压后，自然复位。但随着脊柱损伤的术前术后 CT 的广泛应用，中柱的移位被认为是神经受压的主要原因。而间接复位的要求为：①恢复解剖序列；②通过韧带的牵拉复位骨块；③椎体最大程度地前凸，产生的牵开力使椎管内的后突骨折块向前回缩，解除对马尾神经及圆锥的压迫，如后纵韧带完整，则似拉紧的弓弦产生张力使骨块得以复位。但经大量的研究及报道表明，如能在损伤后 4 天内手术，则间接复位最有效。间接复位是神经后路减压方法的选择之一，这种方法较骨块直接复位的优点：①无须神经操作，减少了神经医源性损伤；②无须去除后方骨块或韧带，减少了脊柱不稳。

2)直接复位：直接复位的指征包括①胸腰椎骨折延迟手术 4～5 天以上；②严重损伤伴后凸骨块大的移位和旋转；③后部纤维环与椎管内骨块分离(MRI 显示)，间接复位不起作用；④经术中造影或超声检查显示仍有持续的神经压迫。

3)手术技术：后路直接减压通常切除椎板，经椎弓根入路解除椎体后壁压迫。辨清椎弓根解剖位置，用磨钻或刮匙镂空椎弓根中央，保留皮质壳完整。然后去除椎弓根内壁，小心勿损伤神经根。再在椎体后部挖一槽，仅保留后凸骨块一薄层皮质，然后用角度刮匙或冲击器将后凸骨块复位，此即“蛋壳”减压技术。

也可用后路半椎板切除椎体骨块推挤减压的方法治疗胸腰椎骨折，其手术是将以往的全椎板切除改为半椎板切除。可适当保留小关节，牵开硬膜囊，显露凸入椎管内的骨块，使用特制的适合椎管形状的弧形冲击器如脊柱花刀等。将骨块向前方冲击推挤复位，然后将咬除的椎板骨碎块，植于对侧椎板，同时应用椎弓根螺钉器械内固定。

4)椎弓根螺钉系统：随着脊柱内固定器械的演进，在 20 世纪 80 年代出现了椎弓根螺钉系统用于胸腰椎骨折的稳定。椎弓根螺钉系统，在治疗脊柱骨折上仅需固定损伤椎体上下各一个节段，因此减少非损伤脊柱的融合长度。使用 AO 脊柱内固定器早期令人鼓舞的结果使得各种经椎弓根器械系统广泛应用于治疗胸腰椎骨折，如 Dick、RF、AF、TSRH 等。然而，这阵狂热过后出现的是内固定失败，初期复位的丧失和迟发性后凸畸形，认为其原因可能是爆裂骨折后前柱内在的损伤。通过操纵损伤椎体上下方正常椎体，椎弓根螺钉系统利用二点固定提供前凸和牵张力。由于缺乏后方第三点固定，应力和屈曲力矩集中于螺钉骨界面，这里常发生螺钉折弯或断裂。为减少内固定失败和后凸，必须改进器械和加固前柱。Krag 和 Carl 等建议骨折椎体的上下两个节段固定以减少植入物失效，及通过椎弓根切除椎间盘，同时椎间植骨，或采用经椎弓根对椎体植骨方法来加强前柱。也可以另外手术前路支撑植骨重建前柱。也有人认为固定失败的原因在于骨折后的解剖改变，损伤椎体不能承载，而不是椎弓根螺钉器械。

根据载荷分享分类设立一种评分系统：①椎体损伤的程度；②骨折部骨块移位的程度；③创伤性后凸的程度。使用这一评分系统，从最小的 3 分至最大的 9 分。所有随访中出现固定失败的脊柱损伤，术前评分均在 7 分以上，相比之下，在 6 分以下的骨折，无螺钉失败。根据这一评分，短节段后路器械的最佳选择是前柱完整的屈曲分离损伤，轻度爆裂骨折或评分 6 分以下的骨折脱位。骨折脱位可用后路短节段器械，如果评分 7 分以上，宜用前路手术。

5)钉钩混合结构：为了减少短节段椎弓根螺钉固定胸腰椎骨折植入物失败率，有人推荐增用椎板钩。即在骨折椎下方椎体使用椎弓根螺钉，而在骨折椎上方使用上下椎板钩形成爪形。虽然这要增加融合节段，由于大多为胸椎，故临床上影响不显著。Chiba 等发现增加椎板钩显著地增加器械刚度并吸收部分器械的应变从而减少椎弓根螺钉的弯曲力矩，理论上能减少椎弓根螺钉或器械的变形和临床失败。

(2)前路手术：Hodgson 和 Stock 于 1957 年报道采用前路手术治疗椎体非化脓性骨髓炎，此后被用于治疗不稳定的胸腰椎损伤。不稳定胸腰椎损伤患者治疗的目的包括恢复脊柱的解剖序列和稳定，维持和恢复最大的脊柱运动范围和神经功能。通过早期减压和稳定伴神经损伤的不稳定爆裂骨折，矫正骨折畸形，重建能支撑载荷的前柱。当不完全损伤恢复停滞或进行性神经损害时，神经减压显得必要。后路减压在急性期较易，而在数周后就显得困难，前路手术直接神经减压在急性或慢性期均可施行。

目前多数学者认为前路手术椎管减压可能更充分，伴有神经损害时更应选择前路，但在不同入路的治疗组间，神经改善率相似。而对虽有显著椎管内骨块占位，但无神经症状者，许多骨科医生支持采用姿势、韧带整复、牵引复位等方法间接复位椎管内骨块。

胸腰椎骨折的前路减压手术：通常从左侧腹腔外入路，该入路可以暴露 T_{12}～L_4，而不进入胸腔。患者侧卧位，腰桥抬高，这样便于直达骨折椎。显露骨折椎，定位后，切除骨折椎上下椎间盘，刮除终板软骨。然后用磨钻或骨凿切除粉碎骨折的椎体，显露硬膜囊。左侧椎弓根或神经椎间孔可作为后方神经减压的标志。减压要直至对侧椎弓根或硬膜囊不再受骨块压迫为止。通常保留前方皮质，以防止植骨块外移。可采用多根肋骨条、自体或异体髂骨块，股骨块中充填自体肋骨条植骨。同时加用前路器械如前路钢板及 WINFIX 等，固定邻近节段的上下终板。如果不使用前路器械，则植骨块应制成门臼状，椎体开成凹槽，嵌入上下椎体间。

(3)前后路联合手术。

Mumaneni 等介绍了前后路联合手术治疗胸腰椎骨折的方法，推荐的适应证有其中如下几点：

1)前柱损伤：①骨折－脱位损伤；②前中柱伴后方韧带结构损伤。

2)明显的前柱粉碎和高度丢失。

3)严重后凸畸形：胸腹联合切口显露 T_{12}～L_2，通常左侧入路，暴露骨折椎后，行椎体切除，椎管前方减压。彻底减压后撑开椎间隙，纠正后凸，植入钛网或异体骨段，然后前路器械内固定。至于后路稳定，视情况可以在前路完成后同时进行，也可以在前路术后两周进行。后路的固定有多种选择，钢丝、钩及椎弓根螺钉固定。切口选后正中入路，椎弓根螺钉固定时应避免与前路椎体钉相冲突。同时行自体髂骨椎板融合。

(4)微创手术。

1)前路微创手术：主要是小切口入路和电子内镜下的手术。但在胸腰段前路显露比胸椎部位的手术还要困难。主要是因肠系膜和肾静脉限制了经腹腔入路到达上腰椎。小切口腹膜外显露发展很快，球囊辅助的腹膜外显露已应用于前路退变性椎间盘病椎间融合，但应用于创伤还有很大争议。尽管内镜技术前景广阔，但在前路复位、植骨、器械应用等方面还存在困难。有学者用扩大操作口电视内镜辅助下前路手术，对胸腰椎结核和创伤，进行病椎切除、植骨、内固定，将小切口(0.5cm)和内镜技术结合起来，直视下操作，克服了完全内镜下操作技术上的一些困难，同样具有微创手术的特点。

2)后路微创手术：MageT 等采用经皮椎弓根外固定技术，对胸腰椎骨折进行间接复位。但由于存在一系列的缺点，现基本不用。徐华梓、池永龙对经皮椎弓根螺钉技术进行改良，采用内固定的方式，经皮或小切口(0.5cm)，C 臂 X 线机下定位椎弓根，不剥离椎旁肌，穿刺进针。手术创伤非常小，骨折复位满意，可同时对复位后的骨折椎体进行骨水泥灌注使椎体强化，主要是椎体的轻、中度胸腰椎爆裂骨折或压缩骨折，但应注意由 MRI 检查椎体没有破裂进入椎管内，并以老年人为好。术后可以早期起床活动。

5.手术并发症

胸腰椎骨折手术的常见并发症：①失血过量往往发生在前路手术中，平均失血量明显比后路手术多。术者必须熟练解剖，正确止血，特别对节段血管的结扎和椎管内静脉丛的压迫止血等方法要得当，可以减少出血。②感染感染的发病率虽然很低，如果说万一发生则可能导致内固定失效，骨不愈合等。术前 2 小时内预防性抗生素使用，术中严格无菌操作等均可以降低感染率。③神经根损伤，马尾综合征手术操作不当可能导致神经根或马尾损伤，特别当神经根嵌入椎板时，更易发生枪式样咬骨钳误伤神经根。④脑脊液漏创伤可致硬膜囊撕裂，椎弓根螺钉或减压均可能发生脑脊液漏，严密缝合软组织可以减少脑脊液漏的发生。⑤不融合吸烟可能延迟骨融合，植骨不当，固定不稳定等均可能导致骨不融合。⑥内固定失效内固定器械选择不当，植骨不融合、骨质疏松、感染等均可导致内固定失效。⑦肺炎、气胸、肺挫伤等在前路手术中时有发生，术中仔细解剖剥离胸膜，术后叩背、咳痰等可预防。⑧椎管内骨块残留原因有只做椎板减压，未做脊髓前方骨块减压。减压范围过小，椎管内骨块探查遗漏。只减一侧，另一侧未减压等。⑨骨折椎后凸畸形矫正不良未能正确掌握内固定器械的功能,前柱撑开不够,遗留后凸畸形,或后路纠正后椎体"空壳"致迟发性后凸。

对胸腰椎骨折伴有脊髓损伤的患者初次术后存在明显缺陷;神经症状恢复停滞,椎管内遗留骨片压迫脊髓者;存在其他严重并发症者均应及时进行再手术。

6.对下腰椎骨折的手术治疗的问题

手术指征下腰椎骨折手术治疗的指征不太统一。手术治疗主要取决于神经功能完整性的丧失或神经功能完整性丧失倾向及损伤节段的不稳定以及潜在的不稳定。特别是下腰椎后凸畸形很大程度上是需要手术治疗的重要指征。下腰椎骨折中神经功能的损害较少见,既有神经损害又有明显的后凸畸形行手术干预应被积极考虑。文献已报道划分手术与非手术治疗的界线主要取决于以下几个方面:①受伤椎体高度的丧失;②后凸畸形的成角度数;③骨折碎块在椎管内的堵塞程度。大多数的文献表示40%~50%的椎体高度丢失,>50%的椎管堵塞及30°的后凸畸形是手术适应证。但更严格的手术适应证是:50%以上椎体高度丢失并有15°的后凸畸形;25°以上的后凸畸形并有50%的椎管堵塞。

(1)下腰椎压缩性骨折:下腰椎压缩性骨折较爆裂性骨折发病率高,由于下腰椎椎体的后壁比较坚强,且与强大的椎弓根及椎板相连。骨折后椎体后缘高度变化较小。因而发后凸畸形较多,椎管内堵塞的发病率及严重程度均较爆裂型骨折少。因此下腰椎压缩性骨折手术的目的主要是纠正后凸畸形重建脊柱的稳定性。基于这一观点,对于下腰椎压缩性骨折推荐的手术方式为后路椎弓根器械复位加短节段后路融合或前路融合术。至于是否需要行减压术,要取决于患者有无神经损害的情况及椎管内堵塞的情况,通常情况如无神经损害症状、椎管内堵塞<50%,一般可不考虑手术治疗。如需手术通常应用后路手术的椎弓根器械的撑开,并利用后纵韧带的张应力及后凸畸形的纠正都能有效地减轻甚至消灭椎管内堵塞。若患者有神经损害症状或影像学显示椎管内堵塞>50%,则有减压指征。手术是否融合,如何融合,目前最常用、最方便的是后路融合,融合范围为伤椎上下各一个节段。目前临床常发现下腰段压缩性骨折经椎弓根器械撑开复位后,椎体高度可恢复,但椎体内的骨小梁支架结构尚未恢复,椎体呈空壳样变。前、中柱完整性尚未恢复。如不及时重建前、中柱的完整性,早期活动后路内固定会造成因疲劳而内固定物断裂使失败率增高,内固定器拆除后会出现塌陷和矫正度丢失,后凸畸形重现。

(2)下腰椎爆裂骨折:下腰椎的爆裂骨折椎体位呈矢状平面的劈裂。与上腰段或胸腰段脊柱爆裂骨折不同的是下腰椎的爆裂骨折大多数椎弓根均较完整。这点在手术时或在选择内固定器械及脊柱融合时应作为评估的证据。下腰椎爆裂骨折一般继发于轴向应力,至少涉及前柱及中柱。如有较大的旋转暴力存在,常会导致小关节或椎弓根骨折。下腰椎爆裂性骨折常侵及的是前、中柱,骨块突向椎管亦常造成椎管堵塞,因而神经损害概率高于压缩性骨折。对于仅有后凸畸形而无或较少有椎管内堵塞者,主张仅行畸形矫正内固定加融合术。选用的内固定器械也以椎弓根钉、棒系列为多后路椎板钩棒系列已很少用。主要是:①下腰椎生理前凸较大,这使得椎板钩或小关节钩放置不稳,脱钩率高,手术操作也较费时;②后路的钩棒系统确有一定的撑开复位作用,但对恢复下腰椎的生理前凸作用不大;③钩棒系统固定及融合节段均较长,这将导致下腰椎的活动度下降,形成平板背,由此而致的残废率并不比非手术治疗低。故该固定器械已经不用。

下腰椎骨折如伴有神经损害,基本上都是神经根或马尾神经的损害。对于这类损伤的手术治疗方案有分歧,有人主张行前路或侧前路手术,理由是前路手术可直接解除椎管前方的压迫,并可同时行前方植骨。也有人主张后路手术为好,其理由是,后路手术更有利于神经根管的探查及马尾神经的修复,也可以通过后路行前方植骨融合术。

作者认为以后路手术为佳。主要考虑是经后路手术创伤较小,通过椎弓根器械的复位作用常可使椎管前方的骨折自行复位,或大部分复位。还可以使用特殊器械脊柱花刀、内六方螺丝刀等,将椎管前方的骨折块推挤复位。通过后路亦可较方便地行前柱植骨,亦可行后路植骨。但对于下腰椎陈旧性爆裂骨折的手术治疗,绝大多数学者都支持前路手术治疗,原因是此时骨折已愈合。后路椎弓根器械的撑开作用已不复存在或能力不足,椎管前壁的移位骨折也难以通过推挤进行复位,故此时选择前路手术是合适的。

下腰椎骨折脱位少见,往往是在遭受到极大暴力时方可发生。最多见的是 L_2～L_4 节段,罕见于 L_5～S_1 节段。下腰椎骨折脱位除垂直暴力外基本上都还有其他方向的暴力存在,如旋转暴力、剪切暴力等。因此,下腰椎骨折脱位多是由复合暴力产生的。下腰椎骨折脱位的另一特点是,经常伴有小关节突骨折或椎弓、椎板骨折,发生硬脊膜撕裂的也较多见。下腰椎骨折脱位的神经损害主要是神经根损伤及马尾神经损伤,个别神经根性损伤,因此发生完全性瘫痪的少见。

由于下腰椎骨折脱位使脊柱的生理结构遭受了严重破坏,其稳定性极差,且常伴有神经损害,因此外科干预是十分必要的。手术的目的是纠正畸形,恢复下腰椎的生理弧度,重建下腰椎稳定性及尽可能提供神经恢复的最佳环境。手术需复位、固定与减压。

1)复位与固定:下腰椎骨折脱位通常有两种情况。一种是伴有椎体爆裂或压缩骨折的骨折脱位,一种是不伴有椎体爆裂或压缩骨折的骨折脱位。前者在复位与固定时不仅需要考虑到脱位的纠正,还要考虑到椎体爆裂或压缩骨折的高度恢复。手术方式基本同下腰椎爆裂骨折,多选用后路椎弓根钉棒系列,即利用伤椎上下各一椎体作间接复位。后者由于不伴有椎体的爆裂骨折或压缩骨折,在复位与固定时只需在脱位节段的上下椎体间进行复位与固定。需要指出的是,下腰椎脱位复位较困难,常需切除或部分切除小关节方能满意复位。

2)融合:对下腰椎的骨折脱位是很重要的。脊柱器械的固定只是暂时的稳定,这种稳定是不长久的,活动过多必然失效,不稳定会很快重现。只有将其坚强的融合才能稳定。对于伴有椎体爆裂骨折或压缩骨折的骨折脱位,由于其牵涉了两个脊柱运动单元,应进行两个运动单元的融合。不伴有椎体爆裂或压缩骨折的骨折脱位,因其只损伤了一个椎体运动单元,仅行该单元的融合即可。下腰椎由于生理前凸大,运动范围也较大,且在复位时常需要切除或部分切除小关节突,脊柱的稳定性更差,坚强的融合是十分重要的。为保证融合可靠推荐尽量行前路融合或椎间融合。

3)减压：下腰椎骨折脱位神经损害并不少见，但大多是不完全损伤，下腰椎骨折脱位伴有神经损害是否需减压是有争议的。一种理论认为下腰椎骨折脱位的神经损害程度取决于损伤的瞬间，下腰椎椎管宽大在骨折脱位得到纠正后已给神经功能的恢复提供了良好的条件。

器械的选择：下腰椎爆裂骨折的神经损害，明显的后凸畸形和塌陷应该进行外科治疗。绝大多数脊柱损伤的固定原则就是选择合适的内固定装置，直接针对损伤暴力进行反方向的矫形，使脊柱获得正确的排列和稳定性，并进行间接的减压复位。主要是以椎弓根钉杆系统为主，对下腰椎爆裂骨折来说，这一系列的内固定器是较理想的。因为对下腰椎爆裂骨折的手术来讲，纠正畸形十分重要，该系列器械恰恰在这一方面且有其他内固定器械不可比拟的优势，它不但具有较强的恢复伤椎高度的能力，且可先按生理弧度的变化预弯杆或板，或选择合适角度的钉杆连接系统，这样可有效地恢复下腰椎的生理前凸。同样此系列器械也是短节段固定，融合节段短。稍不足的是这类手术在行脊柱融合时其方便和可靠性不如前路器械。对硬膜前方的骨块复位、清除也不如前路手术彻底。但在下腰椎对此要求并不高。对跳跃性腰椎骨折，短节段椎弓根螺钉固定显得更具优越性，它既可矫正畸形，又不影响腰部活动，更不导致平背征。其他系统临床很少使用不再作介绍。

微创手术观念现已得到广大多数学者肯定。下腰椎骨折的微创手术现已在不少医院开展，应用最为广泛的当属经皮椎弓根螺钉内固定术。下腰椎骨折由于神经损害较少，椎体后缘及椎弓根骨折均较少，故较宜行此类手术。

手术适应证。

(1)腰椎压缩性骨折，无神经损害症状，椎体前缘压缩＞50％。

(2)下腰椎爆裂性骨折，椎内占位＜50％，无神经损害症状。

手术禁忌证。

(1)严重骨折伴脱位者。

(2)有明显神经损害症状需行管内探查术者。

手术操作要点。

(1)麻醉与体位，选择气管插管全麻，俯卧位，可透视手术床。

(2)手术操作，首先将C臂X线机正位投照，找到伤椎上下椎弓的部位，即眼睛部位。

以克氏针垂直位投照，使之投影于眼睛中央，再以克氏针于棘突连线投照，使之投影通过及生理弧度的状况，满意后可做小切口行椎板融合及椎体强化。此术式组织损伤极小，固定可靠，但需要有经验的脊柱外科医生施行。

治疗目前主要应用经后路的复位内固定加植骨融合术，治疗方法与下腰椎治疗基本一样，不再重复介绍。如发现有$L_5 \sim S_1$神经损害和(或)出现大小便功能障碍，则椎管减压、神经探查术必须进行。内固定器材呈现多样化，常用的有椎弓钉杆系列、椎弓根钉板系列、骶骨棒系列及前路钉板、钉棒系统等。

第五节　颈椎椎管狭窄症

一、概述

颈椎椎管因发育或退变因素造成骨性或纤维增生引起一个或多个平面管腔狭窄，导致脊髓血液循环障碍，脊髓及神经根压迫症者为颈椎椎管狭窄症。在脊柱椎管狭窄症中，颈椎椎管狭窄症的发病率仅次于腰椎疾患。本病多见于中老年人。

随着社会人口的老龄化和诊断技术的发展及认识水平的提高，颈椎椎管狭窄症将会逐渐增多。Mayfield 指出颈椎椎管狭窄症是颈髓受压迫的前置因素。Cramdall 在行一组椎板切除手术同时测量颈椎椎管狭窄的矢状径后发现，存在脊髓压迫症者其矢状径平均只有 0.8～0.9cm。Rafael 等强调先天性颈椎椎管狭窄在引起脊髓压迫症中的作用。虽然关于颈椎椎管狭窄症是先天的还是继发的问题目前仍有争论。但一般认为，在中年以后发生的椎间盘退变、椎体增生、黄韧带增厚等因素引起的颈椎椎管直接或间接狭窄应属继发性病变。颈椎椎管狭窄症是以颈椎发育性椎管狭窄为其解剖特点、以颈髓压迫症为临床表现的颈椎疾患。发育性颈椎椎管狭窄并非一定属于临床上的颈椎椎管狭窄症。退行性变和损伤等因素是导致临床发病的主要诱因。因此，有些颈椎椎管狭窄症患者同时伴有腰椎椎管狭窄症，个别病例伴有胸椎椎管狭窄症。

二、病因与分类

(一)发育性颈椎椎管狭窄

颈椎在胚胎发生和发育过程中，由于某种因素造成椎弓发育过程，导致椎管矢状径小于正常的长度。在幼年时无症状，但随着发育过程和其内容物逐渐不相适应时，则出现狭窄症状。

(二)继发性颈椎椎管狭窄

1.退变性椎管狭窄

系最常见的类型。中年以后，脊柱逐渐发生退变，其发生的迟早和程度与个体差异、职业、劳动强度、创伤等有关。其病因主要是颈椎间盘退变、椎体后缘骨质增生、黄韧带肥厚、锥板增厚、小关节肥大，这些因素可引起椎管内容积减小，导致脊髓受压。此时如果遭受创伤，即使轻微外伤引起椎管某个节段骨或纤维结构破坏，使椎管内缓冲间隙减小，而发生相应节段颈椎受压。

2.医源性椎管狭窄

系由于手术后引起的椎管狭窄。主要原因包括：①手术创伤及出血引起椎管内瘢痕组织增生和粘连；②全锥板或半锥板切除后，瘢痕组织增生；③手术破坏了脊柱的稳定性，引起颈椎不稳，继发创伤性骨性和纤维结构增生；④脊柱融合术后，骨块突入椎管内；⑤椎管成形术后失败，如单开门悬吊丝线断裂或椎板回缩等。

3.其他病变和创伤所致的继发性椎管狭窄

如颈椎病、颈椎间盘突出症、颈椎后纵韧带骨化症、颈椎肿瘤、结核、创伤等均可引起颈椎管狭窄。但这类疾病是独立性疾病，椎管狭窄只是其病理表现的一部分，故不宜诊断为颈椎椎管狭窄症。

三、病理

由于发育性、退变性或其他原因所致的颈椎管狭窄症，均可引起脊髓血液循环障碍，导致脊髓受压迫。因此，引起颈椎狭窄症的病理改变也是多方面的。

(1)椎弓根变短，引起椎管矢径变小。在年幼时脊髓在其中尚能适应，但成年后，当出现轻度椎管退变或其他原因所致的颈椎轻微损伤等诱因，即可引起脊髓受压，出现症状。

(2)椎体后缘增生，后纵韧带骨化和椎间盘膨出、突出等均易造成脊髓前方受压，尤以仰伸时。

(3)椎板增厚和黄韧带增厚松弛、硬膜外瘢痕等可引起脊髓后方受压。

(4)小关节增生、肥大、向椎管内聚，可压迫脊髓侧后方。

上述病理改变可使构成颈椎管后壁、前壁和侧壁的骨性和纤维结构均存在不同程度的增生、肥大、向椎管内占位使椎管狭窄而压迫脊髓。在多椎节颈椎管狭窄症，每一椎节的不同部位，其狭窄程度不一致，往往呈蜂腰状压迫，多椎节连在一起则呈串珠状压痕。

四、临床表现

颈椎椎管狭窄症多见于中老年人。好发部位为下颈椎，其中颈4～6水平最为多见。

(一)症状

1.感觉障碍

主要表现为四肢麻木、过敏或疼痛。大多数患者具有上述症状，且为始发症状。四肢可同时发病，也可以一侧肢体先出现症状，但大多数患者感觉障碍先从上肢开始，尤以手臂部多发。表现为双手麻木、无力，持物易坠落等。躯干部症状有第2肋或第4肋以下感觉障碍，腹部或骨盆区发紧，谓之“束带感”，严重者可出现呼吸困难。

2.运动障碍

多在感觉障碍之后出现，表现为锥体束征，四肢无力、僵硬不灵活。大多以下肢无力、沉重、脚落地似踩棉花感开始，重者站立及行走不稳、需拄双拐或扶墙行走，严重者可出现四肢瘫痪。

3.括约肌功能障碍

一般出现较晚。早期为大小便无力，以尿频、尿急及便秘多见，晚期可出现尿潴留、大小便失禁。

(二)体征

1.颈部体征

颈部体征不多，颈部活动受限不明显，颈棘突或其旁肌肉可有轻度压痛。下肢多肌张力增高，痉挛步态，行走不稳等。

2.四肢及躯干感觉障碍

不规则，躯干可以两侧不在一个平面，也可能有一段区域的感觉减退，而腰以下正常，深感觉如位置觉、振动觉仍存在。

3.肌力及反射异常

浅反射如腹壁反射、提睾反射多减弱或消失，肛门反射常存在。腱反射亢进，Hoffmann

征单侧或双侧阳性，这是颈6以上脊髓受压的重要体征，下肢肌肉痉挛侧可出现Babinski征阳性。髌、踝阵挛阳性。四肢肌肉萎缩，肌张力增加，肌肉萎缩出现较早，且范围较广泛，尤其是发育性颈椎椎管狭窄的患者，因病变基础多为节段之故，颈脊髓一旦受累，往往为多节段，但其平面一般不会超过椎管狭窄最高节段的神经支配。

五、影像学检查

(一)X线摄片检查

在X线平片上分别测量椎体和椎管的矢状径，对判断是否存在椎管狭窄具有重要价值。

1.椎体矢状径

测量自椎体前缘中点至椎体后缘连线。

2.椎管矢状径

测量为椎体后缘中点到椎板连线中点的最短距离。

3.计算两者比值

椎管比值应在0.75以上，低于0.75者则为椎管狭窄。在正常成人的颈椎X线侧位片上，椎管内径平均值，颈1为2～2.4cm，颈2为1.8～2.1cm，颈3～4为1.2～1.45cm，颈6～7为1.1～1.35cm。曾比较正常成人与颈椎病的颈椎椎管矢状径，发现正常者颈1椎管的矢状径平均为2cm(1.8～2.3cm)，颈4为1.7cm(1.2～2.2cm)，颈7为1.6cm(1.1～1.8cm)，提示由上而下矢状径逐渐减小，最狭窄处为颈5～6，平均为1.5cm。根据国内统计，在X线侧位片上，中国人颈椎矢状径以1.3cm为临界值，大于1.3cm为正常，小于1.3cm为椎管狭窄。由于椎体后缘不平直，椎体上下缘有突起，故测量的位置不同可有一定的差异。因此，其测量数值仅只能作为参考。除椎管测量外，X线平片还可以观察到以下改变：①颈椎生理前屈减小或消失，甚至出现反弓；②椎间隙变窄，提示椎间盘退变，系引起退变性椎管狭窄的重要因素；③椎体后缘骨质增生，可以呈广泛性，也可以1～2个节段；④椎弓根短而厚及内聚；⑤若合并后纵韧带骨化则表现为椎体后缘的骨化影，呈分层或密度不均匀者，与椎体间常有一透明线，这是因为韧带的深层未骨化所致。

这些X线片表现对颈椎椎管狭窄症的诊断均有一定的意义。

(二)CT检查

CT可清晰显示颈椎椎管狭窄症程度及其改变。如椎体后缘增生，后纵韧带骨化，椎弓根变短，椎板增厚，黄韧带增厚等可使椎管矢状径变小。

(三)椎管造影

颈椎椎管造影术对确定颈椎椎管狭窄的部位和范围及手术方案制订具有重要意义。颈椎管造影可采取两个途径：腰椎穿刺椎管造影和小脑延髓池穿刺椎管造影。前者为上行性，后者为下行性。常用的椎管造影剂为Amipaque和Omnipaque。椎管造影主要有两种表现：①完全性梗阻较少见，正位片可见碘柱呈毛刷状，侧位片上可见呈鸟嘴状，碘柱前方或后方有明显压迹。②不完全性梗阻可见碘柱呈节段性充盈缺损，外观呈串珠状，此种改变较常见，提示椎管的前方及后方均有压迫存在。

(四)MRI检查

MRI可显示颈椎的三维结构，了解颈椎椎管内外的解剖结构情况，对确定椎管的矢径，椎体后缘骨质增生、椎间盘退变及局部炎症情况等可提供准确的依据。但其不能清晰显示椎体、椎板骨皮质及骨化的韧带。本病的主要 MRI 改变为：①椎管均匀性狭窄，构成椎管结构除退行性变化外，几乎无颈髓局限性受压存在。这种变化在 MRI 上无法显示狭窄椎管与脊髓病变的关系；②黄韧带退变增厚，形成褶皱并突入椎管，在多节段受累时，可见搓板状影像；③椎间盘突出伴骨赘形成，单一节段受累着呈半月状，多节段受累时为花边状影像；④黄韧带褶皱和椎间盘突出压迫硬膜和脊髓，导致狭窄的椎管在某些节段形成前后嵌夹式狭窄，呈现蜂腰状或串珠状改变。

六、诊断

颈椎病或颈椎间盘突出症常与退变性颈椎椎管狭窄或发育性颈椎椎管狭窄共存，换言之，发育性或退变性颈椎椎管狭窄都亦常与椎间盘突出症共存。

(一)一般特点

患者多数为中老年以上，无明显诱因，逐渐出现四肢麻木、无力、行走不稳等脊髓受压症状，呈慢性进行性加重。往往从下肢开始，双脚着地有踩棉花的感觉，躯干部有束带感。

(二)检查

查体见患者呈痉挛步态，行走缓慢，四肢及躯干感觉减退或消失，肌力减退，肌张力增加，四肢腱反射亢进，Hoffmann 征阳性，严重者存在踝阵挛及 Babinski 征阳性。

(三)X 线平片和 CT 片

目前公认的诊断发育性颈椎椎管狭窄的方法主要有两种：①绝对值，即利用颈椎标准侧位 X 线平片测量椎体后缘中点与椎板脊突结合部之间的最小距离即椎管矢状径，小于 1.2cm 为发育狭窄，小于 1cm 为绝对狭窄，此径最能表明椎管的发育状况；②比值法，即利用椎管矢状径中径和相应的椎体矢状径之比值，3 节以上的比值均小于 0.75 者为发育性颈椎椎管狭窄。退行性颈椎椎管狭窄者，颈椎侧位片显示颈椎变直或向后成角、多发性椎间隙狭窄、颈椎不稳、关节突增生等。

CT 片提示发育性颈椎椎管狭窄者椎管各径线均小于正常，椎管成扁三角形。CT 见硬膜囊及颈脊髓呈新月形，颈脊髓矢状径小于 0.4cm(正常人 0.6～0.8cm)，蛛网膜下隙细窄，椎管正中矢状径小于 1cm。退行性颈椎椎管狭窄者见椎体后缘有不规则致密的骨赘，黄韧带肥厚可达 0.4～0.5cm(正常人 0.25cm)，内皱或钙化，椎间盘不同程度膨出或突出。

(四)椎管造影

示完全或不完全梗阻。不完全性梗阻者呈节段性狭窄改变。

(五)MRI 检查

MRI 可准确显示颈椎管狭窄的部位及程度，并能纵向直接显示硬膜囊及脊髓受压情况。椎管矢状径变窄，脊髓呈蜂腰状或串珠状改变。

根据以上依据，诊断多无困难。在大多数情况下，仅根据前三项即可做出明确诊断。

(六)鉴别诊断

1.脊髓型颈椎病

是颈椎间盘退变或骨赘引起的脊髓压迫症状，好发于 40～60 岁，常为多节段性病变，以侵犯椎体束为主，表现为手足无力，下肢发紧，行走不稳，手握力差，持物易坠落，有时感四肢麻木。脚落地似踩棉感。重症者行走困难，大小便失禁，甚至四肢瘫痪。对于颈椎椎管狭窄症难以鉴别者，行X线片及MRI检查多能做出诊断。

2.颈椎后纵韧带骨化症（OPLL）

在侧位X线片上可见椎体后缘有钙化阴影，呈长条状。CT片上可见椎体后方有骨化块，脊髓压迫症状常较严重。

3.椎管内肿瘤

临床上往往鉴别有困难。X线平片可有椎弓根变薄、距离增宽、椎间孔增大等椎管内占位征象；造影片可见杯口状改变，脑脊液蛋白含量增加。MRI检查对鉴别诊断很有帮助。

4.脊髓空洞症

多见于青年人，病程缓慢。有明显感觉分离。MRI检查可见颈髓呈囊性变，中央管扩大。

（七）治疗原则

本病以手术疗法为主，除非是症状较轻的早期，否则难以改变本病的病理解剖基础。

七、治疗

非手术疗法主要用于早期阶段及手术疗法前后。以颈部保护为主，辅以药物及一般对症措施。牵引疗法适用于伴有颈椎间盘突出及颈椎节段性不稳的病例。推搬及推拿疗法对此种病例应视为禁忌证。平日应注意颈部体位，不可过伸，更不易长时间或突然屈颈，尤其是在有骨刺情况下，易引起脊髓损伤。对严重的椎管狭窄者，脊髓损害发展较快，尤其是已影响正常生活及日常工作的病例，应设法及早施术。手术入路的选择应在临床的基础上，充分利用现代影像技术，术前明确椎管狭窄、颈脊髓受压部位。前路及后路手术均有其适应证，应合理选择。

用于治疗颈椎椎管狭窄症的术式，主要有以下三类，即常规椎板切除减压术、扩大性椎板切除减压术和椎管成形术（后路和前路）等。对伴有颈椎病或其他伤患者，尚应根据病情的特点、起病顺序及具体情况不同而于椎管减压术之前后辅以其他手术。现将临床上常用的术式进行分述。

（一）常规椎板切除减压术

此术传统之术式，可直接解除椎管后壁压迫，并使脊髓后移而间接缓解前方压迫。但由于术后瘢痕形成和收缩而影响疗效，远期常出现症状加重或成角畸形，故在选择时应注意。

1.适应证

主要用于发育性颈椎椎管狭窄症，尤其在临床上已引起神经受压症状者。其中合并颈椎病者，应根据症状出现的先后顺序及程度等不同决定是先行前路或先行后路减压术。此外，本术尚可用于颈椎骨折脱位合并脊髓压迫者、颈椎椎管内肿瘤及颈段粘连性蛛网膜炎等。

2.麻醉

一般多选择局部浸润麻醉。在操作时以分层注药为安全、有效，即选用0.5%～1%普鲁卡因先行皮内及皮下浸润麻醉，切开皮肤后再向肌层及椎板外方推出麻醉剂。总量0.5g即可，最大量不应超过1g。

3.体位

多选用俯卧位，个别病例亦可取俯坐位。

4.切口

以后方正中入路为多选，长度视减压范围而定，一般上方起自枕骨转子处，下方止于颈7棘突下方，长12～16cm。

5.暴露椎板

先全层切开皮肤及皮下组织，选用自动拉钩迅速将切口撑开(具有明显止血作用)，而后锐性分离棘突两侧之椎旁肌群，以显露椎板，必要时可达小关节外侧，并用无毛边纱条充填止血。一侧完毕后再行另侧，双侧完成后即可迅速拔出止血纱条，并用深部自动拉钩将双侧椎旁肌牵开以充分显露棘突及椎板，并对上下两端椎旁肌深部以纱条充填压迫止血。之后用冰盐水冲洗术野以达止血及显露良好的目的。

6.定位

(1)根据棘突特点定位：较常用，即第2颈椎棘突大而分叉状，下方颈7棘突大而长。

(2)X线定位：主要用于施术者。

7.术式及操作步骤

(1)开窗：即将上下椎板之间骨质用薄型咬骨钳切除，形成一开口状。

(2)椎板切除：从开窗处按预定范围依序向两侧切除椎板及黄韧带以暴露硬膜囊。每次切骨前先用神经剥离子进行松解分离，以防误伤。对椎管绝对狭窄者，可采用尖头四关节嘴咬骨钳。冲击咬骨钳易因其头部在进入椎管内占有一定空间而引起对脊髓的压迫，应注意。亦可选用微型电钻或气钻。

(3)椎管内探查：对病程久、怀疑椎管内有粘连性蛛网膜炎或其他病变者，可在直视下探查。如病变位于硬膜囊内，亦应将其切开探查。具体方法如下：①脑棉保护术野术者双手用等渗氯化钠注射液冲洗干净后，再取冰等渗氯化钠注射液冲洗术野，并将脑棉放置于施行切开探查的硬膜囊处加以保护，仅中央留一长条状切开探查区(1cm×3cm)。②定点牵引用细针细线缝合两侧硬膜作定点牵引(各1～4针)。③切开硬膜用尖刀先切开硬脊膜(避开血管支)，通过透明的蛛网膜观察蛛网膜下隙有无病变及异常。④切开蛛网膜先将蛛网膜切开一小口，而后用一干净小棉片放置硬膜囊内，再向上、向下剪开硬膜及蛛网膜，长2～3cm。溢出的脑脊液吸引之，但吸引器头切勿进入硬膜囊内，以防引起继发性蛛网膜下隙粘连。⑤酌情处理病变对有束带状之粘连物，可用脑棉剪切断，但不宜过多牵拉。对两侧之齿状韧带张力过大者，可用尖刀切断。对椎管内的肿瘤则应酌情尽力采取相应措施。原则上将其彻底切除，但切勿对脊髓组织加压。对脊髓空洞症者，可于后中线作正中切开引流之。在操作过程中，对脊髓本身不宜牵拉，切忌误伤脊髓本身及其血管。⑥缝合硬膜囊一般两针间隔0.15～0.2cm，距切口边缘约0.1cm。硬膜囊外放置吸收性明胶海绵一小块保护，具有止血作用。

(4)植骨融合：对前方椎体间关节不稳定者可行植骨融合术。一般取髂骨制成片状置于两侧椎板处，其长度上、下超过减压椎节各一节以上，骨片两端用钢丝与棘突结扎固定之。此骨片切勿对椎管形成压迫。对颈椎前方较稳定，且减压范围不超过小关节者，一般无须辅加植骨融合，原椎板处多于一年后形成一骨性管壁。对需牵开之病例亦可采用“H”形植骨术，此多用于骨折情况。

8.术后处理

同一般颈后路手术。拆线后卧石膏床,或用 Halo 装置及头－颈－胸石膏固定 3 个月。

(二)扩大性椎板切除(减压)术

此种手术是在前者基础上,向两侧扩大减压范围达两侧小关节的一部或大部。推荐此种手术的学者认为,单纯性椎板切除减压术,包括将双侧齿状韧带切断,也难以对来自椎管前方压迫的颈椎病取得满意疗效,此主要是由于双侧小关节后壁以及脊神经根本身的牵拉与固定所致。因此,主张采取将双侧椎间孔后壁切开的广泛性颈后路减压术。从减压角度来看,当然较为彻底,但如果对颈椎的稳定性破坏过多势必影响远期疗效。因此,在选择时需要全面加以考虑。

1.适应证

与前者基本相似。

2.麻醉、体位、切口、暴露椎板及定位

均同前。

3.术式及操作步骤

(1)常规椎板切除减压术:具体方法及要求同前。

(2)保护硬膜囊及根袖:用冰等渗氯化钠注射液冲洗清除积血后,将脑棉覆盖于硬膜外,再作神经剥离子于两侧椎板及小关节下方小心松解之,以防粘连引起误伤。

(3)扩大减压范围:按常规椎板切除之。要求用薄型冲击式咬骨钳或鹰嘴钳或用微型电钻等器械,将两侧小关节逐块切除以达到减压目的。此时如椎管前方有致压物或椎管狭窄时,除硬膜囊外,外侧脊神经根连同根袖可向后膨出。清除碎骨片及凝血块后,除去棉片,再次用冰等渗氯化钠注射液反复冲洗。

(4)椎管内探查:按前述情况及方法酌情行切开硬膜囊探查及清除病变。由于本术式对椎管的暴露较佳,故亦可从侧后方对椎管前方的骨赘或 OPLL 进行切除。但操作时务必小心,对硬膜囊不可过多牵引。

(5)植骨融合:对节段较少者可酌情用自体髂骨片植入,节段较长者则需用胫骨或腓骨片植入,以增加局部的稳定性。

4.术后处理

同一般颈后路手术,拆线后用 Halo 装置或头－颈－胸石膏固定 3～4 个月。

(三)后路椎管成形术

此为近 20 年来开展较多的手术,由平林(1977)和中野(1978)等人最早报道。其术式是通过将椎板一侧全切断,另侧仅外板切断,造成骨折及位移而扩大椎管矢状径,从而获得减压目的,之后又不断有新的术式出现。现将临床上较为常用的、有代表性的术式列举于后。

1.适应证

(1)原发性椎管狭窄:即椎管矢状径比值小于 1∶0.75,或绝对值低于 1.2cm 者。其中尤以一侧症状为重,另侧较轻者更适用于本法。

(2)继发性椎管狭窄症:①OPLL 症,因前路操作难度大,易发生意外,故一般患者多选择后路减压,虽不彻底,但疗效较为稳定。②颈椎病,对骨源性颈椎病前路减压术后疗效欠满意者，多为原发性或继发性椎管狭窄所致。③黄韧带钙化症，虽不多见，但可引起椎管狭窄一系列症状，需从后路减压（包括切除）。为更多地保留颈椎后结构的完整性，连接下两个棘突之间的黄韧带可不切除。

2.麻醉、体位、暴露椎板及定位

均同前。

3.术式及操作步骤

(1)单开门式椎管成形术。

1)切除一侧椎板之外板：先用椎板咬骨钳在椎板上缘（预定骨折处）咬一缺口，之后用四关节尖嘴咬骨钳将一侧椎板之外析纵向切除。邻近小关节处之外板骨质较硬，在切除时应小心，亦可用电钻操作。

2)切开另侧椎板全层：先按前者同法切除椎板外板，使椎板厚度减少，之后用薄型冲击式咬骨钳交另侧椎板完全切除，并显示硬膜囊。此为本手术关键步骤，操作时为防止误伤脊髓或神经根，应边切除边用神经剥离子松解，并切断韧带。椎板切断部位一般距小关节内侧缘0.2～0.3cm。其椎节数视椎管狭窄范围而定。

3)扩大椎管矢状径：当另侧椎板被完全切断后，可通过寻棘突加压而扩大该椎板切开处间距，以达到扩大椎管矢状径之目的。此时，外板切开侧形成骨折状。不防止术后椎板恢复原位，可于椎板层与硬膜囊之间放置肌肉组织或脂肪块充填。被切开的椎板间隙越大，该段的椎管矢状径亦增加越多。其宽度每增加0.1cm，矢状径约增加0.05cm。但也无过宽之必要，因为掀起的椎板有自行还纳的倾向，且增加造成对侧完全骨折的机会，甚至出现向椎管内移位等不良后果。因此，一般0.6～0.8cm即可。

4)固定或切除棘突：将椎管矢状径扩大后，为维持其有效间隙的间距，防止现关门，最好交棘突缝合固定椎板骨折侧的椎旁肌中，降低关门率。亦有人主张将棘突切除，以减少受力（还纳）面积。

5)闭合切口：依序缝合切开诸层。

(2)双（正中）开门式椎管成形术：其与前者相似，1980年首先由岩崎洋明提出。1984年宫崎在此基础上附加后方植骨术。但病例选择时，对椎管严重狭窄者、黄韧带钙化者及需作蛛网膜下隙探查者应注意。现将当前常用的具体操作步骤介绍如下：

1)切除双侧椎板外板：按前法将两侧椎板之外板纵向咬除。

2)劈开棘突：可将棘突切除或保留，自中线交棘突至椎弓后缘全层切开。一般多选用微型电（气）钻，对棘突已切除者则以四关节尖头咬骨钳为主。

3)扩大矢状径：将棘突向两边分开（双侧椎板内呈不全骨折状），间距0.8～1.2cm为佳。

4)植骨块嵌入：对保留棘突者可取髂骨等骨块植入局部，并用钢丝空孔固定之。

此法从扩大椎管矢状径角度来说，较之前者为理想，且符合脊髓之圆柱形结构，使其获得较均匀的减压。岩崎法亦有其优点，并为日本学者Kenji Hanai所推荐。

(3)颈椎后路“Z”字成形术。

“Z”字成形术是先将棘突切除，再将椎管后壁用微型锯等器械截成“Z”形的术式。早期由山口提出，系将每节椎板呈“Z”形切开，之后向两侧掀开而达到扩大椎管矢状径之目的。以后宫坂等人提出采用大"Z"形椎板切开成形术，即将3～4节椎板作为一个整体，仅一个"Z"字形切开即可达到扩大椎管矢状之目的。

此种术式在操作上主要采用微型电(气)钻一点点地先将椎板外板切除，再切除内板之一部，而后将残存之椎板呈"Z"字形切开，再撑开，达扩大椎管之目的。其手术适应证等与前者类同。本法在实施过程中一定要细心、耐心，否则稍有疏忽即可造成难以挽回之后果，初学者不宜选用。

(4)半椎板切除椎管成形术。

最早由Gui(1983)提出，国内为刘洪全首先开展。我们发现，在切除半椎板的基础上尽可能多地扩大切除范围，同样可以达到增加椎管有效空间的目的。具体操作步骤如下：

1)常规半椎板切除：按前述之全椎板切除术，仅切除一侧之椎板全层，长度与椎管狭窄的范围相一致。

2)椎管成形术：用薄型神经剥离子将硬膜囊后壁及手术侧之侧壁进行分离松解，再用特种薄型、尖头的颈椎板冲击式咬骨钳将残存的椎板及棘突前方的后弓壁逐块逐块地切除，直达对侧椎管后壁。此时当感到咬骨钳前方"打滑"，表明切骨范围合乎要求，椎管后方已获最大范围的减压效果。而后再用此种特薄型咬骨钳切除侧方残留椎板，必要时切除小关节内壁骨质(此时亦可用小骨凿切除侧方骨组织)，以使其从侧方获得最大限度的减压。

3)闭合切口：术毕以冰等渗氯化钠注射液反复冲洗局部，检查硬膜囊波动是否恢复及其转移情况，留置吸收性明胶海绵1～2块后依序缝合切开诸层。

此种术式由于最大限度地维持了颈椎本身的解剖状态，因而对其稳定性影响最小，且减压满意、恒定，疗效大多较为理想。据作者百余例之体会，有效率95%以上，未遇到术中或术后发生意外及症状加重者。自何侧施术减压呢？作者认为，两侧症状轻重不一者，一般是选择症状较重的一侧进入椎管；如果重的一侧临床表现十分严重，接近完全瘫痪者，则宜从症状稍轻的一侧进入。

(5)棘突漂浮(悬吊式)及黄韧带椎管成形术。

此法实质上是保留棘突完整及连续性的双侧椎板切除减压术，由于保留了椎管的后方骨性结构，并使其呈漂浮状，可向后方移，因而获得疗效。该法为日本学者都筑等人最早提出，从扩大椎管矢状径角度来看当然彻底，但椎板切除过多难免损伤较大及影响椎节的稳定性。因此在选择上应全面加以考虑。黄韧带椎管成形术，除黄韧带外均行切除。

术后处理：按一般颈椎后路手术，因对正常结构破坏较少，可早期戴石膏领或颌－胸石膏下床活动。

(四)颈椎前路椎管成形术(前壁漂浮法)

1.适应证

主要用于明显的椎管狭窄及后纵韧带骨化者。

2.麻醉

一般多需气管插管复合麻醉，并用诱发电位机术中对脊髓神经监护。

3.体位、切口、显露椎体前方及定位

均同一般颈前路手术。

4.术式及操作步骤

(1)切除椎节前方骨质:利用电钻、凿及刮匙先将病节椎体前方、中部及后部的大半全部切除,后方仅保留椎管前壁骨质(即椎体后缘)。其范围视具体要求而定,一般2～4节。

(2)切断椎体后缘:一般用小号钻头将椎体后缘骨壳之四周骨质磨薄、磨透,使其呈游离状。

(3)椎体后缘骨片向前方漂浮:当椎体前方骨壳呈漂浮状时,由于椎管内的压力较高,则可使已游离的骨壳自动地向前方漂浮,从而扩大椎管的矢径而有利于改善脊髓受压状态。

(4)闭合窗口:因椎体前方呈长槽状窗口,多采用髂骨植入融合固定。植骨块长度略大于开槽之长度,以便在牵引下嵌入,不易滑出。厚度不应超过1.5cm,以防突向椎管误伤脊髓。

此手术的难度较大,主要是由于颈椎椎体后缘深在,可供操作的范围狭小,因此非经验丰富者切勿随意选用,以防出现严重后果。

(五)术后处理

同一般前路手术,但因植骨块较大,易滑出,需附加较结实的外固定物制动颈部。

八、并发症及其防治

既往认为颈椎后路手术之术中及术后并发症较颈前路为少见,但事实上并非如此。根据临床经验,其不仅在数量上多见,且严重程度亦大于后者。主要原因是由于颈后路手术范围广泛,误伤机会多,并多涉及高位颈髓(指颈4以上),故在临床上易引起各种并发症,应慎重对待。

(一)手术暴露椎板前过程中的损伤

由于颈后路手术途径较颈前路为简单,且该处无重要组织、器官或大血管等。因此,在入路上发生意外情况者相对较少,但仍不可大意。在临床上可遇到的主要是以下三种情况。

1.局部麻醉针头过深所引起意外

局部浸润麻醉为颈后路手术最为常用的麻醉方法,在操作时如果进针时深浅掌握不当,则易对椎管内之脊髓或脊神经根造成误伤,尤其是用长针头向深部空刺推注麻药时,如果进针过深,则有可能穿过椎板间黄韧带刺入硬膜囊内而误伤脊髓,或误将麻药注入硬膜囊外,形成颈髓段硬膜外麻醉而出现严重后果,甚至呼吸骤停引起死亡。因此,向椎板方向刺时针头切勿过深。较为安全的局部麻醉操作方法即前面所提及的分层麻醉法,不仅安全可靠,止痛效果也好,且药物用量亦减半。

2.血容量急骤下降

枕颈部血管十分丰富,自皮肤切开直达椎板前这一过程,如果止血措施不及时,或是时间过长,由于在短期内突然失去相当数量鲜血,则有可能引起血压下降,尤其是某些长期卧床的病例,其心脏及整个机体之代偿能力较差,易出现休克而影响手术的正常进行,甚至中止手术。因此,在对每层组织行切开时,除采取血管钳钳夹止血或电凝止血外,尽可能地对各层切开组织迅速地用苏氏拉钩将其撑开而起止血作用。对失血过多者仍应补充血容量。

3.椎节定位错误

这种错误并非罕见。由于椎节判断错误而致减压范围不够,或完全未获减压。事实上,只要在术中根据每节棘突的特点加以判定,例如颈2棘突最大及分叉,颈2～5棘突亦分叉状,颈

7最长等特点均易于判定。只要认真检查就可完全避免这一本来就不应发生的错误。个别解剖变异或两次以上施术者，不妨采取术中摄片，以决定椎节的定位。

(二)进入椎管后之误伤

这种情况较为多见，且后果严重。尤以全身麻醉者，术中难以及时发现，而延误处理时机。

1.硬膜损伤

发育性椎管狭窄者，其硬膜外脂肪往往缺如，加之如病情过久，局部多伴有粘连。因此，硬膜囊可直接与后方的椎板内层或黄韧带形成粘连。硬膜易因下列情况造成损伤，应注意预防。

(1)用冲击式咬骨钳咬除椎板时，硬膜被挟于钳口内而造成撕裂。此最为常见，且开口多较大。避免的方法：①每咬除一块椎板，先用神经剥离子加以分离松解。②被咬除椎板在向体外取出时，动作切勿过猛，尤其在咬下的骨块刚刚脱离椎管原位时，术者在边提升咬骨钳的同时，应仔细观察局部有无脑脊液溢出。有溢出者应终止操作，以减少撕裂的程度。③对椎管稍宽者，尽量将脑棉片或脑压板置于硬膜与椎板之间，而后再行切骨。

(2)切除黄韧带时误伤硬膜较为少见。主要由于在暴露椎间隙时或在对两侧深部黄韧带切除时误伤，其裂口一般较小。主要预防措施是在直视下切除或切开黄韧带时，尖刀片之刀尖小心地刺入一定深度(一般不超过0.4cm)后，再由内向外切开。

(3)其他如在对硬膜囊切开前行定点缝合固定时，拉力过大，缝针及缝线过粗等亦可引起。因此，对定点缝合应选择细针细线，并予以稳妥固定。

2.脊神经根损伤

此情况较易发生，主要由于在对椎管侧方或脊神经根根管减压时，因器械误伤，或因占有空间过大所造成。多见于使用冲击式咬骨钳或高速电钻时。为避免此种意外，应注意以下几点：

(1)充分估计根管的状态，对明显狭小或解剖状态变异者应考虑到手术的困难性，并在术前设计相应的对策。

(2)选择损伤较小的器械，尤其是涉及椎管的器械，应以安全为主。

(3)操作时要求较好的照明条件，对两侧椎板切骨时，应在直视下操作为宜，避免盲目施术。

(4)在局部麻醉下施术，患者反应较敏锐，易配合。当器械触及神经根有痛感并呼叫时，应注意检查，切勿主观认为患者“娇气”而继续操作。

(5)对脊神经根部的出血尽量采取吸收性明胶海绵压迫法(或先用脑棉压迫)，切勿任意钳夹，更不宜使用电凝止血。

(6)在切开硬膜囊行齿状韧带切断或粘连松解术时，对神经根不宜过度牵拉，以防误伤。

3.脊髓损伤

这并不比前者少见。其致伤原因与前者相似，以器械误伤为主，包括冲击式咬骨钳、吸引器头、神经拉钩及高速电钻等均有可能误伤脊髓。其损伤程度与暴力强度和持续时间成正比，轻者引起脊髓震荡及脊髓休克，重者则引起挫伤而失去神经功能恢复的可能性。因此，应以预防为主。其主要预防措施除前述各项外，尚应注意以下几点：

(1)对脊髓不应牵拉。脊髓实质不同于马尾，稍许过重的牵拉即有可能造成无法挽回的后果，尤其是在第4颈椎以上之颈髓，即使是在硬膜囊外牵拉也会出现同样后果。这对习惯于腰椎手术而初次开展颈后路手术者尤应注意。

(2)吸引器头不可直接贴在硬膜上吸引。与颈前路手术一样，直接在硬膜囊上吸引，由于局部负压可立即造成脊髓实质性损伤，尤其是颈椎椎管狭小者，其蛛网膜下隙处于或近于消失状态更易发生。因此，当手术进入椎管时，一方面应减小吸引之负压压力，或放开吸引器上调节孔处的手指；另一方面在吸引时必须将脑棉放在硬膜或脊髓表面保护。

(3)对椎管狭小者避免使用需在椎管内占位之器械，例如一般的冲击式咬骨钳、鹰嘴钳等，原则上禁止使用。根据作者临床经验，在缺少先进设备情况下，不妨用柄长、头小的四关节颈椎咬骨钳逐小块、逐小块地咬开椎板，并在保持与椎板相平行的方向切骨则较为安全。

(4)保持手术野清楚。因施术区较深在，如局部积血或凝血块等遮盖术野，则增加误伤机会。因此，可用冰等渗氯化钠注射液冲洗术野，即使局部保持干净，又对脊髓起降温保护作用。

(5)切开硬膜囊时避免误伤。应按程序操作，并避开血管，尤其是脊髓上的血管。在粘连状态下如不小心则易误伤。一旦误伤，不仅影响脊髓之血供，且妨碍操作，并易引起或加重蛛网膜下隙的粘连形成。

(6)对椎体后缘之骨刺或突出之髓核，缺乏临床经验者不宜从后方切除。尽管国内外少数学者采用通过椎管后方去切除椎管前方的致压物并获得成功。但此种术式对初学者毕竟不易掌握，而且目前的器械设备条件欠理想，对脊髓的少许压迫都可带来严重后果。

(7)酌情在术中对脊髓传导功能进行监护。在局部麻醉情况下，可通过台下麻醉师对患者不间断地呼唤，并让患者活动手指与足趾，以判断其脊髓传导功能。对全身麻醉者则可采用诱发电位(以带叠加者为佳)或麻醉唤醒试验(多用笑气为主的复合麻醉)。术中定时减轻麻醉深度，使其清醒并活动足趾以判定脊髓传导功能是否存在。

4.睡眠性窒息

术中及术后均可发生，多见于手术平面超过颈4椎节以上者。其亦可视为脊髓损伤之一种。主要表现为低血压、心动过缓及呼吸机能不稳定，可因呼吸机能完全障碍而死亡，因此必须引起注意。除要求避免对脊髓误伤外，应尽力减少各种对脊髓引起刺激的因素。

(三)手术后并发症

亦较多见，其所造成的不良后果虽不如前者立即显示，但仍可引起一系列严重问题。

1.颈深部血肿

颈后路手术病例大多有程度不同的血肿形成，量少者可以逐渐吸收，量多者则势必影响减压术的近期与远期效果。因此应着重预防。

(1)止血尽可能彻底，尤其对活动性出血者应予以结扎，而一般渗血，则可通过冰等渗氯化钠注射液冰敷而停止。冰敷无效的个别部位，可置以吸收性明胶海绵止血。

(2)缝合时尽量消除无效腔。由于切口较深，且部分棘突及椎板切除后已留有空腔，因此在缝合时应采用10号线对椎旁肌作全层缝合。为避免打结后再缝合时操作不便，可在数针缝完后一并打结结扎。如此则可较彻底地消除无效腔。

(3)留置引流片(管)。术后应常规于切口深部放置橡皮片(或较软的导管)1～2根引流，24～36小时拔除。

(4)不宜切口开放,除非是较大之血肿,一般多可自行吸收,因此非病情需要(如有神经压迫症状等),勿需切开放血或减压。

2.脑脊液瘘

较颈前路为多见,尤以切开蛛网膜下隙探查者,约有5%的病例可出现这一现象。主要的预防及治疗措施如下。

(1)按要求闭合蛛网膜下隙。除硬膜缺损过多而又不能利用其他组织移植取代者外,一般均应将切开的硬膜缝合,以维持脑脊液的正常循环。其缝合间距一般为0.2～0.3cm,距切口边缘约0.1～0.15cm,如此则不易漏液。

(2)于缝合处置吸收性明胶海绵,或以附近肌肉组织遮盖,此对防止脑脊液的发生十分有效。

(3)术后局部加压包扎及仰卧位。由于切口外方之敷料较厚,取一般仰卧位可达到增加局部压力的目的。

(4)一旦有瘘出现应采取加压包扎。多在术后第3～4天发生,此时除加大抗生素用量及保持切口敷料干净外,局部应采取加压包扎措施。即在更换敷料后,将其四周及中央用宽胶布加压固定,2～3天后多可停止。切忌用胶布或绷带对颈部作环状固定包扎,防止引起窒息。

(5)闭合切口。如切口已经裂开,开口小者可用蝶形胶布在无菌条件下将其对拢固定,裂口较大者可缝合之。此时深部可垫以吸收性明胶海绵1～2小块,有利于局部黏着。

3.植骨块滑脱

在已行椎板切除减压的情况下,为避免术后患节不稳及变形,多取髂骨块或义骨块植入。但术中如果固定不确实,或是术后护理不当等,均可造成植骨块滑脱。如果滑脱之骨块压在已减压的脊髓之上,则可引起瘫痪或死亡(高位者),为此应注意预防。

(1)植骨块应确实固定。术后由于患者翻身等动作,颈部难以维持其固定状态。稍一不慎即可引起骨块滑脱。因此,应采取较为确实的固定措施。

(2)双石膏床备用。对高位颈髓施术者,术前应准备前后两个石膏床,以备术后翻身时使用,这样可将颈部的活动量降低到最低限度。

(3)必要时再手术。当滑脱之植骨块有可能压迫或已经压迫脊髓者,应及早施术,并酌情再植入或取出。

4.切口感染

此较颈前路手术易发生,主要由于以下原因。

(1)毛囊炎。在发际处的毛囊炎,手术前如不注意检查则不易发现。当已安排次日施术并对患者行皮肤准备时方才发现,因怕影响原定计划而对局部仅行一般对症处理,仍按原计划施术。作者意见,此种情况易延迟手术为妥。

(2)敷料未及时更换。术后患者长时间仰卧位,由于局部潮湿及通风不良,加之切口渗血等,而为细菌繁殖提供了有利条件。如果能按常规于术后24～36小时更换敷料,之后再酌情定期更换则可避免。

(3)前已述及,其对细菌繁殖亦极为有利,应按前述要求处理之。一旦发生感染,除加大抗生素用量外,可拆除一至数针缝线予以引流,并根据局部情况决定是否作进一步处理(如植骨块取出等)。

5.皮肤压迫坏死

主要由于术后未更换敷料,以致敷料上的渗血凝结成块,干燥后对皮肤压迫所致。轻者皮肤潮红或坏死,重者可波及深层,以致需行坏死组织切除、植皮等处理。此并发症关键在于预防,而且完全可以预防。

6.颈椎不稳及成角畸形

主要见于广泛切骨减压而又未行植骨融合术者。轻度可用石膏或支架保护,重者需行植骨融合术。

总之,颈后路手术的并发症虽较严重,且较颈前路手术多见,但只要注意预防,一旦发生及早处理,一般是可以避免的,并将其严重性降低到最底线。

第六节 胸椎管狭窄症

胸椎管狭窄症是发育性因素或由椎间盘退变突出、椎体后缘骨赘及小关节增生、韧带骨化等因素导致的胸椎管或神经根管狭窄,引起相应的脊髓、神经根受压的症状和体征。自 Nakanish 等于 1971 年报道胸椎后纵韧带骨化,Msrzluff 等 1977 年报道胸椎管狭窄以来,随着 CT 及 MRI 等先进影像诊断技术的应用,胸椎管狭窄症的诊断率逐步提高。胸椎管狭窄症并不少见,虽然只有很少一部分患者产生脊髓压迫的临床症状,但由于其能够严重影响人们正常生活与工作,致瘫率高,而临床诊断困难,手术治疗风险大,因而必须予以高度重视。

一、病因与病理

胸椎管狭窄症主要是由于胸椎的退行变性致椎管狭窄所致。导致胸椎管狭窄症的原因,80%以上与胸椎黄韧带骨化(OLF)有关,其次为胸椎间盘突出、发育性胸椎管狭窄、后纵韧带骨化(OPLL)等。

(一)胸椎退行性变

是退变性胸椎管狭窄症的主要致病因素,包括椎间盘突出、黄韧带肥厚钙化、椎板及关节增生、肥大。

(二)胸椎后纵韧带骨化(TOPLL)

TOPLL 的发病年龄较小,可以是单节,亦可以为多椎节,增厚并骨化的后纵韧带可达数毫米,向椎管突出压迫脊髓。这类病例也可有胸椎管的退行改变,但大多较轻,以 TOPLL 压迫为主。

(三)先天性胸椎管发育狭窄

此类病例较少见,其胸椎管先天性狭窄,椎弓根短粗,椎管前后狭小,但年幼时脊髓在其中尚能适应,成年后有轻微胸椎管退变或其他致胸椎轻微损伤等诱因,即可造成脊髓压迫,出现症状。故总的看来，胸椎管狭窄病系胸椎管退变引起的疾患。

(四)其他

某些全身性骨骼系统疾病，如软骨发育不全、氟骨症、Paget 病等均可造成明显的胸椎管狭窄症。此外，急性外伤性椎间盘突出和脊柱外伤均可导致胸椎管狭窄症。

(五)胸管椎狭窄症的主要病理改变

椎间盘变性突出压迫硬膜囊和脊髓，使硬膜外间隙消失，硬膜外腔脂肪减少，还可导致椎后静脉丛瘀血，严重时可发生硬膜外血肿。黄韧带肥厚可达 0.7～1.5cm，多伴有不同程度的钙化、骨化，骨化后黄韧带常与椎板融合成一整块骨板。关节突增生肥大，向椎管内聚，尤其以上关节突增生前倾，压迫脊髓后外方为重。椎体后、外缘骨质增生形成骨赘，严重者可形成骨桥，向后突出压迫脊髓。椎板增厚可达 2～2.5cm，多有骨质硬化呈象牙样改变，从椎管侧后方压迫脊髓。硬脊膜增厚，可达 0.2～0.3cm，约束脊髓，与其他因素共同作用加重脊髓损伤的程度。

二、临床表现

(一)临床症状与体征

退行性胸椎管狭窄症多见于中老年人，发病年龄以 40～60 岁多见，男性高于女性。胸椎的各个节段均可发病，好发部位为下段胸椎，以 $T_{6\sim12}$ 为最多。

各种原因导致的胸椎管狭窄症都表现为胸脊髓或神经根受累的相应症状和体征，相互间并无显著区别。有文献报告疼痛是胸椎间盘突出症最常见的症状和体征。

胸椎 OLF 和 OPLL 是因韧带逐渐肥厚、骨化而引起的慢性脊髓压迫性疾病，疼痛症状不突出。大多数胸椎管狭窄症患者年龄在 40 岁以上，隐匿起病，逐渐加重；早期仅感觉行走一段距离后，下肢无力、发僵、发沉、不灵活等，休息片刻又可继续行走，我们称之为脊髓源性间歇性跛行，这与腰椎管狭窄症中常见的以疼痛、麻木为主要特征的神经源性间歇性跛行显著不同。随病情进展，出现踩棉花感、行走困难，躯干及下肢麻木与束带感，大小便困难、尿潴留或失禁，性功能障碍等症状。患者一旦发病，多呈进行性加重，缓解期少而短。病情发展速度快慢不一，可自半年至五六年不等，快者数月即发生截瘫。

查体可见以脊髓上运动神经源性损害为主的表现，即躯干、下肢感觉障碍，下肢肌力减弱，肌张力升高，膝、跟腱反射亢进，病理征阳性等。但当病变位于胸腰段时，则可能表现为以下运动神经源性损害为主的征象，即广泛下肢肌肉萎缩，肌张力下降，膝、跟腱反射减弱或消失，病理征不能引出；或同时存在有脊髓上下运动神经源性损害的特征，如既有肌张力下降，又有病理征阳性等。

(二)影像学检查

1.胸椎 X 线平片

虽然 X 线平片仅能发现不到 50%的 OLF 或 OPLL 病变，但它仍能提供许多重要信息。平片和体层片可观察到程度不同的胸椎退变性征象和黄韧带钙化，胸椎后纵韧带骨化的情况。如发现有椎体楔形改变或 Scheuermann 病，则可能有椎间盘突出；发现有 DISH、强直性脊柱炎、氟骨症，则可能有 OLF；如发现有下颈椎连续性 OPLL，则可能有胸椎 OLF 等。胸椎退变性征象包括：①椎体广泛骨质增生，可累及一个或多个节段，严重者椎体上下缘骨质增生可形成骨桥。②椎弓根变短、增厚，椎板间隙变窄或模糊不清。③胸椎小关节增生肥大、内聚，上关节突前倾，小关节间隙变窄、密度增高。其中侧位片上关节突肥大增生突入椎管，是平片诊断本症的重要依据。④部分病例显示椎间隙变窄，椎间盘有钙化出现。⑤个别患者显示胸椎畸形，如脊椎分节不全，脊椎隐裂，棘突分叉，胸椎侧弯畸形等。⑥其颈椎和腰椎片多伴有退变征象。

在上述征象中，侧位片上关节突肥大增生突入椎管是诊断本症的重要依据。

2.脊髓造影检查

脊髓造影检查为有创性检查，且只能间接反映胸椎病变及脊髓的压迫，在不具备 MRI 设备的医院可以选择该方法。脊髓造影不全梗阻时可显示病变部位的全程，当发现硬膜外隙后外侧压迹或椎间隙以及椎体后方外压型充盈缺损时有助于诊断。但完全梗阻时只能显示病变的上界或下界，而不能确定梗阻的原因，不易与其他椎管内占位性病变进行鉴别。

3.CT 检查

CT 检查可清晰显示骨性椎管及骨化韧带的改变。椎体后壁增生，后纵韧带骨化，椎弓根变短，椎板增厚，黄韧带增厚，骨化等可使椎管矢状径变小；椎弓根增厚内聚使横径变短；后关节增生肥大，关节囊增厚骨化使椎管呈三角形或三叶草形，这些情况可为手术治疗提供有效的信息。

胸椎管狭窄症的 CTM 检查可较好地显示出椎管内黄韧带、后纵韧带肥厚、钙化及椎板和小关节增生，或椎间盘突出造成的相应水平的椎管横径和矢状径变窄，蛛网膜下隙充盈不良、变扁，可对比显示出脊髓的形态。椎管最小矢状径可仅有 0.1cm，脊髓严重受压而呈“缝隙状”改变。脊髓造影显示完全梗阻的患者延迟 CTM 扫描可显示椎管狭窄的上界水平，为手术提供可靠的依据。同时 CTM 可较好地显示胸段硬膜囊和脊髓的情况，可检查出脊髓造影遗漏的病变，并可显示在 MRI 图像上为低信号或无信号的黄韧带和后纵韧带病变。因此，胸椎 CTM 扫描是诊断胸椎管狭窄症的有效方法。

4.MRI 检查

MRI 检查可清楚显示整个胸椎病变及部位、病因、压迫程度、脊髓损害情况，是确诊胸椎管狭窄症最为有效的辅助检查方法。此外，临床上有 10%以上的胸椎管狭窄症的病例是在接受颈椎或腰椎 MRI 检查时偶然发现 OLF 或胸椎椎间盘突出。

矢状位 T_1 加权像可显示蛛网膜下隙变窄、闭塞，脊髓受压、变形情况。同时可显示胸椎间盘突出，椎体骨质增生，韧带肥厚等改变。椎间盘突出在 T_1 加权像显示清晰，为超出椎体后缘突入蛛网膜下隙的中等信号强度的异常信号。而椎体后缘骨增生，增厚的黄韧带和后纵韧带与蛛网膜下隙在 T_1 加权像信号相似，均表现为低信号，有时难以区分。矢状位 T_2 加权像上脑脊液信号增高，呈现高信号，而椎体后缘骨增生，黄韧带和后纵韧带增厚仍为低信号，因此，可清晰地显示蛛网膜下隙的受压情况。后纵韧带骨化在 T_2 加权像显示为椎体后缘纵行低信号，椎间盘突出对蛛网膜下隙的压迫程度在正中或旁正中矢状位也可很好地显示。当多发椎间盘突出合并黄韧带肥厚、骨化时，高信号的蛛网膜下隙前后受压而呈“串珠样”改变。

MRI 还可显示脊髓受压的异常改变。当脊髓长时间受压或受压较严重时，可出现脊髓水肿、肿胀和脊髓软化。在 T_1 加权像表现为髓内局限性低/等信号，在 T_2 加权像则为明显的高信号。

CT 和 MRI 对脊柱脊髓疾病的诊断具有定性和定位作用。CT 扫描可显示椎管狭窄的程度及病变的具体部位。MRI 可获得清晰的立体图像，根据脊髓后方受压变形的范围可以确定椎管狭窄的长度，对椎间盘突出比 CT 横断扫描显示更清楚。通过对脊髓异常 MRI 信号的分析，还可以判断其病理改变，从而对预后估计具有重要价值。但 MRI 对椎管侧后方的退变不如 X 线平片和 CT 显示清楚。同时，椎管侧方或后方的退变若同时又伴有椎间盘变性时，由于 MRI 对椎间盘变性比椎管后方结构显示清楚而易引起误解，忽略椎管后方结构的退变。因此，MRI 对椎管狭窄的诊断准确性，其估价不如 CT。

三、诊断与鉴别诊断

依据临床表现和影像学检查，诊断多无困难。在接诊下肢截瘫的患者时，应想到胸椎管狭窄症。诊断本病时主要依据如下几点：①患者为中年人，无明确原因逐渐出现下肢麻木、无力、僵硬不灵活等截瘫症状，呈现慢性进行性，或因轻微外伤而加重。②清晰的 X 线片显示胸椎退变、增生，特别注意侧位片上有关节突起肥大、增生、突入椎管。侧位断层片上有无 OYLEY 及/或 TOPLL，并排除脊椎的外伤及破坏性病变。③脊髓造影呈不完全梗阻或完全梗阻。不完全梗阻者呈节段性狭窄改变，压迫来自后方肥大的关节突及(或)OYLEY，或前方的 OPLL。④CT 可见关节突关节肥大向椎管内突出，椎弓根短，OYLEY 或 OPLL 致椎管狭窄。⑤MRI 可显示椎管狭窄，有无椎间盘突出，及脊髓的改变。依据以上各点多可明确诊断，仅根据①、②、③项亦可明确诊断。为方便诊断，避免漏诊，可按照以下程序进行诊断。

(一)诊断流程

第一步，详细询问病史及查体，判定问题是否来自胸脊髓损害，这是所有环节中最为重要的一步。

第二步，首选 MRI 检查，判定病变的类别、部位、范围、脊髓压迫的程度，必要时加做 CT 检查。如不具备 MRI 设备，可行脊髓造影，在有压迫的部位加做 CT 检查。

第三步，分析临床表现与影像学所见存在明确对应关系，并与主要相关疾病鉴别后即可确定诊断。

(二)鉴别诊断

有关临床研究结果显示，40％胸椎管狭窄症合并脊髓型颈椎病，10％颈椎病合并胸椎管狭窄症，10％胸椎管狭窄症合并腰椎间盘突出症，1％～2％患者同时存在有神经损害的颈、胸、腰椎椎管狭窄症。这表明胸椎管狭窄症常与脊柱其他退变性疾病同时存在。

(1)与脊髓型颈椎病的鉴别：颈椎病可以导致四肢麻木、无力，下肢症状常常重于上肢。但是当仅有下肢较明显症状，或下肢症状显著重于上肢时，应该考虑有胸椎管狭窄症的可能。

有的学者用 JOA 评分法，计算上肢占总分的构成比，发现当＞36％时，合并胸椎 OLF 者占 72.2％；＞40％时，合并胸椎 OLF 者占 81.8％；＞43％时，合并胸椎 OLF 者为 100％。该方法有助于鉴别颈椎病是否同时合并有胸椎管狭窄症。

此外，约有 40％胸椎管狭窄症合并有颈椎病。因此，在确诊胸椎管狭窄症时要除外颈椎疾患。另外，当存在有下颈椎连续性 OPLL、DISH 病、氟骨症、强直性脊柱炎、Scheuermann 病等时，也要考虑到有胸椎管狭窄的可能。

(2)与腰椎管狭窄症的鉴别：腰椎管狭窄症引发的马尾神经损害实质为下运动神经源性损

害，但绝大多数在 $L_{3\sim4}$ 水平以下，腰腿痛症状突出，有明显神经源性间歇跛行。而胸椎管狭窄位于胸腰段时，下运动神经源性损害更为广泛，常混合存在有部分上运动神经损害的表现，早期表现为脊髓源性间歇跛行，如合并存在明确根性症状和体征，则两病同时存在。

(3)与脊髓血管畸形、肿瘤等的鉴别：由于 MRI 等影像学技术水平的提高，鉴别已不困难。

四、治疗

对临床中发现的 OLF、OPLL、胸椎间盘突出、确定无脊髓损害者密切观察，患者避免搬运重物等可引起胸椎外伤的活动。对有神经损害的胸椎管狭窄症，目前尚无有效的非手术疗法，一旦诊断明确，即应尽早手术治疗。手术减压是解除压迫恢复脊髓功能的唯一有效方法，特别是脊髓损害发展较快者。

(一)胸椎 OLF 的治疗

1.手术技术要点

(1)后壁“揭盖式”椎板切除减压，即用高速磨钻沿双侧关节突中线磨透包括 OLF 在内的椎管后壁全层，然后将椎管后壁整体切除。

(2)减压范围：横向包括椎板＋双侧内侧 1/2 关节突，纵向切除至后壁与硬脊膜间无压迫，如有 OPLL，至两端各加一节椎板。

(3)跳跃式骨化时可分部位减压。

2.合并脊柱其他疾患的处理

(1)合并颈椎疾患的处理：原则上先处理重的病变。上胸椎 OLF 可与颈椎病一同解决，中、下胸椎部位的 OLF 可分期或一期解决。

(2)合并胸椎间盘突出或局限性 OPLL 的处理：先行椎管后壁 OLF 切除，再经侧前方行间盘或 OPLL 切除。

(3)合并腰椎间盘突出的处理：一般先处理胸椎 OLF。

上述诊断、处理原则，手术治疗 200 余例 OLF 患者，对 82 例进行至少 2 年以上的随访，优良率为 74%，总有效率为 92%；结果证实针对 OLF 确定的治疗原则十分有效可靠。

(二)胸椎间盘突出的治疗

1.手术入路选择

(1)经后路椎板切除入路：尽管过去、现在一直有人采用，但要进行彻底减压而不牵拉脊髓是难以做到的，我们认为应将此方法列为禁忌。

(2)经椎弓根入路或经关节突的后外侧入路或经肋骨横突入路：手术视野仍偏后，难以安全切除突出于脊髓复侧的椎间盘，但可适用于极外侧或更靠后外侧的椎间盘突出的切除。

(3)经侧前方入路：术者视野及器械直对椎管前外侧，切除椎间盘或椎体骨赘时不需牵拉脊髓，因而比较安全可靠。可经胸腔或腹膜后胸膜外手术，但如同时进行内固定，则最好经胸腔手术。原则上应同时进行固定融合。

2.经侧前方入路椎间盘切除术的要点

(1)虽然经该入路较其他入路相对安全，但仍然是一种风险较大、技术要求高的手术，术者应接受过良好的培训。

(2)椎体节段血管的处理要牢靠，可结扎或电凝烧结后切断，应在椎体侧方中部进行，避免过于靠前或靠后。

(3)切除椎间盘时的器械操作，用力方向要由椎管内向椎管外，切忌任何向椎管内用力的操作。

(4)显露要直接、充分，如果拟切除间盘不在术者直接视野下，势必加大术中止血及切除间盘时的风险。

(三)胸椎 OPLL 的治疗

在理论上，由于胸椎后凸，椎板切除后脊髓不能产生良好向后漂移效应，胸脊髓前方压迫应当从前方减压方能获得最好的效果，但 OPLL 硬如象牙，与脊髓硬膜囊紧密粘连，经椎管侧前方减压、切除 OPLL 风险极大，尤其是要将超过 2 节以上椎体的长节段 OPLL 完整切除更是如此。因此，对于长节段或位于 T_4 以上的 OPLL，原则上采用后路揭盖式椎板切除减压术；对于短节段 OPLL，采用经椎体侧前方入路。OPLL 切除、椎体间植骨融合固定术，要点同胸椎间盘切除术。

(四)治疗预后

术后效果与术前瘫痪程度、病程长短、病变累及范围、狭窄程度以及手术方法等诸多因素有关。狭窄或瘫痪较重而时间较长者，除致压物使脊髓直接受压造成损伤外，还由于局部血循环障碍、缺血缺氧时间较长，可以导致脊髓组织发生不可逆性变性。MRI 显示脊髓软化、囊变、明显萎缩者，往往提示预后不良。

治疗效果以截瘫完全恢复为优。恢复自由行走，括约肌完全主动控制，但肌力不及正常或有麻木感，存在病理反射者为良。减压后感觉运动及括约肌功能有进步，但不能自由行走，需用拐杖辅助，或尚不能起床者为进步。较术前无进步者为差，还有术后病情加重，由不完全截瘫成为完全截瘫者为加重。

第七节 腰椎管狭窄症

一、概论

腰椎管为一骨性纤维性管道，其内容纳脊髓、神经根及马尾。因各种原因发生骨性或纤维性结构异常，可导致一处或多处椎管狭窄，压迫上述内容物引起症状，即为椎管狭窄症。向椎管内的突出物除椎间盘外，结构性的突出物还有骨化或钙化的后纵韧带、增厚的黄韧带、增厚的椎板、关节突骨质增生、椎体后缘骨质增生等，而这些又常继发于椎间盘退变或外伤性因素。

早在 1802 年，法国的解剖学家 Antoine Portal 通过尸解发现脊柱畸形可以产生一节或者多节椎体相应的椎管狭窄，压迫椎管内结构；1910 年 Sumita 报道了软骨发育不良引起的椎管狭窄；1937 年 Parker 报道黄韧带肥厚产生的狭窄；1945 年和 1947 年，Sarpyener 报道先天性生长障碍及畸形导致的婴儿椎管狭窄。但真正讨论此症还是丹麦医生 Verbiest 在 1949 年开始用“椎管狭窄症(stenosis)”即椎管梗阻来命名此症，而未用“narrowing”命名。1954 年，荷兰神经外科医生 Henk 系统研究了椎管狭窄症并将椎管狭窄定义为椎管、神经根管或者神经孔的狭窄。除发育性椎管狭窄外，其他因素也可以造成椎管狭窄，并首先对其引起的双下肢神经根性疼痛、小腿感觉障碍与肌力减退、神经性间歇性跛行进行了描述，使人们对腰椎管狭窄症有了真正意义上的认识。1972 年，Epstein 认为椎管狭窄可以分为发育性或者退变性，后者更常见，并详尽地报道了继发于创伤或者退行性改变的关节突对神经根的卡压征(称为上关节突综合征)，对侧隐窝的定义、解剖结构、发病机制做了介绍。至此，腰椎管狭窄症(LSS)从腰椎疾患中分离出来，作为一种独立的疾病。

本病的现代概念是由各种原因引起的骨质增生或者纤维组织增生肥厚，导致椎管或者神经根管的矢状径较正常者狭窄，刺激或者压迫由此通过的脊神经根或者马尾神经引起的一系列临床症状，但不包括单纯椎间盘突出、感染或者新生物所致的椎管内占位性病变所引起的狭窄。

退变性腰椎管狭窄症是腰椎椎管、神经根管侧隐窝或者椎间孔因退行性改变，导致骨性或者纤维结构形态和容积异常，单一平面或者多平面的一处或者多处管腔内径狭窄，引起神经根、马尾及血管受压出现临床症状。

与传统概念相比，现代概念强调以下三个方面。

(1)神经根管(包括侧隐窝)狭窄的概念。

(2)构成椎管的软组织在病程变化中的作用和神经以外的因素(血管)的作用。

(3)由于退变因素导致椎管狭窄的同时可以合并下腰椎稳定性的丧失。

二、应用解剖

腰椎管呈三角形，横断面积比颈椎和胸椎都大，且以 L_5 处最大，L_4 处最小，故腰椎管狭窄症以 L_4 处最多。腰椎椎管可分为中央椎管、侧隐窝和椎间孔三部分。

(一)中央椎管

中央椎管指椎管中央部分，为硬膜囊存在的部位，其前方为椎体、椎间盘和后纵韧带，后方为椎板及黄韧带，两侧为侧隐窝的内侧面，此界限是人为划分的。测量椎管矢状径对诊断椎管狭窄有参考意义，国人腰椎管矢状径 X 线片测量平均为 1.7cm，女性略小，通常以 1.5cm 为临界值，小于 1.5cm 为不正常，小于 1.2cm 为狭窄。中央椎管内有硬膜囊及其内的马尾神经走行，在硬膜和黄韧带之间也存在硬膜黄韧带连接结构，以 L_5、S_1 节段恒定存在，L_4、L 常见，L_3、L_4 少见。此结构正常生理作用是悬吊硬膜，使之紧贴椎管后壁。由于此结构的存在，使腰椎活动时硬膜囊更加适应体位的变化，但手术时未注意此结构的存在，是造成椎管手术硬膜撕裂或形成假性脊膜囊肿的原因之一，故手术中应切断此连接结构，防止硬膜撕裂。中央椎管后壁为椎板及黄韧带，在退变时椎板或黄韧带肥厚，可突入椎管而压迫硬膜囊，这在伸位时更加明显。一般认为，椎板厚度超过 0.8cm，中线部位黄韧带厚度超过 0.4cm 即为异常。多节段的黄韧带肥厚是造成腰椎管狭窄的因素之一，这种卡压可导致马尾神经缺血、变性。

观察表明，椎管容积随体位改变而变化。腰椎管屈位容积加大，伸位时因后壁缩短而容积缩小，椎间盘后突、黄韧带变厚、皱褶前突使本已受压的神经根压力加重，症状更为明显。

腰管内除容纳脊髓、马尾和神经根外，还容纳动脉、静脉丛、脊膜及其内的脑脊液。硬脊膜与椎管壁之间、血管丛的周围，充填有丰富的脂肪组织。在狭窄受压处，脂肪可完全消失，硬膜与骨膜紧密粘连，手术分离困难。粘连狭窄还使正常可见的硬脊膜波动消失，临床上常以硬膜囊波动完全恢复作为减压是否彻底和充分的标志。

(二)侧隐窝

侧隐窝是椎管最狭窄的部分,分上下两部分。上部为平对椎间盘的腰椎管两侧的部分,即盘黄间隙,也就是说椎间盘与黄韧带之间的间隙,其前壁为椎间盘的侧部,后壁为上关节突、关节突关节的关节囊及其前面的黄韧带,向外连通椎间孔,向下延续于侧隐窝下部。侧隐窝下部是指平对椎弓根内面的腰椎管的侧面部分,其前壁为椎体后缘,后壁是上关节突及椎板上部分,外侧壁为椎弓根内壁,内侧与中央椎管相通。侧隐窝内走行着相同序数的神经根,如 L_4 的侧隐窝内走行 L_1 神经根,向下穿出 $L_{4、5}$ 椎间孔,L_3 侧隐窝内走行 L_3 神经根,向下穿出 L_3/S_1 椎间孔。

腰椎有无侧隐窝及侧隐窝的深浅,与椎孔的解剖学形态有关。L_1 椎孔以椭圆形为主,基本上无侧隐窝;L_2、L_3 椎孔以三角形为主,侧隐窝也不明显;L_4、L_5 椎孔以三叶草形为主,故侧隐窝较明显。上关节突增生、椎间盘突出或膨出、小关节囊前方的黄韧带肥厚等是造成侧隐窝狭窄的主要原因。在腰椎,上关节突由于腰椎前曲而向头侧倾斜,上关节突增生卡压其内的神经根。一般情况下,$L_{4/5}$ 椎间盘正对 L_5 神经根,而 L_5 上关节突正对 L_5 神经根,故在两种病变同时存在时可造成神经根的双重卡压,此种卡压引起的临床症状、体征较重。手术如单纯做椎间盘切除或侧隐窝扩大,症状均有可能复发,只有受卡压的数处均减压,才能彻底松解神经根。

临床上应注意侧隐窝狭窄与侧隐窝狭窄症的区别。侧隐窝狭窄主要以测量侧隐窝的矢状径作为参考指标,一般测量椎弓根上缘水平处上关节突前缘与椎体后缘之间的距离,0.5cm 以上为正常,0.4cm 为临界状态,0.3cm 以下为狭窄。但不能根据这些数据就诊断为侧隐窝狭窄症,因为有时侧隐窝虽狭窄,但神经根却不在侧隐窝内,并没有造成卡压,不产生神经根卡压的临床症状。

(三)椎间孔

相邻两椎弓根之间形成椎间孔,其前壁为上位椎体的下后部、椎间盘侧后部。后壁为上下关节突形成的关节突关节及黄韧带。上壁为椎弓根上切迹,下壁为椎弓根下切迹,椎间孔内有上位序数的神经根及伴行根动、静脉穿出,如 $L_{4/5}$ 椎间孔穿出的是 L_4 神经根,L_3/S_1 椎间孔是穿出 L_5 神经根,椎间孔内有横行的椎间孔韧带将椎间孔分为上下两部分或三部分,神经、血管各自走行在一部分中。一般状态下,神经根位于上部分,血管及脂肪位于下部,有时椎间孔韧带也是造成椎间孔狭窄的因素之一,从而引起神经根卡压症状。在腰椎,$L_{1/2}$ 椎间孔至 L_5/S_1 椎间孔逐渐变小,而在其中走行的神经根自 L_1 至 L_5 却逐渐变粗,至 $L_{4/5}$ 神经根已很少有前后活动的余地,故下位腰椎椎间孔处造成神经根卡压的可能性较大,当腰椎间盘极外侧型突出或腰椎滑脱时,可压迫神经根,引起症状和体征。由于 $L_{4/5}$ 椎间孔走行为 L_4 神经根,故引起神经根受损症状和体征,这和 $L_{4/5}$ 椎间盘后外侧突出压迫性神经根出现的症状、体征有所不同,应注意鉴别。

三、病因与病理

(一)先天性腰椎管狭窄症

此类的主要病理改变是先天性小椎管、软骨发育不全、脊椎裂、先天性峡部裂等因素原发或继发改变引起椎管容积的变小。一般前后径的改变大于横径的改变,椎弓根短缩,而且狭窄所累及的节段较多。正常椎管正中矢状径大于1.2cm，面积大于1.5cm²；正中矢状径小于1.2cm即为椎管狭窄。上述数据仅仅具有一定参考作用，很多情况下症状的严重程度与该数据不一致，重要的是骨或者软组织对神经根的压迫程度。

(二)退变性腰椎管狭窄症

此类的主要病理改变是三关节复合体(椎间盘、与其相连的上下方椎体和关节突关节)的退变。退变可以开始于任何一个关节，通常始于椎间盘，但是最终影响到三个关节。椎间盘因为退变而塌陷，椎间隙变狭窄后，上关节突上移前倾，因摩擦进而增生肥大，椎间孔可以出现狭窄；椎间盘向后膨出也造成椎管容积减小、椎间高度的丧失使椎体周围韧带松弛、椎体间异常活动度增加、关节囊周围韧带压力增加，导致关节突滑膜炎，滑膜炎进一步发展使软骨变薄、关节囊松弛甚至撕裂，进一步增加了脊柱的异常活动度。脊柱活动度增加使骨赘增生和黄韧带增厚加快，后两者是机体对异常活动的代偿性反应，目的是获得脊柱异常活动节段的"二次稳定"，如果机体可以耐受增生的程度，增生的骨赘未对神经组织及其血供形成压迫，并达到了增加稳定性的要求，则不会出现椎管狭窄的症状；如果过度增生，则可造成椎管狭窄。随着中央椎管和神经根管容积减小，对神经及其血供的压力不断增加，最终发生缺血性神经炎，引起椎管狭窄的临床症状。此外，持续性的缺血或者供血不足可以造成神经根的脱髓鞘改变，引起持续性的疼痛症状。

(三)医源性椎管狭窄

医源性椎管狭窄多由手术所致，常见于以下情况：①手术创伤及出血引起的椎管内瘢痕组织增生及粘连；②手术破坏了脊柱的稳定性，引起脊柱滑移；③手术引起的脊柱生物力学改变继发骨纤维结构增生；④椎板切除后，后方软组织突入椎管并与硬膜粘连；⑤脊柱后路融合引进的椎板增厚；⑥术中不慎，椎管内遗留碎骨块；⑦反复的暴力推拿可致椎管内粘连及骨与纤维结构增生。

四、临床表现

腰椎管狭窄症以退变性居多，这决定了患者人群以中老年为主。随着社会老龄化，发病率有增高的趋势。随着现代化社会生活、工作节奏的加快，也有部分较年轻患者因该病就诊。最常见的发病节段是腰4/5，其次是腰5/骶1和腰3/4，常呈对称性发病。主要症状为腰腿痛和间歇性跛行，严重者还会出现马尾神经综合征等表现。约5%的患者同时合并有颈椎管狭窄，表现为颈腰综合征。

(一)症状

中年以上患者多见，起病缓慢，遇外伤或劳累后加重。最典型的表现即为腰痛、下肢放射性痛和神经源性间歇性跛行。多数患者都有腰腿痛病史，表现为慢性的腰背部、臀部、大腿及小腿的酸沉、疼痛；在休息或弯腰后缓解或消失，站立、腰部后伸或步行则加重。常伴有较广泛的下肢痛，疼痛常涉及骶部及臀部。夜间平卧位睡眠时，腰椎前凸逐渐增大，也容易诱发症状，但是这种夜间痛的性质和程度与腰椎结核及肿瘤均有明显区别。腰椎屈曲位可以使症状缓解的原因是屈曲位黄韧带被拉紧、变薄，椎管容积相对增大，神经缺血逐渐得到改善。

神经源性间歇性跛行表现为：患者站立、行走时，腰背部及下肢疼痛加重；坐位、卧位、屈髋、脊柱前屈时疼痛症状明显缓解或者消失。患者自述行走一段距离后，出现下肢沉重、乏力、胀麻、疼痛、麻木的症状或者造成该症状逐渐加重，坐下或者蹲踞休息、腰椎前屈几分钟后，症状可以完全缓解或者减轻，又可以站立、行走，行走一段距离后症状复发，行走距离越来越短，而休息期越来越长。行走距离的长短与患病时间和椎管狭窄的严重程度有关。我国北方患者常自述骑自行车无碍，但步行时则出现间歇性跛行；在南方，患者常自述上坡无碍或者步行的距离较长，而下坡步行较短距离即可诱发症状。分析其原因也是骑车时及上坡时腰椎处于屈曲状态，而下坡时腰椎处于直立或后伸位。产生间歇性跛行的机制目前尚不十分清楚。多数学者认为与以下三种因素有关。

1.机械压迫

腰椎管狭窄造成的神经根或马尾的压迫，从而产生神经传导功能障碍已被许多实验研究和临床证实。即行走或站立时，腰椎需伸直甚至后仰，症状立即发生。坐、卧或下蹲位时，腰椎处于屈曲状态，症状缓解或消失。这种症状对姿势的依赖性与椎管容量有关。椎管容量的变化可引起硬膜囊内压力的改变。Magnaes 研究发现腰椎管狭窄症患者体位由屈曲变为伸直时，狭窄处硬膜囊内压力逐渐升高，至完全伸直时可达 80～170mmHg，绝大多数患者超过了其平均动脉压。行走时甚至可高达 190mmHg。说明体位变化是造成硬膜囊内、外压力改变的重要因素。这种狭窄处硬膜囊内、外压力间歇性升高造成了神经根间歇性的压迫，导致腰椎管狭窄患者神经源性间歇性跛行。目前认为压迫只能导致神经功能的损害，如感觉、肌力减弱，腱反射减弱，但压迫并不能单独引起疼痛。因此，间歇性下肢疼痛可能还有其他因素。

2.血液循环障碍

神经受压时，首先是静脉回流受阻、静脉充血，其次是毛细血管血流障碍，最后才影响到动脉供血，神经根内血流量减少，造成神经部分缺血。因此无论是静脉瘀血或动脉缺血，均可造成神经功能损害。

3.炎性刺激

神经根受到压迫后静脉血流受阻，引起充血和水肿等炎性反应。炎性反应释放缓激肽、组胺、前列腺素 E_1 和 E_2 等炎症介质引起强烈的疼痛。因此，发生在脊神经根、马尾的不同程度的压迫所致血液循环改变加上炎性反应，诱发了神经源性间歇性跛行。

随着病情进一步发展，行走的距离越来越短，坐或者蹲踞的频率越来越高，休息的时间越来越长，发展到最终，坐位或者腰椎前屈均不能缓解症状，腰腿痛症状为持续性，说明椎管狭窄及缺血性神经炎的程度严重。部分患者还可以出现马尾综合征，如尿急、尿频或者尿失禁等，咳嗽、喷嚏甚至大笑时即可发生尿失禁，有时需要坐在厕所门口以做好去厕所的准备，无法正常生活；甚至有的患者需要弯腰 90°左右才能完成短距离的行走，恢复躯干的直立状态即可造成腰腿痛症状加重到无法忍受的程度。严重病例还会出现以鞍区感觉障碍、括约肌功能障碍及男性性功能障碍为三主征的马尾神经综合征的临床主要表现。

(二)体征

腰椎管狭窄症患者的症状多、体征少或较轻，特别是在患者充分休息后更难以查到阳性体征。常见的体征为腰椎前凸减小，矢状位上变得平直；脊柱活动受限较少，典型患者“腰椎过伸实验”通常为阳性，即嘱患者做脊柱过伸动作或者保持在脊柱过伸位置一段时间后可以诱发相同的下肢根性症状，但并非每个患者均为阳性。弯腰试验多为阳性，即嘱患者尽快步行，则疼痛出现。如果继续行走,患者需要采取弯腰姿势来减轻疼痛,或坐位时腰部向前弯曲亦可减轻症状,该试验阳性提示腰椎管狭窄。直腿抬高试验通常为阴性,严重者也可为阳性,但不如腰椎间盘突出症者典型。下肢感觉运动功能检查一般也正常,但是可以通过症状诱发测试,如剧烈的运动发现下肢神经根支配区的感觉及运动功能障碍。

五、诊断

经过详细的病史询问和体格检查,对于典型患者做出定性及定位诊断并不困难。对于临床诊断不确定的患者,应该进行影像学检查。

(一)X 线片

X 线平片可对椎管狭窄做出初步估计。有发育性椎管狭窄因素者,正位片可见两侧椎弓根间距小,小关节肥大且向中线偏移,椎板间隙窄;侧位片表现为椎弓根发育短,关节突大,椎间孔小。退变性椎管狭窄者,常常存在腰椎椎体边缘骨赘增生、椎间隙狭窄、退行性滑脱、小关节肥大及椎间孔狭窄等表现。

另外,X 线平片还可以同时观察是否存在脊柱侧凸、滑脱,动力位摄片还可以观察有无脊柱不稳。虽然这些表现不足以确诊椎管狭窄,但常提示椎管狭窄的可能性。此外,还可以排除肿瘤或者炎症。另外,还可以对 X 线片进行测量,从而推断椎管狭窄情况。以往对椎管狭窄的诊断,主要靠骨性椎管的矢径短小来推断。矢径指两侧椎板后联合的前缘与椎体后面的垂直距离。椎板后缘显示不清晰者,取上、下关节突尖端的连线作为后界。青岛医学院周秉文等在 X 线片的测量值为:矢径 1.5cm 以下者为狭窄,1.5～1.7cm 者为相对狭窄,称狭小椎管,在附加因素下可出现狭窄症状。但是,由于各院 X 线片放大率不一致,造成测量有较大的误差。Jones 及 Thomson 利用椎管的矢径(A)及横径(B)的乘积与椎体的矢径(C)及横径(D)的乘积比,来判断椎管的大小,即 CD/AB＞1.45 以上为狭窄椎管。此法虽不受放大率的影响,但不能提供狭窄的确切程度及范围,仅可作为日常诊疗时的参考。

(二)脊髓造影

脊髓造影(蛛网膜下隙造影)可直接显示硬膜囊形状及有无狭窄,并通过观察椎管横径和前后径的变化诊断中央型椎管狭窄,但是对侧隐窝狭窄的诊断价值有限。注射水溶性碘剂后,取头高足低位观察造影剂流动情况,并拍照正、侧及斜位片。全梗阻者出现尖形或梳状中断影,不全梗阻者硬膜囊出现压迹,多节段狭窄者硬膜囊呈蜂腰状。若采用“回灌”的方法(先取头略低位,使造影剂向胸段流动,然后再转为头高位,使造影剂回流至腰段),可在正位片上显示神经根袖受压而充盈缺损,侧位上有时候可见背侧充盈缺损。另外,脊髓造影可以排除椎管内肿瘤。由于脊髓造影是有创检查,目前应用逐渐减少,有被 MRI 取代的趋势。但对于脊柱畸形患者、体内有金属内植物的患者仍不失为一种有效的方法。

(三)CT

CT 扫描可以为诊断腰椎管狭窄提供可靠依据,可以清楚地显示椎管前后径和横径大小、侧隐窝及神经根的情况、椎体后缘骨赘、关节突内聚及黄韧带肥厚的情况。需要注意的是对于怀疑椎管狭窄的患者行 CT 扫描时,应避免只扫描椎间盘平面,必须包括椎管、侧隐窝和神经根管。近年来利用 CT 对腰椎管横截面扫描,以计算机图像测算技术测量椎管横截面积和硬膜囊横截面积的变化来评估椎管狭窄症,认为硬膜囊横截面积减小是椎管狭窄的可靠征象,该数据＜$10cm^2$时诊断为椎管狭窄，10～$13cm^2$。表明有椎管狭窄。CT扫描对侧隐窝狭窄的诊断有重要的参考价值，它可以从横截面观察侧隐窝的形态和结构的变化，并能测量矢状径大小。根据测量结果，侧隐窝前后径＞0.5cm为正常，0.4～0.5cm为临界状态，＜0.3cm为狭窄。需要注意的是这是以纯骨性标志为准的数据，未考虑软组织因素。如果侧隐窝前后径＞0.5cm而患者有神经根受累症状的时候，应该考虑到椎间盘－韧带间隙软组织压迫神经根的可能，这种情况下症状往往与体位有明显关系。但有时对硬膜囊的显示不清，且观察平面不足，不如椎管造影，可在椎管造影后再作CT(CTM)，可直接显示硬膜囊及神经根的情况。

(四)MRI

MRI图像清晰，立体感强，可以从矢状位及断层切片直接显示椎管狭窄的部位、程度及范围，并可显示导致狭窄的组织来源，且对人体无伤害。其检查效果与CT扫描和椎管造影相比，在显示组织结构清晰度和组织结构间的关系远比CT和椎管造影效果好，目前成为诊断椎管狭窄的常规手段之一，诊断符合率82%～91%。MRI的缺点是对骨组织的分辨率不如CT。

六、鉴别诊断

腰椎管狭窄症以慢性腰腿痛症状为主，因此应与腰椎间盘突出症进行鉴别。另外，其特点症状是间歇性跛行，因此也应与引起间歇性跛行的其他疾病相鉴别。间歇性跛行有神经源性和血管源性，神经源又可分为马尾神经性、腰神经根性和脊髓性，三者的表现又不相同，应注意区别。

(一)腰椎间盘突出症

腰椎间盘突出症常常发生于相对年轻的患者，常常单侧下肢疼痛，发病较急，常有神经定位体征。腰椎管狭窄症常缓慢起病，逐渐发展，表现有双侧症状，体征较少或者阴性。

(二)马尾神经源性间歇性跛行

由腰椎中央椎管狭窄或腰椎椎管内占位性病变所致，累及多数马尾神经，在行走时马尾神经负荷增加、需氧增加、神经血管扩张而导致的积压加重和缺氧功能障碍，出现下肢功能障碍较广泛。

(三)神经根性间歇性跛行

多发生于腰椎间盘突出症或侧隐窝狭窄症。单条神经根受压导致缺血、缺氧及炎症引起的神经分布区的疼痛，被迫停步休息。

(四)脊髓源性间歇性跛行

由脊髓受压迫所致的间歇性跛行，多为颈椎或胸椎退变性疾患长期压迫脊髓，导致供血障碍、缺氧所致。步行时间较久时出现胸、腹或下肢的束带感，以致不能长期行走，需要休息几分钟后症状改善，方可继续步行。此类患者有锥体束征阳性表现，平时走路即有步态不稳，或足底踩棉花感，想到此症时容易区别。在病变早期，锥体束征不明显，但在出现间歇性跛行期可为阳性。对于同时存在颈椎、腰椎狭窄的病例，可通过病史及体格检查鉴别引起症状的病变部位。

(五)血管性间歇性跛行

见于下肢血管功能不全或闭塞性脉管炎的患者，多为糖尿病的并发症。表现为行走时小腿部发凉、疼痛，易与腰椎管狭窄症混淆。查体可有腓肠肌压痛，足部皮肤温度低，足背动脉搏动减弱或摸不到。与腰椎管狭窄症引起的间歇性跛行不同之处在于血管性疼痛者以足痛为主,夜间更重。另外,可通过骑车的方法进行鉴别:让患者骑自行车,椎管狭窄症患者不会因运动而出现症状发作或者加重,而下肢血管功能不全患者则会随着下肢运动、对血液供应需求的增加而出现供血相对不足的疼痛症状。

其他还应注意与脊髓肿瘤、原发性或者继发性脊柱肿瘤、感染、陈旧性骨折等进行鉴别诊断。

七、治疗

(一)非手术治疗

大多数腰椎管狭窄症患者均可以采用非手术治疗,仅有10%～15%的患者需要手术治疗。可有15%～43%的患者获得长期稳定效果。非手术治疗方法主要包括:①卧床休息,以利于神经根恢复血运和消除炎症。②药物治疗,包括非甾体类抗炎镇痛药物,以促进神经组织消除炎症,并减缓症状;改善微循环药物。脱水药物:静滴甘露醇,或七叶皂苷钠,配合短期应用地塞米松,以消除神经炎症及水肿。③硬膜外类固醇药物封闭,可促成炎症消退,改善神经血运。④功能锻炼,加强腹部肌肉力量训练,有利于减少腰椎前凸,扩大椎管;同时增加腹压,迫使下肢静脉血经椎管静脉系统回流,以扩大椎管有效容积。腹肌力量加强后自觉或者不自觉地处于腰椎前屈位,有助于稍增加腰部向前的屈曲,以减轻症状。⑤推拿按摩、使用腰围也可使症状有所缓解。

(二)手术治疗

手术是通过对受压的马尾神经和神经根组织进行充分、有效的减压,以达到改善患者症状,提高生活质量的目的。根据患者的不同情况,可行广泛椎板切除减压和有限减压,必要时可在减压同时融合内固定。

1.适应证

(1)腰椎管狭窄症患者有持续性的坐骨神经痛,下肢麻木、间歇性跛行持续加重,经过正规非手术治疗无效者。

(2)腰椎管狭窄症患者有马尾神经综合征。

(3)腰椎管狭窄症患者腰腿痛症状严重,影响工作生活,患者要求改善生活质量者。

(4)进行性加重的滑脱、侧凸伴相应的临床症状和体征。

2.手术方式

手术方式的选择要在彻底减压与维持脊柱稳定性之间均衡考虑,尽可能达到以最少的创伤满足彻底减压的目标。腰椎管减压术式文献报道很多,基本上分为广泛椎板切除、有限减压、椎管成形等。

(1)广泛椎板切除减压:目前,全椎板切除减压术还是腰椎管狭窄症标准的减压手术方式。主要适用于:①多种原因造成的单一平面的严重椎管狭窄,硬膜囊需要足够的减压者;②多节段、多平面严重椎管狭窄;③狭窄节段腰椎不稳,需要行植骨融合内固定者。全椎板切除术破坏了腰椎后柱结构,有时术中需切除椎间盘,部分小关节突则进一步影响了脊柱的稳定性,从而个别患者术后会产生腰椎不稳的症状;再者,手术部位的瘢痕可引起椎管的再度狭窄,并出现临床症状,引起远期疗效下降。因此,有的学者倾向于用有限减压的方法进行治疗。

(2)有限椎板切除减压:近年来,单一的全椎板切除、大范围减压的手术方式开始改进为有限减压的方法,主张以较小的手术创伤,达到神经彻底减压,同时能维持腰椎的稳定性。可针对不同的病因采用有限手术。有限减压可以对单一平面或单一神经根进行减压,尽可能保留腰椎后柱结构,从而减少术后脊柱不稳定的发生。对单侧症状明显者,可行半椎板切除、椎板开窗减压;双侧症状者可行保留棘突的双侧椎板间开窗、半椎板切除、桥式开窗等方法对侧隐窝、神经根管进行潜行性扩大,从而达到对神经根进行减压的目的。该方式虽保留了脊柱后部结构,手术创伤较小,但有减压不彻底的可能。

(3)椎管成形术:为了避免全椎板切除术影响脊柱稳定、有限椎板切除减压不彻底的缺陷,一些学者采取了椎管成形的方式治疗腰椎管狭窄症。手术方式包括翻转椎板成形术、椎板切除回植成形椎管扩大术、棘突截骨椎管成形术等,术后效果优于全椎板切除术。

(4)微创手术:近年来,随着高分辨率内镜的出现,脊柱微创手术得到很大发展。可以通过后路椎间盘镜进行椎管减压,同时可进行小关节切除和神经根管切开减压并进行椎弓根内固定、椎间植骨融合。脊柱后路显微内镜手术具有时间短、出血量少、恢复快的优点,近期疗效满意,远期效果有待进一步观察。

3.手术方法

(1)全椎板切除式腰椎管扩大减压术:适用于中央椎管狭窄的患者,术中根据需要切除足够的椎板,直至受压的硬膜囊完全膨隆或者恢复搏动为止,这种情况一般不需要切除关节突,很少需要同时进行稳定性重建。一般采用硬膜外阻滞麻醉或者全麻,俯卧位,腹部悬空,后正中切口显露减压节段的棘突、椎板和关节突内侧部分,切除拟减压节段棘突,然后从棘突之间的间隙用椎板咬骨钳蚕食状咬除椎板。对于椎板异常增厚者,要先用磨钻或者鹰嘴咬骨钳将椎板打薄,再用椎板咬骨钳切除椎板,常规进行椎管内探查,包括有无侧隐窝狭窄、神经根管狭窄,有无椎间盘突出及椎体后缘骨赘突入椎管,并进行根据情况扩大侧隐窝、神经根管、切除突入椎管内的椎间盘组织及骨赘,严密止血后,切取皮下脂肪片覆盖于硬膜囊表面,放置引流后缝合伤口。

(2)腰椎管侧方减压术:适用于侧隐窝狭窄及神经根管狭窄病例。麻醉、体位、切口、棘突及椎板暴露均与中央椎管减压术相同,区别之处在于减压的重点不同。本术式减压的重点在于侧隐窝和神经根,因此一般需要切除部分关节突内侧份。以腰 5～骶 1 椎管狭窄为例说明,用锐利的骨刀切除腰 5 下关节突内侧份,但不宜超过 1/2,以免引起术后腰椎失稳,若必须切除较多骨质方可使神经根充分减压时,应考虑进行内固定并植骨。将骶 1 神经根向内拉开,再切除骶 1 上关节突内侧缘,直至骶 1 神经根能够被轻松地向内牵拉移位 1cm。用神经剥离子的球探查神经根管向外走行的部分,如果有软组织或者骨性致压物,可以用薄形椎板咬骨钳或者锐利的小刮匙进行潜行性减压。注意应将神经根的侧隐窝段、椎间孔段均充分减压,彻底减压的标志是神经根能够被轻松地牵拉移位超过 1cm。减压完成后以游离自体脂肪片覆盖于硬膜及神经根的背侧面,放置引流后缝合伤口。

(3)腰椎管减压、植骨融合、内固定术:对于腰椎不稳、滑脱、腰椎管狭窄阶段多或者需大范围减压、侧隐窝或神经根管严重狭窄行椎管侧方减压时须切除较多关节突方能彻底减压、术后可能出现腰椎不稳的腰椎管狭窄症患者,进行植骨融合是必需的,植骨是纠正原有腰椎不稳和减压后可能出现不稳的重要措施，尤其对广泛的减压患者，有利于改善临床症状。融合的具体指征：①全椎板切除后，同时伴有50%以上的小关节突切除者；②双侧50%以上关节突切除或单侧全关节突切除；③术前行腰椎过伸、过屈位摄片提示有腰椎不稳者(椎体平移超过0.4cm，成角大于10°)；④相同节段再次手术者。融合的方法通常为横突间植骨原位融合、前路椎体间用或不用cage的融合(ALIF)、后路或侧后路椎间用或不用cage的植骨融合(PLIF)以及360°的环形融合等。退行性腰椎狭窄常合并退变性滑脱，多数学者认为若无不稳定征象，可行单纯减压治疗；若存在不稳定则需在减压同时进行融合和(或)辅以内固定。

植骨融合的同时是否应用内固定仍有一定争议。目前认为内固定的目的：①术前已有明确的滑脱或失稳者，需重建腰椎稳定，以利植骨融合，减少假关节形成；②纠正腰椎退变性畸形，恢复正常的椎体序列，使腰椎生物力学和生理功能正常化；③保护神经组织；④缩短术后康复时间，利于术后早期活动及功能锻炼。目前常采用的内固定方法是短节段椎弓根内固定技术，椎弓根螺钉可以方便地复位、滑脱或失稳，同时能起到三维固定作用。同时应用椎间融合器(cage)及椎弓根钉棒系统可撑开椎间隙，恢复生理性前突，扩大椎间孔，并具有很好的即刻稳定性和固定作用，融合率高，允许术后在腰围保护下早期活动，对术前稳定性差及术中后柱结构破坏较多者主张应用，但较多地增加手术创伤及费用使其应用受到限制。鉴于内固定使手术复杂化，增加了手术难度，延长了手术时间，增加了失血量，术后并发症发生率增加，被固定阶段相邻椎间盘的加速退化等问题，许多学者建议对于腰椎管狭窄症要慎重考虑。

总之，腰椎管狭窄症是临床常见病之一，多见于中老年人，多数可经非手术治疗取得良好的疗效。对于非手术治疗无效的患者可选择手术治疗，但应根据患者的临床症状、体征及影像学综合考虑选择手术减压的范围和植骨融合或内固定与否；只有慎重选择方可提高腰椎管狭窄症的临床治疗效果，避免下腰椎手术失败综合征的发生，从而改善中老年退变性腰椎管狭窄患者的临床症状，并提高其生活质量。

第八节　腰椎间盘突出

腰椎间盘突出症是指腰椎间盘发生退行性变以后，在外力作用下，纤维环部分或全部破裂，单独或连同髓核、软骨终板向外突出，刺激或压迫寰椎神经和神经根引起的以腰腿痛为主要症状的一种病变。腰椎间盘突出症是骨科常见病，是引起腰腿痛的最常见的原因。本病多见于青壮年，患者痛苦大，有马尾神经损害者可有大小便功能障碍，严重者可致截瘫，对患者的生活工作和劳动均产生较大影响。多数患者可根据详细病史，临床检查腰椎X线片做出明确诊断，有时需借助CT、MRI及椎管造影做出诊断。治疗应根据不同病例分别选用非手术疗法和手术疗法。

一、病因

退行性变是腰椎间盘突出的基本因素，它与以下诱因有关。

(一)外伤

急性腰扭伤或反复腰扭伤是本病发病的重要原因，因为当脊柱在轻度负荷和发生快速旋转时，能导致纤维环的水平撕裂。

(二)过度负重

长期从事体力劳动者和举重运动员过度负荷导致椎间盘早期退变。

(三)职业

司机及长期坐位工作者。当司机踩离合器时，椎间盘内压增大 1 倍，如此反复，易导致腰椎间盘突出症的发生。

(四)先天性发育异常

如腰椎骶化、骶椎腰化以及关节突不对称，使下腰部产生异常应力，易致椎间盘旋转撕裂。

(五)其他

如妊娠时腰痛的发生率明显高于正常人。

二、病理

椎间盘是人体中最早退变的组织之一，其病理改变如下。

(一)纤维环

纤维环退变表现在外周放射状裂隙，多出现在后部或侧方；可由反复微小的创伤所致，裂隙成为椎间盘的薄弱区，是髓核突出的最佳途径。

(二)软骨板

早期可有钙化和囊性变，部分软骨细胞坏死。随着年龄增长，可出现裂隙，也可成为髓核突出的通道。

(三)髓核

正常髓核是一种富有弹性的胶状物质，细胞成分为软骨样细胞，分散于基质中。退变时软骨样细胞数量减少，功能性活力下降。由于生理发育上髓核位于椎间盘中部偏后，当纤维侧后方出现裂隙时，较易通过裂隙突向椎管，引起椎间盘突出。

(四)突出组织的转归

椎间盘组织突出后其水分逐渐减少，并且营养缺乏而萎缩，萎缩后的椎间盘组织可被肉芽组织替代，一部分可出现纤维化或钙化，使临床症状减轻。

(五)腰椎间盘突出症的分型

1.按突出位置分型

(1)侧方型：此型最常见，突出组织不超过椎管矢状线，临床症状表现多为一侧。

(2)旁中央型：突出组织超过椎管矢状线 0.3cm，但其中心不在矢状线上，此型也往往引起一侧肢体的症状。

(3)中央型：突出组织的中心在椎管矢状线上，可引起单侧或双侧肢体的临床症状。严重时可出现马尾神经障碍，大小便失禁，鞍区麻木。

2.按病理分型

(1)凸起型：纤维环内层破裂，外层尚完整。

(2)破裂型：纤维环完全破裂，突出的髓核仅有后纵韧带扩张部覆盖。

(3)游离型:突出的椎间盘组织游离于椎管中,可直接压迫神经根及马尾神经。

三、临床表现

(一)症状

1.腰痛

腰椎间盘突出症的患者大多数有腰痛,腰痛可在腿痛之前发生,也可在腿痛之后出现,单纯腰痛者仅占1.4%,腰痛伴腿痛者占89%。腰椎间盘突出症患者约有70%有过急性腰部扭伤或反复扭伤史,腰部扭伤可导致纤维环的撕裂,引起椎间盘突出,突出的椎间盘组织刺激了后纵韧带中的窦椎神经而引起腰痛。部位主要在下腰部及腰骶部,可表现为钝痛、刺痛或放射痛。腰痛可以缓慢发生,逐渐加剧,往往处于某一体位或姿势时症状加重,卧床休息时可减轻。一少部分可发病急骤,疼痛严重,呈持续性,强迫体位,腰背肌痉挛,夜不能寐,服一般止痛药物难以奏效,此类患者椎间盘突出往往是破裂型或游离型。

2.下肢放射痛

$L_{4\sim5}$、$L_3\sim S_1$椎间盘突出症占腰椎间盘突出症的95%以上,因此以坐骨神经痛为主要表现的占大多数。表现为由腰部至大腿及小腿后侧的放射痛或麻木感,直达足底部,一般可以忍受。重者则表现为由腰至足部的电击样剧痛,且多伴有麻木感。疼痛轻者仍可步行,但步态不稳,呈跛行,腰部多取前倾状或手扶腰以缓解对坐骨神经的应力;重者则卧床休息,并喜采取屈髋、屈膝、侧卧位。凡增加腹压的因素均使放射痛加剧。由于屈颈可通过对硬膜囊的牵拉使脊神经刺激加重(即屈颈试验),以致使患者头颈多取仰伸位。放射痛的肢体多为一侧性,仅极少数中央型或旁中型髓核突出者表现为双下肢症状。

(二)体征

1.腰椎侧突

是一种为减轻疼痛的姿势性代偿畸形,具有辅助诊断价值。如髓核突出在神经根外侧,上身向健侧弯曲,腰椎凸向患侧可松弛受压的神经根;当突出髓核在神经根内侧时,上身向患侧弯,腰椎凸向健侧可缓解疼痛。如神经根与脱出的髓核已有粘连,则无论腰椎凸向何侧均不能缓解疼痛。

2.腰部活动受限

腰椎正常活动度为前屈90°,后伸20°,左、右侧屈各30°,左右旋转各30°,当突出物不大而纤维环尚完整时,对脊柱的活动影响较小,通过保守治疗仍可恢复脊柱的运动,倘若突出物直接将神经根顶起,前屈可增加神经根的张力和刺激而产生疼痛,从而使前屈受限。当腰椎有侧凸时,躯干向凸侧屈会明显受限,而向凹侧屈不受限制。突出物较小,一般后伸不受限,若突出物大或髓核游离到椎管时,后伸同样也会受到限制。

3.压痛及骶棘肌痉挛

89%患者在病变间隙的棘突间有压痛,其旁侧1cm处压之有沿坐骨神经的放射痛。约1/3患者有腰部骶棘肌痉挛,使腰部固定于强迫体位。

4.神经系统表现

(1)感觉异常:受累神经根分布区可出现感觉过敏、减退或消失。L_5神经根受压常有小腿前外侧及足背感觉减退。S_1神经根受压,则为小腿后外、足跟部及足外侧感觉减退。L_4神经根受压为小腿前内侧感觉减退。也有椎间盘突出较大，将相应平面的神经根压迫外，还会压迫下一节段的神经根，可表现为双节段神经根受损的征象。

(2)肌力下降：受累神经根所支配的肌肉发生萎缩，肌力减退，极少有完全瘫痪。腰4、5椎间盘突出者，压迫腰5神经根，常有伸拇及伸第二趾肌力减退，严重者偶有足下垂。腰5骶1椎间盘突出者，压迫骶1神经根，可使踇趾屈力减弱。腰3、4椎间盘突出者，小腿前内侧感觉减退。据此，也可以通过检查肌力判断病变的部位，有助于定位。

(3)反射异常：约70%的患者出现反射的改变，表现为反射减弱或消失。跟腱反射消失表现为S_1神经根变化；膝腱反射减弱或消失，表现为L_4神经根变化；若马尾神经受压，除了跟腱反射消失以外，还会出现肛门反射消失。

5.直腿抬高试验及直腿抬高加强试验

正常人神经根的滑动度为0.4cm。当神经根受压或粘连时，活动度减小。患者仰卧，膝关节伸直，被动抬高患肢，肢体抬高到70°以内时，出现坐骨神经痛并有阻力，即为直腿抬高试验阳性。同法当下肢缓慢抬高出现坐骨神经痛时将下肢降低少许使放射痛消失，用手将踝关节背伸，若再次出现同样的现状即为直腿抬高加强试验阳性。本试验是腰椎间盘突出的重要体征，80%患者会出现。

6.股神经牵拉试验和跟臀试验

(1)股神经牵拉试验：俯卧，屈膝90°，将小腿上提，出现大腿前面疼痛即为阳性。

(2)跟臀试验：俯卧，握踝使足跟向臀部靠拢，若出现髋关节屈曲，骨盆离开床面，大腿前方痛即为阳性。

7.屈颈试验

患者取坐位或半坐位，双下肢伸直，向前屈颈引起患侧下肢的放射痛即为阳性。

8.腓总神经压迫试验

患者仰卧，患者髋及膝关节屈曲90°，然后逐渐伸直膝关节直至出现坐骨神经痛时，将膝关节稍屈使坐骨神经痛消失，以手指压迫股二头肌腱内侧的腓总神经，如出现由腰至下肢的放射痛为阳性。此试验在腰椎间盘突出症时为阳性，而其他肌肉因素引起的腰腿痛时为阴性。

四、辅助检查

(一)X线平片

尽管常规X线平片检查不能直接反映出腰椎间盘突出，但可以看到脊柱侧凸、椎体边缘的骨赘、椎间隙的改变等脊椎退变的表现，也能发现有无移行椎、脊柱隐裂、脊柱滑脱、椎弓根崩裂等因素存在，同时能排除脊柱结核、肿瘤等骨病，对鉴别诊断非常重要。

(二)椎管造影

椎管造影可以间接地显示出腰椎间盘突出的部位、突出的程度。造影时神经根显影中断或硬膜囊的受压对腰椎间盘突出和神经根管狭窄的诊断很有意义，但对极外侧型椎间盘突出不能显示。目前多选用水溶性碘剂，具有不良反应较小、排泄快等优点。

(三)CT和MRI检查

1.CT检查

CT片上椎间盘是低密度影，骨呈高密度影。①膨出型：在椎体后缘以外有一长弧形的低密度影,较少压迫神经根和硬膜囊;②破裂型:椎体后缘以外有形态不规则的一团中密度影,原因是髓核水分丢失;③游离型:除有破裂型的表现外,在椎间隙水平以外可见到髓核组织,可压迫神经根和硬膜使其移位,硬膜变形。但 CT 有局限性,对软组织的成像不如 MRI 清晰。

2.MRI 检查

MRI 是一种非创伤性检查,是利用原子核磁显像,在人体目前主要是以氢核质子在磁场中的变化作为信号来源。体内不同组织含水量不同,在 MRI 上信号即不同。含水量的软组织,其信号高于韧带、骨骼等含水量低的组织。MRI 显示椎管内病变分辨力强,该检查能清楚显示椎管内病变。

(四)肌电图检查

肌电图检查可记录神经肌肉的生物电活动,借以判定神经肌肉所处的功能状态,从而有助于对运动神经肌肉疾患的诊断,对神经根压迫的诊断,肌电图有独特的价值。椎间盘突出节段和肌电图所检查各肌肉阳性改变的关系为:腰 4、5 椎间盘突出主要累及腓骨长肌和胫前肌;腰 5骶 1 椎间盘突出主要累及腓肠肌内侧头和外侧头;腰 3、4 腰椎间盘突出累及的肌肉较多,股四头肌等可出现异常肌电位。

五、诊断

依据患者的病史、症状、体征及相关的辅助检查即可确诊。值得注意的是,在诊断过程中不能片面强调影像学检查,当影像表现为椎间盘突出时,而无临床表现时就不能诊断为腰椎间盘突出症;当有典型临床表现时,往往有椎间盘突出的影像学表现。由于 CT 扫描具有一定距离间隔,有时并不能正确反映出病变部位,因此在有典型的临床表现,而 CT 检查无阳性表现必要时需行 MRI 检查。另外还应注意高位腰椎间盘突出症的病史采集和体格检查,以免引起漏诊。

对于腰椎间盘突出症的诊断一定要明确椎间盘突出的平面明确定位,以免手术范围过大所造成的不良后果。对患者进行检查时切记要与神经根及马尾神经肿瘤、下肢的血管病变、股骨头坏死、腰椎弓根崩裂和脊柱滑脱症、腰椎结核、腰椎管狭窄相鉴别。

六、治疗

腰椎间盘突出症的治疗分为非手术治疗和手术治疗,绝大多数腰椎间盘突出症能经非手术治疗使症状消失。

(一)非手术治疗

非手术治疗是腰椎间盘突出症的首选方法,其适应证包括:①初次发病,病程短的患者;②病程虽长,但症状及体征较轻的患者;③经特殊检查发现突出较小的患者;④由于全身性疾患或局部皮肤疾病,不能施行手术者;⑤不同意手术的患者。

非手术治疗方法包括如下几种:

1.卧床休息

临床实践证明,大多数腰椎间盘突出症患者卧床休息可使疼痛症状明显缓解或逐步消失。腰椎间盘压力在坐位时最高,站位居中,平卧位最低。在卧位状态下可去除体重对椎间盘的压力。制动可以解除肌肉收缩力与椎间各韧带张力对椎间盘所造成的挤压,处于休息状态利于椎间盘的营养,使损伤纤维环得以修复,椎间盘高度得到一定程度的恢复;利于椎间盘周围静脉回流，去除水肿，加速炎症消退；避免走路或运动时腰骶神经在椎管内反复移动所造成的神经根刺激。因此可以说卧床休息是非手术疗法的基础。

患者必须卧床休息直到症状明显缓解。有些患者虽经卧床休息数周或更长时间但症状得不到改善，其原因是并未完全卧床休息，还像正常人一样从事家务劳动或工作，或症状稍减轻便恢复工作，从而使症状时轻时重，迁延发作。卧床休息是指患者需全天躺在床上，让患者吃饭、洗漱以及大小便均在床上。特别是行腰椎手法治疗之后，在最初绝对卧床休息几天是必要的。

2.牵引疗法

牵引的方法有多种，有手法牵引、重力牵引、机械牵引等。牵引时患者可取卧位（仰卧或俯卧）、坐位或站位。牵引疗法的机制有如下几个方面：①减轻椎间盘压力，促使突出椎间盘不同程度的回纳；②促进炎症消退，牵引时可使患者脊柱得到制动，减少运动刺激，有利于充血水肿的消退和吸收；③解除肌肉痉挛，疼痛使腰背部肌肉痉挛，腰椎活动受限，间歇使用牵引可解除肌肉痉挛，使紧张的肌肉得到舒张和放松，促使腰椎正常活动的恢复。

3.推拿疗法

推拿即按摩，是祖国医学的组成部分。推拿治疗颈椎病、腰椎间盘突出症取得良好疗效。由于具有方法简单、舒适有效、并发症少等优点，已作为治疗腰椎间盘突出症的综合疗法之一。推拿治疗腰腿痛的作用机制包括如下几个方面：①促进病变部位毛细血管扩张，血流量增加，新陈代谢加快，有利于组织的恢复。②促使淋巴回流加速，加强水肿吸收，对渗出起到治疗作用。③镇痛作用。研究证明，推拿可促使体内镇痛物质内啡肽含量的增加，致痛物质单胺类减少。恢复细胞膜巯基及钾离子通道结构稳定性，从而使疼痛症状缓解。推拿还可对神经系统产生抑制调节作用，起到镇痛效应。④推拿按摩牵引，可能使部分突出椎间盘尤其以髓核突出为主者部分回纳，至于完全复位尚缺乏客观依据。⑤调整突出腰椎间盘与神经根的位置关系。⑥松解神经根粘连，促进神经根周围炎症的消退。

推拿时手法宜轻宜柔用力均匀，避免粗暴。临床上时有报道，一些患者推拿后症状加重，不得不行手术治疗。有的推拿后出现神经损伤，如马尾综合征等，应用时需慎重。

4.硬膜外类固醇注射疗法

硬膜外腔时位于椎管内的一个潜在间隙，其中充满疏松的结缔组织，动脉、静脉、淋巴管以及脊膜经从此通过。在硬脊膜及神经根鞘膜的表面，后纵韧带及黄韧带的内面有丰富的神经纤维及其末梢分布。这些纤维都属于细纤维，主要来自脊神经的窦椎支。椎间盘纤维环及髓核突出后，在其周围产生炎症反应，吸引大量的巨噬细胞和释放大量的致炎物质。这些致炎物质作用于窦椎神经和神经根从而产生腰痛和腿痛。硬膜外类固醇注射可减轻症状，但并不能改变脱出髓核对神经根的压迫，其本身有导致椎管内严重感染的危险，应慎用。

5.髓核化学溶解法

1964 年，Smith 首先报道用木瓜凝乳蛋白酶注入椎间盘内，以溶解病变的髓核组织来治疗腰椎间盘突出症。20 世纪 70 年代此法风行一时，但到 80 年代却落入低谷。由于其操作复杂，疗效不如手术确实，并发症较多，甚至有的患者用药后死亡，目前已很少应用。国内有些医生应用胶原酶，且以椎间盘外注射为主。椎间盘外硬膜外间隙较大，胶原水解膨胀时疼痛较轻。但胶原酶对正常纤维环有无损伤作用尚无相应严谨的实验观察。另外，椎间盘外注射止痛的机制尚不明确，是否有抗炎作用有待研究。

6.经皮腰椎间盘切除术

经皮腰椎间盘切除术是近二十几年发展起来的一项新技术。1975 年，Hijikata 率先采用此方法治疗腰椎间盘突出症取得成功。目前已有许多国家推广使用此技术治疗腰椎间盘突出症，文献报道其成功率为 70%～94%。我国近几年也开始应用这项技术，治疗结果的优良率为 80%～97%。国内外临床应用结果表明，经皮腰椎间盘切除与传统的手术相比较，具有创伤小、恢复快、不干扰椎管内结构、不影响脊柱稳定性、并发症低、操作简单、疗效满意等优点。经皮腰椎间盘切除术对破裂型和游离型疗效较差，不应广泛用于单纯纤维环膨出者，其远期疗效尚待观察。

7.经皮激光腰椎间盘切除术(PLDD)

PLDD 的操作与经皮腰椎间盘切除术相似，它是利用激光产生的热能使椎间盘组织汽化、干燥脱水、减轻髓核组织对神经根产生的张力和压力，缓解神经根性症状。它并不是机械性切除腰椎间盘组织。多数学者的研究结果表明，疗效明显低于化学溶解疗法。该技术同样为非直视下手术，且设备昂贵，其安全性、有效性和效价比还需进一步观察。

8.内镜下腰椎间盘切除术(MED)

内镜技术应用于脊柱外科使得经皮腰椎间盘切除术避免了盲目性，可以在影像系统监视下进行精确定位、适量切除和有效减压。因入路不同分为三种类型：①后外侧经椎间孔入路椎间盘镜，可工作区间包括椎间孔外，经椎间孔到达椎管内，通过此入路可处理极外侧型、椎间孔内和旁中央型椎间盘突出；②前路腹腔镜，适用于包含型椎间盘突出且不伴有腰椎管狭窄者，其优点是无椎管内操作，术后残留腰痛减少，从前向后减压可达椎管，还可以同时行椎间融合术，但对游离型突出无效；③后路椎间盘镜，即标准椎板间椎间盘手术入路，适用于单节段旁中央突出、脱出及椎管内游离型椎间盘突出等，还可同时进行侧隐窝扩大等椎管减压术。由于成像系统的良好监控，创伤小，对脊柱稳定性影响小，恢复快，近期优良率高。但因显露局限、技术难度大、手术难以彻底，远期疗效还有待观察。

(二)手术治疗

大多数腰椎间盘突出症患者通过非手术疗法可取得良好效果，需手术治疗的只是一小部分，占 10%～15%。对于这部分患者，及时恰当的手术治疗，能迅速解除其痛苦，恢复劳动力，远期效果良好。但如处理不当，也可发生严重并发症。手术的原则是，严格无菌操作，用最小的创伤，达到足够的暴露，尽管保留骨和软组织结构，仔细妥善地去除病变，术后早日下床活动，以增进饮食，利于身体健康。对椎间盘突出症以及同时合并腰椎管狭窄症者，大多可以单侧暴露，可做半椎板或开窗切除。要防止遗漏突出椎间盘以及对椎管狭窄减压不充分。

1.手术适应证

(1)症状重，影响生活和工作，经非手术治疗 3～6 个月无效，或症状严重，不能接受牵引、推拿等非手术治疗者。

(2)有广泛肌肉瘫痪、感觉减退以及马尾神经损害者(如鞍区感觉减退及大小便功能障碍等)，有完全或部分瘫痪者。这类患者多属中央型突出，或系纤维环破裂髓核脱入椎管，形成对马尾神经的广泛压迫,应尽早手术。

(3)伴有严重间歇性跛行者多同时有腰椎管狭窄症,如X线平片及CT-显示椎管狭窄,且与临床症状吻合,均宜及早手术治疗。

(4)急性腰椎间盘突出症,根性疼痛剧烈无法缓解且持续性加重者。

2.手术禁忌证

(1)腰椎间盘突出症合并重要脏器疾患,不能承受手术者。

(2)腰椎间盘突出症初次发作,症状轻微,经非手术治疗可获缓解,对其工作和生活影响并不明显者。

(3)腰椎间盘突出症诊断并不明确,影像学也未见有椎间盘突出特征性表现者。

3.术前准备

(1)全面体检,明确诊断及患者全身状况:除物理检查与X线片外,酌情选择其他特殊检查。在目前情况下,一般均选择CT或MRI检查,以防误诊或漏诊。有时尚需应用脊髓造影检查。其他检查包括心、肝、肾、肺功能的各种化验和仪器检查,以早期发现重要脏器疾患,并应注意患者有无出血性倾向和各种药物的过敏史等。

(2)向患者交代病情:由于术中与术后均需患者密切配合,因此应向其交代手术的大致程序,并提出相应要求与术前、术中、术后注意事项。但注意避免增加患者精神负担。

(3)手术方案设计:应根据诊断及具体病情,由主治医生负责设计手术方案及具体操作程序。包括特种器械的准备、术前用药、麻醉选择、术中可能发生的意外及其处理对策、术后对护理的特殊要求及抢救药品的准备等均应充分考虑,并落实到具体执行者。

(4)体位训练:如术中取俯卧位,术前应俯卧训练数日,并练习床上大小便。

4.麻醉和体位

依手术者的经验与习惯,可以应用硬膜外麻醉、全麻、局部浸润麻醉等。手术多取俯卧位或侧位,如取俯卧位,应以气垫或软枕垫于胸腹部,避免受压。

5.手术操作

(1)切口:正中或微偏向患侧的纵行切口,一般应包括临床诊断病变椎间隙上下各一腰椎棘突。

(2)暴露椎板:切开皮肤及皮下组织后,单侧病变行单侧椎板暴露,中央型或双侧椎间盘突出全椎板暴露。沿患侧棘突切开韧带及肌腱。切开时刀锋应紧贴骨面。用骨膜剥离,一直分离到关节突外侧。经填塞止血后放入椎板牵开器,即可清楚地暴露手术野。

(3)椎间盘暴露:先探查最可疑的腰椎间盘。一般腰5骶1椎板间隙较宽,不必咬除椎板骨质。以长柄小刮匙或薄而窄的骨膜剥离器分离黄韧带上下缘附着点,黄韧带之上缘附着于上位椎板中分之前,分离时较困难,分离时小刮匙或薄骨膜剥离器紧贴椎板前内向上分离。用血管钳夹住黄韧带下缘稍向后牵引,于直视下紧靠外侧纵行切开黄韧带用神经拉钩将黄韧带牵向内,即可暴露硬脊膜及外侧的神经根。如黄韧带增生肥厚影响暴露时可切除黄韧带。以神经剥离器从“窗”孔的外侧从上往下向内分离神经根,尽量勿损伤较大的血管,如遇出血,可用棉片压近血管的上下端,以神经牵开器将神经根拉向内侧,即可见到突起的白色椎间盘。突出明显的椎间盘常将神经根压扁并向后顶起,往往与神经根有粘连。有的椎间盘突出处纤维环已破裂,将神经根粘连分离后,髓核自行脱出;少数髓核组织游离于后纵韧带下,要注意探查。如椎间盘不突起可做椎间盘穿刺并注入生理盐水,若仅能容纳 0.5mL 以内,则此椎间盘无病变,应注意检查神经根管有无狭窄,并探查另一间隙。腰 4、5 椎间隙较小,常需切除腰 4 椎板下缘一部分骨质,才能按上法牵开黄韧带。有时因合并严重退行性变,黄韧带和椎板异常肥厚,关节突肥大,需行黄韧带和单侧椎板切除;有时尚需切除关节突的前内侧部分始能暴露侧方神经根。骨窗的扩大重点在外侧,突出的椎间盘常在关节突之前,因此骨窗向外扩大不够常会找不到突出的椎间盘,或切除椎间盘时将过度牵拉神经根,导致神经根牵拉性损伤。为避免神经根及椎前静脉损伤,手术应在直视下进行。为保护术野的清晰,常用带有侧孔的吸引器去吸渗血,并用带有肾上腺素生理盐水棉片填塞。

(4)髓核摘除:用神经牵开器或神经剥离器将神经根或硬膜胶囊轻轻牵向内侧,即可暴露突出的椎间盘。纤维环完整者,用尖刀切开突出纤维环,用髓核钳取出髓核,尽可能将椎间盘内碎片都取出。如椎间盘突出位于神经根内侧,尤其在较大的突出,神经根牵向内侧较困难,不必勉强将神经根牵扯向内侧,可就地进行摘除。应用髓核钳时,必须将此器械插入椎间盘内以后再张口夹取,以免损伤神经根。若在术前定位部位未发现突出时,必须找出相应神经根并追溯到椎间孔部,观察有无神经根嵌压、神经纤维瘤或极外侧型椎间盘突出。如临床表现及特殊检查定位清楚,手术发现又吻合者,可不必再探查另一间隙,否则应扩大探查范围。

(5)闭合伤口:术后常规放置引流 24～48 小时。分层缝合。

6.术后处理

(1)术后患者腰部围一小中单,在搬动和翻身时,医护人员应扶持中单,保持腰部稳定,减轻损伤和疼痛。

(2)术后 24 小时内严密观察双下肢及会阴部神经功能的恢复情况。如有神经受压症状并进行性加重,应立即手术探查,以防因神经受压过久出现不可逆性瘫痪。这种情况多因椎管内止血不完善,伤口缝合过紧、出血引流不畅以致神经受积血压迫所致。有时因椎管狭窄未完全解除,手术水肿炎症反应,可导致神经受压甚至截瘫。

(3)术后 24～48 小时拔除引流条。

(4)术后常有小便困难,必要时扶持患者下床小便,尽量不做导尿。如 3 天内无大便或腹胀者,可服用通便药物。

(5)术后 24 小时,开始做下肢胎高练习,1 周后做腰背肌训练。术后 12 天拆线,卧床至少 3 天。以后可离床适当活动,3 个月后恢复正常活动。

7.远期疗效评价

对于常规腰椎间盘髓核摘除手术的治疗效果,有些学者曾经持怀疑的态度。其理由主要有以下几个方面:髓核摘除后腰椎间隙会变窄,导致纤维环松弛、椎间关节不稳,引起腰痛;椎间高度变窄将导致椎间孔高度变小,可能会压迫神经根,引起根性疼痛;髓核摘除后局部所受应力增大,可导致骨质增生,椎管狭窄。以上这些方面似乎都提示常规腰椎间盘手术尽管可以获得较好的短期疗效,但长期效果不会令人满意。但国内侯树勋对 1000 例单纯行髓核摘除术患者,经过 12.7 年的长期随访,发现腰椎间盘常规手术的远期疗效与国外 Davis 等的 8 年随访结果近似,客观地反映了腰椎间盘突出症经典手术的确切疗效。

七、重建技术

腰椎融合术后相邻椎间盘退变加速、融合节段假关节形成等导致的术后顽固性腰腿痛已经引起人们的关注。旨在重建椎间盘生理功能的异体椎间盘移植、人工椎间盘置换、人工髓核技术的尝试以及将基因治疗策略用于延缓或逆转椎间盘退变的实验研究是人们关注的新课题。

异体椎间盘移植因其易于早期退变、移位等问题，目前尚难临床应用。人工髓核假体(PDN)置换适用于少数纤维环相当完整、椎间隙高度＞0.5cm 的腰椎间盘突出和椎间盘源性下腰痛患者，近期疗效(2～4 年)，包括症状缓解、椎间隙高度恢复等较满意。其主要问题是假体移位和术后残留腰腿痛。材料的研发和制作工艺有待进一步深入。人工全椎间盘置换(ADR)目前可以考虑的适应证主要是腰椎间盘源性下腰痛，腰椎间盘切除术后失败综合征，而一般腰椎间盘突出应被视为禁忌证，因为大多数腰椎间盘突出症经常规减压和(或)融合术后长期疗效良好。任何一项技术适应证的选择是首要问题，因为如果适用于这种技术的情况极少或者有其他更安全、简单、有效的方法可使用，那么这种技术的广泛应用就应慎重。如果将此技术应用于腰椎间盘突出症，甚至主要应用于年轻腰椎间盘突出症患者，从长远看明显不妥。由于人体椎间盘结构和功能的复杂性，生物材料、制作工艺以及假体界面固定技术等均难以达到对其期望寿命的要求，而且潜在的并发症和昂贵的价格问题也显而易见。

八、腰椎间盘突出症手术的内固定指征

腰椎间盘突出症行椎间盘切除术时是否需行内因定，在脊柱外科领域有很大的争议。显然，椎间盘突出是引起腿痛的主要原因，经椎板间开窗减压切除突出椎间盘后可获得很好的疗效。然而，当髓核突出伴有超过 6 个月或更长时间的腰痛，并经检查证实于椎间盘退变节段存在不稳时，应考虑行融合手术。在复发性腰椎间盘突出，二次手术时可考虑行融合手术，因为复发说明不稳，而且显露这个节段时需做更大暴露可加重不稳。

七、预防

由于腰椎间盘突出症是在退行性变的基础上受到积累伤力所致，而积累伤又是加速退变的重要因素，能减少积累伤就显得非常重要。长期坐位工作者需注意桌、椅高度，定时改变姿势。职业工作中常弯腰劳动者，应定时伸腰，提胸活动，并使用宽腰带。治疗后患者在一定时期内配带腰围，但同时加强腰背肌训练，增加内在稳定性，长期使用腰围而不锻炼腰背肌，反可因失用性肌萎缩带来不良后果，如需弯腰取物，最好采用屈髋、屈膝、下蹲方式，减少对椎间盘后方的压力。

第六章　周围神经损伤性疾病

第一节　桡神经损伤

桡神经在肱骨中下 1/3 处贴近骨干，此处肱骨骨折时桡神经易受损伤。骨痂生长过多和桡骨头前脱位可压迫桡神经。手术不慎也可伤及此神经。

一、病因

桡神经在肱骨中、下 1/3 交界处紧贴肱骨，该处骨折所致的桡神经损伤最为常见。据报告约 14％的肢骨干骨折并发桡神经损伤。在桡神经损伤中，33％伴有肱骨中 1/3 骨折，50％伴有肱骨远 1/3 骨折，约 7％伴有肱骨髁上骨折，7％伴有桡骨小头脱位。其次是枪伤。其他原因包括上臂和前臂近端的撕裂伤，注射性损伤及局部长期受压，如 Frohse 腱弓、肘关节的骨折一脱位或脱位卡压及前臂骨折，Volkmann 缺血性挛缩、肿瘤、增大的滑囊、动脉瘤和肘关节的类风湿滑囊炎均可造成骨间背侧神经的卡压。

二、病理机制

桡神经是臂丛后束的延续，包括 C_6、C_7、C_8 神经纤维，有时会有 T_1 的神经纤维。它是以运动为主的神经，支配肱三头肌、肱桡肌、腕伸肌、旋后肌、指伸和拇伸肌、拇长展肌。桡骨骨折牵拉桡神经损伤，可为轴索断裂，也可为全断。锐器伤一般导致桡神经完全断裂。药物注射、卡压可使神经传导功能障碍、神经轴索中断、神经断裂。

骨间背侧神经卡压可能是慢性、难治性网球肘的一个原因。这样的卡压称为桡管综合征，四个可能引起压迫的解剖结构是：桡侧伸腕短肌的起始处、桡骨头周围的粘连、桡侧返动脉掌侧和骨间背侧神经近人旋后肌的 Frohse 腱弓处。有时，卡压发生在旋后肌远侧缘骨间背侧神经出口处，疼痛部位在伸肌群下方桡骨头或桡骨头远侧，抗阻力前臂旋后时疼痛，电生理诊断方法均有助于鉴别这种特殊类型的网球肘。如果桡神经卡压的症状和体征仅发生在肌肉活动后，可望自行恢复。如果卡压发生在其他情况下，特别是在前臂，手术探查及神经减压通常是有益的。

三、临床表现

（一）畸形

由于伸腕、伸拇、伸指肌瘫痪手呈“腕下垂”畸形。肘以下平面损伤时，由于桡侧伸腕肌分支已发出，故腕关节可背伸，但向桡偏，伸拇指不能。

（二）感觉

损伤后在手背桡侧、上臂下半桡侧的后部及前臂后部感觉减退或消失。

（三）运动

上臂桡神经损伤时，各伸肌属广泛瘫痪，肱三头肌、肱桡肌、桡侧腕长短伸肌、旋后肌、伸指总肌、尺侧腕伸肌及示指、小指固有伸肌均瘫痪。故出现腕下垂，拇指及各手指下垂，不能伸掌指关节，前臂有旋前畸形，不能旋后，拇指内收畸形。检查肱三头肌及伸腕肌时，均应在反地心引力方向进行。拇指失去外展作用，不能稳定掌指关节，拇指功能严重障碍。因尺侧腕伸肌与桡侧伸腕长短肌瘫痪，腕部向两侧活动困难。前臂背侧肌肉萎缩明显。在前臂背侧桡神经伤多为骨间背神经损伤，感觉及肱三头肌，肘后肌不受影响，桡侧腕长伸肌良好。其他伸肌均瘫痪。

四、诊断

外伤引起的桡神经损伤，通常都有明确的病史，如肱骨中、下 1/3 骨折等。其临床症状和体征通过桡神经支配的下述肌肉可以准确地检查，因为它们的肌腱或肌腹或两者均可触到，包括肱三头肌、肱桡肌、桡侧伸腕肌、伸指总肌、尺侧伸腕肌、拇长展肌及拇长伸肌。桡神经损伤后产生伸肘及前臂旋后障碍，并有典型的腕下垂畸形。没有经验的检查者常因患者在屈指情况下能伸腕而被误导。因此检查者应具备鉴别力，因为运动分析常常可导致评估神经功能的错误。肱骨中段以远的桡神经损伤肱三头肌不会明显受累。在桡神经深、浅支的分叉处损伤，肱桡肌和桡侧伸腕长肌仍有功能，因而上肢可以旋后，腕关节能够伸展。在肘关节以上，桡神经对原位电刺激非常敏感，其他部位就很不敏感，结果也不准确。

感觉检查相对并不重要，即便神经在腋部离断也是如此，因为该神经通常没有感觉自主支配区。如有自主支配区通常在示指背侧表面，第一、二掌骨之间。但检查结果通常极不确定，除桡神经在肘关节分叉处近侧完全离断以外，不能提供任何其他证据。

对于由于卡压引起的神经损伤，除明确神经损伤的症状和体征外，引起卡压的原因的寻找非常重要。叩击试验（Tinel 征）可以提示神经损伤的部位。神经传导功能检查在神经走行的一个特定点上发现神经传导时间变慢，常可以证实神经卡压的临床诊断，而非其他损伤。这对于骨间背则神经的卡压有特别重要的价值。肌电图检查可提示肌肉是否有神经支配，但常不能明确神经损伤的部位。

周围神经刺激和肌电图两项技术，对于鉴别癔症或官能性疾病和装病与器质性病变非常有用。

五、治疗

肱骨骨折所致桡神经损伤多为牵拉伤，大部分可自行恢复，在骨折复位固定后，应观察1～3 个月。如肱桡肌功能恢复则继续观察，否则可能是神经断伤或嵌入骨折断端之间，应立即术探查。如为开放性损伤应在骨折复位时探查神经并行修复。晚期功能未恢复，可行肌腱移位重建伸腕、伸拇、伸指功能，效果良好。

桡神经修复后再生的效果比上肢的其他神经要好，首先是因为它主要由运动支组成，其次是它支配的肌肉并不参与手指的精细活动。通过叩击试验（Tinel 征）可以判断桡神经恢复的快慢。

第二节　臂丛神经损

桡神经在肱骨中下 1/3 处贴近骨干，此处肱骨骨折时桡神经易受损伤。骨痂生长过多和桡骨头前脱位可压迫桡神经。手术不慎也可伤及此神经。

一、病因及发病机制

（一）病因

桡神经损伤较常见。原因如下。

（1）由于桡神经在上臂贴近肱骨，在前臂也较靠近桡骨，因而骨折时常同时受伤。在骨折愈合过程中也常被埋于骨痂中。

（2）牵拉或压迫而使其受伤。例如上肢外展过久或头枕上臂入睡等。

（3）枪弹伤，切割伤。在战时或角斗时直接致伤。

（4）手术损伤，例如桡骨头切除术或肱骨手术时致伤。

（5）骨痂生长过多或桡骨头脱臼也可压迫桡神经。

（二）发病机制

引起臂丛损伤的最常见病因及病理机制是牵拉性损伤。成人臂丛损伤大多数（约 80%）继发于摩托车或汽车车祸。如摩托车与汽车相撞、摩托车撞击路边障碍物或大树驾驶员受伤倒地，头肩部撞击障碍物或地面，使头肩部呈分离趋势，臂丛神经受到牵拉过渡性损伤，轻者神经震荡、暂时性功能障碍重者神经轴突断裂、神经根干部断裂，最重者可引起 5 个神经根自脊髓发出处断裂，似“拔萝卜”样撕脱，完全丧失功能。工人工作时不慎将上肢被机器、皮带或运输带卷入后，由于人体本能反射而向外牵拉可造成臂丛损伤，向上卷人造成下干损伤水平方向卷入则造成全臂丛损伤。矿山塌方或高处重物坠落、压砸于肩部，高速运动时肩部受撞击等也可损伤臂丛。新生儿臂丛神经损伤则见于母亲难产时，婴儿体重一般超过 4kg，头先露、使用头胎吸引器或使用产钳，致婴儿头与肩部分离、过度牵拉而损伤臂丛，多为不完全损伤。

臂丛损伤也见于肩颈部枪弹、弹片炸伤等火器性贯通伤或非贯通伤，刀刺伤、玻璃切割伤、药物性损伤及手术误伤等。此类损伤多较局限，但损伤程度较严重，多为神经根干部断裂。可伴有锁骨下、腋动静脉等损伤。锁骨骨折、肩关节前脱位、颈肋、前斜角肌综合征、原发性或转移至臂丛附近的肿瘤也可压迫损伤臂丛神经。

二、解剖概要

臂丛神经是支配上肢的重要神经，由第 5、6、7、8 颈神经和第 1 胸神经组成（以下称 C_5、C_6、C_7、C_8 及 T_1· 上述神经根穿出椎间孔后，经前斜角肌与中斜角肌之间穿出。组成三条臂丛神经干。C_5、C_6 合成上干；C_7 为中干；C_8 及 T_1 合成下干。三干在锁骨中 1/3 后方，各自分成前后两股。三个后股合成后束。上、中干的前股合成外侧束。下干的前股单独成内侧束。这三束分别延伸到腋动脉的后、外、内侧，并以此而得名。自后束发出到上肢的神经有腋神经和桡神经。外侧束发出肌皮神经和正中神经外侧头。内侧束发出正中神经内侧头、尺神经、臂内侧皮神经和前臂内侧皮神经。正中神经外、内侧头合成正中神经。

三、临床表现与诊断

臂丛神经损伤后，主要表现为损伤神经支配区的肌肉瘫痪、感觉障碍等。由于外力作用的方式、损伤部位不同，临床可见以下三种类型。

(一)上干损伤

上干损伤又称上臂型损伤。伤时外力作用于肩上，而头部向对侧猛然侧屈时，易造成臂丛上干损伤。主要表现为颈5、6、7神经根所支配的肌群麻痹，如肩胛背神经支配的大、小菱形肌和肩胛提肌，胸长神经支配的前锯肌可出现瘫痪。

(二)下干损伤

上肢过度外展、外旋受到强力牵拉时，易伤及臂丛下干，又称为前臂型或下臂型损伤。表现为第7、8颈神经根和胸1神经根损伤。即环指、小指屈伸功能障碍，屈腕功能障碍。有时出现霍纳(Homner)征。表现为患侧睑下垂，眼裂变窄，瞳孔缩小，面颈部无汗等。

(三)全臂型损伤

暴力过大，臂丛神经损伤广泛，可造成上肢运动与感觉全部麻痹。如果损伤接近椎间孔可出现霍纳(Hormer)征。

四、治疗

(一)一般治疗

对常见的牵拉性臂丛损伤，早期以保守治疗为主观察时期一般在3个月左右。在观察期间应特别注意下列问题的处理：

1.感觉丧失的保护

对颈5～7根性损伤，虽然手的功能基本存在，但拇、示指感觉存在障碍，对手的精细功能也有一定的影响。颈8胸1根性损伤虽拇、示指感觉功能基本存在但手的功能基本丧失，4～5指感觉也消失，易受进一步损伤如碰伤或烫伤，在失神经支配的皮肤损伤后修复较困难，因此必须保护失神经支配的皮肤，可穿戴防护手套，训练用健手试探接触物体温度的习惯，经常涂用油脂性护肤霜。

2.疼痛的治疗

虽然臂丛损伤患者较少发生严重的疼痛，但一旦发生疼痛，治疗也较困难，这种疼痛健康搜索一般呈灼性痛，在枪弹伤及部分根性撕脱伤患者中较多见，取出神经中弹后切断部分损伤的神经及神经瘤重接神经是缓解这类疼痛的主要方法，臂丛神经封闭、颈交感神经节封闭及手术切除以及针灸、各类止痛药物的应用仅短暂缓解疼痛。

3.肿胀的防治

臂丛损伤的患者肢体肌肉失去运动功能后同时失去对肢体静脉的挤压回流作用，特别是肢体处于下垂位和关节极度屈曲位，及腋部有瘢痕挛缩，加重肢体静脉回流障碍，因此用三角巾悬吊肢体，经常进行肌肉被动活动，及改变关节位置解除腋部瘢痕挛缩(理疗或手术方法)，是防治肢体肿胀的主要方法。

4.信心的树立

大多数臂丛损伤后，对一个正处于青春活力追求理想的年轻患者是极其痛苦的。因此，应该给这类患者以高度的同情心，鼓励他们战胜病痛的决心；以高度的责任心在肉体上帮助他们战胜病痛的信心:以高度的进取心去解决臂丛损伤后手功能恢复的世界难题,使他们重返劳动岗位,真正成为社会大家庭中幸福的成员。

5.肌肉及关节囊挛缩的防治

神经损伤后肌肉失去神经营养发生肌肉萎缩随着时间的推移,萎缩程度不断加重,最终将发生不可逆的肌肉变性,肌组织纤维化,即使神经再生进入终板也无法支配纤维化的肌肉,失去运动功能,故在神经损伤后如何防治肌萎缩治疗中的一个重要环节。应用被动活动、电刺激、理疗措施虽有一定延缓作用,但无法阻止肌萎缩进程由于动力肌的麻痹相应关节失去平衡,处于非功能位,长期必然发生关节囊挛缩给神经再生后功能恢复造成障碍,为此,应注意肢体关节的功能训练,在损伤未恢复前关节功能位的维持十分重要。

6.神经营养药物应用的长期性

神经损伤后发生一系列的变性及再生过程健康搜索,其中关键的变化是神经元细胞在神经轴突再生过程中合成蛋白、磷脂及能量供应的增加健康搜索为此需要供应大量的B族维生素(维生素 B_1、维生素 B_6、维生素 B_{12} 等)及扩张神经内微血管的药物(地巴唑)。中药的活血理气方剂也有较好的作用由于神经再生是个缓慢过程,再生速度为 0.1cm/d,这些药物均应长期应用。

神经生长因子(NGF)类药物虽在实验中有一定的促进神经再生作用,但制剂的生物性能的稳定性,应用方法的可靠性及临床应用健康搜索的有效性,均有待探讨。

(二)手术治疗

1.手术指征

(1)臂丛神经开放性损伤切割伤、枪弹伤、手术伤及药物性损伤:应早期探查手术修复。

(2)臂丛神经对撞伤牵拉伤及压砸伤:如已明确为节前损伤者应及早手术,对闭合性节后损伤者,可先经保守治疗 3 个月在下述情况下可考虑手术探查:保守治疗后功能无明显恢复者;呈跳跃式功能恢复者如肩关节功能未恢复,而肘关节功能先恢复者:功能恢复过程中,中断 3 个月无任何进展者。

(3)产伤者:出生后 3 个月至半年内无明显功能恢复或功能仅部分恢复,即可进行手术探查。

2.术前准备

除一般术前常规检查外尚应做如下检查,包括 X 线胸透与胸片了解膈肌活动及抬高情况、肺功能测定及斜方肌功能状态测定等。

第三节　正中神经损伤

正中神经由颈 5～8 与胸 1 神经根的纤维构成。从臂丛神经外侧索分出的外侧根,和从内侧索分出的内侧根,两者共同组成正中神经,正中神经支配前臂屈侧的大部分肌肉,以及手内桡侧半的大部分肌肉和手掌桡侧皮肤感觉。正中神经损伤较多见。少数病例与尺神经同时受伤。

一、病因

正中神经于腕部和肘部位置表浅，易受损伤。正中神经损伤见于15%的上肢骨髂并神经复合伤。最常见的损伤原因为肘关节脱位或继发于腕及前臂损伤后的腕管内，特别是腕部切割伤较多见。还可见于肱骨骨折、止血带过紧、Struthers 韧带压迫、腕管综合征、桡骨远端骨折后骨痂压迫或者前臂的某些发育异常。正中神经损伤常引起痛性神经瘤和灼性神经痛。从感觉的角度看，它比尺神经引起的伤残更严重，因为它影响手指的精细随意运动。

二、病理机制

正中神经由臂丛内、外侧束的正中神经内、外侧头组成，于喙肱肌起点附近移至腋动脉前方，在上臂肱动脉内侧与之伴行。在肘前方，两者通过肱二头肌腱膜下方进入前臂，穿过旋前圆肌肱骨头与尺骨头之间，于指浅屈肌与指深屈肌之间下行，发出分支支配旋前圆肌、指浅屈肌、桡侧腕屈肌、掌长肌。

在旋前圆肌下缘发出骨间背侧神经，沿骨间膜与骨间掌侧动脉同行于指深屈肌与拇长屈肌之间，至旋前方肌，发出分支支配上述三肌。其主干至前臂远端于桡侧腕屈肌腱与掌长肌腱之间，发出掌皮支，分布于掌心和鱼际部皮肤。然后经过腕管至手掌部发出分支，支配拇短展肌、拇短屈肌外侧头、拇指对掌肌和1、2蚓状肌，3条指掌侧总神经支配桡侧3个半手指掌面和近侧指关节以远背侧的皮肤。锐器伤导致正中神经部分或完全断裂，压迫伤可导致正中神经传导障碍或神经轴索断裂，很少见神经完全断裂。

三、临床表现

(一)腕部正中神经损伤

1.运动

三个鱼际肌即拇对掌肌，拇短展肌及拇短屈肌浅头瘫痪，因此拇指不能对掌，不能向前与手掌平面形成90°，不能用指肚接触其他指尖，大鱼际萎缩、拇指内收形成猿手畸形，拇短屈肌有时为异常的尺神经供给。

2.感觉

手部感觉丧失以正中神经伤影响为最大。伤后拇、示、中指、环指桡侧半掌面及相应指远节背面失去感觉，严重影响手的功能，持物易掉落，无实物感，并易受外伤及烫伤。

3.营养改变

手指皮肤、指甲有显著营养改变，指骨萎缩，指端变小变尖。

(二)肘部正中神经损伤

1.运动

除上述外，尚有旋前圆肌、桡侧腕屈肌、旋前方肌、掌长肌、指浅屈肌、指深屈肌桡侧半及拇长屈肌瘫痪，故拇指示指不能屈曲，握拳时此二指仍伸直，有的中指能屈一部分，示指及中指掌指关节能部分屈曲，但指间关节仍伸直。

2.感觉与营养改变同前

(三)疾病症状

损伤部位多在腕部或前臂，在上臂或腋部受伤者较少见。若伤在腕部或前臂(肌支发起处远端)，主要表现是拇指不能外展和对掌、对指。手掌的桡侧半感觉障碍，但其感觉缺失仅限于示、中指远半掌面与背面的皮肤。晚期,大鱼际肌萎缩,并形成猿形手畸形。若损伤部位在肘部或其以上部位时,除上述症状外,指浅屈肌和桡侧半指深屈肌麻痹。因此,拇、示指处于伸直位,不能屈曲,中指因与环指深屈肌腱之间有腱束相连,而有某些程度的屈曲。因桡侧腕屈肌与掌长肌麻痹,腕虽能屈,因尺侧腕屈肌代偿,但屈腕时向尺侧偏斜。前臂旋前运动也因旋前圆肌和旋前方肌麻痹受到明显影响或不能旋前。晚期,前臂屈肌群萎缩。

四、诊断

主要依靠病史和临床检查来明确诊断。明确的外伤史非常重要。如果没有外伤史,引起神经损伤的病史对于病因的诊断非常必要。

正中神经支配的肌肉的检查对于明确诊断非常关键,而检查肌肉功能是有一些基本的方法。如前臂能抗阻力主动维持在旋前位,说明旋前圆肌是正常的。如腕关节能主动维持在屈曲位,并可触及桡侧腕屈肌的收缩,则该肌是完好的。与此相似,如在腕中立位、拇指内收位,拇指的指间关节能抗阻力维持在屈曲位,则拇长屈肌是有功能的。指浅屈肌的检查可在其余各指维持被动伸展位时分别进行。

虽然拇指的对掌运动很难确定,但如果拇指能主动地维持掌侧外展位,并可触及拇短展肌的收缩,即可确认该肌是有功能的。蚓状肌的功能不能单独测试出,因为该肌无法触及,且在功能可能与骨间肌相混淆。不能仅仅凭借对动作的分析即认为神经供应是完好的,就会出错,因为这可能是替代动作或假动作,如许多患者支配拇对掌肌的神经完全离断,对掌肌麻痹,仍能完成拇指对小指的对掌活动。

正中神经的最小自主神经支配区是示指及中指远端的背侧面和掌侧面。碘淀粉试验及茚三酮试验对诊断有帮助。自主神经营养性改变如脱水、皮肤萎缩及手指因指腹萎缩而变薄也提示存在感觉障碍。在怀疑患者有旋前圆肌综合征时,以下三种抗阻力试验会有所帮助:①肘关节屈曲位前臂抗阻力旋前,然后逐渐伸直肘关节时,如产生症状说明神经病变位于旋前圆肌;②指浅屈肌收缩,单独屈曲中指,如产生桡侧三个半手指的感觉异常和麻木,提示卡压部位在指浅屈肌腱弓处;③肘关节的抗阻力屈曲旋后运动可以检查神经是否在肱二头肌腱膜处卡压。实施旋前肌压迫试验时,将拇指置于旋前圆肌近侧缘的近端外侧进行挤压,如30s内发生正中神经分布区的疼痛和感觉异常为阳性。其他提示旋前圆肌综合征的体征包括:旋前圆肌压痛、僵硬或明显膨大,叩击肌腹近端出现阳性Tinel征,正中神经支配的手外在肌或内在肌不同程度的无力,有时在肱二头肌腱膜表面前臂外形可见凹陷状。旋前圆肌综合征神经传导检查结果往往是正常的。

骨间前神经综合征可以有不同的症状或体征。典型患者会有前臂近端持续数小时的疼痛,检查时可见拇长屈肌以及示指、中指的指深屈肌、旋前方肌的麻痹和无力,前臂屈肌群及大鱼际肌的萎缩。在患者完成握持动作时,不能主动屈曲示指远端指间关节。肌电图检查、茚三酮试验及临床检查有助于鉴别该综合征。

五、治疗

正中神经挤压所致闭合性损伤,应予短期观察,如无恢复表现则应手术探查。如为开放性损伤应争取行一期修复,错过一期修复机会者,伤口愈合后亦应尽早手术修复。神经修复后感觉功能一般都能恢复,拇指和示、中指屈曲及拇指对掌功能不能恢复者行肌腱移位修复。

如正中神经高位损伤延误9个月、低位损伤延误12个月之后进行修复，则手内在肌的运动功能不可能恢复。超过上述时限，虽然有用的感觉恢复机会极少，但延迟至两年时缝合仍可能出现感觉恢复。对成人，旋前圆肌以上损伤感觉功能恢复的延迟时限约为12个月，屈拇长肌以下损伤为9个月。然而在儿童，进一步延长时限，感觉功能仍有可能恢复。因为感觉功能的恢复非常重要。如在预期的时间内感觉没有恢复，则可能需要行二次手术，因为这是使感觉获得恢复的唯一办法。

第四节　坐骨神经损

坐骨神经由L4、5和S1、2、3神经根组成。损伤原因多由股部或臀部火器伤引起，有时髋关节脱臼和骨盆骨折亦可合并坐骨神经损伤。

一、病因

髋关节后脱位、臀部刀伤、臀肌肉挛缩手术伤以及臀部肌注药物均可致其高位损伤。药物注射性损伤特别是注射青霉素，健康搜索是导致坐骨神经损伤的最常见的病因，又称医源性坐骨神经损伤，好发于儿童，其损伤原因与注射部位不当直接损伤或药物剂量太大刺激坐骨神经有关；锐器伤、髋臼骨折骨盆骨折以及髋关节脱位特别是后脱位亦是导致坐骨神经损伤的常见病。

二、临床表现与诊断

坐骨神经损伤可出现所支配的肌群麻痹。膝关节的屈肌群、小腿和足部的全部肌群瘫痪。大腿的后侧、小腿后侧及外侧和足部的全部感觉消失，膝、踝部腱反射消失。

三、治疗

臀部坐骨神经损伤是周围神经损伤中最难处理和疗效最差的损伤之一。其各段损伤与局部解剖关系密切治疗应持积极态度根据损伤情况，采取相应的治疗方法。药物注射伤应争取尽早行神经松解术，生理盐水反复冲洗，术后采用高压氧治疗可有效促进损伤坐骨神经再生修复患者年龄越小，手术越早，效果越好如为切割伤等锐器伤，应一期修复，行外膜对端吻合术，术后固定于伸髋屈膝位6～8周；如为髋关节脱位或骨盆骨折所致的坐骨神经损伤，早期应复位减压，解除压迫，观察1～3个月后根据恢复情况再决定是否探查神经；如为火器伤，早期只做清创术，待伤口愈合后3～4周再行探查修复术。晚期足踝部功能重建可改善肢体功能修复神经对促进感觉及营养恢复意义较大，可防治营养性溃疡。坐骨神经的显露如下述臀部及股上部坐骨神经的显露俯卧体位。手术步骤如下。

（一）切口

自髂后上棘下外4～5cm处斜向下外，经股骨大转子内侧约2cm处呈弧形向内至臀皱襞远侧中点处，再沿股后正中线向下切开至需要的长度

（二）显露坐骨神经

切开臀筋膜，分开臀大肌直至股骨大转子处，再纵行切开股部筋膜至臀皱襞处。切断臀大

肌外侧附丽于髂胫束及股骨的腱性纤维将臀大肌连同其神经血管翻起以显露坐骨神经及梨状肌必要时切断梨状肌，以显露坐骨神经在梨状肌深面的部分。可用咬骨钳咬除部分骶骨或髂骨，显露坐骨神经出骨盆处。

第五节　股神经损

股神经起自腰丛，由腰2、腰3、腰4神经前支后股组成。它由腰大肌外缘穿出，向下斜行于髂筋膜深面，在腰大肌与髂肌之间到达股筋膜鞘，在髂窝内发出髂肌支及腰大肌支。主干经腹股沟韧带深面、髂腰肌表面，由肌间隙进入股三角，位于股动脉的外侧。股神经穿过腹股沟后2～3cm，分出前支和后支，前支又分为股内侧皮神经和股中间皮神经，支配股前内侧皮肤，并发出运动支支配缝匠肌和耻骨肌；后支先分出肌支配股四头肌，后分出一皮神经，即隐神经。

隐神经伴随股动脉、股静脉由股三角进入内收肌管，自该管的下端穿出筋膜，在膝部位于缝匠肌之后，然后行于皮下与大隐静脉伴行到达内踝。引起股神经损伤的原因以枪击伤、刀刺伤、医源性损伤等多见。

一、病因

股神经损伤较少见，常由下腹部的穿刺伤引起，且多为手术伤。由于股神经和髂动脉彼此邻近，所以它们可能同时损伤。由于关注出血，而且即使股神经完全损伤，膝关节仍然主动伸直，所以股神经的损伤常易漏诊。血友病、抗凝治疗或创伤引起的腹壁血肿也可引起股神经病变，股神经的分支可在骨盆骨折时发生挫伤或牵拉伤。患者俯卧位手术时，必须注意避免该神经过度受压。

二、病理机制

股神经来自腰丛，由 L_2、L_3 和 L_4 神经根前支的后股组成，沿髂肌表面下行，穿腹股下肢神经损伤沟韧带并于其下3～4cm、股动脉外侧(股管)分成前、后两支，前支分成中间皮神经和内侧皮神经，支配大腿的前内侧皮肤。前支的运动支支配耻骨肌和缝匠肌。后支发出隐神经，伴股血管于缝匠肌深面向远端走行，穿收肌管，沿膝关节内侧穿出筋膜而行于皮下，支配小腿前内侧面的皮肤，向远端直至内踝和足弓。后支的肌支支配股直肌、股外侧肌、股内侧肌和股中间肌。穿刺伤或手术切割伤可以导致股神经部分或完全断裂，近端发生逆行性退变，远端发生Wallerian变性。挫伤和牵拉伤可能导致股神经的传导功能障碍，或者神经轴索断裂。

三、临床表现

(1)大腿前侧和小腿内侧感觉障碍。

(2)膝腱反射减弱或丧失。

(3)膝关节不能伸直，股四头肌萎缩。

四、诊断

大腿前方的肌肉萎缩易于发现。患者通常能抗重力轻易伸展膝关节，并能站立及行走，特别是在水平地面时，因为腓肠肌、阔筋膜张肌、股薄肌及臀大肌可以协助稳定下肢。但患者在爬坡或上楼梯时,通常行走较为困难。

股神经的自主支配区通常为髌骨内上方的小片区域,而大腿的前侧及隐神经支配区,最多仅有不同程度的感觉减退。将针式电极插入股神经附近进行电刺激检查对评价其功能是有价值的。

五、治疗

根据肌电图的特点及改变,定性判断股神经损伤的情况,分析股神经损伤的原因,通过血肿消除神经松解术、神经缝合术、神经移植术等针对治疗对股神经损伤进行修复。

第六节　肱动脉损伤

肱动脉损伤好发于儿童,主要引起前臂及手部肌群的缺血性挛缩,一旦肱动脉完全受阻,由于肘关节血管网血供不足,前臂远端肌群缺血性坏死,为了避免这种永久性残疾的后遗症,应运用各种检查手段,包括手术切开探查等,避免这一严重后果。

一、病因及发病机制

(一)发病原因

除枪、弹可致伤外,局部骨折刺伤亦较常见。

(二)发病机制

肱动脉上接腋动脉(大圆肌下缘),下方止于肘窝下2.5cm处;再向下则分成尺动脉及桡动脉两支,其损伤发生率高,除枪伤及弹片伤外,肱骨干及肱骨髁上骨折是平时造成其受损的常见原因,在肱骨中段易伴有桡神经及正中神经损伤,在髁上部则主要以正中神经受累为多见,总的伴发率可达60%～70%。

二、临床表现

其具有血管损伤之基本症状,对各动脉段应注意以下特点。

(一)肱动脉下段损伤

临床上最为多见,好发于儿童,尤以肱骨髁上骨折时,主要引起前臂及手部肌群的缺血性挛缩,称之为Volkmann缺血挛缩,以致造成残废后果。

(二)肱动脉中段损伤

除多见于肢骨干骨折外,经肱动脉穿入导管及经皮穿刺等亦可继发引起血栓形成,以致前臂及手部出现同样后果;在此情况下,正中神经亦易出现功能障碍。

(三)肱动脉上段损伤

较前两者少见,由于肩关节血管网的侧支较丰富,因之一旦阻塞,其对肢体施供的影响较前两者为轻。

三、诊断

按照前述之诊断要点,肱动脉损伤的诊断一般多无困难,关键是要求尽早确诊,尤其肱骨髁上骨折合并血管损伤或是肱动脉中段有损伤可疑者。一旦肱动脉完全受阻,由于肘关节网血供不足而无法逃脱前臂以远肌群缺血性坏死的厄运，为了避免这种永久性残废的后遗症，应运用各种检查手段，包括手术切开检查等，如此方可避免这一严重后果。

四、治疗

(一)立即消除致伤原因

在上肢，对有移位之肱骨髁上骨折或其他部位骨折立即复位，一般采取手法复位加克氏针骨牵引术，并对比操作前后桡动脉搏动改变情况。

(二)作好术前准备

因肱动脉损伤后果严重。争取时间是获得最佳疗效的首要条件。在此前提下，临床医生在采取各种有效措施的同时应做好手术探查及治疗的准备工作，以将并发症降低到最低限度。

(三)手术应保持血流通畅

由于肱动脉对远端血供的重要意义，手术一定要彻底，对受损的血管，尤其是内膜或弹力层受累者，不应采取姑息态度，需要移植大隐静脉或其他血管时应当机立断，并注意血管吻合技术力争完美，以保证血管的通畅。

(四)兼顾骨折的处理

由于肱动脉损伤之原因大多为相应节段肱骨骨折所致，因此，为避免二次损伤，对骨折局部应同时予以处理。一般情况下，开放复位及内固定是首选的治疗方法。

(五)重视手术后处理

由于该部位解剖关系较复杂，特别是肘关节的体位及上肢固定方式方法的选择较多，因此，在肱动脉恢复血流后，既应注意对血管通畅情况的观测，更应注意在术后处理上应尽力避免影响血管通畅的各种因素，尤其是肱骨髁上骨折复位后的位移将是造成肱动脉再次受损的常见原因。

五、预后

经处理后，肱动脉通畅者预后较好。如肱动脉受阻或结扎，或肢体远端肌肉已出现缺血性改变时，则可引起 Volkmann 缺血性挛缩而呈现患肢的永久性病废。

第七节　股动脉损伤

股动脉损伤是四肢血管损伤中比较常见的一种，治疗措施的正确与否直接关系到伤者的预后，不当的处理会造成不可逆的后果，如截肢，甚至危及生命。

一、病因及发病机制

(一)病因

多为股骨骨折刺伤。战时的穿通伤亦可伤之。

(二)发病机制

股动脉起自髂外动脉。于腹股沟中点下方开始至下方内收肌裂孔处延至腘动脉；在这过程中。股深动脉主干又分出旋股外侧动脉。旋股内侧动脉和穿动脉。除战时穿通伤外。平时多因股骨干骨折时锐刺刺伤或其他锐器引起。以股(浅)动脉多见。亦可引起股动脉与股静脉同时受损而引起动静脉瘘;刺伤引起股动脉管壁部分破裂。于后期有可能形成假性动脉瘤或是继发性血栓形成。股动脉受阻后侧支循环主要依靠股深动脉所形成的动脉网;因此。在此段或其上方受损。则所引起的肢体坏死率可高达80%。

二、临床表现

视伤情不同差异较大。

(一)开放性创伤

无论何段股动脉出血,均可因喷射性或搏动性出血而立即出现休克,甚至死亡。此种类型在临床上属于最为严重之病例,应高度重视,全力救治,以免引起无法挽回之后果。

(二)闭合性动脉裂伤

如管壁断裂或部分断裂则大腿迅速出现进行性肿胀,且有与脉搏相一致的搏动可见(后期则无),同时出现足背动脉搏动消失及其他肢体症状。其失血量大多在1000～1500mL以上,因此亦多伴有休克症。

(三)股动脉壁挫伤或内膜撕裂伤

此种类型临床上多见,管壁也可能被刺破而迅速闭合(裂口大多较小,且与血管走行相平行),除骨折症状外,早期血管受损症状多不明显,但于后期则出现假性动脉瘤。由于受损动脉多处于痉挛状态,下肢表现缺血症状及足背动脉搏动消失。

(四)股动脉造影术

此种检查对损伤判定具有重要意义,但急诊病例易引起意外,且病情也不允许,因此在一般情况下不宜进行,只有在以下状态方可酌情选用。

1.诊断目的

为判明受损动脉的部位选择治疗方法,及判定假性动脉瘤及动静脉瘘。此时一般多采取从对侧股动脉穿刺插管,经腹主动脉进行造影。

2.治疗目的

以术前定位为目的,确定股动脉受损的确切部位及分支;术中造影明确血管受损与否及其程度。此时多从伤侧股动脉远端逆行插管(可用指压法阻断近侧股动脉)进行造影检查。

三、诊断

根据外伤史、骨折类型及特点、临床表现及足背动脉搏动减弱或消失,一般不难以做出诊断,个别困难者可选择地采用血管造影术。

四、治疗

因股动脉阻塞后肢体坏死率高。因此要求尽早采取有效措施。积极恢复股动脉的正常血供。

(一)将股动脉再通列为治疗之首要目的

一旦确定或无法除外动脉损伤时。必须在处理骨折或其他损伤之同时。将探查股动脉列为首条。并在有利于股动脉修复前提下采取综合措施。

(二)充分准备下进行探查术

尤其是高位股动脉损伤。由于口径粗。出血量大。在探查前应在人力、血源及手术步骤安排上作好充分准备。原则上应首先控制股动脉上端血供来源。如病情需要。包括髂外动脉应酌情予以阻断。而后再逐层切开。由浅(股动脉上端较浅)及深(下端股动脉深在)进行检查。

(三)无张力下修复血管

股动脉走行较为松弛。一般性损伤多可行端一端吻合。如血管壁挫伤或内膜撕裂面积较大需将其切除时。则应以自体静脉移植修复。

(四)妥善处理骨折

因大腿肌肉丰富。对股骨骨折在复位后。必须予以坚强内固定。多选用髓内钉。以防因骨折复位而影响血管吻合口的通畅和正常愈合。

(五)切勿随意结扎股动脉

由于股动脉阻塞后的高截肢率。即便是股动脉全长受阻。也仍应以静脉移植重建为主。除非在战争或大型灾害情况下为挽救生命采取的措施(也仍应先选择临时阻断处理)。

(六)对伴行的股静脉损伤

应同时予以修复。其对减轻外周血流阻力及保证动脉通畅具有重要作用。尤其是中老年患者中深静脉支大多处于欠通畅之病例。

五、预后

股动脉再通后一般预后良好,对继发性动静脉瘘及假性动脉瘤如能早期诊断,及时治疗,预后亦佳。忽视伴行股静脉的通畅,将因血液回流受外周阻力的增加而影响肢体的正常功能。在治疗中如吻合口狭窄,将影响疗效,对此情况应再次手术矫正。

第七章　运动损伤与关节脱位

第一节　肩部运动损伤

一、肩袖损伤

肩袖又称旋转袖，由冈上肌、冈下肌、小圆肌和肩胛下肌腱构成，大部分损伤发生在冈上肌肌腱部位，且常有肌腱的退行性变，患者多为中青年投掷运动员、体力劳动者，如标枪、铁饼、垒球、手球、橄榄球、摔跤、足球运动员等。肩袖损伤的发生率仅次于膝关节，投掷运动是上肢应用最多的运动形式，常引起肩部软组织不同程度的撕裂伤，甚至肌腱完全断裂。

(一)临床表现与诊断

损伤后肩部剧烈疼痛、功能障碍，肩臂部乏力，有时出现弹响、畸形或血肿，瘀斑一般不明显。检查可见肱骨大结节区广泛压痛，肩外展时疼痛，抗阻力时加重。不全撕裂者肩外展至60°～80°出现轻度疼痛，至80°～120°时加重，超过120°后又减轻；完全撕裂时肩外展受限，且不能主动外展，肱骨大结节近端可出现沟状凹陷及压痛。

结合病史及体征、X线检查或肩关节造影、磁共振、肩关节镜检查可确诊。完全撕脱应与不全撕裂、创伤性冈上肌腱炎鉴别。

(二)治疗

完全撕裂应及时手术修复，可行褥式缝合或大结节处钻孔缝线结扎，术后外固定6～8周后进行早期功能训练。不全撕裂行外展固定后进行早期功能训练，防止粘连并恢复肌力。预防措施在于加强训练的渐进性与系统性、赛前的医务监督、竞赛中的保护。

二、胸大肌损伤

上臂急剧内旋内收时，若遭遇强大阻力，则可能出现胸大肌部分撕裂或完全断裂，如运动员在摔跤、铁饼、标枪、双杠、单杠引体等训练时，易在肌腱止点处发生断裂。

(一)临床表现与诊断

外伤史后肱骨上端大结节嵴区肿痛、压痛、瘀斑，上臂活动时加重，内旋、内收力量减弱且伴有疼痛，胸壁前及腋窝处可有胸大肌畸形。

完全断裂较易诊断，部分撕裂者应与胸大肌抵止点炎症鉴别，后者多见于体操、网球、羽毛球、高尔夫球、划艇、投掷等运动，但无明显外伤史、肿胀、瘀斑及胸大肌畸形。

(二)治疗

早期宜制动、冷敷。确诊为完全断裂宜尽早手术，止点处断裂者可于肱骨上端开槽行肌腱固定，肌腱、腱腹结合处撕裂则行“8”字缝合，术后用支持带固定4～6周。部分撕裂者可保守治疗，待肌力恢复、正常活动无痛时开始早期训练。陈旧性者若在肌腱止点处断裂应手术，若在肌腹或肌肉与肌腱结合部断裂，可暂时保守观察，功能丧失明显者2～3个月后行手术修补。

三、肱二头肌损伤

体操、网球、羽毛球、摔跤、划艇、举重及标枪运动员在肌肉强烈收缩或遭受外力时较易发生肱二头肌长头断裂，且多发生在长头肌腱慢性劳损或退行性变的肌腱。青年运动员常由于未做好准备突然抗阻力屈肘致伤，中年者多由于在肌腱退行性变的基础上突然强力收缩所致，且断裂部位多在长头腱与肩关节交界处，少数可在关节囊内肌起点部位。

(一)临床表现与诊断

患者有外伤史，伤部剧痛，压痛明显，偶可闻及断裂声，并有肿胀、瘀斑，上臂无力，不能屈肘，肱二头肌收缩时可见肌腹膨大或呈双峰状。若两侧同时屈肘作对比，可见患侧肌腹下移至臂的下部，肌张力低；若断裂发生在下部肌腹与肌腱交界处，则肌腹上移。本症应与肱二头肌长头炎症、脱位鉴别。

(二)治疗

对于肱二头肌肌腱断裂的患者，尤其是运动员或年轻患者应早期手术缝合。手术方法视断裂部位而异。近侧断裂时，有时需探查肩关节，切除关节内近端肌腱，然后将其固定于喙突、结节间沟或胸大肌、三角肌止点。制动 4 周后行功能训练。肱二头肌远端断裂时可重新固定于桡骨结节，石膏固定 5～6 周后行功能训练。老年人除非疼痛或功能障碍严重，一般不予手术。

第二节　肘部运动损伤

一、肱三头肌损伤

肱三头肌损伤较少见。外力直接打击鹰嘴部或跌倒时屈肘位撑地瞬间可致肱三头肌损伤，强力投掷亦可致。

(一)临床表现与诊断

外伤史后，肘后侧疼痛、肿胀、不能伸肘，鹰嘴上部空虚感，出现“沟状”凹陷，甚至触及肌断裂端。

X 线平片常显示尺骨鹰嘴撕脱骨折，此有助于诊断。本症应与尺骨鹰嘴滑囊炎、网球肘、高尔夫肘鉴别。

(二)治疗

运动员、年轻患者且完全断裂时，应早期手术。手术方法颇多，可直接以粗丝线或钢丝缝合断端，或切除小骨片后于鹰嘴部做骨槽，钻孔行腱固定。陈旧性者可将三头肌腱瓣反转或行筋膜移植后将腱固定于鹰嘴部。石膏固定 4 周后开始功能训练。

二、网球肘

网球肘又称肱骨外上髁炎，多见于网球、羽毛球、乒乓球、高尔夫球运动员及电工、刺绣工等，是肱骨外上髁伸肌总腱的慢性劳损性疾病。

(一)临床表现与诊断

肘关节外侧肱骨外上髁部局限性疼痛,持续性酸痛甚至夜间疼痛。手不能提重物或拧毛巾,握力减弱,严重时可向前臂或上臂放射,肱骨外上髁环状韧带或肱桡关节间隙处压痛明显。腕伸肌紧张试验(Mils 征)阳性。X 线检查一般无异常,偶可见肱骨外上髁骨质密度增高或浅淡的钙化斑。

(二)治疗

多采用保守治疗,如停止局部运动,减少肌肉活动的刺激,理疗,手法推拿按摩;局部注射波尼松龙类药物,一般用 25mg 加 1%普鲁卡因 2～3mL 作痛点注射,每周 1 次,共 3～5 次。症状严重且持续者可考虑伸肌总腱止点松解或切除退变及炎性组织或部分切除环状韧带。

三、高尔夫肘

高尔夫肘又称“投掷肘”,多见于高尔夫球、标枪、棒球、板球运动员。与“网球肘”相似,是屈腕同时前臂内旋所致。

(一)临床表现与诊断

肘关节内侧疼痛、压痛明显,可向前臂掌侧放射,腕关节抗阻力屈曲时疼痛加重。

(二)治疗

以保守治疗为主。停止局部运动,理疗,手法推拿按摩,局部注射泼尼松类药物。症状严重且持续者可将屈肌腱附着处部分剥离。

第三节　髋部运动损伤

一、髂腰肌损伤

髂腰肌撕裂较少见,多发生于短跑、跳远、跳高运动员起跑时,或大力射门、登山时,损伤部位多在肌腱或腱止点周围。

(一)临床表现与诊断

上述剧烈运动后突发腹股沟区剧痛,屈髋时加重,腱止点处明显压痛,若完全断裂则屈髋无力。

X 线检查于股骨小转子部可见撕脱小骨片,晚期则见小转子部骨质密度增高,偶可见肌腱的钙化影。B 超检查亦有助于诊断。

(二)治疗

完全断裂者应手术修复。部分撕裂者应休息、制动、冷敷,对症处理,病情稳定后逐渐进行肌肉训练。

二、股内收肌损伤

股内收肌损伤又称骑士捩伤,较常见于骑马、短跑、足球、体操运动员及芭蕾舞演员。内收长肌部分撕裂常位于肌腹或耻骨止点处,完全撕裂则常见于股骨的肌止点处,耻骨起点少见。

(一)临床表现与诊断

主要表现是腹股沟区或大腿内侧疼痛,内收无力,不能骑马、分腿及跑步,大腿内侧可出现肿胀及瘀斑,肌腹损伤局部可有缺损凹陷,压痛明显,股内收肌肉抗阻力试验阳性。

(二)治疗

急性期休息、制动、冷敷,弹力绷带加压包扎,对症处理,病情稳定后可行理疗,后期逐渐进行功能训练。

三、股四头肌损伤

股四头肌损伤可分为挫伤、肌下血肿、肌腱断裂。暴力可有直接与间接两种,前者见于膝部撞击、杠铃杆砸伤,后者见于剧烈踢球、跑或跳跃时致肌肉收缩伤。

(一)临床表现与诊断

股四头肌挫伤根据程度可分为轻度、中度及严重 3 种。轻度挫伤表现为局限性压痛,轻度跛行,膝可屈至 90°。中度挫伤局部肿胀疼痛明显,局部可触及肿块,膝不能屈至 90°位,跛行,起立或上楼时疼痛。严重挫伤时局部肿胀广泛,屈膝不超过 45°,跛行明显,有时出现膝关节积液。

肌下血肿是一种较严重的损伤,当时疼痛不重,但随着出血增加,大腿迅速肿胀,疼痛加重,甚至可发生大腿筋膜间室综合征,膝伸屈活动障碍明显。

股四头肌断裂分为部分断裂与完全断裂。伤后均有局部疼痛、压痛,屈膝时加重,不能行走。完全断裂时膝关节内外出血肿胀明显,检查股四头肌不能收缩,不能主动直抬腿,髌骨上下活动范围增大,后期屈膝时可见断裂处凹陷,并可触及滑车软骨面。陈旧性者因断裂瘢痕形成、挛缩及关节内粘连,致膝关节活动受限。若为肌腱部分断裂可有跑跳痛及局部压痛,可在髌上腱部触到硬结或凹陷。

X 线检查出现髌骨下移有助于诊断,超声波检查可帮助血肿的定位与定量。

(二)治疗

挫伤早期应休息制动、冷敷、抬高患肢、弹力绷带加压包扎、对症处理。病情稳定后可行理疗,逐渐开始功能训练。

肌下血肿轻时其治疗与挫伤基本相同,重者并迅速发展时应急症手术结扎血管、缝合断裂的肌肉以减少瘢痕形成。

新鲜股四头肌腱断裂,于运动员应手术缝合,术中应用张力牵拉,或于髌骨上缘钻孔,用髂胫束作修补缝合。术后伸膝位石膏固定 5～6 周,3 周后开始四头肌活动。术后早期活动可预防关节粘连。部分断裂可以长腿石膏管型固定 5～6 周。

陈旧性股四头肌腱断裂者可手术切除瘢痕组织,缝合断裂肌腱。如断裂较小,仅切除瘢痕即可。若断裂较大,可用阔筋膜缝合或行股四头肌延长。

股四头肌损伤后易出现伸膝力减弱、屈膝受限等后遗症。

四、腘绳肌损伤

腘绳肌是半腱肌、半膜肌和股二头肌的总称,在大腿后侧,跨髋、膝两个关节,其损伤多见于短跑、中长跑、跳远、三级跳、羽毛球、网球运动员。

(一)临床表现与诊断

外伤史后,大腿后侧或坐骨结节止点部位有局限性疼痛、压痛,可有撕裂感或响声,并向下方放射,亦可出现局部肿胀、瘀斑,如为完全断裂可于局部触及凹陷或“双峰”畸形,抗阻力屈膝试验可明确压痛点,即为损伤部位。

(二)治疗

急性期应休息制动、冷敷、加压包扎、对症处理。病情稳定后可行理疗,逐渐进行功能训练。若为完全断裂或肿胀迅速、血肿明显时应立即手术止血,清除血块,缝合断端,石膏固定5～6周后行功能训练。

第四节　膝部运动损伤

一、半月板损伤

半月板或称半月软骨,内外各一。内侧呈C形,外侧近似O形。半月板损伤多见于足球与篮球运动员、搬运工、矿工、士兵等。

(一)发病机制和分类

膝伸屈活动时,半月板固定于胫骨平台上面,活动发生于股骨髁与半月板之间;膝旋转时,半月板固定于股骨髁的下面,转动发生于半月板与胫骨平台之间。旋转活动为造成半月板破裂的主要原因。足被地面固定下,膝关节处于半屈曲、外展位,股骨下端骤然内旋、伸直,即造成内侧半月板破裂。同样,如膝关节处于半屈曲、内收位,股骨下端骤然外旋、伸直,即造成外侧半月板破裂。损伤可分为边缘型破裂、中心型纵行破裂(也称“桶柄式”破裂)、前角或后角瓣状破裂。半月板中部的横行破裂极少见,如有发现,应排除手术中“人为的”即手术操作造成的可能性。

(二)临床表现和诊断

1.急性期

典型受伤史,关节明显疼痛,不能伸直,全膝肿胀或积液。

2.慢性期

(1)关节弹响:膝伸直到一定角度时出现清脆的“咔叭”声,每次伸至同一角度出现响声。

(2)关节交锁:破裂的半月板移位至股骨与胫骨之间,妨碍了关节活动,谓之交锁。在桶柄式破裂,股骨髁在裂隙部位滚动,股骨关节面后窄前宽,膝伸直时占据的面积较屈曲时大,“桶柄”恰好阻碍关节伸直,特别是最后15°不能完全伸开,也为“交锁”。

(3)关节“打软”:走路时,突然屈膝欲跪倒感。

(4)股四头肌萎缩明显。

(5)压痛点:用指尖平膝关节间隙,在徐徐伸膝、旋转小腿活动中常能触到局限性压痛点,于半月板前角或边缘破裂最易触及。

(6)McMurray试验:患者仰卧,屈膝至最大限度,术者一手置膝前,另一手持足跟,外旋足部，外展小腿，然后伸屈膝关节，在某一角度发出弹响伴疼痛，为内侧半月板破裂。反之，如内旋足部，内收小腿，伸屈膝关节，发出弹响，为外侧半月板破裂。

(7)Apley 试验：患者俯卧，屈膝 90°。术者双手握足，向下挤压膝关节，在膝内翻位反复旋转小腿，由最大限度屈曲位至伸直位，如发生疼痛，即为内侧半月板破裂；在膝外翻位，做同样操作，如发生疼痛，即为外侧半月板破裂。依发生疼痛的角度，判断破裂的部位在后角、中部或前角。

(8)重力试验：右膝受伤，患者先左侧卧，右下肢抬离床面悬空，膝内侧在下，令患者反复做伸屈右膝活动，再改为右侧卧，小腿移至检查台外，悬空，膝外侧在下，再反复做伸屈膝关节的活动，内侧在下时疼痛较重者为内侧半月板破裂，外侧在下时疼痛较重者为外侧半月板破裂。

(9)膝关节造影：对诊断半月板损伤有一定价值，但有时因表现为假阴性而漏诊。

(10)MRI 检查：对半月板损伤的诊断准确性高。

(11)关节镜检查：能确定有无破裂及破裂部位，但观察内侧半月板后角有困难。

(三)治疗

诊断明确，应行半月板切除术。对 45 岁以上合并较重的骨关节炎者，手术应慎重。术后，包扎固定 3～4 天后练习股四头肌收缩，一周后协助患者练直腿抬高。两周后伸屈膝活动，3～4 周后练习下地行走。但也有学者主张老年半月板破裂无须切除。

二、副韧带损伤

(一)内侧副韧带损伤

1.病因和病理

内侧副韧带损伤居膝关节韧带损伤之首。多在膝关节轻度屈曲位时，小腿突然外展致伤。膝外翻位滑跌，足、篮球、铁饼、链球运动及重物砸于膝外侧时，均可造成此种损伤。损伤部位、轻重与复杂程度因伤力大小、方向及受伤时膝关节所处姿势而不同。可发生韧带劳损或部分纤维撕裂，也可发生完全撕裂或合并前交叉韧带撕裂或半月板破裂。部分断裂可局限于韧带浅层或深层、上部或下部韧带附着处，也可发生在后上斜部或后下斜部。完全撕裂可发生在上、下附着部或中部，也可以是浅层自上附着部、深层自下附着部或与此相反。深层断端可卷入关节间隙，致关节运动障碍。上附着部浅层韧带断裂常合并股骨髁撕脱骨折。韧带中部撕裂可合并内侧半月板边缘破裂，严重者，前交叉韧带也同时断裂，破坏全关节之稳定性。

2.临床表现和诊断

(1)伤后膝内侧肿胀、剧痛、皮下瘀血、青紫、压痛显著。

(2)关节内积血，引起保护性肌肉痉挛和疼痛，关节活动受限。

(3)被动外展小腿(分离试验)则断裂处疼痛。

(4)在断裂压痛处注射普鲁卡因，膝稍屈，再外展小腿，可感到关节内侧间隙加大，关节面互相分离。放松外展，有互相靠拢并发出冲击声，谓分离试验阳性。

(5)X 线检查：于外翻应力下拍片，即两小腿间置一圆枕，双膝靠拢绑紧，摄双膝正位 X 线片，如伤膝内侧间隙明显加宽，示韧带完全断裂；加宽距离较大，可能交叉韧带同时断裂。部分断裂者，上述表现均较轻。

(6)MRI 检查一般可明确诊断。

3.治疗

根据损伤情况，选用下列治疗方法。

(1)保守疗法：适于部分断裂者，用石膏夹固定于屈膝30°内翻位，卧床练股四头肌收缩。一周后带石膏下地活动。6周后去石膏，练伸屈膝关节活动。

(2)手术修复韧带：完全断裂者关节不稳，必须早期手术修复。术中全面检查关节各部，必要时切开关节探查半月板与交叉韧带。①上下附着部断裂者：于断裂处骨质凿一浅槽，将断端嵌入槽内，在槽的前后缘钻孔，将韧带缝合固定。有大撕脱骨折块，用螺钉或钢丝固定。②中部断裂者：对端或重叠缝合。必要时，用股薄肌腱或半腱肌腱加强。术中注意不要破坏韧带内面的光滑度。③合并交叉韧带断裂者：先修复交叉韧带，再修复内侧韧带。④合并半月板破裂者：先切除半月板，再修复韧带。⑤陈旧性断裂：应用股薄肌肌腱或半腱肌肌腱或游离一段阔筋膜行韧带重建术。术后石膏固定于屈膝20°～30°、内收内翻位4～6周。

(二)外侧副韧带损伤

1.病因和病理

膝外侧副韧带受股二头肌与髂胫束的保护，不易损伤，来自膝内侧的横向外力，有对侧肢体遮挡，也不易造成外侧副韧带损伤，故本症较少见。易发生于摔跤运动员、舞蹈运动员及体力劳动者。在小腿强度内收位滑跌时，或小腿内收位压砸时，可造成外侧副韧带断裂。轻者部分断裂或劳损，重者可完全断裂或腓骨小头部撕脱骨折，甚至合并关节囊、腓总神经、髂胫束损伤及股二头肌腱断裂。

2.临床表现和诊断

(1)强度内翻位外伤史。

(2)腓骨小头附近疼痛、肿胀、瘀血、局部压痛及膝内翻试验阳性。

(3)普鲁卡因局部注射后，双膝间夹枕，绑紧双踝，摄双膝正位X线片，外侧副韧带断裂者，外侧间隙加宽。根据加宽程度可判断系部分断裂或完全断裂，甚至合并交叉韧带断裂。

(4)腓总神经损伤时，足下垂，足背、小腿外侧感觉障碍。

3.治疗

(1)保守疗法：适于部分断裂者。方法与膝内侧副韧带损伤保守疗法同。

(2)手术疗法：单纯外侧副韧带断裂者行对端缝合。如合并腓骨小头撕脱骨折有移位，需行内固定；合并腓总神经损伤，需探查修复神经与韧带。

三、交叉韧带损伤

(一)前交叉韧带损伤

前交叉韧带有限制胫骨过度前移、过伸、内外旋及内外翻的作用，工农业生产、体育运动及交通事故中，膝过伸可造成此韧带损伤。过伸并强度外展，可致此韧带与膝内侧副韧带联合损伤。联合损伤比前交叉韧带单独损伤尤为多见。损伤部位在胫骨附着部尤其是合并胫骨棘撕脱骨折者最多见，在股骨附着部或中部断裂少见。

1.临床表现和诊断

(1)受伤当时患者有关节内撕裂感，关节内迅速积血、肿胀、剧痛并伴保护性肌紧张，关节活动受限与关节不稳感。

(2)抽出积血后进行抽屉试验。完全断裂者,前抽屉试验为阳性。

(3)将胫骨上端向前牵拉,摄膝关节侧位X线片能证实诊断。

(4)MRI检查对诊断前交叉韧带断裂的准确性高。

2.治疗

(1)新鲜断裂:①有胫骨棘撕脱骨折无移位者,用前后石膏夹固定于功能位4～6周,3天后开始股四头肌训练。②骨折片有明显移位者,应切开复位内固定。③胫骨附着部断裂,自胫骨内髁关节边缘下2cm处,向骨折处钻两个平行钻孔,用不锈钢或粗丝线缝合固定。如在股骨附着部断裂,可自股骨外髁钻孔缝合。④合并内或外侧副韧带损伤或后交叉韧带断裂者宜早期手术修复或韧带重建。

(2)陈旧断裂:①关节稳定性尚可者,加强膝部肌肉锻炼以补偿其稳定性。②稳定性严重受累或有膝内侧副韧带联合损伤者,可用大腿外侧阔筋膜缝成筋膜管进行修补。将阔筋膜自其止端以上约20cm处切断,缝成管型后,穿过股骨外髁稍偏后,经胫骨髁间隆起的前方,自胫骨内髁的钻孔拉出,再沿内侧副韧带浅层平铺向上,缝合于内侧副韧带的股骨附着部。如此,前交叉韧带与内侧副韧带均得重建。术后用前后石膏夹固定4～5周。

(二)后交叉韧带损伤

后交叉韧带有限制胫骨上段过度后移、过伸、旋转及侧方活动的作用。交通事故、足球运动中暴力由前向后冲击胫骨上端,可造成后交叉韧带损伤。损伤部位与前交叉韧带相似,伤后症状也大致相同。若胫骨附着部撕脱骨折,腘窝部血肿和皮下瘀血可见。浮髌征阳性。仰卧,膝伸直位或稍屈位,在重力作用下,显示胫骨上端向后移位,髌骨特别突出。后抽屉试验阳性。在将胫骨上端向后牵拉下摄膝关节侧位X线片,可证实诊断。MRI检查对完全撕裂的诊断准确。可合并髌骨、胫骨平台、股骨髁骨折或膝关节脱位等。

本病应争取早期手术,因晚期修复有实际困难,韧带重建术效果不佳。修复方法与前交叉韧带相似,只是当修复胫骨附着部时需采用膝前、膝后两个切口,经前方切口自胫骨上端前面向韧带的胫骨附着部钻二孔;经后方切口显露韧带断裂或撕脱骨折部,用不锈钢丝或粗丝线完成缝合固定手术。

四、膝关节不稳定

维持膝关节的稳定,除肌肉外,胫股关节、髌骨及髌股关节,内、外侧副韧带,前、后交叉韧带、内外侧半月板、关节囊及髌韧带起着重要作用。膝关节的动力(肌肉)和静力(骨、韧带、半月板和关节囊)因素受到破坏后即可出现膝关节不稳定。但以膝部损伤致膝关节韧带断裂而出现膝关节不稳定最为常见。

(一)病因和类型

1.过伸损伤

膝伸直位,外力从前方作用于股骨下端,使其向后,首先使前交叉韧带断裂,后关节囊绷紧,也可使后交叉韧带部分断裂。

2.外翻损伤

膝稍屈位,股骨在胫骨上猛力内旋,小腿外展,如伤力不大,可损伤内侧副韧带浅层;伤力较大则浅深两层完全断裂。股骨内旋时,其外髁还可将前交叉韧带撕断,进而撕裂内侧半月板。

3.内翻损伤

膝稍屈位，股骨在胫骨上猛然外旋，小腿内收，可造成外侧副韧带、前交叉韧带甚至腘肌腱损伤，但较少见。

4.胫骨在股骨下前后移动

膝稍屈，外力使胫骨向后造成后交叉韧带断裂，外力使胫骨向前造成前交叉韧带断裂。

(二)临床表现和诊断

必须明确了解受伤机制。诊断时要明确哪几条韧带损伤，部分性或完全性，有无骨折或关节内结构损伤，以便全面治疗。

1.局部疼痛与压痛

受伤当时可不重，逐渐加重。

2.关节积液

部分断裂，关节内无积液；完全断裂则有积液。

3.关节不稳

韧带完全断裂者，可有异常活动。

4.活动受限

由于肌肉保护性痉挛，结合关节不稳，上下楼梯及类似运动明显困难。

5.侧方应力试验

膝伸直位，被动外翻，有异常活动，为内侧副韧带和前交叉韧带同时断裂。屈膝150°位，外翻试验阳性，为单纯内侧副韧带损伤。完全伸直，被动内翻，有异常活动，为单纯外侧副韧带断裂。

6.抽屉试验

单独前交叉韧带或内侧副韧带断裂，前抽屉试验阴性。前抽屉试验阳性，示前交叉韧带和内侧副韧带均已断裂。单独后交叉韧带断裂可出现后抽屉试验阳性。

7.旋转稳定性试验

旋转不稳定即小腿旋转时，一侧胫骨髁向前或向后半脱位。此征说明侧副韧带和交叉韧带的损伤同时存在。如合并腘肌腱断裂，则旋转不稳定的程度更大。

8.X线检查

摄膝关节内、外翻正位X线片，可发现关节间隙内外侧不对称或胫骨髁压缩骨折，特别是老年骨质疏松者。

9.MRI检查

MRI检查有助于诊断。

10.关节镜检查

关节镜检查可更充分了解关节内结构的损伤。

(三)治疗

1.部分性断裂

部分性断裂可采用非手术治疗，在医生指导下，进行恰当且充分的肌肉锻炼，能恢复膝关节的稳定功能。

2.完全断裂

完全断裂以及时探查修复手术为佳，否则可造成关节不稳定，关节不稳定又是新的损伤因素，最后导致创伤性关节炎。陈旧性损伤，出现关节不稳定，即使进行修复手术，也较新鲜者复杂，效果也较差。

五、膝关节创伤性滑膜炎与关节积血

膝关节是一个易于遭受创伤的关节。其滑膜有丰富血管，滑膜细胞能分泌、吸收滑液，二者在正常情况下处于平衡状态。创伤后平衡遭受破坏，关节渗液或出血。

（一）病因和病理

膝关节创伤、过度劳损、关节内游离体、手术刺激后，滑膜充血、水肿、渗液甚至出血，致关节内积液，关节内压力增高，淋巴回流障碍。滑液内含有血浆与白细胞，积液潴留过久，血浆成分内的纤维沉淀为关节内粘连物。血性积液则使沉淀物与粘连物加重。滑膜长期炎症则发生肥厚甚至纤维机化与挛缩，影响活动功能。

（二）临床表现和诊断

(1)关节疼痛、肿胀与活动障碍。

(2)局部皮温升高，压痛。

(3)浮髌试验阳性。

(4)关节积血比积液症状发展快且严重，并伴发体温增高，肌肉紧张。

(5)关节穿刺可鉴别是积液或积血。抽出液如含油珠，应考虑有关节内骨折。

(6)诊断本病时需排除关节内其他疾病如半月板及韧带损伤、结核、肿瘤、血友病、维生素C缺乏病等。MRI检查可帮助诊断。

（三）治疗

1.关节穿刺抽液

关节穿刺抽液应及时进行，注意严密无菌技术。抽净积液后，注入2%盐酸普鲁卡因2mL与氢化可的松12.5～25mg的混合液，弹力绷带加压包扎，如积液重新发生，可反复穿刺2～3次。

2.关节制动

用夹板或石膏托固定膝关节。关节积液需固定10天左右，关节积血常需2～3周，有利于渗液或出血早日停止。

3.物理及中医疗法

热敷、透热等物理疗法或舒筋活血中药烫洗能加速消肿，促进功能恢复。

4.锻炼股四头肌

固定期间做股四头肌收缩活动，每小时5～6分钟。可同时练习直腿抬高活动。去除固定后，主动练习膝关节伸屈活动，活动强度与时限以不引起剧痛、关节渗液或出血不复发为度。避免被动地强行关节折屈活动。

第五节　小腿运动损伤

一、小腿三头肌、跖肌损伤

腓肠肌断裂及跖肌断裂多见于网球、羽毛球、排球、手球、棒球及跳跃项目等运动员。

(一)临床表现与诊断

外伤史后小腿后侧突发剧痛、压痛、跑跳困难,局部可有肿胀、瘀斑,严重时断裂处可有凹陷。

(二)治疗

(1)腓肠肌损伤轻者应休息制动、冷敷、弹力绷带加压包扎、对症处理,严重者多主张早期手术清除血肿,缝合断端。

(2)跖肌损伤可保守治疗,踝关节于功能位固定 3 周后逐渐开始功能训练。

二、跟腱损伤

跟腱由腓肠肌与比目鱼肌肌腱合成,是人体最粗大的肌腱。在体育运动中跟腱断裂常见。多见于体操、羽毛球、足球、篮球、排球、网球、跳高、跳伞、举重等运动员,亦可见于武打、舞蹈演员。跟腱有退行性变者更易断裂。其断裂机制是踝于极度背伸位(30°位)全脚掌起跳或起跑所致。断裂多为完全性,常见于跟骨结节上方 4cm 左右,儿童多为跟骨止点撕脱骨折或骨骺撕脱。钝器击伤者皮肤多完整,锐器伤则多有皮肤裂口,且常与跟腱断裂平面一致。

(一)临床表现与诊断

有外伤史,当时即感到跟腱部位剧痛,似有棒击感,并可闻及响声,局部肿胀,可有瘀斑,行走困难或跛行,跖屈无力,检查局部断裂处凹陷,压痛显著,有时可触及跟腱的断端。

Tompson 试验阳性:即患者取俯卧位,足置于床沿外,挤捏腓肠肌时足不能跖屈。必须注意,某些患者在完全断裂后,因有腱旁膜、跖腱膜和跟腱少数周围纤维相连,尚可主动跖屈,因而被忽视,但力量很差。

X 线检查应注意有无跟腱钙化或跟骨撕脱骨折,常可帮助诊断。MRI 检查亦有助于诊断。

(二)治疗

跟腱断裂应早期手术缝合肌腱。方法较多,一般采用断端吻合加腱瓣反转加固,如为马尾状撕裂,且撕裂的纤维短,可修整残端后重叠缝合,否则采用编织缝合法。亦可采用 Bunnel 抽出钢丝法吻合断端,或采用 Lindholm 手术,即吻合肌腱断端,并取两侧条状腓肠肌肌腱反转后加强吻合部,或采用 White 肌肉修补术,即用腓骨短肌腱进行修复。陈旧性部分断裂保守治疗无效,应手术切除瘢痕组织吻合肌腱,完全断裂因腓肠肌短缩需将近侧肌腱延长或用阔筋膜修补缺损,或采用 Lindholm 手术修复。术后石膏固定于足跖屈位 2 周,拆线后改为功能位固定 3 周,然后行功能训练。

本症的预防在于运动员、教练员应牢记其发病机制,运动中必须用前足起跳以减少踝的背伸角,或用黏膏支持带保护,以防止踝过度背伸。

三、腓骨肌肌腱滑脱

腓骨肌肌腱滑脱于篮球运动员多见,亦见于滑雪、足球运动员及芭蕾舞演员,是由于足内翻、踝关节突然被动背伸或腓骨上支持带断裂所致,久之可成习惯性脱位。

(一)临床表现与诊断

外伤史后局部肿痛、压痛,可有瘀斑,足外翻抗阻力时疼痛加重,若上支持带部分断裂,腓骨肌肌腱出现松弛或半脱位。X线检查有助于诊断,常可见外踝后侧有撕脱骨折。

(二)治疗

诊断明确应行手术治疗,可行筋膜条修复术、跟腱瓣修补术、Du Vries 骨挡术或 Watson—Jones 骨膜瓣修复术。完全脱位亦可在复位后行短腿石膏管型固定6周,踝稍呈跖屈位。轻度上支持带撕裂可按一般踝关节扭伤处理。

第六节　肩关节脱位

一、肩(盂肱)关节脱位

(一)急性肩关节脱位

肩关节属球窝关节,其活动范围大而稳定性差,故较易脱位,是全身关节脱位中最常见的部位之一。前脱位多见,肩关节前脱位约占95%,后脱位不到5%。初次脱位后,治疗不当可致复发性脱位。肩关节骨折脱位合并肱骨近端骨折,在治疗上较为困难。

1.病因

(1)外伤性:传达暴力引起者多见,直接暴力引起者较少。

(2)病理性。

1)炎症:化脓性感染、结核。

2)肿瘤。

3)神经病变:产瘫、脊髓灰质炎、臂丛神经损伤等。

(3)先天性发育异常:如肩胛盂发育不良等。

(4)习惯性脱位:伤后造成解剖缺陷,易反复脱位,但复位亦易。

2.分型

(1)前脱位,又分为喙突下和锁骨下脱位。

(2)后脱位。

(3)盂下脱位,常转为前脱位。

3.发病机制

(1)前脱位:①跌倒时,上肢外展、外旋而以肘或手着地,外力沿肱骨纵轴向上冲击,肱骨头将关节囊前下方冲破而达盂下,形成肩胛盂下脱位。②由于胸大肌、肩胛下肌牵拉,肱骨头圆而大,遂滑向喙突下,形成喙突下脱位。③巨大外力使已脱出的肱骨头再脱向前,形成锁骨下脱位。

(2)后脱位:患肢极度内旋、内收、前屈位着地跌倒时,传达暴力可由前向后,使肱骨头冲破后关节囊而达肩胛冈下方,成为后脱位。外力直接从肩前方作用于肱骨头,使其向后脱位,临床上少见。

4.临床表现

(1)前脱位:伤后患肩疼痛,主动活动丧失,被动活动受限。上臂呈弹性固定于半外展位。方肩畸形,肩峰下有空虚感,在腋下、喙突下或锁骨下可触到肱骨头。Dugas 征阳性。有时可出现神经血管损伤征象。

(2)后脱位:肩关节疼痛,活动障碍。上臂呈内收、内旋位,外旋明显受限。肩前方空虚塌陷,喙突更显凸出,肩后转为饱满,可在肩后方触及肱骨头。需强调的是,肩后脱位是所有大关节脱位中最易误诊的一个损伤。防止误诊的关键是对肩外伤要想到后脱位的可能,而且在体检时要细致。

(3)习惯性脱位:好发于青少年,常常在上臂外旋、外展时,如穿衣、乘车拉上方扶手时,突然自发性脱位。疼痛症状较轻,患者常可自己复位,但易反复发生。

5.X 线表现

(1)前脱位时,肩关节前后位及腋位或穿胸位 X 线片,可以明确脱位的类型。有 30%～40%合并肱骨大结节撕脱性骨折,有时合并肱骨颈骨折。

(2)后脱位时,肩关节侧位片或穿胸位 X 线片,显示肱骨头在肩盂后方。肩关节正位片常为阴性。肩关节后脱位,肱骨头与肩盂重叠阴影缩为较窄的梭形阴影,肱骨头与肩盂前缘的平行关系丧失,间隙增宽,若＞0.6cm 应高度怀疑肩关节后脱位的可能。

(3)对习惯性脱位者,将上臂内旋 60°～80°拍片,可能发现肱骨头外后方有凹陷压迹。

6.治疗

(1)闭合复位法:一般不用麻醉,若遇肌肉特别发达或精神异常紧张者,可用静脉全麻或颈丛、臂丛麻醉。复位常用方法如下。

1)Hippocrates 法:又称拔伸足蹬法。患者仰卧位,术者站在患侧边,脚掌置于腋窝内(右侧脱位用右足,左侧脱位用左足),双手握住患肢腕部,患肩稍外展顺上肢行纵轴牵拉,同时足掌置腋窝部用力蹬推腋部,持续 1～2 分钟后,外旋上肢并轻度内收。如突然有一弹跳感说明已复位。若未用麻醉,肩部可立即恢复活动,症状消失。如遇困难时,可延长牵引时间,令患者肌肉放松,将伤肢行内、外旋转,以摆脱肱二头肌肌腱阻碍,再用上法复法。

2)Kocker 法:或称屈肘旋转法。患者坐或仰卧位,术者位于伤侧,助手用宽布带绕过腋部向上牵拉,术者将患侧肘屈曲 90°,沿肱骨纵轴向下持续牵引,1～2 分钟后逐渐将肩外展外旋,在牵引下继续内收上臂,此时肘与胸壁相贴,然后迅速使上臂内旋,肩部突然有弹跳复位感,复位成功。

3)拔伸端托复位法:患者坐位,上助手立于健侧,用宽布带绕过腋下向上牵引,下助手握患肢腕部,使上肢伸直位外展牵引,术者在患侧,双拇指抵住肩峰,余指伸入腋窝,将肱骨头向外上方钩托,下助手将患肢徐徐内收、内旋持续牵引,即可复位。

4)膝顶复位法:患者坐于长凳上,术者立于患侧,与患者同一方向,以右侧脱位为例,术者以左膝抵住腋窝,用右手从术者身后握住患侧腕,以左手掌抵住患侧肩峰,复位时,术者右手拉,左手推,同时身体向右旋转,以增加牵引力,持续牵引片刻,肌肉放松后,术者膝部向上用力一顶,肱骨头即可复位。

5)Stimson 法:又称悬吊复位法。患者俯卧于床上,患肢悬垂于床旁,根据患者肌肉发达程度,患肢手腕系布带并悬挂 2.5～4.5kg 重物(不要以手提物),依其自然位牵引 15 分钟左右,肩部肌肉由于持续重力牵引作用而逐渐松弛,往往在牵引过程中肱骨头即自动复位。有时术者需内收患肩或以双手自腋窝向外上方轻推肱骨头,或轻轻旋转上臂,肱骨头即可复位。此方法安全有效,老年患者尤为适宜。

当后脱位时,侧卧位,患肢在上,术者牵引上肢逐渐外旋。助手从肩后向前推挤肱骨头即可复位。

对伴有肱骨大结节撕脱骨折者,用肩脱位复位法复位后,其骨块自然复位,置患肢于外展支架 3～4 周。其他各型的脱位复位后,以颈腕带悬吊或将患肢屈肘位固定于胸壁 3～4 周。

(2)切开复位法:若闭合复位失败,或有血管、神经合并损伤,需切开复位或手术探查。做肩部前内侧正或反"7"字形切口,下沿三角肌前缘和胸大肌之间分离,上于锁骨肩峰下切断三角肌并将肌皮瓣外翻,清理血块及破裂关节囊,将肱骨头复位,依层缝合。如有大结节撕脱骨折时,应用螺丝钉等固定。术后颈腕带悬吊上肢 3～4 周。

(3)习惯性脱位:皆需手术治疗。前脱位可采用 Bankart 手术,加强盂缘前面的关节囊;或用肩胛下肌关节囊重叠缝合术将关节囊与肩胛下肌腱重叠缩短,限制肱骨头外旋;或将肩胛下肌止点外移,加强肱骨内旋功能。肩胛盂前缘凹陷者,可连同胸小肌移植至喙突。后脱位:将冈下肌腱折叠缩短,限制内旋。也可在肩胛盂背侧植一骨块,以加深盂窝,增大头盂接触面,稳定关节。

(二)陈旧性肩关节前脱位

肩关节脱位后 3 周未能复位者,称为陈旧性脱位。

1.病理

(1)关节内和关节周围血肿机化,形成大量瘢痕组织填充肩盂,并与关节囊、肩袖结构和肱骨头紧密相连,将肱骨头固定于脱位部位。

(2)关节周围肌肉失用性萎缩,关节囊、韧带和一些肌肉发生挛缩并与周围组织粘连,以肩胛下肌、胸大肌及肩袖结构尤为明显。

(3)长期脱位可致肱骨头及关节盂软骨发生变性、剥脱,造成关节退行性改变。

(4)原始损伤合并肱骨大结节骨折者,可发生畸形愈合,周围产生骨痂和骨化。

(5)肱骨上端、肱骨头及肩盂由于长期失用,可发生骨质疏松,骨结构强度减低。

2.治疗

根据脱位时间长短、患者年龄及职业等不同因素,采用不同的治疗方法。

(1)功能疗法及肱骨头切除术:年龄较大患者,脱位时间较长,肩部尚有部分功能活动时,可通过理疗及体疗进一步改善功能,无须特殊治疗。不要把复位作为唯一目标,应以最后的功能恢复为目的,若有神经血管压迫症状,可行肱骨头切除术。

(2)闭合复位。

1)适应证:脱位时间在 1 个月左右,年轻患者,无明显骨质疏松,肱骨头有一定的活动范围。

2)术前准备:每天被动活动肩关节数次,每次持续半小时以上,同时辅以理疗以利瘢痕组织软化。根据不同病例可持续 1～2 周。

3)闭合复位方法:全麻后,患者仰卧位,术者双手握住患肢肘部向远端牵拉,同时做旋转及摇摆动作,以利粘连组织松解,助手握住上臂近端向肩盂方向推挤。如无复位征象,可再次试行手法,但应适可而止,不要把闭合复位的力量"逐步升级",以免造成骨折或神经血管损伤。可放弃复位或改行切开复位。若已证实复位,术后处理同新鲜脱位。

(3)切开复位。

1)适应证:脱位时间较长,年轻患者,功能障碍明显。一般适用于半年以内者,或脱位时间虽短,但合并神经损伤或骨折,以及闭合复位不成功的患者。

2)手术方法:采用 Kocker 切口,自三角肌胸大肌间沟进入,保护头静脉。将联合腱于喙突下 1cm 处切断并将远端牵开。显露并切除包绕肱骨头之瘢痕,清除肩盂内纤维组织,复位肱骨头。复位后如有再脱位趋势,用 2 枚克氏针穿过肱骨头固定于肩盂,3 周后拔针。术后用外展架制动 3 周。后脱位切开复位采用后方入路。

(4)肩关节融合术:适用于青壮年,关节软骨已破坏或剥脱者。手术方式很多,一般均融合在功能位,包括关节内融合、关节外融合及关节内外融合等,术后均加用肩人字石膏固定 4 个月。

(5)人工肱骨头置换术:主要用于合并肱骨解剖颈骨折,估计愈合困难或极可能发生缺血坏死的患者。肩部的主要肌肉必须功能正常,否则影响术后功能。脱位时间太长的患者,由于肩部肌肉萎缩或挛缩,也会影响手术疗效。

二、肩锁关节脱位

肩锁关节由锁骨外端与肩峰构成,其关节囊和肩锁韧带均很薄弱,易破裂,稳定性主要靠坚强的喙锁韧带、锥状韧带和斜方韧带维持。

(一)发病机制与分型

1.发病机制

患者多为直接暴力引起,肩外侧着地,自上而下冲击肩峰。间接暴力时,上肢处于过度外展位跌倒,或肩关节过度向下牵拉时发生。

2.分型

暴力不大时,造成半脱位。暴力巨大时,可使肩锁、喙锁、锥状和斜方韧带同时破裂,造成完全脱位。一般分为 3 度。

(1)Ⅰ度:轻度扭伤。肩锁韧带部分撕裂,喙锁韧带完整,肩锁关节未脱位,关节仍保持稳定。

(2)Ⅱ度:中度损伤。肩锁韧带断裂,喙锁韧带完整,锁骨外侧端轻度垂直方向移位,即肩锁关节半脱位。

(3)Ⅲ度:重度损伤。肩锁韧带和喙锁韧均断裂,肩锁关节全脱位。

(二)临床表现

(1)肩锁关节局部疼痛,压痛明显,肩活动受限,特别是肩外展动作受限。

(2)锁骨外侧肿胀、隆起。因锁骨外侧端上移,呈阶梯状畸形。用力向下按之可回复,松手后又隆起。陈旧脱位者,锁骨外端稍肿,上肢外展活动受限,易疲劳和疼痛。

(3)双侧肩锁关节正位片,尤其是应力下摄片更有价值,即站立位,双手或腕部悬吊2～3kg重量下拍片。①Ⅰ度X线片无异常发现。②Ⅱ度锁骨外侧端轻度上移,但不超过锁骨端直径的宽度,或表现为关节间隙轻度增宽。③Ⅲ度锁骨外侧端向上移位至肩锁关节平面以上,完全脱位。锁骨与喙突之间距离增宽,可大于健侧0.5cm或更多。陈旧脱位者有时发现喙锁韧带钙化影像。

(三)治疗

(1)Ⅰ度简单地颈腕吊带固定即可,对症处理,避免再受外伤。数天后即鼓励患者主动做操。

(2)Ⅱ度大多认为应保守治疗。复位时将锁骨远端下按,同时将患侧屈肘90°,自肘下方向肩部纵压,即可复位。用粘胶条、吊带及加压包扎、支架或石膏加压复位固定3～4周。目的是企图持续控制锁骨外端向下,使其复位,以待肩锁关节的关节囊及韧带愈合。目前常用的制动方法是在锁骨外端放置一保护垫,结合使用弹性带子或胶布条固定,经上臂前侧,绕过肘下方,返于上臂后侧,上至原胶布始点,重叠交叉贴住。控制锁骨外端向下,上臂向上。对于老年患者,功能活动为主,制动时间要短。

(3)Ⅲ度肩锁关节脱位,视具体情况处理。年老体弱,非体力劳动者,或功能要求不高者,可按Ⅰ度和Ⅱ度损伤处理,大多数患者结果良好。年龄在50岁以下,功能要求较高的体力劳动者,应手术复位,内固定和韧带修补。

(4)陈旧性脱位:如影响功能,老年患者可做锁骨远端切除术,切除范围2cm。中年患者应做喙突移植术,即除切开复位、钢针或接骨板内固定外,还可将喙突切下,连同肱二头肌短头、喙肱肌及胸小肌腱一起移植于锁骨上,以螺丝钉固定。亦可做喙锁韧带重建术:切取15cm×2cm筋膜条,穿过锁骨及喙突,将肩锁关节复位,并用钢针固定后,将此筋膜条拉紧重新缝合。术后颈腕带悬吊上肢,限制活动4～6周。

三、胸锁关节脱位

胸锁关节是一个允许锁骨转动的关节,参与肩胛带的活动,尤其在外展超过110°时。

(一)发病机制和分型

侧方打击或侧向挤压暴力可造成胸锁关节脱位。按锁骨内侧端移位方向可分成前脱位、后脱位、向上脱位和向下脱位。其中以前脱位最为常见。胸骨后脱位很少见,但可能压迫气管及大血管而引起呼吸困难等严重并发症,应予紧急处理。

1.前脱位

前脱位常为间接暴力所致。受伤时肩部急骤向后伸展,向下用力,以第1肋骨上缘为支点,产生杠杆作用,使锁骨内端向上向前冲破关节囊,而居于胸骨柄前方,被关节囊嵌卡而不能复位。重者肋锁韧带亦可断裂。

2.后脱位

后脱位多为直接暴力引起。当肩部前拱时,暴力直接作用于锁骨内端,使之前向后脱位,压迫气管、锁骨下动脉或臂丛,引起相应症状。

(二)临床表现

(1)一般表现为局部疼痛，肿胀，明显压痛，皮下瘀斑。患侧肩活动受限，偶有异常响声。

(2)前脱位时，在胸骨柄前方、前上或前下方可触到锁骨内侧端骨性隆起。

(3)后脱位时往往症状显著，局部有凹陷空虚感，可触及胸骨柄关节面。可有打鼾、神经血管受压征象，可有呼吸困难、窒息或休克。

(4)复发性脱位：肩后伸时，可听到脱出的咔嗒声，肩向前屈时又可复原。

(5)X线表现为清晰显示胸锁关节，需摄胸锁关节正、侧、斜位X线片或断层扫描等，以确定锁骨内端移位方向。正常时两锁骨处于一个平面，前脱位时锁骨内端在此平面之上，后脱位时在此平面之下。胸片是必要的，以了解胸腔合并损伤。

(三)治疗

1.前脱位

局麻下手法复位。患者仰卧，患肢外展做轴向牵引，术者在锁骨内侧端加压复位。用前"8"字绷带固定，保持肩部前屈姿势4周。或用上肢外展位行皮牵引，锁骨近端加压制动，持续4周。

2.后脱位

后脱位应在伤后48小时内闭合复位。先在全麻下试行手法复位。患者仰卧，在背部两肩胛骨之间放一沙袋，外展过伸肩关节行牵引，术者在患者锁骨外侧端施加向后的压力，助手用手指或巾钳将锁骨内侧端向前提起复位，复位后可用后"8"字绷带固定，保持肩伸展姿势4周。

3.手术治疗

对手法复位失败者、陈旧性脱位仍有症状而影响功能者，应手术复位。用筋膜条攀结胸骨柄和第1肋骨。个别患者也可做锁骨内端切除。陈旧性脱位如无症状，可不予治疗。

四、常见肩部脱位的合并伤类型

(一)肩关节前脱位合并肱骨外科颈骨折

肩关节前脱位合并肱骨外科颈骨折常发生在中老年，当肩部过度外展，强大暴力使肱骨头穿破关节囊的前下方，形成脱位，暴力继续作用于肱骨外科颈，在外翻应力下肱骨外科颈骨折。神经血管可在骨折脱位时或过度暴力整复时发生损伤。极少情况可发生断下的肱骨头向胸腔内脱位。

治疗：对新鲜骨折脱位，应先试用手法复位。在臂丛麻醉下，置臂于外展位，术者以双手拇指从腋下向腋窝推顶，同时上臂内收，肱骨头常可复入关节盂内，然后按肱骨外科颈骨折处理。对整复失败者或陈旧病例，应切开复位内固定。

(二)肩关节前脱位合并大结节骨折

肩关节前脱位合并大结节骨折为当肩关节肱骨头向前脱位时，大结节冲击关节盂前缘而发生骨折。可分为3型：Ⅰ型，大结节随肱骨头一起向前脱位；Ⅱ型，大结节仍保持与关节盂的正常关系，只是头脱位；Ⅲ型大结节骨块移位于肩峰下。具体治疗如下。

(1)Ⅰ型、Ⅱ型用Hippocrates法整复，部分Ⅱ型病例由于肱二头肌腱移至头后侧，而大结节骨块和肩袖陷于盂前侧，复位不容易成功。

(2)手术指征。

1)Ⅲ型,因肩袖严重破裂者。

2)Ⅱ型失败者。

3)肱骨头已复位,但与大结节仍分离 1cm。

4)复位后 6～8 周,无腋神经损伤的情况下,仍持续无力,有肩袖破裂的可能。

5)陈旧性骨折脱位。

手术时解除阻碍复位的因素,修复肩袖,以螺丝钉或钢丝固定大结节。手术后上臂内收内旋位,屈肘 90°3～4 周。

(三)肩关节前脱位合并冈上肌肌腱断裂

肩关节前脱位合并冈上肌肌腱断裂常见于老年人,多在上肢过度外展位或上举位发生肩脱位时,并发冈上肌肌腱断裂。关节复位固定时,容易遗漏此症。患者肩复位后仍感患肩疼痛,冈上窝凹陷、压痛,主动外展困难;上肢从上举落至 90°时,突然无力而下落。肌电图可除外腋神经受损,可以鉴别。肩关节造影,有断裂时可显示造影剂在盂肱关节腔和肩峰下滑囊相互贯通;不全断裂时,上肢外展固定 3～4 周,完全断裂者应及早手术修复并外展 60°固定 6 周,去除固定后进行理疗和功能锻炼。

(四)肩关节脱位合并腋动脉损伤

肩关节脱位合并腋动脉损伤常见于有动脉硬化或反复脱位的老年患者,或粗暴的反复整复造成腋动脉破裂、血栓或假性动脉瘤。患肩迅速肿胀,剧烈疼痛,前臂麻痹,桡动脉搏动消失。如关节复位后,桡动脉仍消失,局部仍逐渐肿大,应即刻探查。于锁骨上窝指压锁骨下动脉于第一肋骨上,控制出血。应将动脉破裂处修复,或切除破裂部端端吻合,或血管移植,但不宜结扎。

(五)肩关节脱位合并腋神经损伤

因腋神经沿肩胛下肌走行,肩前脱位时容易损伤。粗暴牵拉也可导致腋部臂丛损伤,特别是内侧束(正中神经和尺神经),引起相应的症状和体征。腋神经损伤时,三角肌区皮肤镇痛,肩不能主动外展,如合并有肌皮神经损伤,则屈肘无力,前臂桡侧感觉消失。单一腋神经损伤时可观察治疗,如 3 个月后临床无恢复征象,可手术探查。6 个月不恢复,可采用肌转移代替麻痹的三角肌,亦可进行肩关节融合。

第七节　肘关节脱位

一、肘关节脱位

肘部关节脱位多见,但在 10 岁前儿童和老人少见,男多于女。

(一)病因

1.外伤性

外伤性多因传达暴力所致,且呈多向性。

2.病理性

病理性包括:①炎症,化脓性或结核性。②神经病变,夏科关节。

3.发育不良

先天性。

4.习惯性

3次以上的脱位。

(二)发病机制与分型

1.后脱位

跌倒时,肘伸直,前臂旋后位掌心着地,使肘过伸,尺骨鹰嘴突尖撞击鹰嘴窝,使肱骨髁向前脱出关节,鹰嘴突则向后移。

2.侧脱位

暴力常为多向性,故有内、外、内后、外后等向脱位之分。

3.前脱位

跌倒时,肘伸直手撑地,而上臂或身体沿前臂纵向扭转,或在肘过屈位直接跌伤,即可发生少见的前脱位。

4.爆裂型(分叉型)脱位

跌倒时,前臂旋前,肘呈外翻位,暴力从上尺桡关节向上传达至桡骨头,环状韧带发生撕裂,骨间膜也同时撕裂,使肱骨下端置于尺桡骨之间。

5.陈旧性脱位

3周以上未复位者。

6.习惯性脱位

当肘关节重复最初脱位姿势时,发生3次以上脱位。常因冠状突骨折不愈或尺骨鹰嘴发育不良,或先天性关节囊松弛所致。

(三)临床表现

1.后脱位

肘呈半伸直位,鹰嘴突明显后凸畸形,肘前窝饱满,能触及圆滑的肱骨下端,肘后三角正常关系丧失。伴有侧方移位时,鹰嘴突偏向一侧。超过4小时,肘部肿胀明显,有瘀血或张力性水泡。合并骨折时,有骨擦音。

2.前脱位

前臂呈旋前或旋后畸形,肘前(前内或前外)能触到尺骨鹰嘴,肘后空虚,肘后三角正常关系丧失。

3.侧脱位

在肱骨下端侧方可触到尺骨鹰嘴,伸屈活动受限,有内收或外展的异常侧向活动。

4.肘关节脱位合并损伤

(1)骨折:后脱位时常合并肱骨内上髁或外上髁骨折、尺骨冠突撕脱骨折、桡骨头骨折及滑车骺离骨折等。前脱位时常合并尺骨鹰嘴骨折。

(2)神经血管损伤:肱动脉损伤可致Volkmann缺血性肌挛缩或前臂手部坏死。神经损伤多为正中神经牵拉或捻搓伤。

(四)影像学检查

为明确各骨之间的关系,选择X线和(或)CT检查,证明肘脱位及移位方向。

(五)治疗

1.闭合复位

闭合复位适用于新鲜脱位和骨折脱位。

(1)后脱位:尺骨在肘后上方,不用麻醉或关节腔内局麻。助手握上臂,术者一手握前臂,在对抗牵引下,助手拉上臂向后,术者一手牵前臂屈曲,一手压前臂近端向背侧,以松脱嵌入鹰嘴窝的尺骨鹰嘴,在边牵引边屈肘超过90°时,可听到复位的响声,表示复位。

膝顶复位法:患者坐位,术者立于患侧,一手握上臂,一手握腕部,术者屈膝,置患肘前侧,患肘屈曲90°,术者用膝下顶肘上,同时握腕的手顺患肢前臂方向用力上提,即可复位。

(2)侧脱位:尺骨在肘内侧或外侧,助手将患肘伸直对抗牵引,术者两手握住脱位侧,以两拇指推挤肱骨远端,余4指将尺桡近端拉向相反方向,矫正侧方脱位。如有侧后内或侧后外脱位,应相应作牵引和屈肘复位。

(3)前脱位:尺骨在肘前,常合并尺骨鹰嘴骨折。复位时应使用麻醉。助手握上臂对抗牵引,术者一手握腕部牵引,另一手向前臂近端向下向后施加压力,同时逐渐屈肘,使鹰嘴突复回滑车后侧,表示已复位。如鹰嘴分离骨折,应手术内固定,术后宜保持135°石膏托板固定,密切观察指端感觉和血运情况。

(4)爆裂型脱位:复位时应充分麻醉。前后脱位型复位时,助手握住上臂,术者一手握腕牵引,肘伸展,另一手压尺骨向后,使其对合滑车上,然后将桡骨头向下施压,前臂旋后,屈肘固定。内外侧脱位型复位时,对抗牵引与上同;术者一手于上臂近端向下施压,然后将尺桡骨挤向一起,屈肘,前臂旋后固定。

(5)合并肱骨内上髁骨折时,应将前臂充分外展,并被动伸屈肘关节,利用屈肌牵拉作用,可使夹在关节内骨片牵出。或将关节再脱位,复位时用力挤压关节间隙,将骨片挤出,肘关节复位后,骨片多可自行复位。

(6)合并桡骨头骨折、脱位者:急性期闭合整复失败,应切开整复,尺桡骨间整复困难,宜切除桡骨头。

2.切开复位

切开复位指征为:①陈旧性脱位。②开放性脱位。③有严重合并伤的脱位,如伴髁间骨折、尺骨鹰嘴骨折、肱动脉断裂和神经完全断裂等。④习惯性脱位。

手术取后正中切口,游离并保护尺神经,将肱三头肌呈舌瓣状切开下翻,清理关节腔瘢痕和碎骨片对合,使骨关节复位。有骨片应固定;关节软骨有毁坏者,应行关节成形;习惯性脱位,可移植骨块于冠突部,或将肱二头或肱三头肌腱一部分移至冠突部,或将后外侧关节囊施以紧缩固定,有助于稳定关节。

(六)预后

早期闭合整复成功者,无论何型预后均良好;经多次粗暴整复者,常并发骨化性肌炎,功能差；并发 Volkmann 缺血性肌挛缩者，预后最差。

二、桡骨头脱位与半脱位

单纯桡骨头脱位少见，常合并尺骨骨折。儿童桡骨半脱位(又称牵拉肘)很常见。

(一)病因与发病机制

1.桡骨头脱位

(1)先天性：因桡骨头发育不良，或肱骨小头发育不良或缺如，不能形成肱桡关节而脱位。

(2)外伤性：多数因孟氏骨折脱位引起。少数因尺骨骺板损伤后，引起尺骨发育障碍，桡骨发育正常，两骨长度不等，环状韧带张力增加，肱桡关节囊松弛或破裂，逐渐形成迟发性脱位。

2.桡骨头半脱位

4 岁以内幼儿桡骨头尚未发育完全，环状韧带松弛，肘伸直旋前位被突然牵拉前臂时，发育欠佳的桡骨头被环状韧带卡住难以进入复位状态，有时部分环状韧带被夹挤在肱骨小头，与桡骨头之间呈半脱位。

(二)临床表现

1.先天性桡骨头脱位

前臂发育畸形，尺骨短，桡骨长。前脱位时，屈肘受限，后脱位时，伸肘受限，但旋转不受限。于肘后侧方可触到突出的桡骨头。

2.外伤性脱位

外伤性脱位同孟氏骨折脱位。迟发型者，逐渐出现畸形和活动受限，无明显症状。

3.半脱位

前臂被突然牵拉，其后幼儿哭闹，前臂轻度旋前，肘关节微屈，不能上举执物，被动伸屈或旋转前臂时，哭闹加剧，称为“牵拉肘”或“街沿肘”。

(三)治疗

1.先天性脱位

在成人期，可考虑切除过长的桡骨头和一部分桡骨颈部。应避免损伤骨间背侧神经。

2.迟发性脱位

成人患者切除过长的桡骨头。

3.尺骨骨折引起的脱位

尺骨骨折引起的脱位应按孟氏骨折脱位处理。

4.儿童桡骨头半脱位

儿童桡骨头半脱位均可用手法整复。牵引前臂，使前臂旋后并屈肘，与此同时，在桡骨头区顺势按压，可听到清脆响声，即示已复位，症状立即消失，患儿愿意执物。

(四)预后

桡骨头半脱位易复发，5 岁后复发机会减少，嘱家长注意避免牵拉前臂。桡骨头切除者，宜早期活动，3 周后可恢复基本功能，3 个月内可完全恢复功能。

第八节　踝足关节脱位

一、踝关节脱位

单纯踝关节脱位少见，常合并踝部骨折。踝关节韧带损伤多发生在高低不平的路上，或在下台阶时不慎，踝处于屈内翻状态时外侧副韧带过度牵拉，导致踝关节韧带损伤、关节脱位，甚至并发骨折或骨折脱位。

(一)踝关节后脱位

1.病因

足极度跖屈，同时小腿强力向前冲击，通常合并单踝或双踝骨折，或同时合并胫骨后缘骨折，即所谓三踝骨折。

2.临床表现

踝部剧痛，极度肿胀，踝前高起，跟骨后移畸形，广泛皮下瘀血。

3.影像学表现

胫腓骨下端在前，距跟骨在后，常发现有后踝骨片骨折，或单、双踝骨折，或胫骨后唇骨折，但这一骨折移位不显著。

4.治疗

仰卧位，手法牵引，令助手将前踝向后压，术者握足向前上提拉，同时足背伸。复位后固定患足于0°位。4～6周去固定后理疗，或中药烫洗。后踝骨折多无须固定。

(二)踝关节前脱位

1.病因

从高处坠落时，足跟着地，踝关节处于强力背伸位。

2.临床表现

踝部剧痛，肿胀，皮下瘀血，足前移畸形和弹性联结。

3.影像学表现

距跟骨前移，常并胫骨下端前唇有骨折，骨片向前上方移位。

4.治疗

手法牵引复位与上法相反。复位后，固定踝关节于轻度跖屈位。

(三)距骨向上脱位

距骨向上脱位常因从高处跌落，下胫腓韧带撕裂分离，距骨被夹挤于胫腓骨之间，往往合并腓骨下段骨折及胫骨下端内缘粉碎骨折。需手术切开修复三角韧带，并以螺丝钉横行固定下胫腓联合。

(四)踝关节外侧脱位

暴力来自内侧向外，跌伤时足内侧着地，造成内踝或双踝骨折，并距骨向外上方移位，多为开放损伤。手法牵引复位后，按踝部骨折处理。

(五)复发性踝关节脱位或半脱位

1.病因

(1)在踝部支持结构尚未愈合情况下，多次反复的创伤性脱位。

(2)先天性关节松弛，或肌力不协调、关节力线不良等为诱发因素。

2.临床表现

有过多次踝关节扭伤史，踝关节感到不稳，内踝或外踝组织弥漫肿胀，有时出现压痛，使踝关节内、外翻动时，患侧出现症状。外踝前下方有明显沟状凹陷。

3.影像学表现

使踝关节用力内或外翻位拍正位片，如距骨在踝穴内的倾斜度超过 20°～25°时，可认为有外侧或内侧韧带陈旧断裂。

4.治疗

外踝韧带重建术，包括两种方法。

(1)Chrisman－Snook 术：从外踝尖近侧 8cm 起，沿腓骨短肌腱方向，到第 5 跖骨基底部，做一弧状切口。将腓骨短肌腱于肌肉肌腱交界处切断一半，游离此半至远侧抵止部；另于腓骨下端水平钻一洞，自前向后；将游离肌腱端穿过前距跟韧带，然后穿过腓骨骨洞，使踝外翻位，腓骨短肌腱在适当张力下，缝在距跟韧带和跟腓韧带上，或缝在第 5 跖骨止点处。

(2)Evans 术：将腓骨短肌腱于肌腹交界处切断，于腓骨下端自前下向后上方斜形钻孔道，将切断的腓骨短肌腱游离段引入孔道，露出端缝于周围软组织上，缝合时适当踝外翻拉紧。术后以短腿石膏托固定 6 周。

这种静力性重建术后易有松弛倾向，故有学者采取动力性重建法，并获满意疗效。

二、距骨完全脱位

(一)病因

受伤时足呈跖屈位强力内翻，前足内收，距骨在纵轴和垂直轴上旋转 90°，使距骨头转向内侧，而距骨下关节面转向后侧，最终可处在足背外侧皮下或由此处穿出皮肤。

(二)临床表现

局部皮肤呈开放损伤，露出距骨关节面，皮肤完整者，因下面骨性隆起而显得光亮，甚至皮肤血运不良。

(三)治疗

1.闭合复位

在充分麻醉下牵引，屈膝 90°，踝内翻和足跖屈，术者拇指在距骨后部直接向内后方挤压，使之复位，固定踝关节于中立位 3 个月。

2.开放性脱位的治疗

应在清创后复位距骨，手术时避免过多地剥离软组织附着点。

3.距骨摘除、胫跟融合术

如距骨已完全游离，即使复位，也不可避免发生缺血坏死及骨关节炎，故可一期摘除而行胫跟融合术。但患肢短缩 3～4cm。故有学者不摘除距骨而行胫距、距跟骨间加压融合术。

(四)预后

距骨完全脱位是一种严重的损伤,目前文献报道的病例不多,但个别病例的治疗经验往往有局限性。因为其软组织损伤严重及距骨血循环遭到破坏,故预后较差。

三、距骨下关节脱位

距骨下关节脱位又称距－跟－舟状骨脱位。

(一)病因

(1)足呈轻度跖屈位,受到强力内翻损伤,距骨下关节间韧带撕裂,距骨保持在踝穴内,而跗骨移向内侧,成为内侧脱位。

(2)如足呈外翻损伤,即成为外侧脱位。

(3)距骨向后移位的损伤多为混合型,内侧脱位多为内后型,外侧脱位多为外后型。

(二)治疗

1.闭合复位

屈膝,术后将足强力跖屈,牵引前足及后跟,将足外翻外展,或将足内翻内收(外侧脱位型)。复位后石膏固定患足于中立位。

当外侧脱位时,因胫后肌腱将距骨头的外侧挡住,故握住后跟极度背伸,放松胫后肌腱,再将足向内侧推挤。复位后肌腱也随之复位。

2.手术复位

有的内侧脱位,因距骨陷于周围软组织嵌夹其中或有骨折片嵌夹,致使闭合复位不能成功,需行切开复位。

四、跗骨间关节脱位

跗骨间关节脱位是指距舟及跟骰关节脱位。

(一)病因

跗骨间关节脱位多为扭转暴力使前足急骤地外展、外翻或内收、内翻;或暴力直接砸于足背中部或车轮碾压所致。

(二)分型

1.内上脱位

舟骰骨移向跟距骨内上方,常伴有骰骨骨折。

2.内侧旋转脱位

由于扭转暴力,使距骨下关节发生倾斜。

3.跖侧脱位

距舟、跟骰关节向跖侧脱位,而距下关节正常。

4.外侧旋转脱位

距舟向外脱位,跟骰关节正常,但跟骨向外倾斜。

(三)影像学表现

为显示各型,应拍正侧位和斜位片,综合分析。如内侧旋转脱位型,正位片为距舟脱位,舟骨内移，而斜位片显示跟骰关节正常。

（四）治疗

1.闭合复位、石膏固定

将前足及足跟畸形，用牵引和挤压法，使之矫正，而后用小腿管型石膏固定。但应仔细分析X线片，必使关节间关系恢复解剖位置。

2.手术治疗

复位失败或陈旧性脱位患者，应行手术复位或关节融合。有骨折者应予切开复位内固定。

第八章　骨肿瘤

第一节　骨样骨瘤

一、概述

骨样骨瘤是一种良性的骨肿瘤，本病并不少见，国外报道约占良性骨肿瘤的10%，其特点是病变的中心有一血管骨样组织的核心，周围有一硬化骨带。

二、诊断

(一)病史要点

1.好发人群

好发于7～25岁，男女比例约3∶1。

2.好发部位

最常见于股骨近端，其次为胫骨、脊柱的后部附件和肱骨等，其发生于近端骨干或干骺端概率远大于远端。

3.症状

以疼痛为主要的症状，夜间疼痛剧烈，呈钝痛或刺痛，小量水杨酸可缓解。

(二)查体

要点侵犯的部位的不同，有不同的表现。骨未成熟时，可出现肌萎缩、骨骼畸形，病变在脊柱部位可出现斜颈、脊柱僵硬、脊柱侧弯，在关节部位病变可出现关节局部压痛、滑膜肿胀、活动受限。

(三)辅助检查

1.影像学检查

骨样骨瘤典型的表现为有一小圆形的透亮的瘤巢及周围有不同程度的骨质硬化，即“牛眼征”，还可伴有骨膜反应、周围软组织或相邻关节的肿胀。在X线上，这种典型表现常为瘤巢位于骨皮质内者，而瘤巢位于松质骨、骨膜下及复杂部位(如骨盆和脊柱等)者常无典型表现，并因此而误诊或漏诊。

CT最大的优点是比X线和MRI更为准确地显示瘤巢，更易显示瘤巢内的钙化而更易表现为“牛眼征”。CT对于病变的定位，特别是其与解剖标志距离的测量对于手术进路的选择以及术中定位极有帮助。随着微创手术的不断开展，骨样骨瘤的CT引导下经皮切除术已较广泛地应用，并具有良好的治疗效果。

MRI对于瘤巢的显示不如CT，对于瘤巢周围软组织和骨髓的水肿的显示优于X线和CT，水肿的范围多较局限，形态多较规则，表现为环绕在病变周围的、厚度较一致的T_1WI低、

T_2WI 和 STIR 高的信号带。这和恶性肿瘤周围的弥漫的水肿带不同，少数病例可出现显著的水肿，此时，单凭其 MRI 的表现易被误诊为恶性肿瘤。

2.病理检查

完整的标本中，肿瘤与周围骨组织分界清楚，呈圆形或椭圆形，直径小于 2cm，周围组织发生反应性硬化带。肿瘤内骨样组织多时，核心呈棕红色，间杂有黄白色沙砾样物，如核心为致密骨小梁，则肉眼色泽红白，质地硬密。镜下，巢穴中可有不同成熟阶段的骨质，并有丰富的血管结缔组织基质，有不同比例的骨样组织及新生骨小梁。如核心肉眼致密时，镜下为不典型新生骨小梁，小梁表面有骨母细胞覆盖，有少量破骨细胞，小梁间为扩大的血窦。

(四)鉴别诊断

骨样骨瘤主要需与骨母细胞瘤相鉴别，其鉴别的要点是瘤巢的大小，小于 2cm 者为骨样骨瘤，而大于 2cm 者为骨母细胞瘤。Klein 等认为，骨样骨瘤具有限制性生长的趋势，几年内肿瘤的大小可以无变化，直径很少超过 1cm。当肿瘤的直径超过 2cm，说明肿瘤已不具备限制性生长的特性，应称其为骨母细胞瘤。

骨样骨瘤和骨母细胞瘤有完全相同的组织学表现，主要由编织骨组成。在骨母细胞瘤若干病例中，编织骨可以聚集在一起呈结节状，必须仔细分辨才能与骨肉瘤鉴别。编织骨的聚集和瘤细胞直接形成的骨和骨样组织之间的混淆，可能是 WHO 第 2 版分类单独列出侵袭性骨母细胞瘤的重要原因。临床上鉴别两者，应坚持骨样骨瘤的三大特点，即直径小于 2cm、限制性生长和疼痛。

三、治疗

(一)保守治疗

非甾体类抗炎药物可用于缓解肿瘤引起的疼痛，对于术后复发者亦可使用。

(二)手术治疗

手术治疗的原则是准确定位，彻底切除，包括瘤巢及周围反应硬化骨，否则术后易复发。准确定位可通过 CT 引导或者采用放射性核技术，术中用探头定位肿瘤，完整切除。

四、预后评价

预后良好，切除不彻底易复发。

五、最新进展

骨样骨瘤是一种发展缓慢和成长概率有限的肿瘤，以往只能通过手术完整切除或刮除治疗。近年来，经皮微创手术越来越普遍。香港一家医院报道了他们的经验。6 名患者通过经皮计算机断层扫描射频消融技术切除骨样骨瘤。术后平均随访 40 个月，5 名患者治疗后痛楚完全消失，1 名在首次治疗后症状持续存在，二次术后痊愈。因此认为，此方法侵害性低且具有成本效益。

第二节　骨软骨瘤

骨软骨瘤又名外生性骨疣，是指发生在骨表面，表面覆以软骨帽的疣状骨性隆起。骨软骨瘤是最常见的骨肿瘤，约占良性骨肿瘤的1/3。本瘤多见于11～20岁，约占40%，有单发性（孤立性）及多发性两型，以单发性者为多见，多发性者为常染色体显性遗传性疾病，多处长骨受累，并伴有骨发育不良及弯曲或短缩畸形。但无论单发或多发性者，其形态学基本相似。

一、单发性骨软骨瘤

（一）概述

单发性骨软骨瘤仅发生于软骨内化骨的骨骼，多见于长管状骨的近骺区，其特征是带有软骨帽的骨性隆起物。

（二）诊断

1.病史及查体要点

（1）好发人群：本病变大都发生于儿童期，就诊时多见于10～20岁，男性发病率略高于女性。

（2）好发部位：骨软骨瘤约50%以上生长于股骨下端、胫骨上端和肱骨上端，少数病例见于脊椎、骶骨、锁骨和手足的小骨。在长管状骨，往往发生于干骺端，但偶尔也发生于骨骺，即骺生骨软骨瘤。在末节指骨，也可出现骨软骨瘤，一般称为甲下骨疣。

（3）症状体征：早期一般无明显症状，肿块的发现是患者前来就诊的唯一因素。肿块有时会，压迫周围组织，如肌肉、神经等，引起疼痛和不适。少数病例可因肿瘤顶端穿出筋膜而引起关节交锁，个别股骨下段可以因骨软骨瘤骨折，从而损伤周围血管、神经。

2.辅助检查

（1）影像学检查。

1）X线片检查对多数患者的诊断即已足够，骨软骨瘤的X线图像是很典型的，不论其形态如何，它总是指向骨干，远离骨骺。其边缘可以是整齐的，但也可以凹凸不齐，依软骨的多少而定，有时呈吸墨水纸的墨迹状，表明其中软骨尚未钙化。发生于干骺端肌腱附着处，其生长方向与肌肉牵拉方向一致，呈倒刺状。如软骨帽出现广泛不规则斑点状钙化，应考虑恶性变。

2）对于解剖较复杂部位的骨软骨瘤和骨干中轴不规则的肿瘤，CT可以较好地显示。瘤顶部有圆形或菜花状不规则的高密度影，为软骨帽内的钙化所致，无钙化的软骨帽X线平片显示困难，表现为低密度透亮带。肿瘤较大时压迫邻近骨骼使之畸形、移位、萎缩，在腘窝部的肿瘤可压迫毗邻血管形成假性动脉瘤。

3）MRI能从多方向切面多个角度显示瘤体与患骨的关系，特殊的软骨信号能直接显示软骨帽，而软骨帽的变化是恶变的重要征象。MRI还可显示肿瘤周边的滑囊改变，软骨帽在T_1加权像上呈低信号，在脂肪抑制T_2加权像上为明显的高信号，信号特点与关节透明软骨相似。

（2）病理学检查。肿瘤大体观为一个带蒂的或无柄的骨性隆起，大小不等，直径一般为3～4cm，大者可达10cm以上。可分为宽基型与带蒂型两种，从骨表面向外隆起，表面呈半球状、菜花状或息肉状。从外到内一般分为3层:①表层为一薄层纤维组织,和相邻骨膜相连。②中层为软骨帽盖,由灰白略带蓝色的透明软骨组成;年龄越小,软骨帽越厚;在成年人,软骨帽很薄或几乎消失,厚度多为0.1~0.5cm。③基底部为肿瘤的主体,常占肿瘤的大部分,由海绵状松质骨组成,骨小梁间多为纤维组织,有较丰富的毛细血管网。在骨软骨瘤的顶端,可有一个继发性滑囊形成,特别是较大的肿瘤抵住肌肉或肌腱时。滑囊的内面可有滑膜覆盖,囊腔内有时可以有游离体。

显微镜下软骨帽的软骨细胞排列与正常骺软骨相似,表层软骨细胞及基质组织较不成熟,在年幼患者,偶可见不典型的细胞,如双核细胞等。愈近底层愈成熟,交界处的成熟软骨细胞排列成柱状,并见钙化及骨化现象。总的看来,软骨细胞密集成团,在软骨基质内,可出现钙化及崩解残屑,呈复杂的镶嵌状态。软骨下有成熟骨小梁,其中有时仍可看到软骨小灶。

3.鉴别诊断

需要排除是否多发的可能,多发性骨软骨瘤常伴有家族遗传性病史,且以膝关节周围多见,对称性明显,易鉴别。还需除外周围型软骨肉瘤,应根据临床、部位、影像学、病理组织学综合分析,才能最后确诊。

4.诊断流程

骨软骨瘤诊断容易,不易与其他肿瘤相混淆,有典型的临床表现及影像学特征,不易误诊。

(三)治疗

对没有症状的骨软骨瘤,特别是年龄较小者,不一定需要做切除手术;对有明显症状者,则应考虑予以切除。若骨软骨瘤迅速增大,并有疼痛者,应考虑有恶性变倾向。在切除骨软骨瘤时,应包括肿瘤基底部周围的正常骨组织,否则容易复发。

(四)预后评价

骨软骨瘤如果切除不彻底,复发的机会较多,复发率约在2%以上。单发性骨软骨瘤的恶性变机会较小,在1%左右。恶性变主要是转变为软骨肉瘤,但个别病例也会转变为骨肉瘤,对此肿瘤可疑恶性变者,可高温灭活基底部肿瘤后再做肿瘤切除。

(五)最新进展

罗显德等报道了103例小儿单发性骨软骨瘤的治疗随访资料,总结了手术的适应证,包括:①随着瘤体长大对附近血管、神经、骨骼产生压迫者。②肿瘤本身发生病理性骨折。③合并滑囊炎局部肿痛或不适。④发育已经停止,肿瘤继续长大者。⑤有恶变先兆者。⑥患者及家属有强烈要求者。⑦肿瘤部位有经常疼痛或瘤体妨碍关节活动者。⑧肿瘤位于表浅部位影响美观者。认为手术力求彻底切除,从瘤体基底部正常骨开始连同纤维外膜即骨膜、滑囊、软骨帽、骨肿瘤本身全部切除,肿瘤切除时禁忌碎瘤术。尤其对于X线分型为广基底型者,更应力求切除彻底,否则易出现肿瘤复发。术中还需注意切口的选择,以尽量减少对功能和外观的影响。

舒仁义等对6例腰椎骨软骨瘤进行了影像学分析,认为本病早期诊断困难,主要原因是:①腰椎骨软骨瘤少见,临床医生对其缺乏认识。②患者早期临床症状不明显,多数病例直到肿瘤压迫脊髓或神经根经影像学检查才发现,且其临床表现亦无特异性。③常规X线平片,尤其是腰椎正、侧位片因影像重叠,难以早期发现病变。其症状主要是随着肿瘤逐渐增大而出现局部疼痛或向内压迫脊髓或马尾神经引起,一般有腰背部疼痛并单侧或双侧下肢感觉运动障碍,与椎间盘突出症、椎管狭窄症、椎管内其他肿瘤等不易鉴别。MRI 和 CT 检查能独立诊断骨软骨瘤,可以显示 X 线无法显示的结构,应是本病的首选检查。

二、多发性骨软骨瘤病(遗传性骨软骨瘤病)

(一)概述

多发性骨软骨瘤病或多发性外生骨疣的发病率比孤立性骨软骨瘤小,它是一种常染色体显性遗传性疾病,大多数病员有家族遗传史。此病名称很多,有时称为遗传性畸形性软骨发育不良或骨干续连症,后者主要是指整个患骨的塑形有异常,严重时,几乎所有软骨内化骨的骨骼均有不同程度的异常。好发部位仍以膝和踝邻近的长管状骨最多见,呈双侧性和对称性。本病的病因尚不完全清楚,近年,有人认为本症与酸性黏多糖的代谢紊乱有关。

(二)诊断

1.病史及查体要点

(1)好发人群:男性多见。

(2)好发部位:所有的软骨内化骨的骨骼均可发病,其中以四肢长管骨的干骺端最多见,常对称性发生,下肢发病多于,上肢,下肢以膝关节周围骨骼最多。

(3)家族史:有显著的家族遗传病史。

(4)症状体征:早期肿瘤小常无症状,一般在儿童和青春期由于骨赘增生成肿块、发生畸形、压迫附近软组织而疼痛时方被注意而发现。肿瘤在关节附近可影响关节功能,压迫神经时(特别是腓总神经)可引起相应的症状。多发性骨软骨瘤病在儿童早期就可发现,到青少年时,前臂可发生弓形畸形,手向尺侧偏斜,有时可有骨盆和胸廓变形。

2.辅助检查

(1)影像学检查:X 线表现与孤立性骨软骨瘤相似,多部位骨骼上有不同大小的骨软骨瘤。膝部附近的骨软骨瘤可因瘤体的生长而交锁,甚至类似骨融合。除长管状骨外,肩胛骨的脊椎缘也是常见的好发部位,然后依次为掌骨、跖骨、指骨、趾骨、肋骨、脊椎和骨盆。髂骨嵴在与骺软骨的连接处,可有无数的小骨软骨瘤出现。发生恶性变后 ECT 表现恶变部位代谢明显活跃。

(2)病理学检查:纵切患骨可见骨软骨瘤并不是覆盖于皮质上,而是一个不规则的袋状骨皮质。这种袋状骨皮质是纯粹骨组织,在皮质下面是松质骨,在骨皮质外面有一层软骨覆盖。显微镜下可见软骨属透明软骨,若软骨生长活跃,可见软骨细胞排列成柱状。覆盖骨软骨瘤表面的骨膜与正常骨的骨膜相连接,在这些骨膜生长层,可看到局灶性软骨化生。在骨软骨瘤下面,偶尔可见多少不等的砂粒状钙化物质。组织学检查主要是钙化或大部分坏死的软骨,钙化的软骨基质和钙化残屑,表明软骨内化骨的正常过程发生局限性紊乱,以致原来应该破坏并被骨替代的钙化软骨基质堆积起来。这些砂粒状钙化灶并非起源于骨内,而是起源于表面的增殖软骨。

3.鉴别诊断

与软骨瘤病表现完全不同,鉴别诊断多无困难。当然也有例外,当 Ollier 病生长在骨的表面时,则临床上容易混淆。但根据其典型的放射学特征,容易区分,而且 Ollier 病无家族性遗传史。

4.诊断标准

本病诊断容易,不易误诊。流程参照单发性骨软骨瘤。

(三)治疗

多发性骨软骨瘤病的存在并不一定需要做切除术,只有在局部发生疼痛或产生压迫症状时,才可考虑切除有症状或引起症状的骨疣。手术方法同孤立性骨软骨瘤。切除时必须将覆盖其上的骨膜一并切除,否则容易复发。对骨盆的恶性变,处理比较困难,由于不易彻底切除,复发率很高,可能的话,应早期做半骨盆切除术。放射疗法对软骨肉瘤无效。

对于比较严重的骨畸形可待患者成年后,行截骨矫形术或骨端切除。合并肱桡关节或下尺桡关节脱位,而前臂旋转功能明显受限的可行桡骨小头或尺骨头切除术。对患手尺偏明显的可行桡骨下端截骨术,胫骨明显外翻的可行胫骨近端截骨术。

(四)预后评价

多发性骨软骨瘤与单发骨软骨瘤一样,随人体生长,骺闭合后也停止生长。手术后效果好,局部复发率低。本病的恶变率明显高于单发,多为单个肿瘤恶变为周围性软骨肉瘤。文献报道其恶变率为5%～25%。需长期随诊观察。

(五)最新进展

熊革等回顾分析了14例23侧累及尺骨远端的多发性骨软骨瘤病,认为桡骨小头脱位和尺骨弯曲有密切的相关性,手术治疗对外观改善较明显,但无助于患肢功能改善,应根据病变的具体情况制订个体化的手术方案,如果决定采取手术治疗,早期手术疗效更好。

第三节 骨母细胞瘤

一、概述

骨母细胞瘤是一种少见的原发性骨肿瘤,又名“成骨细胞瘤”“巨样骨样骨瘤”“成骨性纤维瘤”。其临床表现和组织学特点类似于骨样骨瘤,其转归又不同于骨样骨瘤,有些可出现生物学行为的侵袭性,组织学上有类似于骨肉瘤的特征,因而,两者的关系并不清楚。

二、诊断

(一)病史要点

1.好发人群

骨母细胞瘤好发年龄较骨样骨瘤大,多在10～25岁,男性多见。

2.好发部位

最常受累的部位是长骨干骺端或骨干、脊柱和扁骨,脊柱部位常位于椎弓根、椎板、横突和棘突。

3.症状

无典型临床症状,最常见的症状是进行性疼痛,但是不重,局部可出现压痛性肿块,脊柱的肿瘤可伴有脊髓或神经根受压症状。

(二)查体

要点对局部肿块要仔细检查,对于发生在脊柱的骨母细胞瘤,由于疼痛,会出现肌肉痉挛,儿童常表现出脊柱侧凸。如果下肢受侵犯,可表现出步态异常。

(三)相关检查

1.影像学检查

典型的影像学表现为膨胀性骨质破坏区,厚薄不一的硬化缘和不同程度的钙化。因为病理发展过程的变异较大,X线片无固定的表现,可以是骨溶解、骨硬化,或者兼而有之,常伴有骨膨胀、骨皮质变薄和软组织肿块。

CT表现为骨局限性膨胀性低密度区,骨皮质变薄甚至断裂,病灶周围出现清楚的薄壳状钙化为本瘤的特征,肿瘤内斑点状或大片状钙化或骨化对诊断帮助较大。

在MRI上,大多数瘤灶表现为T_1低或等信号、T_2高信号的混杂信号肿块。MRI信号特点与其他骨肿瘤没有明显特异性,瘤巢周边可见T_1WI及T_2WI均呈低信号的边,多光整,与邻近组织界限清,与CT显示的壳样骨硬化缘对应。

2.病理学检查

长骨中肿瘤使骨皮质膨胀,外缘常常为骨膜及一层薄薄的硬化骨包绕,短骨中肿瘤常呈梭形膨胀,脊柱部位肿瘤可向硬膜外膨胀。肿瘤组织内部为沙砾样、棕灰色或棕红色或肉芽样组织,偶见囊性区域。

镜下所见与骨样骨瘤相似,含有丰富血管的结缔组织基质,基质中有活跃的骨样组织及原始的网状骨。在不太成熟的病变中结缔组织多,基质中有多核破骨巨细胞和小的骨样组织灶。在成熟的肿瘤中,骨样组织有进行性的钙盐沉积,并转化为网状骨小梁。骨小梁表面为丰富活跃的骨母细胞,核分裂像偶见。

(四)鉴别诊断

1.骨肉瘤

由于成骨性肿瘤的瘤谱变异范围大,从普通良性的骨母细胞瘤到完全恶性的骨肉瘤的变异使得诊断和处理变得复杂。需在镜下仔细鉴别,凡是细胞结构异常、细胞核不典型、核分裂异常等存在者,均属于骨肉瘤。

2.骨样骨瘤

病灶的大小及有无瘤巢是鉴别的主要依据,骨样骨瘤多<2cm,周边骨质增生硬化明显,很少表现为膨胀性病变。

3.骨巨细胞瘤

多发生于骨骺愈合后的患者,位于骨端呈膨胀性骨破坏,与骨的长轴垂直,周围无骨质增生硬化,不出现骨膜反应。MRI显示肿瘤边界清楚,少数病灶边缘有低信号的环圈,瘤体信号无明显特征性。

4.动脉瘤样骨囊肿

当骨母细胞瘤合并动脉瘤样骨囊肿两者鉴别困难,一般而言,骨母细胞瘤容易出现瘤内钙化或骨化是其相对特征。

5.脊柱转移瘤

多有原发肿瘤病史，可多发，多见于中老年患者，MRI 上转移瘤椎体破坏更明显，椎间盘常保持完整，多个椎体及椎体附件同时受累多见，软组织肿块更明显。

6.脊柱结核

临床有结核中毒症状，其他部位如肺等有结核病灶，结核菌素试验结果阳性等有助于诊断；MRI 表现为相邻椎体破坏，椎间盘破坏，一般伴有不强化的椎旁脓肿。

三、治疗

主要为手术切除，切除如不彻底则易于复发。对于解剖部位复杂不能彻底切除者，可做放射治疗。除脊柱和骨端病变的治疗，均应采用边缘切除，用高速磨钻清除到正常组织，必要时要做内固定和骨移植。其他辅助疗法如化学灼烧、冷冻治疗均可采用。

四、预后

预后良好，复发率为 10％～20％。

第四节　骨肉瘤

一、概述

骨肉瘤是起源于骨骼的恶性肿瘤，好发于青少年的长骨骺端，发病率为(2～3)人/10 万，发病机制不明。其组织学特点是在多数情况下肿瘤细胞产生骨样或不成熟骨。多数学者认为骨组织的任何部分均能产生骨肉瘤，但以骨膜深层为最易。根据病因骨肉瘤分为原发与继发，原发骨肉瘤是指没有先前的病损直接发生者，继发骨肉瘤是有先前的病损或放射治疗后出现者，可继发的病变有骨母细胞瘤、纤维结构不良、多发性内生和外生软骨瘤病、Paget 病、先天性成骨不全、慢性骨髓炎等。儿童和青少年的骨肉瘤约 93％是原发的，与此对应，60 岁以上的骨肉瘤，1/4 的患者为继发的。

Enneking 外科分期根据 X 线片、CT、MRI，确定肿瘤的边界，帮助指导治疗和判断预后。ⅡA 期属早期，肿瘤在筋膜间室内(囊内)。ⅡB 期属中期，肿瘤侵袭到筋膜间室外(囊外)，包括跳跃性病灶。ⅡA/B 期属晚期，除原发部位外，远处(主要是肺)发生转移瘤。

骨旁骨肉瘤是最常见的表面骨肉瘤，占骨肉瘤的 5％。此型肿瘤发生在骨的表面，为骨性结缔组织肿瘤，与骨膜及皮质旁组织密切相连，并有环绕骨面的趋势，肿瘤呈慢性发展，恶性低，预后较好。症状轻微，仅有模糊不清的钝痛，关节活动受限。骨膜骨肉瘤占骨肉瘤的1％～2％，来源于骨干表面皮质，常见于长骨干骺端，特别是胫骨的近端、股骨和肱骨。

高分化表面骨肉瘤，在所有骨肉瘤中所占比例不足 1％，它和常见的骨肉瘤唯一的区别就是骨膜骨肉瘤位于骨的表面。血管扩张性骨肉瘤是少见的高度恶性骨肉瘤的变型，占骨肉瘤的 5％，可发生于干骺端或骨干，流行病学类似于传统骨肉瘤，但发生病理骨折更常见。小细胞性骨肉瘤占所有骨肉瘤的 1％，肿瘤发生于长骨干骺端，肿瘤呈成骨性，向骨干方向破坏性生长，具有明显的侵袭性行为。

常规型(传统型)骨肉瘤占所有骨肉瘤的75%～85%,以下主要叙述常规型骨肉瘤。

二、诊断

(一)病史要点

1.年龄

患者多为10～25岁的少年或青年,由畸形性骨炎转变者,年龄常超过50岁。

2.部位

长管状骨的干骺端为骨肉瘤最易发生的部位,尤其是膝关节周围,约75%发生于股骨下端和胫骨上端。骨骺、骨干和其他任何部位的骨组织,亦能发生骨肉瘤。

3.症状

最早的主诉为渐进性疼痛、肿胀和发热,持续的局部钻入样疼痛,日渐加重,夜间痛,一般止痛剂无效,剧痛往往不能忍受。患者睡眠不佳,食欲不振,全身迅速消瘦,精神萎靡。疼痛发生2～3个月后,局部或可摸到肿瘤,但软硬不定,且有轻度压痛。

肿瘤周围肌肉萎缩甚早,使肿瘤部分显得更大。

4.既往史

及家族史。患视网膜母细胞瘤的儿童发生骨肉瘤的危险较高,约占视网膜母细胞患者的38%,如有家族史,可高达40%,这与RB基因变异有关。患有Li－Fraumeni综合征(乳腺癌并发软组织肉瘤)女性生育的儿童,骨肉瘤发生的机会也增高,这与P53基因突变有关。

(二)查体

要点局部检查可见肿胀、压痛,可触及肿块,肿瘤常很大,表面皮肤张紧发亮,色泽改变,呈紫铜色,静脉充盈或怒张,有时可以摸到搏动,或听到血管搏动的杂音,肢体活动受限,患者体温略有增高,体重减轻。

(三)辅助检查

1.影像学检查

局部和肺部X线片为诊断骨肉瘤和判断肉瘤预后的重要步骤。骨肉瘤的X线征象包括:

(1)局部软组织肿瘤:如肿瘤发生在骨膜深层,或肿瘤已由骨质内部向周围突破,则在X线照片上可以发现软组织中肿瘤影和不规则的骨化区。

(2)骨膜变化:早期的骨膜变化为三角形骨膜新骨形成,其次为日光放射样的骨膜反应。晚期因肿瘤向周围扩大,Codman三角形新生骨也随之发生缺损,并向骨干中部推移。日光放射样的新生骨小梁是因受肿瘤细胞的挤压和破坏,而形成如毛发蓬松的紊乱状态。最后因肿瘤继续增生,新生骨可完全消失,软组织可显有不规则的肿瘤阴影。

(3)皮质骨变化:骨肉瘤发生于骨膜层或皮质骨本身时,其最早和最主要的变化为一侧皮质骨的轻度破坏和疏松。如肿瘤系硬化性骨肉瘤,除骨质破坏和疏松外,另有不规则的肿瘤骨增生的阴影。因此,在X线片中可以发现组织紊乱,毫无纹理,十分致密的肿瘤骨阴影重叠于疏松破坏的骨质上。

(4)松质骨变化:由髓内发生的骨肉瘤以溶骨性为多,血运丰富,生长快。骨质破坏系由内向外,迅速广泛,周围均匀,故骨膜反应性新生骨不易产生。X线征象可能为囊肿样,故易引起病理性骨折。

(5)肺部的变化:肺部转移瘤一般在原发肿瘤出现 4～9 个月内发现。肺部转移瘤在早期不易觉察,故在肺部 X 线片上未发现转移瘤时,绝不等于肺中无转移瘤存在。一般每隔 2～3 个月即应重摄肺部 X 线片一次,继续观察至 2～3 年后,若肺中仍无转移瘤发现,则其发现的可能性逐渐减少。转移瘤多数分布于肺叶边缘,偶尔亦可发生于肺门附近,后者应与钙化淋巴结鉴别。转移瘤呈大小不一的棉球状,生长缓慢者,产骨较多,密度亦高。亦有转移瘤完全不产生瘤骨,故其密度和其他软组织的转移瘤无异。

CT 扫描:显示肿瘤骨、软组织肿块。MRI 可以显示软组织侵蚀情况和细胞分布区域、坏死范围、水肿反应的边界。骨肉瘤常常沿着韧带和肌腱方向生长。

2.病理学检查

肉眼观察下,骨肉瘤的性质颇不一致,有坚硬如象牙者(硬化性骨肉瘤),有脆软如肉芽易出血、瘤骨极少者(溶骨性骨肉瘤),有的生长迅速而供血不足,以致部分肿瘤坏死,形成含棕色或血性液体的囊肿者,有生长迅速而血运丰富,肿瘤组织含有极多的扩张血管,以致肿瘤产生搏动和杂音,形成假性动脉瘤者。

显微镜下,肿瘤组织的成分亦复杂无常。诊断的必要条件是产生类骨质。骨肉瘤的主要组织成分为肿瘤性成骨细胞、肿瘤性骨样组织和肿瘤骨。其成分的多寡,随肿瘤性成骨细胞分化程度而异。常规型骨肉瘤有 3 种组织学变化形式:成骨型、软骨母细胞型和成纤维型。

成骨细胞型骨肉瘤有丰富的骨样成骨,软骨母细胞型骨肉瘤有软骨产生,成纤维细胞型有核型细胞基质伴散在性骨样病变。

根据影像学所分的溶骨型、成骨型、混合型骨肉瘤的镜下表现亦差异较大。分化比较成熟者,肿瘤骨多,称为硬化性骨肉瘤,分化比较原始者,肿瘤骨少,称为溶骨性骨肉瘤。介于两者之间者,即有不同程度的溶骨性和硬化性骨肉瘤。在硬化性部分的切片中,可以发现不分层、无骨小管系统、排列杂乱、染色颇深的肿瘤骨小梁。肿瘤骨小梁间隙之中,可能有未被破坏的正常骨质存在,与肿瘤骨对比,更显出肿瘤骨小梁不服从生理力线原则的紊乱现象。在溶骨性部分的切片中,则可以发现肿瘤骨稀少或不存在,偶尔或有散在的骨样组织,但肿瘤性成骨细胞极多,分化原始,大小不一,胞浆多少不匀,胞膜不清,胞核大,染色深,分裂多。此外血管丰富,有成窦状者,其管壁系由肿瘤细胞所形成。

上述两种显微镜下的不同组织现象可能存在于同一骨肉瘤中。除上述镜下所见外,尚可发现两种比较少见的细胞:一为肿瘤巨细胞,胞核多至 3～10 个,染色颇深,一为异物巨细胞,散在于肿瘤坏死部分或出血部分的周围,其形态与骨巨细胞瘤的巨细胞相同。总的来说,骨肉瘤的主要成分为肿瘤性成骨细胞、骨样组织和肿瘤骨。但也可能有一些恶性程度不等的软骨组织小岛,数量小,不能左右骨肉瘤的本质。因此,不应因软骨组织的出现,变更骨肉瘤的名称。

3.化验检查

早期可发现轻度贫血、白细胞计数增多、血清碱性磷酸酶增高、血沉加快。血清碱性磷酸酶的测定对骨肉瘤的诊断和预后有一定意义,碱性磷酸酶常为标准值的 2～3 倍。当血清碱性磷酸酶正常时,它对骨肉瘤的诊断不起否定作用,但当它经常超过 6～7U(甘油磷酸钠法)时,结合其他征象,对骨肉瘤的诊断却起着一定的支持作用。肿瘤经过彻底手术切除,增高的血清碱性磷酸酶不见降低或降低后又重新升高，则应考虑转移瘤的存在。

(四)鉴别诊断

1.骨关节结核

骨肉瘤和骨关节结核的鉴别，比较容易。后者为慢性疾病，疼痛不剧烈，骨关节结核局部肿胀较大，大多数病例有关节面破坏现象。骨肉瘤很少侵入关节内部。

2.其他恶性骨肿瘤

骨肉瘤与其他恶性骨肿瘤的鉴别，有时比较困难，须根据组织病理检查，方可做出最后诊断。在一部分病例，骨肉瘤与软骨肉瘤之间，有时与骨纤维肉瘤之间，因无病理切片不能明确地区别，但这种鉴别对于治疗的决定及疗法的选择无重大意义。当有必要进行术前活组织检查时，应准备冰冻切片，术者技术必须熟练，手术应在止血带下进行。一经诊断确定，立刻在止血带以上施行彻底手术治疗。但必须认识到止血带并不能完全制止骨髓腔内静脉血液的回流。当活组织检查的结果与临床和X线所见不相符合时，不宜采取以病理诊断为最后依据的态度，必须适当地考虑到活组织检查的局限性。在这种情况下，如果一再进行切取检查或长期等待观察，坐视肿瘤发展，对患者是极为不利的。只有全面了解整个病例，既重视病理检查又不忽视临床和X线所见，才可减少误诊。

(五)诊断标准

骨肉瘤的诊断强调临床、影像学(X线片)、病理三结合。影像学是早期诊断骨肉瘤及临床分期的重要手段，是其他诊断方法的基础，结合患者年龄、发病部位、部分患者可通过X线片做出判断。CT扫描和磁共振(MRI)检查可清楚显示肿瘤软组织侵犯和髓腔浸润程度，对保留肢体手术有重要指导作用。肺CT检查可确定有无肺转移，对临床分期有重要价值。骨扫描排除骨转移。

病理学检查是确诊的依据。通过针吸活检或切开活检取得病变组织行病理学检查可达确诊目的，并可进一步确定肿瘤亚型。活检应由有经验的医生进行，不恰当的活检可能丧失挽救肢体的机会。针吸活检危险性小，同时可减少肿瘤污染的危险，专科医院成功率在80%以上。针吸活检失败则应尽早行切开活检，切开活检的切口应沿肢体长轴，利于以后肿瘤切除时一并切除。

三、治疗

治疗原则为综合治疗方式，以手术为主，以化疗及区域性介入化疗为辅，酌情联合放疗、免疫和中药治疗，手术前后应配合化疗和(或)放疗，基因治疗正处于研究阶段。

(一)保守治疗

骨肉瘤的治疗是复杂的，在术前及术后化疗是常规。彻底手术在一小部分病例可达到根治，而在另一部分病例似乎亦有加速转移瘤发生和缩短生命的迹象。对骨肉瘤在采用彻底手术以前(包括活组织检查)，进行一个短期的局部放疗和全身化疗是必需和有好处的，对由手术而扩散的游离肿瘤细胞可能有抑制甚至毁灭性的影响。利用局部体外循环，在彻底手术之前进行化学治疗，可以提高五年生存率。

(二)手术治疗

在还没有找到更好的办法以前，对诊断已确定而肺部尚无转移征象的病例，最好采用高位截肢或关节离断术，至少应越过一个关节进行截肢或离断。因此，胫骨肿瘤应做股骨截肢；股骨下端肿瘤应做髋关节离断，股骨上端肿瘤应做半骨盆切除。值得注意的是，肿瘤的扩散部位往往远超过X线所显示确诊的范围。在被侵犯的同一骨干进行锯、凿的操作，都有扩散肿瘤的危险，因止血带并不能有效地制止髓腔肿瘤的扩散。术者必须充分了解肿瘤的性质，技术熟练、决定果断、操作敏捷。必要时可先做一个简单斩断式截肢，去掉肿瘤，杜绝扩散的可能后，再仔细修整皮瓣和骨断端。

四、预后评价

不同亚型骨肉瘤有相似的预后。预后因素包括：肿瘤的大小、生长扩展程度和局部范围大小。转移是预后差的信号，骨肉瘤转移早而迅速，转移瘤几乎完全发现于肺部，通过肺部转移至其他器官者则罕见，局部淋巴结因肿瘤坏死可有增生扩大现象，但很少有转移瘤的存在。

五、最新进展

(一)化疗、新辅助化疗、多药耐药性

20世纪70年代初，Wang等发现多柔比星(ADM)、大剂量氨甲蝶呤(HDMTX)对骨肉瘤原发灶及肺转移灶有效以来，辅助化疗与保肢手术既改善了患者的生活质量，又提高了五年生存率。近年来Ⅱ期研究证实顺铂(CDP)对骨肉瘤化疗有较好疗效，其他副作用较小药物，如叶乙甙(VP－16)、异环磷酰胺、环磷酰胺、长春新碱(VCR)、放线菌素D(BCD)也应用于联合化疗。

Rosen提出新辅助化疗概念，强调化疗6～10周后再行肿瘤切除术，然后根据肿瘤组织学坏死程度，制订术后化疗方案。如果肿瘤坏死率在90%以上，则继续原方案，如果在90%以下，则换药或增加新药。目前，国际上常用的化疗方案是HD－MTX－CF、ADM、DDP联合疗法及Rosen的T10、T12方案。

尽管术前化疗对患者的远期生存意义目前仍有争议，但却是采取保肢手术的前提。大剂量化疗药物的骨髓抑制作用使其应用受到限制，国外骨髓移植或输入GCSF加大剂量化疗药轰击疗法可缩短化疗疗程，进一步提高治愈率，已应用于儿童骨肉瘤的治疗。新辅助化疗的优点：评估术前化疗效果；根据术前化疗效果，调整术后化疗方案，判断预后；杀灭亚临床病灶对原发灶的控制，有利于保肢手术；可利用肿瘤滋养动脉给药或高温隔离肢体灌注化疗(HILP)等方法以提高肿瘤细胞坏死率，提高保肢术的安全性。

目前，多药耐药性已经成为制约化疗药物的主要因素之一。多药耐药性分为内在性耐药和获得性耐药两类，而骨肉瘤主要是内在性耐药。提高化疗药物在细胞内浓度，增强药物对肿瘤细胞作用的药物，通称为MDR调节剂、MDR逆转剂或化疗增敏剂，包括钙离子通道阻滞剂(维拉帕米及其衍生物)、环孢素(环孢素A及其衍生物)、钙调蛋白抑制剂(三氟丙嗪等吩噻嗪类化合物)、抗疟药(如奎宁等)。寻找体内效果好、无明显不良反应的骨肉瘤MDR逆转药物将是今后发展的方向之一。

(二)免疫治疗

免疫治疗包括非特异性免疫治疗、特异性免疫治疗、过继免疫治疗和免疫导向治疗等。对于骨肉瘤来讲，目前白细胞介素－2已经用于骨肉瘤术后化疗，可以诱导自然杀伤细胞和淋巴激活杀伤细胞的产生，但疗效有待进一步证实。

(三)基因治疗

是指以正常和野生型的基因插入靶细胞的染色体基因组中，以替代、置换致病或变异基因，从而恢复细胞正常表型的一种治疗方法。主要包括靶细胞的选择、将目的基因导入靶细胞的基因转移方法、目的基因的正常表达、目的基因的选择和应用4个方面。一般包括免疫基因治疗、反义基因治疗、抑癌基因治疗、自杀基因靶向治疗等。

(四)保肢手术

保肢手术最基本的要求是将肿瘤整块切除，在瘤体四周均保留一层正常组织，即达到广泛性切除。然而手术切除边缘的大小直接决定能否采取保肢手术，骨肿瘤切除后骨缺损如何有效重建亦成为保肢手术时所必须面对的主要问题，因此，如何在广泛性切除下尽量减小手术切除边缘成为保肢手术的关键。肢体骨肉瘤的保肢手术必须严格掌握适应证和禁忌证。

保肢的适应证有：

(1)主要的血管和神经未受累。

(2)患者的全身情况和局部软组织条件，可以达到广泛性的切除。

(3)无肺部等远处的转移病灶，或者有转移病灶但可以被治愈。

(4)对化疗反应好的骨肉瘤。

(5)患者有强烈的保肢愿望，且在经济上可以承受高强度的化疗。

对于出现下列情况应视为保肢禁忌证：

(1)主要的血管和神经受累。

(2)主要的肌肉将随肿瘤被切除；局部的软组织条件不好，例如，皮肤瘢痕，皮肤弹性差，皮肤感染等。

(3)发生了病理性骨折，肿瘤细胞突破生理屏障，随血肿扩散污染了周围的正常组织等。随着新辅助化疗、手术技术及骨重建方法的发展，保肢已成为骨肉瘤外科治疗的主要治疗方向，截肢相对减少。

近年来，骨肉瘤治疗尚处于平台期，化疗疗效基本没有很大的发展和提高，多学科的联合尚需要进一步加强，保肢手术尚需要进一步规范。而近年来的免疫基因治疗、病毒增殖溶瘤治疗、肿瘤血管靶向治疗等治疗方法，越来越成为肿瘤研究热点，取得了一定的进展，显示了一定的潜力。如果将这些治疗方法与化疗、手术联合应用于骨肉瘤的治疗，可望得到突破性进展。

第五节　骨淋巴瘤

一、概述

淋巴瘤是一种起源于淋巴结的恶性肿瘤，它可以分为霍奇金淋巴瘤(HD)及非霍奇金淋巴瘤(NHL)两大类，临床上霍奇金淋巴瘤较少见，而非霍奇金淋巴瘤较常见。

骨淋巴瘤是一类较少见的恶性肿瘤，它可以是原发于骨的单一病变，也可以是淋巴瘤晚期全身播散的表现，有时两者很难区分。1928年，Oberlin首次发现了原发性骨淋巴瘤(PLB)。

1939年，Parker和Jackson首次提出了骨原发性淋巴瘤的概念。以后陆续有文章对该病的临床、病理、诊断及治疗进行了系统的讨论，过去又称网状细胞瘤或淋巴肉瘤。据国外统计，原发性骨恶性淋巴瘤占所有结外淋巴瘤病例中的3%～5%，占所有原发性恶性骨肿瘤的5%，大多数为非霍奇金淋巴瘤。

二、诊断

(一)病史要点

1.发患者群

各年龄组均可发病，主要见于20～40岁，男女之比为2∶1。原发性骨淋巴瘤的发生率较低，但也以成年人为主，儿童少见。近年来，国外感染人体免疫缺陷病毒的患者增多，上述人群中淋巴瘤骨侵犯较为常见。

2.发生部位

淋巴瘤侵犯骨的部位较广泛，几乎全身各骨均可累及，其中颌骨、颅骨、骨盆、脊柱、股骨等部位较常见。有人统计颌骨为最常见的发病部位，四肢长骨中股骨最常见，也是原发性骨淋巴瘤常见的发生部位。

3.症状及体征

骨淋巴瘤患者常见症状为疼痛，约2/3的患者疼痛为首要症状，甚至为首诊症状，表现为钝痛、胀痛。有些患者以局部肿胀、包块为首诊症状。发病早期，疼痛较轻，呈间歇性，因此，有些患者自出现症状至就诊时间可达16个月以上，一般4～8个月，通常患者的一般状况良好。病程晚期，疼痛可发展为持续性，并有夜间疼痛现象。由于该病早期症状轻微，起病较缓慢，有相当数量的患者直到发生病理性骨折时方才就诊。有文献报道病理性骨折发生率可达20%以上，椎体淋巴瘤主要症状为局部疼痛，但较轻微而骨破坏较为明显，因此，病理性骨折更为常见，有些患者可造成截瘫。

(二)查体

骨淋巴瘤患者可伴有发热、无力、体重减轻等全身症状。根据统计，全身播散的骨淋巴瘤累及骨病变的病例中，20%～30%的患者伴有全身症状；而在原发性骨淋巴瘤患者中，伴有全身症状的病例非常少。四肢长骨淋巴瘤除局部疼痛外，可有肿胀及软组织包块，表面有静脉怒张，皮温高，压痛明显等。

(三)相关检查

1.实验室检查

部分病例可有贫血、白细胞增高、血沉增快、碱性磷酸酶增高，但原发性骨淋巴瘤患者化验检查多正常，有些病例有轻度的碱性磷酸酶增高。骨髓象检查常无特异性，可见粒细胞、原核细胞增多，网状细胞、浆细胞增多等，肝肾功能检查应常规进行，对判断淋巴瘤的全身播散有一定帮助。

2.影像学检查

骨淋巴瘤X线片检查变异很大，并无特征性表现。X线片也很难与其他类型的恶性骨肿瘤相区别，长骨淋巴瘤位于干骺端，也可见于骨干。根据X线片特点可分为溶骨型、硬化型及混合型三种，其中溶骨型最常见，文献报道占46%～77%；其次为混合型，占16%～40%；单纯硬化型较少见，文献报道在4.3%～15%。溶骨性病损往往范围较广泛，有些与正常组织之间有轻度硬化带，这种硬化带常是不连续的。单纯溶骨型X线片上较少见骨膜反应，少数有骨膜反应。四肢长骨淋巴瘤常伴有明显的软组织包块影。椎体淋巴瘤以骨破坏为主，但间隙尚存在，严重者附件可受累，有时多个椎体同时受累，椎旁软组织多有梭形肿块，类似椎旁寒性脓肿。病理性骨折在淋巴瘤较常见，无论是四肢骨还是椎体，有时是患者就诊的主要原因。

像其他骨肿瘤一样，放射性核素扫描(SPECT)是一种敏感的检查方法，可以早期发现骨的病变，缺点是假阳性率较高，且不能准确判断其病理类型，常用的核素有^{99}锝(^{99}Tc)。

20世纪70年代开始，国外采用^{67}镓(^{67}Ga)扫描成像诊断淋巴瘤，阳性率较高，该方法对骨淋巴瘤的诊断率也较高，可以作为对疗效判断的指标之一。

近年来，Cq及MRI广泛用于淋巴瘤的诊断。特别是MRI能很好地显示淋巴结的病变。对于骨淋巴瘤，CT及MRI除可以判断肿瘤的部位及骨破坏程度外，尚可以清晰地显示周围软组织肿块的情况，也可以看到瘤内结节形成。对于有条件的病例，应考虑行腹部、胸部的CT及MRI检查，这对于淋巴瘤的诊断及分期有较大意义。

3.病理检查

骨的原发恶性淋巴瘤为肉眼观察病变呈灰白色、在骨内弥散性浸润生长的肿瘤。组织学活检要求未经挤压的非脱钙标本，才能很好地显示细胞形态，一般穿刺活检通常不能满足要求。有多种细胞类型，最常见的为大细胞型，肿瘤细胞体积大，胞核不规则成分叶状，细胞被基质内嗜银染色阳性的网状纤维包绕，未分化的非割裂小细胞样淋巴瘤及分化好的小淋巴细胞样淋巴瘤比较少见。除此之外尚有浆细胞、淋巴细胞、组织细胞(巨噬细胞)和嗜酸性细胞。典型的李－斯细胞体积大，轮廓清楚，胞浆丰富，核仁成对，如镜影。有些骨的恶性淋巴瘤，其细胞呈圆形，组织学上类似肉瘤表现，常用免疫组织化学方面来帮助诊断。

(四)鉴别诊断

1.尤文肉瘤

组织学上，特别是在儿童，需与尤文肉瘤鉴别诊断。一般来说，淋巴瘤的细胞核比尤文肉瘤大，呈圆形，胞浆边界较清楚。两种肿瘤所具有的不同标志物也可帮助鉴别诊断。恶性淋巴瘤的特征之一是嗜银染色，可发生网状纤维围绕单个细胞或穿插于细胞群中，但在低分化或未分化的恶性淋巴瘤细胞中，可能缺少这种网状纤维。有些肿瘤可以介于淋巴瘤与尤文肉瘤之间的移行方式出现，在此情况下鉴别诊断比较困难，但尤文肉瘤的瘤细胞糖原染色阳性，而多数淋巴瘤网状纤维染色阳性，这些方法有助于鉴别诊断。

2.嗜酸性肉芽肿

有一些少见类型的嗜酸性肉芽肿，其中绝大多数细胞是组织细胞，只有少量的嗜酸性细胞存在，此时，很容易与组织细胞型的淋巴瘤相混淆。

3.慢性骨髓炎

有些慢生骨髓炎的病理组织中可有大量淋巴细胞浸润，此时，需要与淋巴细胞样与组织细胞样混合型的淋巴瘤鉴别。

4.软骨母细胞瘤

细胞学上有些大细胞型的淋巴瘤与软骨母细胞瘤有相似之处，但鉴别应该不是很困难。

恶性淋巴瘤细胞缺少软骨母细胞瘤软骨基质形成、钙化及多核细胞。但软骨母细胞瘤及大细胞型淋巴瘤都具有网状纤维染色阳性，不能用银染色对两者进行鉴别。

三、治疗

(一)保守治疗

淋巴瘤对放疗、化疗均较敏感，特别是放疗，是多数学者推荐使用的治疗方法。骨淋巴瘤也遵循这一原则，包括原发性骨淋巴瘤。常用的放疗剂量是35～45Gy，范围应包括肿瘤周围4～5cm边界，如伴有淋巴结肿大，可同时行放疗。放疗可以不受年龄的限制，根据国外报道有些年龄小于10岁的儿童患者行放疗，也取得较好的效果。20世纪60年代以来，化疗引入淋巴瘤的治疗中，也包括骨淋巴瘤的治疗，取得良好的效果，常用的药物有环磷酰胺、长春新碱、泼尼松等。

(二)手术治疗

除非发生病理性骨折，一般外科干预是不需要的。有些学者报道四肢长骨溶骨性病损经放疗后出现硬化，使肿瘤得以控制。也有学者主张对原发性骨淋巴瘤特别是单一长骨病变采取手术切除病变，辅以放疗、化疗，也取得较好的效果。对于脊柱骨淋巴瘤，许多学者主张手术治疗，即使是合并截瘫的病例，采用前方或侧前方减压术成为一种普遍应用的方法。另外，高位截肢术也是某些学者推荐的治疗四肢长骨淋巴瘤的方法。

四、预后评价

骨淋巴瘤预后良好，目前国内外报道的资料，无论是放疗、化疗和放疗联合应用或手术治疗辅以放疗、化疗均取得较好的效果。据Mayo Clinic 400余例骨淋巴瘤治疗效果分析，采用放疗、放疗和化疗联合应用，5年及10年生存率分别是53%和42%。而哈佛医学院的统计该病5年与10年生存率分别达到78%和73%。髂骨、脊柱骨淋巴瘤治疗后复发率高，治疗效果相对也差。脊柱骨淋巴瘤患者治疗后的5年生存率仅为24%，而单一股骨病变的患者治疗效果则较好，5年生存率可达79%。一般认为，儿童骨淋巴瘤行放疗、化疗后局部复发率高，成年患者中，淋巴瘤全身播散机会更大些。

第六节　多发性骨髓瘤

一、概述

多发性骨髓瘤或称浆细胞肉瘤是一种浆细胞恶性肿瘤，是最常见的骨原发性肿瘤，以广泛的溶骨性破坏伴有贫血、高钙血症、肾功能受损为特点。

本病由Rustizky于1873年首先描述其病理并定名为多发性骨髓瘤(MM)。近年来，多发性骨髓瘤发病有增高趋势，发病率为(2～3)人/10万人。MM属造血系统肿瘤，其基本异常为成熟及非成熟的浆细胞进行性增殖。这种不断增殖的浆细胞被认为是单克隆的细胞，浸润骨髓及软组织，生产一种类型的重链和一种轻链的免疫球蛋白，通常是M蛋白，引起骨骼破坏、贫血、肾功能损害和免疫功能异常等。

二、诊断

(一)病史及查体要点

1.好发人群

发病年龄多见于中老年,以50~60岁为多,40岁以下者较少见。男性多于女性,男女比约为2:1。

2.好发部位

多见于脊柱、颅骨、肋骨、胸骨和骨盆,但可以累及任何有造血性红骨髓的骨骼。

3.病程

多发性骨髓瘤起病多缓慢,患者可有数月至十多年的无症状期,此谓“临床前期”。

4.主诉

临床期表现复杂多样,最常见的主诉是疼痛。因为正常的免疫球蛋白生成缺乏,患者常出现细菌性感染导致发热。高钙血症引起精神错乱、虚弱和嗜睡。其他症状包括贫血症状、出血、肾功能不全症状、关节痛、消化道症状、骨骼变形及病理性骨折、脊髓压迫症状等。

(1)浸润性表现。

1)骨痛:骨痛常常是早期和主要症状,其中以腰骶痛最常见,其次是胸痛、肢体和其他部位疼痛。早期疼痛较轻,可为游走性或间歇性,因而易误诊为风湿痛。

后期疼痛较剧烈,活动、负重加重,休息及治疗后减轻。

2)骨骼变形和病理性骨折:骨髓瘤细胞浸润,破坏影响皮质血液供应,引起弥漫性骨质疏松、局限性骨质破坏并可形成局部肿块,且常呈多发性。胸、肋、锁骨连接处发生棉球样结节,骨质破坏处易引起病理性骨折,且往往多处骨折同时存在。

3)造血器官的损害:贫血常见,可为首发症状,贫血多为中度,后期严重;血小板减少多见,可伴有出血症状。

4)髓外浸润:受侵器官组织中以脾、肝、淋巴结、肾脏为最常见,呼吸道和口腔中单发软组织骨髓瘤的机会较其他部位为多。

5)神经系统病变:可首发或后期出现,最多见为胸、腰椎脊髓受压引起截瘫。病理性骨折也是造成骨髓压迫的另一重要原因,且多数病例在截瘫前可出现相应的神经根疼痛。颅骨肿瘤可直接压迫引起相应的临床症状。周围神经病损以进行性、对称性四肢远端感觉运动障碍为主。

(2)大量M蛋白及其多肽链引起的临床表现。

1)肾功能损害:半数左右患者有肾功能损害,可作为首先症状或在病程中发生,尿蛋白常有本周蛋白存在。M蛋白及其多肽链可致肾小管变性、扩张、堵塞,导致肾单位的破坏和肾衰竭。肾衰竭可为慢性或急性,是本病仅次于感染的死亡原因。

2)易感染性:正常免疫球蛋白形成减少和γ球蛋白分解代谢增加,是易感染的主要原因。感染概率较正常人高15倍。近年来,以革兰阴性杆菌感染为主,病毒感染也有所增多,感染是本病致死的主要原因。

3)高黏稠性综合征:患者血液黏滞度增高与血清中大量M蛋白增多和γ蛋白本身黏滞度变化有关。血液黏滞度增高后影响血液循环和毛细血管内的灌注,引起组织器官淤血、缺血、缺氧改变,其中以脑、眼、肾、肢端最为明显。

4)出血倾血:为本病常见,原因不一。血小板生成减少、M蛋白导致血小板功能障碍、M蛋白直接抑制Ⅷ因子活性等都是导致出血的原因。

(3)其他。

1)伴有其他肿瘤:尸检可见本病患者约有19%可合并其他肿瘤,这些肿瘤中非淋巴网状系统肿瘤发生率明显增加,尤其是乳腺癌、脑癌、胆道肿瘤。也有报告合并霍奇金病、淋巴肉瘤、网状细胞肉瘤、骨髓纤维化、Kaposi肉瘤等。

2)与淋巴细胞、自身免疫性疾病关系密切:Golderberg等报告其风湿性关节炎发生率远远高于一般居民发生率,也有报道伴皮肌炎等疾病者。

(二)辅助检查

1.实验室检查

在无症状期,可有血沉增快、M球蛋白或原因不明的蛋白尿。由于骨髓的功能障碍,患者可能有贫血和血沉升高,血浆电泳可以发现单克隆免疫球蛋白,患者的尿样中可以发现本周蛋白、免疫球蛋白轻链亚单位。

骨髓穿刺活检对本病具有特异诊断的意义,病变部位显示骨髓有核细胞多呈增生活跃或明显活跃。当浆细胞在10%以上,伴有形态异常,应考虑本病的可能。骨髓瘤细胞大小形态不一,核染色质较疏松细致,核周淡染环多消失,胞浆嗜碱,深蓝、不透明泡沫状;有的瘤细胞胞浆内有Russell小体,有的胞浆内充满大而浅蓝色空泡并具立体感,谓之葡萄状细胞(grapecell);并可见双核、三核及少数多核的瘤细胞。50%～80%的骨髓瘤患者尿出现本周蛋白阳性。此病初期,本周蛋白常间歇出现,晚期才经常出现。注意本周蛋白亦非此病特有,其他疾病如骨骼转移癌、多发性肉瘤、纤维囊性瘤等多种疾病亦可呈阳性反应。

约95%的患者,血清球蛋白增多,血球蛋白比例倒置,做醋酸纤维膜电泳可见一异常电泳图形,即M球蛋白。

由于骨质广泛破坏,大量的钙进入血循环,出现高钙血症,晚期及肾功能不全患者,血磷可显著升高。血清碱性磷酸酶大多正常或轻度升高,此与骨转移癌有区别,血清尿素氮和肌酐增高。

2.影像学检查

本病早期骨骼X线检查常无阳性改变。根据肿瘤细胞动力学研究,只有当单位瘤细胞增殖至一定数量时才能出现X线可见的破坏灶。影像学特点是大小不等的不规则的溶骨性缺损,溶骨区域常被描述为"轧空",没有骨膜反应。侵蚀从骨髓内开始,进展性地穿过皮质。典型的X线片表现包括广泛性骨质疏松改变、多发性骨质破坏和病理性骨折,此外硬化性骨质变化偶可见到。

近年来发现,对多发性骨髓瘤者行CT扫描有以下优点:①均能证实所有X线检查结果。②病变的更大范围尤其是髓外浸润病灶的范围能更好确定。③发现X线检查阴性的多发性骨髓瘤病灶尤其是病变早期等。

MRI检查有时能先于X线检查发现骨病,利用短反转时间的反转恢复加权技术,能减少骨髓中脂肪对背景的影响,MRI对描绘脊柱和骨盆病变方面具有优势。锝99标记物对骨髓瘤骨病检查灵敏度和特异度均较高，可发现 X 线不能发现的病灶，但同时存在一定的假阳性和假阴性。

3.病理学检查

大体检查，髓隙被弥漫的棕红色的凝胶样组织替代，可以看到大约 1cm 大小的肿瘤结节。镜下，多发性骨髓瘤是由大片的浆细胞组成，这些细胞异型性的程度没有预后价值。溶骨性破坏是由浆细胞释放的细胞因子刺激破骨吸收增加造成的。

(三)鉴别诊断

(1)骨髓穿刺活检发现大量骨髓瘤细胞，此为最主要的诊断依据。但浆细胞增多也可见于类风湿关节炎，骨髓内肿瘤转移、慢性炎症等诸多疾病，但在上述疾病中，浆细胞一般不超过 10%，且无形态异常。

(2)骨质破坏性改变：此需和肿瘤骨转移、老年性骨质疏松、甲状旁腺功能亢进等相鉴别。

(3)高球蛋白血症：主要为 M 蛋白和(或)蛋白尿(尿中可检出本周蛋白)，但 M 蛋白及本周蛋白尚可见于其他疾病如转移癌、巨球蛋白血症、多发性肉瘤等。

(四)诊断标准

WHO 诊断 MM 标准(2001)如下：诊断 MM 要求具有至少 1 项主要标准和 1 项次要标准，或者具有至少 3 项次要标准而且其中必须包括①项和②项，患者应有与诊断标准相关的疾病进展性症状。

1.主要标准包括

(1)骨髓浆细胞增多(>30%)。

(2)组织活检证实有浆细胞瘤。

(3)M－成分：血清 IgG>35g/L 或 IgA>20g/L 或本周蛋白尿>1g/24h。

2.次要标准包括。

(1)骨髓浆细胞增多(10%～30%)。

(2)M－成分存在但水平低于上述水平。

(3)有溶骨性病变。

(4)正常免疫球蛋白减少 50%以上：IgM<0.5g/L、IgA<1g/L 或 IgG<6g/L。

三、治疗

多发性骨髓瘤的治疗包括化疗、放疗、手术治疗、止痛剂以及骨髓移植等。只有患者从这种疾病中完全康复，骨病变才能愈合。二磷酸盐用来抑制骨吸收和随后的高钙血症。

(1)化学治疗化疗的目的是延缓多发性骨髓瘤疾病的病理过程，避免骨质破坏的进一步加重。细胞周期非特异性药物是化疗最有疗效的药物，以美法仑及环磷酰胺为首选。过去以 MDC(多药联合化疗)为主，现有人推荐 MP 方案(美法仑＋泼尼松)为多发性骨髓瘤诱导缓解治疗的首选标准方案。VAD 方案也被认为是一种用药少、疗效高、药效快的诱导方案。

(2)支持治疗对患者出现的伴随症状，对症或紧急处理输红细胞及注射雄激素促进正常造血以纠正贫血；高血钙症应用大剂量泼尼松和(或)加用降钙素等；口服别嘌醇治疗高尿酸血症；血黏滞度增高者用青霉胺或考虑血浆分离，控制感染，改善肾功能；脊髓压迫者应用大剂量激素，局部放疗或紧急行椎板切除减压术；骨痛应用止痛药物、放疗等；对有病理性骨折者按一般骨折治疗原则处理,可做内固定术;四肢病变累及软组织者可考虑行姑息性截肢。

(3)放射治疗本病对放疗较敏感,局部骨痛或有病理性骨折者,局部照射可减轻症状,但对病程经过帮助不大。

(4)其他二磷酸盐治疗的适应证为:平片显示溶骨性改变,骨平片或骨无机质密度测定提示骨量减少,高钙血症。对于孤立性浆细胞瘤,不推荐使用二磷酸盐。

止痛剂的应用应当遵循癌症止痛治疗的原则,常用止痛剂有单一非阿片类止痛剂、非类固醇类抗炎药(尽量避免使用)、弱阿片类、强阿片类、合成阿片类。

除传统治疗方法外,人们开始探索治疗本病的新方法,如 α－干扰素治疗此病。体外研究证实 α－干扰素与美法仑联合具有协同作用,与泼尼松合用具有加强作用。另有学者开始研究骨髓移植(BMT)治疗此病,同种同基因 BMT 有良好疗效,但不能避免晚期复发,这一问题如何解决,仍有待进一步探讨。

四、预后评价

不经治疗,伴骨病变的患者平均生存期只有 6～12 个月,死亡的原因通常是感染和出血。全身化疗和支持治疗等对骨髓瘤细胞的减少、临床症状及体征的改善、健康状况的恢复已较以往有明显进展。

五、最新进展

多发性骨髓瘤可引起骨质疏松、病理性骨折、高钙血症、骨痛等骨科相关疾病。目前认为,引起这些相关疾病的发生机制是由于骨髓内破骨细胞的激活和成骨细胞功能的抑制造成的,也有多种其他细胞因子作用于其中。

在临床相关实验室检查中,多种反映骨吸收的生物学指标也具有一定的参考价值。例如,空腹尿钙/肌酐比值升高,空腹尿羟脯氨酸/肌酐比值升高,尿吡啶啉和脱氧吡啶啉的增多,血抗酒石酸酸性磷酸酶的增高,Ⅰ型胶原交联氨基末端肽和羧基末端肽,这些都是敏感性和特异性较高的骨吸收指标,其水平变化也能反映治疗的效果。

在治疗方面,二磷酸盐类药物的应用是目前研究的热点之一,有关的适应证、用法用量,目前仍在进一步完善。手术治疗主要用于病理性骨折的治疗,椎体成形术和后凸成形术是较新的术式,特别是后者,除可稳定脊柱、缓解疼痛外,还能使后凸脊柱恢复原先的高度。其他的治疗手段,如蛋白酶抑制剂、伊马替尼、抗 RANKL 疗法尚在进一步研究之中。

第七节 骨巨细胞瘤

一、概述

骨巨细胞瘤是较常见的原发性骨肿瘤之一,占所有原发性骨肿瘤的 5％～9％。该肿瘤具有较强的侵袭性,对骨质具有很大溶蚀破坏作用,但极少有反应性新骨生成及自愈倾向;可穿过骨皮质形成较大的软组织包块;肿瘤生长活跃,采用通常的刮除法复发率甚高;部分病例因局部感染、外伤或经久不治而发生恶变,另有一小部分病例,其组织形态一开始就有趋向恶性的征象，或基本上是一种含有多量巨细胞的恶性巨细胞瘤，少数病例可出现肺转移。

二、诊断

(一)病史及查体要点

1.好发人群

好发年龄为20～40岁，男女性别无明显差异。

2.好发部位

好发于长管骨，尤其为股骨下端和胫骨上端及桡骨远端。发生部位大多在骺端，但骨巨细胞瘤仅发生于已闭合的骺板，在骨骺生长的患者中诊断骨巨细胞瘤应慎重。

3.病程

肿瘤生长活跃，平均病期为10个月左右。

4.主诉

最早期的主诉为疼痛，其次为肿胀，疼痛不剧烈，无碍睡眠。约有16%的病例以病理性骨折就诊，邻近关节的肿瘤，生长缓慢，关节活动常受限。疼痛症状加重是因为病灶破坏到皮质和激惹骨膜或瘤侵犯骨而发生病理骨折。

5.过去史

有些病例在发病前有损伤史。

(二)辅助检查

1.影像学检查

X线片显示肿瘤范围清楚，初发时病变在骨骺内旁侧，发展后可占骨端的全部，病灶呈溶骨性破坏，有局限的囊性改变，周围一般有反应性薄层骨壳存在，骨壳内壁可有骨嵴突出于病灶内，形成X线下所见“分叶状”或“肥皂泡样”改变，囊肿样透明阴影内无钙化点或新生骨质。其扩展一般为软骨所限，不破入关节，少有骨膜反应，有的可以穿破骨皮质，进入软组织。

2.病理学检查。

(1)大体观：瘤组织通常是实质性，质均匀，由软而脆且易出血的肉芽样组织所构成，无纤维包囊。由于瘤组织易出血和坏死，故可出现多种多样的病变。因血红蛋白的变化，可使肿瘤呈红棕色或绿色，血肿的纤维化可使肿瘤呈灰白色，瘤组织坏死，可使肿瘤呈黄色或形成假囊肿，囊内可能含有胶状或棕色液体。骨质因肿瘤扩张压迫而萎缩。当骨膜下的皮质骨萎缩消失后，骨膜即产生新生骨，在肿瘤进展中新骨消失和再生继续反复，以致在X线片上皮质骨似乎有被肿瘤由内向外扩张而变薄的错觉。

(2)镜下所见：巨细胞瘤组织富含细胞，由圆形、椭圆形或纺锤形的单核基质细胞和弥散分布的多核巨细胞组成。此种多核巨细胞为巨细胞中最大者，含胞核数目最多，可多达200个，普通在50个左右，均集中于细胞中心部位。胞核形状与基质细胞的胞核同，故多数学者认为此种巨细胞系由基质细胞融合而成。基质细胞的形状、分布和排列，对骨巨细胞瘤的性质有极重要的意义。

(三)鉴别诊断

1.动脉瘤样骨囊肿

骨巨细胞瘤有可能与动脉瘤样骨囊肿混淆，特别是瘤内有出血、坏死及囊性变时。在这种情况下，应该做多处实质肿瘤部位的病理学检查。动脉瘤样骨囊肿的组织不像前者那样脆，容易从骨壁上剥离，而骨巨细胞瘤组织较脆、软，不易剥离干净。

2.良性纤维组织细胞瘤

良性纤维组织细胞瘤影像学上可能与骨巨细胞瘤一致，但病理学上呈现弥散的非骨化性纤维瘤模式，也有少数病例病理学上兼有巨细胞瘤和良性纤维组织细胞瘤的特征。

3.原发性甲状旁腺功能亢进

原发性甲状旁腺功能亢进的骨病变组织学上可能与骨巨细胞瘤一致。根据临床、影像学及实验室检查，诊断容易做出。下列情况应怀疑甲状旁腺功能亢进：

(1)非典型的骨巨细胞瘤临床及影像学特点。

(2)非巨细胞瘤好发部位。

(3)肿瘤呈多部位。血钙如升高，即可否定骨巨细胞瘤的可能。

4.转移性骨肿瘤

部分转移性骨肿瘤病理学上与骨巨细胞瘤有相似表现。老年患者应当考虑转移性肿瘤及浆细胞瘤的可能性比较大。

5.Paget 骨病

发生于 Paget 骨病的骨巨细胞瘤少见。肿瘤可发生于非骨巨细胞瘤的好发部位，如椎体、骨盆、头面骨等，也趋向于多部位，累及两处以上的 Paget 病变骨，X 线显示不典型的骨巨细胞瘤特征，包括 Paget 骨病的溶骨性肿瘤的表现。病理学上与原发骨巨细胞瘤相同，它的自然过程是无限制地生长，由于位置特殊及多病处，外科治疗难以起效。通常 Paget 骨病的骨巨细胞瘤不转移，有些病例对刮除及放疗反应良好，虽然有向肉瘤转化的危险，但放疗对骨巨细胞瘤及 Paget 病都有作用。

6.其他骨肿瘤

从影像学上看，成人骺线附近的一个溶骨性破坏，应当考虑到软骨肉瘤，肿瘤内常有斑片状钙化。如果病变呈浸润性破坏，并有骨膜反应，则恶性纤维组织细胞瘤或血管扩张型骨肉瘤的可能性大。在未成年人，位于骺端的病变通常是成软骨细胞瘤，而在干骺端部位的病变，经常是动脉瘤样骨囊肿。骨肉瘤中也可有局限性骨巨细胞瘤和动脉瘤样骨囊肿的病理结构。

三、治疗

(一)病灶刮除及填充剂植入术

早期病例如局部破坏并不严重，肿瘤附近的关节面保持完整，一般应采用彻底刮除和小块植骨填充术。最好切除一侧腔壁，使周围肌肉的血运便于进入植骨区。由于肿瘤的壳壁呈蜂窝状，刮除常不彻底造成复发。为了杀灭隐藏于骨壁的微小蜂巢状凹陷内的瘤细胞，使用各种化学性腐蚀剂涂抹瘤壁；或用液氮造成的低温杀灭瘤细胞，或利用充填的骨水泥在聚合过程中产生热量杀灭残留的瘤细胞。这些措施确实起到了降低复发率的作用，但 5%～10%的病例依然复发。对于复发病例，采用上述的方法再次处理，复发率较首次手术为高。近年来术中磨钻的应用得到了大部分学者的肯定，有助于降低骨巨细胞瘤术后的复发率。对于发生在肩胛骨、骨盆等处的巨细胞瘤，刮除时会遇到可怕的出血。这种情况下更难以达到刮除的彻底性，局部控制率更低。植骨采用异体骨会有更好的生物效应，便于关节功能恢复，虽并发症发生率较高，但有约 3/4 的病例可得到可接受的功能。桡骨远端自体植骨和关节融合术的并发症同样高，但大多数病例可取得满意结果。

（二）病段切除、重建或截肢术

如病变部分切除后对功能影响不大，如腓骨上端、尺骨下端、桡骨上端、手骨、足骨等，可采取局部切除手术。如经活组织（或经刮除治疗所得的肿瘤组织）检查证明有恶性倾向者，或范围较大，有软组织浸润或术后复发，也应采取局部切除手术。

病损如是高度膨胀和破坏性或发生在腓骨近段膨胀部的，应做广泛切除，多发性也应广泛切除。手术重建方法最终根据骨缺损程度确定，或无须重建手术。对于有明显恶性变化的巨细胞瘤，则应行截肢或关节离断术。

有的切除肿瘤后失去关节作用，如股骨颈，可考虑切除后应用人工关节或关节融合术。有些复发病例也可实施节段截除肿瘤假体置换术。由于患者多为中青年，假体置换远期的功能效果堪忧，并发症多，如骨不连接、关节僵直、假体松动、感染等，可造成严重病变，甚至导致截肢。

（三）转移病灶的治疗

多数肺转移的病例为Ⅱ级骨巨细胞瘤，不论是原发还是复发，都可发生肺转移。转移病灶可通过肺的楔形切除而治愈，辅助性放疗只用于不能手术的病例。

（四）其他治疗

放疗用于在手术不易达到或切除后对功能影响过大者，如椎体骨巨细胞瘤。放疗剂量要足够，有一定疗效，少数患者照射后可发生恶变。经手术或放射治疗的患者，要长期随诊，注意有无局部复发、恶性改变及肺部转移。患者应在 2 年内定期随访，进行全面的胸部、腹及骨盆的 CT 扫描检查。

化疗对骨巨细胞瘤的效果并不满意，应慎重选择化疗药物。出现远隔转移的患者，无论是术前转移还是手术后转移，转移瘤切除前可应用化疗控制病情发展。不能切除的病变，可行血管栓塞。骶骨和部分脊柱的骨巨细胞瘤不宜使用外科手术，放疗可致肿瘤恶变，可用动脉栓塞疗法。

四、预后评价

骨巨细胞瘤刮除术后复发率为 40%～60%，1%～6%的病例发生肺转移。偶尔有的肺转移灶可长年保持不变或自行消退，然而，约有 20%的肺转移病例，病情可进展迅速，导致死亡。肺外转移很少见，转移病灶与原发病病理学表现性质一样，没有肉瘤表现。

肉瘤可以原发于骨巨细胞瘤，大多数是由良性骨巨细胞瘤发展而来，可称为骨巨细胞肉瘤。这样一种原发骨巨细胞肉瘤通常是纤维肉瘤或恶性纤维组织细胞瘤，属于高度恶性肿瘤，出现率较小，低于 3%。放疗可加速骨巨细胞瘤的恶性进展，通常剂量超过 30Gy，发生频率高且转化为肉瘤的时间也较短。有些病例恶变的间隔期较长，并且看上去骨巨细胞瘤已治愈，这些病例可能是放射诱发的新的肉瘤。目前，放射治疗设备大为改进，如果由于一些原因必须用放疗，必须长期随访。

五、最新进展

最近的研究表明，骨巨细胞瘤的生物学行为与 DNA 倍性呈现相关性。DNA 异倍体的形成是由于肿瘤细胞因增殖调节与生长控制系统障碍而获得无限增殖能力，需要合成大量核酸以满足其迅速生长的物质需要，表现为细胞核内 DNA 合成加速，含量增加，与细胞生长速度不平衡，造成核内 DNA 大量堆积，出现异倍体及非整倍体细胞。肿瘤恶性程度越高，异倍体细胞群越多。因此，DNA 倍性可以用来评估骨巨细胞瘤的临床预后。

骨巨细胞瘤中，随着恶性程度的增加及肿瘤的复发与转移，PTEN 蛋白的表达呈显著性下降，提示其失活对骨巨细胞瘤的恶变及获得性转移潜能产生了重要作用。MMP－7 的表达与肿瘤的增殖活性及肿瘤的浸润深度和淋巴结的范围有关。VEDF 改变了内皮细胞的活化形式，增强了 MMP－7 的释放，加快了基底膜的降解和内皮细胞的迁移。联合检测 PTEN、MMP－7、VEDF 可作为骨巨细胞瘤侵袭状态、转移与复发倾向的判定及手术方式选择的一种重要参考指标。

吴莹光等探索用二磷酸盐抑制骨巨细胞瘤的生长，发现二磷酸盐作用于体外培养骨巨细胞瘤后，细胞正常形态消失，甚至发生崩解。二磷酸盐抑制肿瘤细胞活性，诱导细胞凋亡，因此得出结论认为，二磷酸盐可能成为治疗和预防骨巨细胞瘤复发的一个治疗方法。

第八节　转移性骨肿瘤

指身体其他部位或器官发生的肿瘤，经过转移途径至骨组织而形成新的肿块。发生率较骨原发性肿瘤更常见，约占骨肿瘤 85％，也为严重致命的恶性肿瘤并发症。我国骨转移瘤患者占恶性肿瘤患者 20％～28％，发病率趋升，非肿瘤性“终末期”，严重疼痛，病理性骨折，生活质量差。一般认为骨转移瘤皆为恶性肿瘤，但如骨巨细胞瘤，存在跨间隔情况，而有良性、恶性之分存在，故认为存在极少数良性转移可能，但多称之为良性多发肿瘤。

一、病因病理

病因各异，发病年龄各异，主要组成为 40～60 岁恶性肿瘤多发年龄段。性别分布为男性多于女性。发病骨结构各异，依次为脊柱，骨盆，长骨，扁骨，短骨发病少。病理位置多位于髓腔内，极少在骨膜下。绝大部分为多发骨转移，所以生存信心低下，生存期降低。

骨转移肿瘤来源：女性以乳腺癌为最多，83％～86％，脊柱中以近原发灶节段为多，转移分布于胸椎、腰椎，溶骨性破坏为主，时间较长 4～6 年，碱性磷酸酶升高。男性以前列腺癌为最多，以骨为主要转移部位，占 83％～85％，腰骶部椎体多，骨盆髂骨，成骨性病变为主，酸性磷酸酶升高。无明显性别差异类：肺癌居多，骨转移比例约 45％，近原发灶脊柱段，胸椎对法，成骨性为主，发生时间快，4～6 月可发生。肾癌，骨转移比例 35％～39％，胸腰段多发，下肢长骨可见，溶骨性，转移时间为 1.5～2.5 年。甲状腺癌，转移颈椎较多。消化系统癌：包括直肠癌、胰腺癌、胃癌比例 8～12％，女性卵巢癌比例相同。

二、诊断

（一）临床表现

疼痛为首发，早期隐痛不适，刺痛，牵扯性不适，而后疼痛可出现放射，有别于器官特征性放射，性质可渐变持续，程度加重，时间以夜间疼痛、休息疼痛明显，鉴别于脏器疼痛，一般不带有脏器相关症状，承重部位运动疼痛加重，易发生病理性骨折。脊柱转移疼痛，发展后伴随神经症状，此疼痛相对较重，先出现疼痛后发病理性骨折及神经症状。骨质疏松性压缩性椎体骨折，一般伴随轻微外伤及运动史，骨折后疼痛加重，神经症状发生较少。

(二)影像学表现主要为X线表现

1.良性肿瘤

骨的形态大致不变，可有局部骨的结构，尚能保留，呈膨胀性，由于破坏，新骨形成及骨折，肿瘤的边缘界限清楚，周围不受侵犯。

2.恶性肿瘤

扩张突出畸形，骨的形态常有改变，不规则骨质破坏和瘤骨形成，改变较大，边缘大多不清楚，骨膜增殖明显，肿瘤附近骨常受侵犯，可有骨质破坏压迫性改变，附近软组织常被波及，广泛侵入，病理骨折多见。

(三)转移瘤病灶的诊断

转移途径有血行、淋巴路、直接蔓延等。其特点为：

(1)多发。

(2)红骨髓处。

(3)无骨膜反应。

(4)肘、膝以远转移少见。

(5)软组织肿块少。

但原发灶存在少数不可寻找率。区别骨肿瘤良性与恶性的特点，骨质损害分为：①溶骨型多见，以破坏为主。X线表现：多发、圆形破坏，边界不清，似虫蚀状，也可呈边界不清的大片状骨质破坏区，多引起病理性骨折。发生在脊柱的转移瘤应与结核鉴别。②成骨型较少见，多为生长较缓慢的肿瘤转移而来，如前列腺、乳腺及膀胱癌等。好发部位：骨盆及腰椎。

(四)诊断依据

既往病史，现病史，影像学评估给出临床诊断倾向，必须行病理诊断后确立临床诊断。病理活检可基本明确诊断，但可能发生：出血及神经损伤可能，有限切开手术破坏原有包围带和软组织间隙，甚至造成更大扩散可能，而且可能增加下次手术困难。

二、治疗

(一)治疗原理

转移性肿瘤因其病理性质为基点，对治疗的意义及方式应行综合全面考虑，并征得患者意愿和积极配合。在处理本类患者时应注意：积极处理病理性骨折，评估骨折风险，预防性手术。手术治疗的目的可简单表述为：缓解疼痛，保存和改善肢体功能，提高生活质量，延长寿命。

手术原则：肿瘤切除；骨缺损填充材料，异体骨，骨水泥；旁路生物力学建立；坚强内固定，长柄人工肿瘤关节。手术的术前评估及手术指征应评估较普通治疗而言，指征划定较困难，还应包括患者主观意愿在内，可实施手术在内的综合治疗方案。其包括：一般情况评估，工作生活甚至生存能力评估，手术耐受情况，是否化疗；转移瘤为孤立部位，无论原发灶是否明确或复发性肿瘤。预期生存大于3月，应外科治疗；原发灶无复发，术后大于2年骨转移，按原发癌积极处理。

(二)四肢长骨转移瘤治疗

主要根据 Mirels 评分考虑手术意义，大于 8 分，预期生存大于 3 月，考虑手术治疗，并帮助制订治疗方案。脊柱为骨肿瘤转移最多发结构，主要根据 Tokukashi 评分考虑手术意义。

(三)脊柱转移瘤手术治疗

明显神经损害或进行性减退，脊柱不稳定，顽固性疼痛，需手术明确诊断者，预期寿命＞12 周者，保守放疗化疗无明显效果者，需手术治疗。

手术治疗目的：稳定脊柱，缓解疼痛，改善生活质量，切除转移瘤，减少体内的荷流量，增加卫星灶对放疗的敏感，解除肿瘤压迫，改善神经功能，明确肿瘤病理阶段，指导治疗实施和后继治疗。

第九章　小儿骨科常见疾病

第一节　四肢骨折

一、锁骨骨折

锁骨骨折是小儿最常见的外伤之一，占上肢骨折的第三位，50%以上发生在 10 岁以下的儿童。它的发病率虽高，但预后较好。

(一)病因和病理

根据受伤类型可分为两种。

1.间接暴力

最常见，如婴幼儿跌倒或者从床上和椅子上摔落地面时，手或肘部着地使暴力向上传导到锁骨而发生骨折。

2.直接暴力锁骨

受到直接暴力的打击而发生骨折。若暴力过大，可造成粉碎性骨折。

产伤则是新生儿锁骨骨折的一大原因，锁骨骨折占产伤的第一位。产伤所致的锁骨骨折与许多因素有关，包括胎儿的体重、产式、产妇分娩的体位、接生者的经验等等。剖宫产一般很少引起锁骨骨折。

婴幼儿常常为青枝骨折，年长儿童则多为完全性骨折，可以没有明显移位，但大多有向前成角和缩短重叠畸形。小儿开放性锁骨骨折极为少见。

(二)临床表现和诊断

儿童锁骨骨折的诊断并不困难。一般有明显的外伤史，典型症状有患肩低垂，患儿常用健侧手托扶患侧肘部，以缓和患肢自身重量及胸肌和斜方肌对骨折断端的牵拉作用所致的疼痛。骨折局部有肿胀、隆起、骨擦音和触痛。应同时注意检查并在病历上记录有无呼吸急促、皮下气肿、血肿，患侧上肢有无肿胀以及感觉和运动功能有无障碍，以判断有无骨折端刺伤胸膜和锁骨下血管、神经。

婴幼儿如为青枝骨折，局部畸形、肿胀不明显，但活动伤侧上肢或按压锁骨时，患儿有啼哭和叫痛。当外伤史不清或临床表现不明显时容易漏诊，应予高度注意。

(三)治疗

对新生儿及婴儿锁骨骨折的治疗，大多数临床医师认为一旦确诊，不论有无移位，给予适当固定是必要的。对无明显移位者，固定可防止因活动而导致的骨折移位；对骨折明显移位者，固定制动可防止错位加重，减少软组织损伤。固定可用 8 字绷带，或者将患肢屈肘 90°，用绷带将患侧的上臂和前臂固定于躯干，固定时间为 2 周。另外仰卧睡眠时可在患侧肩下垫软垫以防止患肩过度下垂。

轻度移位的儿童和青少年锁骨中段骨折以及青枝骨折一般不需手法复位，为了舒适和减轻疼痛可将双肩用8字绷带固定3～4周。行8字绷带固定时，要注意8字绷带的走行方向，8字的交叉点在后背两个肩胛骨之间，不要搞反。固定时注意要松紧适度，双腋下可放一些棉垫，以避免过紧压迫腋下血管。固定期间要交代家长观察双上肢有无肿胀、麻木、发绀等异常情况，以便及时处理。也可采用“双圈法”固定：即用毛巾或绷带、棉花和纱布制成两个单独的软圈，套于两腋窝，在两圈在患儿的背后拉紧并用绷带固定，原理同8字绷带固定法。目前也有现成的8字固定支具可供使用。

当骨折严重移位，有刺破皮肤的危险时，也有人试行在固定前作闭合复位。一般需用局部麻醉，患儿取坐位，术者在患儿身后用膝部顶住两肩胛骨之间，再用双手向后牵拉两肩，助手可用手在前方沿皮下触摸辅助复位。复位后再用8字绷带外加石膏固定。

二、肱骨近端骨骺分离

肱骨近端骨骺由三个骨化中心发育而成，分别发育成肱骨头、大结节和小结节，在生后4～6个月、3岁和5岁左右顺序出现，于7～8岁左右三个骨骺融合成为肱骨近端一个骨骺。至19～22岁肱骨近端骨骺与肱骨干融合。因此，肱骨近端骨骺分离多发于11～15岁的青少年。

(一)发生机制

肱骨近端骨骺分离多为间接暴力所致，在前臂处于内收、伸直和外旋位时，外力沿肱骨干向上传导而造成骨折。常见的外伤方式是向后摔倒时，患者伸肘用手试图防止摔倒，由肱骨内收和前移产生的后外剪切应力而造成。另外，直接暴力或者摔倒时肩部外侧着地也可造成肱骨近端骨骺分离。干骺端常向前方移位，沿骨骺后面的骨膜附着一般比前面更为坚强，大多数情况下由于有较厚的骨膜套，骨折端会保持一种坚固的位置，后方骨膜袖的完整使之有很强的塑形潜能。但一旦骨膜被撕裂并向远端剥脱后，骨折端就变得很不稳定。

(二)临床表现和诊断

肱骨近端骨骺分离是5～15岁的儿童肩部损伤中最多的一种损伤。有患肢功能障碍、局部肿胀和压痛等表现。

对于完全移位的骨折，有上臂变短，呈伸直外展位，在接近喙突的腋前方形成异常突起。用手握住患侧屈曲的肘关节而另一手抓紧肱骨头时，可感觉到骨折断端的反常活动和骨擦音。无明显移位者可无上述症状。通过正侧位的X线拍片可以做出诊断。

(三)治疗

婴幼儿的骨骼损伤为Salter－HarrisⅠ型，如上臂出现缩短和外展畸形，应通过手法牵引来恢复上臂的长度和力线，牵引时使上臂外展90°、屈肘90°、外旋15°～25°。一般不需麻醉，也不必追求精确的复位。然后对肩和上臂用Velpeau绷带固定3～4周。

6岁以上的儿童和青少年多为Salter－HarrisⅡ型，如果没有移位，用Velpeau绷带固定4周即可。有轻度移位但成角畸形不超过20°者，可在无麻醉下试行轻柔手法复位，然后用Velpeau绷带固定4周，同样不必追求精确的复位。如果成角畸形超过20°，则应该手法复位使之达到可以接受的位置。

因为肩关节是人体骨骼中活动范围最大而且不负重的关节，年龄越小生长潜力越大，一般20°或以下的成角畸形以后可以通过自体塑形而获得纠正。肱骨上端伸出的骨性突出，可能会使上肢的内收和内旋受限，但在数年后这些骨突大多被吸收和塑形，肩关节的活动功能可以恢复正常。超过11岁的伴有严重移位的畸形不能完全纠正，常残留一定的缩短和成角。

年龄超过11岁或成角超过20°的移位骨折，一般手法复位不满意者，也可在麻醉后，C形臂X线影像增强仪监视下复位，如复位后骨折稳定，可用Velpeau绷带固定4～5周，直至骨愈合到允许肩关节徐缓活动的程度。如骨折不稳定，可在复位后从外侧的肱骨干经皮斜向插入2根克氏针穿过骺板固定，以维持复位后的位置。针尾埋于皮下，术后3～4周拔出。上臂于中立位固定。

三、肱骨干骨折

肱骨干骨折指的是由肱骨的胸大肌止点上缘至远端肱骨髁上间所发生的骨折。小儿的肱骨干骨折并不是很常见。

（一）发生机制和移位

肱骨干骨折多为直接暴力所致，如摔倒时一侧上臂着地，骨折多为横断或粉碎型骨折。间接暴力所造成的多为斜行或螺旋形骨折。如果轻微外力造成肱骨干骨折，要注意是否为病理性骨折，仔细检查肱骨干骨折部位有无骨囊肿、骨纤维结构不良等基础病变。

肱骨干骨折后，由于骨折部位肌肉附着点不同、暴力作用方向及上肢体位的关系，可有不同的移位情况。

当骨折在肱骨的中上1/3，在三角肌止点以上者，骨折的近端受到胸大肌、背阔肌和大圆肌的牵拉而向内收、内旋，骨折远端在三角肌的牵拉下向外、向上移位。

当骨折在肱骨的中下1/3，即在三角肌止点以下者，骨折近端受三角肌、喙肱肌牵拉的作用而向外、向前移位，骨折远端受到肱二头肌和肱三头肌的牵拉作用而发生向上的重叠移位。

如果骨折位于肱骨干的下1/3，由于患儿常将前臂悬吊于胸前，骨折远端常呈内旋位。

（二）临床表现和诊断

一般均有明显的外伤史，局部疼痛、肿胀明显；压痛剧烈，上臂有成角畸形，触摸有反常活动和骨擦音，均可诊断骨折。摄X片，不仅可以确诊，还可明确骨折的部位、类型及移位的情况，以供手法复位时参考。

因为桡神经自腋部发出后，在三角肌粗隆部以下，紧贴着肱骨干，沿着从肱骨后侧自内后向外前方向斜向走行的桡神经沟走行，所以在肱骨中下1/3骨折时，由于骨折移位牵拉或者两骨折端的嵌夹均可造成桡神经的损伤。桡神经有损伤时，出现典型的垂腕和伸拇及伸掌指关节功能的丧失、前臂旋后不能、第1～2掌骨间背侧“虎口”区皮肤感觉丧失等表现，首次就诊时就应该详细检查并在病历上予以记录。

（三）治疗

对于有明显移位的肱骨干骨折，应该根据X片所显示的骨折部位和移位方向，首先行手法复位。复位的标准是不必强求端对端的完全复位，允许有 1.0～1.5cm。的重叠，成角畸形最好不超过 15°～20°，要避免发生旋转。复位达到要求后，对婴幼儿可将上肢用绷带固定于胸壁 4 周即可；较大的儿童可采用悬吊石膏管形或肩人字石膏固定。采用悬吊石膏时，石膏应上至腋窝下至掌骨头，肘屈曲 90 度，前臂中立位；悬吊带的长度要合适，太长可致向前成角，太短可形成向后成角。患肢如放于外展支架上更可以减少因重力作用而引起的骨折端间分离作用。

对于斜行或不稳定的骨折，有严重的重叠，手法复位后位置仍不满意者，可用皮肤牵引达到并维持在可允许的位置；对皮肤或软组织条件不好不能作皮肤牵引者，或者粉碎性骨折和开放性骨折也可行尺骨鹰嘴牵引。

肱骨干骨折一般很少需要手术开放复位的。手术开放复位内固定的适应证有：因骨折端间嵌入软组织或闭合复位和牵引不能达到功能复位的要求者；肱骨有多段骨折者；开放性骨折伤后时间在 8h 以内，经过彻底清创保证不会发生感染者；病理性骨折。

内固定方法根据骨折类型和患者的具体情况而定，可选用包括髓内针、接骨钢板、交叉克氏针、螺钉、可吸收棒或可吸收螺钉等各种方法。在使用内固定和骨折愈合后行取出内固定物的手术时，要十分小心，避免损伤桡神经。

肱骨干骨折伴有桡神经损伤在小儿比成人相对要少。在闭合性骨折中，桡神经的完全断裂非常少见，多为骨折端的挤压或挫伤引起的不完全性损伤，骨折保守治疗后桡神经功能几乎都能恢复。常规神经探查有可能增加不必要的手术和并发症。

在桡神经的功能尚未恢复前的观察期，应将腕关节置于功能位，并使用可牵引手指伸直的活动支架，进行被动的功能锻炼，以防止畸形或关节僵硬。同时定期作肌电图检查。如果受伤后 3 个月神经功能无恢复者，则应行桡神经探查术。

但对于发生桡神经麻痹的肱骨干开放性骨折，应在创口清创和冲洗的同时探查桡神经。

四、肱骨髁上骨折

肱骨髁上骨折是指肱骨髁上 2～3cm 处的骨折，据统计约占儿童全身骨折的 1/4。肱骨髁上骨折也是儿童肘部损伤中最常见的骨折，占肘部骨折的 60%～70%。好发于 5～12 岁年龄组、男孩多，约为女孩的 2 倍。该骨折常并发肘部的血管和神经损伤，后遗症较多。

(一)发生机制和分型

一般将肱骨髁上骨折分为伸直型(包括伸直尺偏及伸直桡偏型)和屈曲型两大类，绝大多数骨折是伸直型，屈曲型仅占 3%～5%左右。

(二)临床表现和诊断

肱骨髁上骨折时有肘关节弥漫性肿胀、疼痛和活动受限，髁上部位压痛明显，完全骨折时有反常活动，移位明显时，肘向后方突出，呈枪托样双曲畸形，肘三角关系仍保持正常。偶见肘前皮肤有局限性紫斑或皮肤皱褶陷窝。

骨折移位大时可使神经血管挫伤或受压，伸直型骨折容易挫伤桡神经与正中神经，而屈曲型骨折易损伤尺神经。应该常规检查并记录有无肱动脉、正中神经、桡神经及尺神经的损伤的症状和体征，往往这些并发症的后果比骨折本身更为严重。

(三)治疗

主要的治疗方法有闭合复位外固定、前臂侧方皮牵引或尺骨鹰嘴外展或过头牵引、闭合复位经皮穿针固定、切开复位内固定等。

1.伸直型骨折

对于无移位的GartlandⅠ型骨折，仅需屈肘90°上臂石膏托固定3～4周即可。

如果骨折端有轻微移位，首先判断是尺偏型还是桡偏型。桡偏型的处理如同无移位骨折，而对于尺偏型的有轻微移位的裂纹骨折，为了减少以后发生肘内翻的概率，有人主张要进行适当的复位。复位时将前臂和骨折远端向外侧稍施加压力，使桡侧的骨皮质间产生一定的嵌插，以抵消尺侧骨质局部塌陷后形成的倾斜，施力的动作要平稳缓慢。复位后同样用石膏托固定。

对于无侧方移位、肱骨远端后方骨皮质和骨膜尚完整的青枝骨折，为了避免以后因前倾角减少而导致的肘关节屈曲功能受限，同样宜进行适当复位，使前倾角能恢复到正常的30°左右，然后用＜90°的屈曲位石膏固定。这种位置固定后一定要注意严密观察患侧手指的末梢血液循环和肿胀情况。

对于有明显移位的伸直型肱骨髁上骨折，若肿胀不明显，无血管损伤，主要是Gart－landⅡ型骨折，仍然首先考虑保守治疗，可在臂丛、全麻或局麻下试行整复固定。复位时，两助手分别握住患儿腕部与上臂，沿前臂自然方向牵引，待骨折端牵开后，术者先纠正骨折远端的侧方移位，然后术者用双手拇指从肘后向前推顶尺骨鹰嘴，同时在维持牵引下缓缓屈肘到90°。用X线摄片或透视了解骨折复位后的位置。

复位原则是桡偏型的骨折要求解剖对位，但不能过度，即不能使骨折远端向内侧有一丝的移位，否则就相当于将原本桡偏型的骨折变成了容易遗留肘内翻的尺偏型骨折；尺偏型骨折要求解剖对位，桡侧要有一定的嵌插或者轻度的矫枉过正；可减少肘内翻的发病率。若复位不满意，不主张多次反复的暴力复位。反复整复可引起肘关节僵硬和骺板损伤，应考虑改行手术切开复位。

骨折复位满意后，如断端较稳定，可以用夹板或石膏固定。对于复位后不稳定的骨折，可在C型臂引导下，采用经皮穿针固定技术治疗。经皮穿针固定方法主要有两根克氏针外侧平行或交叉穿针以及内外侧交叉克氏针固定两种。

2.屈曲型骨折

骨折无移位或移位很少，肱骨小头的前倾角在可接受的范围内时，可用长臂前后托石膏伸肘位固定，7～10d后更换适当加大屈肘角度的石膏，因为伸肘位固定时间太长容易引起以后的屈肘功能障碍。

如果骨折远段前倾，前侧骨皮质尚连续，或者虽为完全骨折但骨折断面仍有部分接触者可在手法整复后经皮穿针固定或伸肘位石膏固定，7～10d后更换石膏，适当加大屈肘角度。

骨折端完全移位后，闭合复位困难而且不稳定，如复位成功应用经皮穿针固定，不成功则行手术切开复位内固定。

3.关于手术切开复位和内固定

对于 GartlandⅢ型完全移位的肱骨髁上骨折，因无骨皮质相接触，骨膜完全剥离，以及骨折片折叠甚至穿破皮肤（开放性骨折），很难获得满意的复位。如果在全麻下试行 1～2 次的闭合复位后仍不能达到要求，则有手术切开复位和内固定的指证。

切开复位其他指证包括：需要冲洗和清创的开放性骨折、骨折伴有血管和神经损伤者。

手术大多采用外侧或前外侧入路，也有用内侧、后侧和肘前入路显露的。后侧入路虽然显露较好，但创伤大，引起关节僵硬的比采用其他切口的更多、更严重，一般不宜采用；肘前入路多用于有血管损伤需进行探查者，一般作"竖反 Z"状切口，内上外下方向或外上内下方向均可，但以前者显露更为方便。

以外侧入路为例，患者采取仰卧位，于肱骨外髁作弧形切口，起于鹰嘴下方 2cm，向近端延长至髁上 6cm。切口可稍偏向后方，这样不易损伤桡神经。切开软组织包括肘肌和指伸总肌起点，将其分别拉向前后两侧。将血肿清除后才能直视骨折的两断端，注意骨折两断面的形状，将其相对应部分整复到一起，从骨折远端内外穿入两枚克氏针交叉固定，也可先打入两枚克氏针，在骨折远端骨折面见到克氏针尖端后再使骨折近端对位，继续打入克氏针，这样操作更加准确可靠。针尾可折弯留在皮肤之外。术后用石膏托屈肘 90°位固定。患儿麻醉清醒后，要检查桡动脉的搏动和神经功能。术后 3～4 周拔出克氏针，开始进行肘关节主动活动练习。

五、肱骨外髁骨折

肱骨外髁骨折在儿童肘部骨折中较常见，其发病率仅次于肱骨髁上骨折，约占小儿肘部骨折的 7%～17%，多发生于 4～8 岁的小儿。

肱骨外髁骨化中心约在 10 个月～1 岁半左右出现。肱骨外髁骨折的骨折块常包括肱骨小头与肱骨滑车之桡侧壁、肱骨下端桡侧干远端以及肱骨外上髁骨髓。由于骨折块很大的部分由软骨组成，患儿年龄越小，软骨则越多，所以在 X 线片上所显示的仅为肱骨外髁的骨化中心和干骺端骨折片，骨折块的体积和移位程度总是比 X 线片上所看到的大，事实上骨折块几乎相当于肱骨下端骨髓的一半。

（一）发生机制和分型

肱骨外髁骨折多由间接复合外力造成，当儿童摔倒时手掌着地，若肘部处于轻度屈曲外展位，大部分暴力沿前臂传至桡骨头，再撞击肱骨外髁而发生骨折；若肘部处于伸直位且过度内收。附着于肱骨外髁的前臂伸肌群发生强烈收缩可将肱骨外髁拉脱。

（二）临床表现和诊断

当儿童发生肱骨外髁骨折后，肘部外侧肿胀，出现皮下瘀斑，并逐渐扩散。肘部外侧有明显压痛。若骨折有移位，肘外侧可扪及活动的骨折块并有骨擦音。肘关节稳定性和活动丧失，可发生肘外翻畸形、肘部增宽、肘后三角改变。患儿常将肘关节保持在稍屈曲位，被动屈伸肘关节时疼痛加重，但前臂的旋转功能一般不受限。

正侧位和斜位 X 线片检查多可明确诊断和判断骨折类型及移位情况。对于 2 岁以下幼儿，因肱骨小头骨化中心太小，而骨折块所带的干骺端骨片小者，从 X 线片上做出正确的诊断较困难,必要时可同时拍对侧肘关节 X 线片做对比,有助于判别。

(三)治疗

对于无移位的稳定性骨折,可以单纯用石膏固定。但是有时很难确定骨折的移位程度,曾经有开始为没有移位的骨折,用石膏固定一周后,却变成了完全移位的骨折。在采用保守治疗的患儿中,也有不少发生骨折不愈合、肘外翻、迟发性尺神经麻痹等并发症的病例。为了更加可靠地判定骨折的稳定性,有学者提出应用内翻和外翻应力位 X 线片来确定骨折是否稳定和软骨折端是否完整。如果骨折在应力位下发生了移位,表明是不稳定骨折,因此有切开复位内固定的指征。反之,则可用单纯石膏固定。

肱骨外髁骨折属于关节内骨折,同时又是骨骺损伤,所以对有移位(或移位>0.2cm)的不稳定骨折,要及时手术,使其能够完全解剖复位是非常重要的。切开复位时常采用肘关节外侧入路,显露时尽量减少剥离,特别是不要剥离骨折块上附着的软组织,而仅限于满足能够显露骨折端和关节,避免影响肱骨外髁骨骺的血液供应从而导致以后发生缺血性坏死和骨骺早闭。冲洗关节腔,清除血凝块和骨碎片后,将关节面准确复位。可用一个小把持器、持骨骺或布巾钳维持复位。根据骨折的不同情况选择固定方法,其中克氏针固定是目前临床上应用最广泛、疗效最为稳定的内固定方法。如果骨折片带有较大的干骺端骨片,则通过干骺端骨片钻入两根克氏针或松质骨螺钉(或可吸收螺钉)至干骺端的内侧;松质骨螺钉因其体积大有螺纹,穿过骨骺时对其损伤较大,一般仅限用于固定干骺端骨片。如果这样不够牢固,也可通过骺板平行或者交叉钻入两根克氏针固定。当骨骺部分较小时,则可在外髁和骨骺处各钻入一根克氏针固定。术后用上肢石膏托于屈肘 90°。肱骨外髁骨折的骨折块浸泡在关节液中常导致骨折延迟愈合或不愈合,故克氏针固定时间要长于肱骨髁上骨折,克氏针先固定 4 周,随后用石膏或支具继续固定 2~4 周,直到 X 线片显示骨折牢固愈合,才可去除石膏托或支具,进行肘关节功能练习。如术后 2~3 周即拔除克氏针并开始早期活动常可导致骨折不愈合。用缝线(包括可吸收缝线)固定常不够稳定,一般不建议采用。对于移位<0.2cm,关节面平整的肱骨外髁骨折,有人采用 C 形臂监视下闭合撬拨复位、经皮克氏针固定的方法,取得较好的效果,但要注意严格控制适应证,移位严重的骨折有时不易经撬拨而达到解剖复位。

六、肱骨内上髁骨折

肱骨内上髁骨折也是小儿常见的一种肘部损伤,仅次于肱骨髁上骨折和肱骨外髁骨折,约占小儿肘部骨折的 10%,多发生于 7~15 岁的小儿。

肱骨内上髁骨化中心在 8 岁左右时出现,到 18~20 岁才与肱骨干融合,是一个融合比较晚的牵拉型骨骺。内上髁是肱骨的一个骨突,并不参与肱骨的纵向生长。肘内侧副韧带起于肱骨内上髁,分前后两束向远端分别止于尺骨冠状突和尺骨鹰嘴的内侧面。肱骨内上髁还是前臂一些主要的屈肌如桡侧腕屈肌、尺侧腕屈肌、指浅屈肌、掌长肌和部分旋前圆肌的起点。

该骨折是关节外翻应力骨折,多数是由于前臂屈肌腱过度牵拉所致的急性撕脱性损伤。也有少数因角力侧手腕而造成的肱骨内上髁骨折。

(一)临床表现和诊断

受伤后,肘关节处于半屈曲位,活动时疼痛,如将外翻应力作用于肘关节时疼痛加重。肘关节肿胀，内侧压痛明显。在局部肿胀不十分明显的时候，可摸到撕脱的可以移动的内上髁。

根据患儿的体征，结合外伤史和X线所见，多可做出正确诊断。在观察X线片时，除了观察骨骺线的宽度、骨化中心的位置和形态外，还要注意观察关节间隙和软组织影。8岁以上的内上髁骨折，可发生向下、向外或翻转移位，X线片上看不到骨骺，骨骼可嵌入关节内，使关节内侧间隙变宽。当患儿年龄较小，肱骨内上髁的二次骨化中心未出现前，单纯靠X线容易漏诊、误诊。对有疑间的病例，应摄健侧X线片对比。

(二)治疗

多数内上髁骨折没有移位或移位不多，不需要手术治疗，可用肘上石膏固定3周。有时保守治疗可发生骨折的纤维愈合，并伴有一定的症状。

手术切开复位的指证一般包括：超过1cm的旋转移位，造成前臂屈曲无力或影响美观者；脱位的肘关节复位后骨折片仍留在关节内者；尺神经功能异常；外翻时不稳定；保守治疗发生纤维愈合有临床症状者。

对移位型或嵌入关节内的肱骨内上髁骨折开放复位的手术方法：多采用内侧切口，起于肘关节的远端，沿肱骨的内侧面向近端延长。如果骨折片嵌入关节内，当显露内上髁的正常部位时，仅见到髁部的粗糙骨折面，但看不到游离的骨折片。尺神经位于后侧，而内侧的关节囊、前臂屈肌肌腱起点和内上髁骨片一起被卷入关节内，并掩盖了肱骨冠突窝的下部和尺骨的冠突。可用一把小号的持骨钳，将内上髁骨折片和与其附着的软组织从关节内拉出。此时可把它当作单纯移位的内上髁骨折来处理。将内上髁准确地解剖复位后，用螺钉(包括采用可吸收材料制成的PGA/PLLA棒或螺钉)或克氏针内固定。如果是陈旧性的骨折，或者因为骨折块太小而无法内固定时，也可将骨折片切除，将前臂屈肌肌腱起点重新缝合到肱骨远端的干骺端上。根据情况做尺神经前移术。然后缝合撕裂的关节囊和前臂肌肉后，闭合切口。术后用上肢石膏托于肘关节屈曲90°固定4周。术后6周拔除克氏针进行主动功能锻炼。

七、肱骨内髁骨折

肱骨内髁骨折是儿童比较少见的一种关节内骨折。骨折块一般包括大部分滑车、内上髁及尺侧干端的三角形骨块，属于Salter－HarrisⅣ型骨骺损伤。漏诊者同漏诊的肱骨外髁骨折一样预后很差，可发生骨折不愈合和肘内翻。女孩7～11岁，男孩8～13岁，肱骨内髁和滑车开始骨化。幼儿的肱骨内髁X片不显影，其撕脱骨折的形态要靠猜测。

(一)发生机制和分型

肱骨内髁骨折多为间接外力所致，摔倒时肘关节处于伸直位，手掌撑地，暴力经尺骨传导至滑车，撞击而发生骨折。骨折线一般起于滑车沟，向内上方斜向走行。

肱骨内髁骨折分为三种类型。

Ⅰ型为青枝骨折或嵌插性骨折，多见于年幼儿童。

Ⅱ型是经肱骨髁进入关节的骨折，没有移位或伴有轻度移位。

Ⅲ型为累及内髁的关节内骨骺骨折，伴有骨折端的移位和旋转，常发生于年长儿童。

(二)治疗

对于Ⅰ型骨折和没有移位的Ⅱ型骨折，可用后方石膏托固定观察。定期X片检查以除外骨折再移位。但有时也可发生骨折不愈合和骨桥形成。

Ⅱ型骨折有时很难判断是否有移位，如果怀疑有骨折移位，应切开复位和内固定，以避免生长障碍和骨折不愈合。

Ⅲ型骨折如同治疗所有的Salter－HarrisⅢ型、Ⅳ型骨折一样，应予切开复位和内固定。

手术方法：在骨折的内髁稍远端向近端作一内侧纵切口，长约7～8cm，锐性分离软组织直至肱骨。找出并游离尺神经，将其拉向后方保护之。由于关节囊大多已被广泛撕裂，所以可以直接看到骨折端。不要剥离附着在骨折块上的软组织。剥离过多损伤了滑车血运会导致缺血性坏死。仔细检查分离的肱骨内髁，取出所有的骨折片，轻柔地将其复位，检查关节表面的轮廓是否光滑，用巾钳将复位后的骨折块暂时夹住固定。取两根粗细合适的克氏针或者可吸收的PGA/PLLA棒或螺钉，经肱骨内髁斜向插入至骨折近端的肱骨外侧骨皮质。剪去克氏针尾端的多余部分，尾端折弯后埋于皮下。缝合切口后，用石膏托于肘关节屈曲90°固定。与肱骨外髁骨折相似，若骨折浸泡在关节液内则可发生骨折延迟愈合，故克氏针固定应为4周，随后石膏继续固定直到X线片见到良好的骨痂为止。

八、桡骨头骨骺和桡骨颈骨折

桡骨上端骨骺骨化中心在5岁时刚出现时只是一个小点，偶尔可见两个骨化中心，不要误认为骨折，7岁时已形成典型的骨化中心，到16～18岁该骨化中心与桡骨主体相融合。儿童因桡骨头表面是厚层弹力软骨，故穿过桡骨头关节面的骨折十分少见，主要发生颈部骨折。9～11岁的儿童为好发人群。

(一)发生机制和分型

常见为肘伸直外翻位跌倒致伤。由于在伸直位时尺骨鹰嘴被肱骨远端鹰嘴窝环绕锁住，加上正常的携带角在上肢肘关节伸直位摔倒时产生外翻力，所以暴力通过桡骨干向上传导，而身体重量通过肱骨向下传递并集中于肘外侧，从而发生肱骨小头与桡骨头的外侧的对抗，儿童发生桡骨颈骨折或骨骺分离，桡骨头向外下倾斜移位。根据发生机制，损伤时在肘内侧有一种外翻张力，所以也可同时伴有肘内侧副韧带断裂、肱骨内上髁骨折或尺骨鹰嘴骨折。

另外一种损伤机制是摔倒后手部着地，肘部处于屈曲位时，斜向上的合力使肘关节发生脱位或半脱位，肘关节脱位过程中由于肱骨小头对桡骨头近缘施加阻力而导致骨折；或者脱位时未骨折，但在随后肘碰地后自动复位，复位时桡骨头骨骺被肱骨小头下部抗阻而离断。

0'Brien根据成角角度将桡骨头移位分为下面三型，从而有利于治疗和估计预后。

轻度：桡骨头关节面倾斜＜30°。

中度：桡骨头关节面倾斜30°～60°。

重度：桡骨头关节面倾斜60°以上。

(二)临床表现和诊断

临床表现视伤情轻重而定，裂纹骨折或青枝骨折症状较轻，仅感前臂旋转时疼痛或不适。骨折移位大者，肘关节呈半屈曲位，前臂中立位，肘外侧肿胀和压痛明显并有瘀斑，前臂旋转明显受限。

移位骨折一般通过肘正侧位片可做出诊断,可疑时可以照肘屈曲前臂旋后90°位的桡骨头－肱骨小头位片,或者前臂几种不同旋转位置正侧位片。

(三)治疗

骨折无移位时或轻度移位者,屈肘90°,前臂中立位石膏托固定4周即可。如果小儿年龄＜10岁,桡骨小头向外倾斜的角度＜30°是可以接受的,以后在塑形过程中可自然矫正;若患儿年龄＜10岁,则最好能在15°以下。也有人认为可以接受的遗留角度为30°～45°,如果＜30°,效果均能满意。

对于有中度移位(成角30°～60°)者,应在麻醉下行手法复位,使桡骨头的倾斜角减少到30°以内。或者在麻醉后,C形臂X线透视下经皮穿入克氏针撬拨整复,复位达到要求后,用肘上石膏托固定;如果不稳定,可同时从肱骨小头穿入克氏针通过桡骨头固定。术后3～4周骨折愈合后,可解除石膏外固定,练习肘关节活动。

骨折有重度移位(成角＞60°)时,常需切开复位。当然在手术前可以试行一次手法复位,不成功则马上转为手术。手术应在伤后5～7d之内进行,延迟手术容易发生骨化性肌炎。一般采用外侧或后外侧切口进入,直视下复位后,用1～2根细克氏针从远端向近端斜行插入骨折端固定,针尾穿出皮肤或埋于皮下。也可在屈肘90°、前臂中立位时经肱骨小头穿入克氏针,贯穿肱桡关节固定3周,但有人反对经肱桡关节固定。

切开复位可能的并发症有关节活动受限、骺板早闭、桡骨颈骨折不愈合、桡骨头缺血性坏死、尺桡骨上段骨性连接和局部的骨化性肌炎等。

小儿不能切除桡骨头,否则会因桡骨向近侧移位使下尺桡关节不稳定,导致肘关节和腕关节疼痛和畸形。

九、尺骨鹰嘴骨折

尺骨鹰嘴骨折在儿童并不很常见,约占儿童肘关节骨折的4%～7%,其中80%的鹰嘴骨折无移位或仅有轻度的移位,骨折线常常好发于鹰嘴骺板的远端。

(一)发生机制和分型

(1)屈曲型损伤最常见:患儿跌倒时,肘关节呈半屈曲位,外来暴力直接作用于鹰嘴后侧同时伤及远近两端的肱肌和肱三头肌突然强力收缩,分别通过尺骨和鹰嘴尖产生方向相反的张力;这两种力量的叠加导致鹰嘴的骨折。这种骨折多为横行的,常累及半月切迹关节面,是关节内骨折。

(2)伸直型损伤肘关节过伸时,尺骨鹰嘴抵住肱骨远端,若此时通过肘关节的主要暴力方向是外展或内收的方向,力集中于鹰嘴的远端,即产生鹰嘴骨折。因为该暴力方向成角,所以产生的是斜行骨折,常合并有周围组织的损伤,最常见的为桡骨头的损伤。另外,由于尺骨鹰嘴由松质骨组成,因而骨折又多为青枝骨折,骨折线为纵行的;儿童的骨膜不成熟,相对较厚,可以防止移位,而且大量的软骨也可缓解对鹰嘴的冲击力,这种骨折移位一般较小。

(二)临床表现和诊断

一般表现为鹰嘴周围压痛,局部软组织肿胀,皮肤多有挫伤痕迹,活动肘关节时有疼痛,结合X线片检查,诊断不难。但要注意同时检查尺神经是否有损伤。

在观察X线片时,特别要注意辨别骨骺线和骨折。儿童尺骨鹰嘴的二次骨化中心约在9岁时出现,14岁时闭合。骨骼与干骺端融合的方式为由前向后进行,即始自关节面向骨的伸侧面逐渐闭合。随着尺骨近端的生长,生长板方向由横行变为斜行。生长板闭合前,干骺端有硬化的边缘,并与骨端广泛分离,或是闭合的过程中,后侧残余的骨骺线也可见界限清楚的硬化缘,均可以与骨折线相混淆。辨认有困难时,需拍对侧X线比较或作CT扫描及三维成像。

(三)治疗

若骨折没有移位或仅有<0.2cm的轻微移位,不需住院治疗,可在门诊给予单纯的外固定,用长臂石膏管形或托,肘关节轻度屈曲(不超过70°)或伸直位(有轻微移位时)固定3~4周左右。

如果有生长板分离或关节面分离移位>0.2cm及关节面不平整时,均要采取切开复位的方法。Wilkins建议触摸鹰嘴的凹陷或屈曲肘关节以检查稳定性,只要是不稳定,则应切开复位内固定。

切开复位后可根据不同情况选用不同的内固定:骨折为横断或斜行时,可选用单独8字张力钢丝内固定、8字张力钢丝结合轴向双克氏针内固定、轴向交叉克氏针固定,也可用松质骨拉力螺钉斜行固定。因用螺钉内固定穿过骺板可能导致骨骺早闭,故有人主张儿童鹰嘴横断或斜行骨折不宜采用螺钉纵向固定。纵向的骨折一般多选用松质骨螺钉(也有用可吸收螺钉的)横向固定。

十、股骨颈骨折

儿童股骨颈骨折比较少见,大约占所有儿童骨折的1%左右。大多数的此类骨折由较强的暴力所引起,由于儿童特殊的解剖生理结构,常常产生有严重后果的股骨头缺血性坏死、髋内翻、骨折不愈合和骨骺早闭等并发症,所以尽管少见,也须引起大家足够的重视。

(一)分型

临床上对股骨颈骨折的分类,一般采用由Delbet提出的分类法。

Ⅰ型:股骨头骨骺分离,可伴有或不伴股骨头从髋臼脱位;约占10%左右。

Ⅱ型:经股骨颈骨折,可有移位或无移位;约占40%~50%。

Ⅲ型:股骨颈基底部骨折,可有移位或无移位;约占25%~35%。

Ⅳ型:股骨粗隆间骨折。约占6%~15%。

(二)损伤机制

小儿的股骨颈和股骨头比较坚韧,一般需要较大的暴力才能导致骨折,故小儿股骨颈骨折多由严重创伤如车祸、坠落伤所致,并且常可伴有其他部位的严重损伤,如腹腔或盆腔内脏器损伤、脑外伤、骨盆或股骨干骨折等。如果骨折是由轻微外力所致,则应考虑是否是病理性骨折,仔细观察骨折部位有无原发的病理损害如单房性骨囊肿、骨纤维结构不良及成骨不全等。

(三)诊断

常在严重创伤后有髋关节的明显疼痛,一般不能站立和行走。若为青枝骨折或嵌插骨折,有时尚可站立。体格检查时,患肢呈外旋和轻度内收位,肢体有缩短。局部有压痛,股骨颈的后部最明显,腹股沟区肿胀,被动活动髋关节受限,特别是屈曲、外展和内旋受限更明显。无移位的骨折,髋部检查可能体征不明显,在被动活动患肢时仅有轻度不适。

髋部的正位和侧位 X 线片,可确定骨折的类型、骨折线的方向、移位和髋内翻的程度。有时对于无移位的股骨颈骨折或应力骨折,普通 X 片无法确定时,也可采用同位素骨扫描或 MRI 检查来确认。MRI 具有准确性高、可早期诊断和无放射线损害等优点,具体表现为股骨颈部位 T_1 加权像低信号和由于水肿和出血导致的 T_2 加权像高信号。

(四)治疗

对于无移位的Ⅰ型股骨颈骨折(股骨头骨骺分离),应以髋人字石膏裤固定患肢至少 6 周,大龄儿童的固定时间应延长至 12 周,位置应维持在髋轻度外展、内旋 10°和伸直位。该型骨折的预后不佳,出现股骨头缺血性坏死、髋内翻或骨骺早闭的并发症的发病率非常高。需定期 X 线检查随访。由于许多当时无移位的该型骨折在石膏固定后的复查过程中仍发生骨折的再移位,有人也建议在 X 线透视下先行经皮克氏针内固定后再用石膏外固定。

有移位的Ⅰ型股骨颈骨折(股骨头骨骺分离)应在麻醉下行闭合复位,然后用克氏针固定:闭合复位失败者改行开放复位内固定,同样髋人字石膏裤固定。

对所有的Ⅱ型经颈型股骨颈骨折(包括无移位型骨折)都应当稳定内固定以避免骨折再移位等并发症。如果闭合复位不能解剖复位,应经前侧或前外侧入路切开复位。小年龄患者可使用带螺纹的克氏针内固定,年龄较大患者可以使用空心螺钉。内固定物应尽量位于骺板以远。术后用髋人字石膏裤固定 6～12 周直到有足够明显的骨痂形成。

Ⅲ型经颈转子型股骨颈骨折较Ⅱ型骨折预后好,但移位的骨折仍易发生各种并发症。应对所有移位的该型骨折给予闭合复位和内固定治疗,仅对年龄小于 6 岁的无移位的患儿可以考虑单纯外展石膏裤固定治疗。

Ⅳ型股骨颈骨折(粗隆间骨折)的预后最好,对年龄小于 6 岁的未移位的患儿经常可以非手术治疗。但任何年龄的有移位的骨折或年龄较大的未移位骨折患儿均需采用内固定治疗。

关于股骨颈骨折时内固定物的选择,小儿不同于成人,主要有螺纹 Knowles 针、松质骨螺钉、无螺纹的多枚克氏针以及空心螺钉等。螺纹 Knowles 针和松质骨螺钉直径相对较大,不宜穿过股骨颈的骨骺板,否则容易造成骨骺损伤而导致骨骺早闭,对于第Ⅰ型的骨折和骨折线接近骨骺板的部分Ⅱ型骨折不适用。对于这种情况,只能选择多枚无螺纹的细克氏针穿过骺板固定,以尽量减少对骨骺板的干扰和损伤。

十一、股骨干骨折

小儿股骨干骨折一般可分为股骨(转子下)上段、中段和下段骨折。据报道,股骨中段骨折最多见,约占 71%左右,股骨上段骨折 17%,股骨下段骨折 12%。

(一)损伤机制

不同年龄发生股骨干骨折的原因不一。新生儿多为产伤所致,婴儿可能从床上跌落,学龄儿童和青少年往往发生于交通事故或运动伤。

轻度损伤即致骨折或反复骨折者，应怀疑是否为病理性骨折。最常见的导致股骨病理性骨折的良性病变包括骨质疏松、动脉瘤样骨囊肿、单房性骨囊肿、非骨化性纤维瘤和嗜酸性肉芽肿等。恶性病变相对少见。

(二)临床表现和诊断

患儿有局部压痛和肿胀、短缩畸形，触诊有骨擦感。查看有无皮肤破损及软组织损伤，检查并记录患肢有无神经、血管损伤征象。由于许多股骨干骨折为高能量损伤，所以查体时不应局限于主诉部位，应全面检查有无脑外伤、肺挫伤、腹部闭合性损伤和其他部位的骨折(骨盆、股骨颈)等。如单纯小儿股骨干闭合性骨折的局部出血几乎很少造成患儿的休克，休克更多是由于内脏出血如肝、脾破裂所引起的。在对患儿进行了初步检查后，应对患肢给予临时夹板固定再行 X 线等影像学检查。

(三)治疗

小儿股骨干骨折的特点是能早期形成丰富的骨痂而达到坚固愈合、有明显的过度生长现象和一定的塑形能力，年龄越小距生长停止的时间越长，其塑形能力也就越大。由于骨折愈合相对较快，既往多采用保守治疗，但近年来随着社会生活的发展和固定技术的进步，采用手术治疗的患儿有逐渐增多的现象。

1.治疗原则

目标是使骨折短缩小于 1cm，没有成角和旋转畸形。尽管儿童股骨干骨折的成角畸形通常随着生长可再塑形，对究竟多大成角畸形可以接受尚有争论，但作为一般的原则，冠状面成角超过 15°和矢状面超过 20°多不能接受。然而，由于年龄越小其塑形的潜力也越大，新生儿的矢状面 45°成角畸形也是可以接受的。据文献报告有 1/3～2/3 股骨干骨折的患儿合并扭转畸形，但大多数为轻度扭转畸形(＜10°)且无症状，故极少需要治疗。精确的解剖复位对于取得优异的治疗效果来说并不是必需的，股骨力线好(包括重叠和旋转)比骨折断端的对位良好更为重要。能够获得满意疗效的最简单的治疗方式就是最好的方式。

2.新生儿产伤股骨干骨折的治疗

新生儿的产伤股骨干骨折常为股骨中段的横行骨折。由于新生儿股骨骨折愈合迅速，早期就有大量坚固的骨痂形成，能在一定程度上矫正无旋转的轴向偏移畸形，其复位要求不像成人那么严格。新生儿肢体短小，自主活动范围小，肌力弱，股骨骨折的固定物应选择轻薄的材料。对于没有移位或移位较少的新生儿产伤股骨骨折，可将患肢用小夹板或纸板固定 2～3 周。对移位或成角较大的骨折，可先稍做牵引，然后再行固定。

3.2 岁以下婴幼儿股骨干骨折的治疗

由于该年龄段的股骨干骨折治疗简单而且塑形潜力较大，因此无论初始短缩和对线如何，预后一般较好，除了开放性骨折或者伴有血管神经损伤的以外，几乎从不需要手术治疗。首选 Pavlik 吊带或单侧髋人字石膏治疗。不稳定或复位不满意的可采取牵引后再石膏固定的办法。

8 个月以下的小婴儿用 Pavlik 吊带制动已经很充分，无须传统的髋人字石膏固定，方便更换尿布和生活护理。平均5周即可愈合。

手法闭合复位髋人字石膏固定在国外为常用而首选的办法。在麻醉或镇静下对骨折稍加复位后即可行石膏固定，一般保持在屈髋、外展各30°及膝关节轻度屈曲的体位。先行小腿石膏固定，稍干后由助手手持小腿，维持复位情况下完成石膏的其他部分。固定时间为4～6周。

4.2～6岁幼儿股骨干骨折的治疗

一般采用托马斯架皮牵引，是一种相对较为舒适而安全的方法。可用胶布贴于患肢小腿的内外两侧，外面再用绷带缠住，或者直接采用大小合适的带尼龙搭扣的皮牵引套做牵引。对股骨上1/3段骨折，患肢应屈髋、外展，使骨折远端对准近端的方向。股骨下1/3的骨折，需尽量屈膝，以使膝关节后关节囊和腓肠肌松弛，减少骨折远端因受肌肉牵拉向后方移位的倾向。牵引重量为患儿体重的1/8～1/7，一般不超过3公斤。

牵引中应经常检查牵引力线和肢体长度，防止骨折端的旋转。每周床边牵引下X线拍片一次，了解骨折的对位和对线情况。若骨折端重叠1cm以上应抬高床尾或托马斯架，也可增加其牵引重量以纠正牵引力不足。一般不会出现过度牵引。要尽量在受伤后10～12d之内根据牵引下床边X线拍片的提示，调整好牵引的方向、重量和肢体的位置，使骨折的对位、对线和成角达到功能复位标准的允许范围之内。如超过14d已经难以进行有效的整复调整。到第3周末患儿骨折端的异常活动可能消失。一般在5～6周后X线片证实骨折愈合后去掉牵引；也有人在牵引3～4周左右，骨痂基本形成后去除牵引，改用石膏固定至骨折完全愈合，以缩短住院时间和减少治疗费用。

5.6～12岁小儿股骨干骨折的治疗

该年龄段的小儿股骨干骨折一般首先推荐骨牵引治疗，由于牵引治疗住院时间长，需经常调整牵引，在国外多选择弹性髓内针固定治疗，国内采用此方法的也越来越多。钢板内固定或外固定架则为特殊情况(如无弹性髓内针固定的技术条件、开放性骨折等)下的次选。

6岁以上的儿童由于肌肉渐发达，纠正骨折移位所需的牵引重量超出皮牵引所能承受的最大范围，故需行骨牵引。根据骨折部位、稳定性、骨折线走行的方向，可以选择托马斯架或90°－90°骨牵引，但大多采用90°－90°骨牵引，该牵引法在控制肢体长度和纠正股骨近端不稳定性骨折的成角等情况时更为有效。

6.12岁以上青少年股骨干骨折的治疗

随着年龄和体重的增加，使用弹性髓内钉发生成角和骨折再移位的风险加大，因此该年龄段较大的小儿推荐采用普通的交锁髓内钉治疗，但少数体型较小的患儿仍可使用较粗的(直径0.4～0.45cm)弹性髓内钉；另外还可采用骨牵引或钢板内固定治疗供选择。

以前标准的股骨交锁髓内钉直径(1.2cm以上)对大多数青少年并不太合适，但是小型的儿童型髓内钉(0.8～1cm直径)的问世扩大了它的应用范围。儿童型髓内钉在近端及远端均可置入横向内锁式螺钉，横向锁钉的位置应避开大粗隆及股骨远端骺板。

7.股骨干开放性骨折的治疗

股骨开放性骨折清创闭合伤口后，对粉碎性骨折可行牵引治疗，有条件者也可用外固定器治疗，特别是伴有严重的伤口污染或局部软组织的挫裂伤时，用石膏固定或牵引则无法对软组织伤口进行处理，若用内固定物植入手术可能会使较大区域内的组织失去生机并受到污染，从而明显增加感染的风险。用外固定器固定后，能够在不干扰骨折对线对位和固定的情况下对局部伤口进行观察和治疗，包括更换敷料、伤口灌洗和清理、皮肤移植等。

十二、髌骨骨折

髌骨的骨折在儿童很少见，约占所有骨折的1%左右。当暴力直接作用于髌骨（如向前摔倒在地），撞击髌骨于股骨髁上时，可造成髌骨的粉碎性骨折；这种损伤多见于青少年，而幼小儿童少见，因为该年龄组的髌骨多为软骨结构，不易损伤。另外，股四头肌的突然强力收缩（如打篮球时的跳跃投球或者田径运动中的跳高、跳远等）也可造成髌骨撕脱袖套状骨折。

小儿的髌骨骨折分为两类：骨化核骨折和撕脱骨折。前者最常见的是髌骨中1/3横行骨折，可伴移位或无移位；后者最常见的是髌骨下极的撕脱骨折，另外还有髌骨上极和内侧的撕脱骨折。

（一）横断性髌骨骨折

如果骨折无移位或移位极小（<0.2cm），可先将关节内的积血抽出，膝关节伸直位石膏固定4周。移位较大或完全断裂时，需手术内固定。对于年龄较小软骨较多的小患儿，如果仅发生骨质横断而关节软骨尚未分离断裂，可在局部清理复位后，用可吸收缝线将之缝合对拢；完全断裂者一般如同成人用钢丝张力带固定，术后石膏托固定，术后2周开始练习直腿抬高的动作。

（二）撕脱性髌骨骨折

此种骨折多发生在9～15岁。可为髌骨的上极、下极、内侧缘的撕脱骨折。髌骨上极的撕脱骨折较少见，多数症状较轻，除强力伸膝时有疼痛外，功能影响甚微。移位极小者仅用膝关节伸直位石膏固定即可，移位明显者应切开复位内固定。

髌骨下极撕脱骨折也被称为髌骨袖套状骨折，是儿童特有的一种骨折类型。多发生在需要用力伸膝的体育活动（如跳高、跳远）中，股四头肌的强力收缩使一广泛的软骨呈袖套状自髌骨主体上拔出。典型症状是突然感到患肢无力、膝部剧痛和不能站立。检查时可见膝关节肿胀积血、髌骨高位和在髌骨下极可摸到沟凹。侧位和斜位X线片见关节肿胀、髌骨高位，看不到骨折块或只有套状骨折壳，髌骨下极边缘失去正常的光滑度，常易误诊或漏诊。治疗原则是手术切开解剖复位并采用坚强的内固定。新鲜的髌骨下极撕脱骨折治疗效果较好，而陈旧性骨折效果较差。

髌骨内侧缘撕脱骨折可合并髌骨脱位，相对较为多见。受伤后出现髌骨内缘肿胀及疼痛，侧位X线片上有时只见纵向骨条状阴影，有时与髌骨的主体重叠而显示不清，可进行斜位或髌骨切线位X线检查。对少数移位<0.2～0.3cm者可采用管形石膏固定的保守治疗法。大多数需要切开复位及钢丝或可吸收缝线内固定，手术时应常规检查髌骨的内侧支持带有无薄弱，外侧支持带包括股外侧肌和髂胫束有无异常或先天性挛缩，若发现有异常，应修复髌内侧支持带，同时行髌外侧支持带松解术。

第二节 病理性骨折

骨骼由于本身的发育和代谢障碍、炎症或肿瘤等原因而有结构和力学强度上的明显减弱，当遇到对于正常骨骼不至于发生骨折的较小暴力时即发生骨折，称为病理性骨折。

病理性骨折可由以下几类疾病引起。

(1)全身性疾病：导致的全身骨质异常发育性疾病如成骨不全、石骨症；内分泌和代谢性疾病如维生素 C 缺乏病、佝偻病、甲状旁腺功能亢进、垂体功能亢进、Gushing 病、大量服用激素后等失用性萎缩如脊髓灰质炎后遗症、大脑性瘫痪、多发性关节挛缩以及长期石膏固定的废用肢体等。

(2)骨骼的局部病变：如急性骨髓炎、类风湿关节炎等炎症类疾病；良性肿瘤或瘤样病变如骨囊肿、非骨化性纤维瘤、骨纤维异样增殖症、动脉瘤样骨囊肿、内生软骨瘤、神经纤维瘤病等，原发性或转移性恶性肿瘤如骨肉瘤、Swing 瘤、骨巨细胞瘤、神经母细胞瘤等造成的骨质破坏；先天性疾病如先天性胫骨假关节等。

骨囊肿是最常见的引起病理性骨折的病因之一，大多在受伤前并未发现，外伤后做 X 线检查才发现有骨囊肿合并病理性骨折，不全骨折占多数，发生明显移位者较少。骨囊肿最多见的部位是肱骨上端、其次为胫骨上端和股骨颈。骨囊肿的存在并不影响骨折的愈合。由于一部分骨囊肿在发生骨折后有自愈的可能，加上担心错位加重及不易内固定等因素，有人认为不宜立即行手术病灶刮除和植骨，可先采用保守治疗，予以牵引或石膏外固定等，待数月后骨囊肿仍不自愈再考虑手术，因为如果不对骨囊肿进行处理，以后可能还会再次发生病理性骨折。对原发病除了手术病灶刮除和植骨外，腔内多次注射激素(如醋酸甲泼尼龙等)或骨髓也有很好的治疗效果。

皮质骨非骨化性纤维瘤所引起的病理性骨折好发于股骨远端和胫骨远端，而位于髓腔内的病变组织则不会破坏骨的稳定性。这种病理性骨折多为螺旋形的，移位很少，治疗原则同一般骨折。骨折愈合的同时病变组织也会部分消失，再次发生骨折的很少见。CT 扫描可以清楚地了解病变的大小和骨折的危险性(骨皮质有没有断裂、是否变薄)。对于偶然发现的瘤体体积较大、骨折危险性大的皮质骨非骨化性纤维瘤可施行病灶刮除和植骨手术，以预防发生病理性骨折。

严重骨髓炎合并骨折：当干骺端发生急性骨髓炎未得到控制，骨内脓液增多、压力升高，感染可沿骨干向上、下蔓延，在局部还会穿破骨皮质、掀起骨膜，导致骨骼的局部血运障碍，受到外力时很易发生病理性骨折。此时除了对原发病变骨髓炎进行抗感染、切开引流等措施外，对骨折一般行坚强的管型石膏外固定，固定范围包括病变上下各一个关节，局部可开窗以方便引流和换药，待骨折牢固愈合、骨质恢复正常后才施行死骨摘除术。

成骨不全也称脆骨病。患儿一般情况正常，四肢瘦小细长。稍大婴儿即可见到四肢多发畸形,巩膜呈蓝色等特征。X线片可见四肢长管状骨细小,骨皮质菲薄,骨质明显疏松,可见青枝骨折或只见弯曲而不见骨折线,诊断并不困难。因骨折多为骨膜下骨折,愈合并无困难,但骨痂形成少。骨折处理与正常小儿骨折相同。

第三节　关节脱位和半脱位

一、寰枢关节旋转移位

寰枢关节旋转移位与固定是以特发性斜颈、头颈僵直与旋转受限为临床表现,以齿状突与寰椎侧块相对应关系变化为X线特征的一种病变。

(一)病因及发病机制

上呼吸道感染如急性扁桃体炎、咽炎及颈部感染是最常见的发病原因,头颈部轻微的创伤如拍打和撞击也较多见。少数可能是因为存在上颈椎的发育畸形或后天性疾病(如寰枢椎的嗜酸性肉芽肿和结核等)。

(二)分型

1977年Fielding和Hawkins将寰枢关节旋转性半脱位分为四种类型。

Ⅰ型:单纯性旋转脱位,没有C_1前移,寰齿前间距在0.3cm以内,寰椎横韧带完整。

Ⅱ型:旋转性脱位,伴C_1在C_2上前移0.3～0.5cm,提示寰椎横韧带有部分损伤。

Ⅲ型:旋转性脱位,伴C_1在C_2上前移>0.5cm,表明寰椎横韧带及其他辅助韧带有断裂。

Ⅳ型:旋转性脱位,伴C_1后移。

Ⅰ型脱位最常见,主要发生于儿童。Ⅱ型～Ⅳ型不太常见,但产生神经损害的可能性较Ⅰ型为大。

(三)临床表现

通常发生于上呼吸道感染或轻微或较大的创伤之后,主要表现为突发的颈部疼痛、活动受限及获得性斜颈,患儿头向一侧倾斜并向对侧旋转,近似肌性斜颈状。局部触诊有颈项肌肉的痉挛,颈部僵硬,拒绝活动。在急性期,头部的活动将引起明显疼痛。随着时间的延长,肌肉痉挛和疼痛也会消退,但斜颈畸形则持续存在。应仔细的进行神经检查,确定是否有神经压迫或椎动脉受累,由于小儿寰枢椎水平椎管远较下颈椎宽大,脊髓一般没有受压,只要极少数患儿可发生脊髓和神经根不同程度的压迫症状。

(四)治疗

方法的选择取决于患儿的临床表现及其分型。大多数小儿病例属于FieldingⅠ型,是由于颈部炎症或轻微外伤导致颈肌痉挛,使寰枢关节处于旋转固定状态,随着炎症或创伤反应的消退,寰枢关节会自动恢复正常。若旋转性半脱位持续不足一周,推荐使用软的颈托制动,适当服用止痛剂或肌肉松弛剂并卧床休息一周,采取平卧位,肩背部稍垫高以保持颈部伸直,症状消失后可在戴颈托保护下起床活动。当旋转性半脱位持续时间长于一周少于一月时，应住院治疗，进行颈部颌枕带牵引，持续牵引至畸形矫正为止，一般需牵引2～3周左右，然后用颈托固定4～6周。有感染存在时应配合给予抗生素治疗。

二、桡骨头半脱位

桡骨头半脱位也有人称之为牵拉肘，90%发生于1～4岁的幼儿，是常见的幼儿损伤。

(一)创伤机制

此种创伤均由幼儿肘部受到牵拉所致，如玩耍时拉着幼儿双手或单手将其提离地面、拉着幼儿行走时幼儿突然将要跌倒时家长就势上提、为幼儿穿衣时牵拉手臂过猛等情况均可造成桡骨头半脱位。解剖研究发现：前臂处于旋后位时肱桡关节很稳定，仅当前臂旋前时受到轴向牵拉才能造成前侧部分环状韧带、关节囊嵌入关节和发生桡骨头半脱位。当前臂旋前时恰是椭圆形桡骨头的短径处于矢状位（前后位），前侧关节间隙加大，此位置受到牵拉，桡骨头极易向远侧滑脱而前侧部分的环状韧带嵌入关节。

(二)临床表现

在一次牵拉或提起小儿的手腕后，患儿突然因疼痛而哭闹，不愿活动患肢，并维持患侧肘部于轻度屈曲、前臂旋前位。如以小儿喜爱之物逗引患儿时，拒绝以患手拿取物品，更拒绝触碰该肢体，而常用对侧手臂来取物。体检肘部无肿胀和畸形。前臂一般处于旋前位，桡骨头部位可有压痛。此种损伤X片无阳性所见，如病史和体征典型就无必要拍摄X片。除非受伤史不清或不典型、诊断不明而需排除骨折可能时才考虑拍X片。

(三)治疗

友善地接近患儿并取得其信任，让其消除恐惧和戒备心理，一手握着患儿肘部，拇指放在桡骨头后侧，略施以压迫；另一手握住患儿前臂远端。在肘关节半屈曲的位置下稍加牵引患肢并迅速使前臂旋后，拇指处即会感知复位时的轻柔弹响。复位后患儿即可以主动活动该肢，不再哭闹，但患侧肘部的不适可持续数小时或几天。可以再次逗引幼儿用患侧来取其喜爱之物，如见到小儿患肢有一次主动的屈伸、旋转动作，即可证实复位成功。整复后不需任何固定措施。但要交代几天之内要避免再次的过度牵拉患肢，尤其在冬季帮幼儿穿脱上衣时更要小心。少数就诊较晚者，因关节已有渗出反应，复位后仍可能有疼痛而不敢多活动，可以颈腕带悬吊2～3d再开始活动。但必须确定已确实给以复位，其关键是确实感受到了复位时的弹响。

第四节　周围神经损伤

儿童周围神经损伤多见于臂丛神经产伤麻痹和注射性坐骨神经损伤。由外伤所造成的周围神经损伤较成人少见得多。常发生于小儿骨折后，其中以肱骨髁上骨折移位严重者居多，其次是发生于前臂的锐器割伤。大多损伤为挫伤和牵拉伤，可以自行恢复。常见的周围神经损伤有骨间背侧神经、正中神经、桡神经、腓总神经和坐骨神经。儿童发生于神经损伤后容易误诊和漏诊,但肌电图的临床普及为周围神经损伤的诊断、预防和治疗提供了可靠的客观依据,显微外科的发展使神经的修复获得了进一步的提高。神经损伤一经确立,应制定合理的治疗方案,以获得最佳效果。

一、神经损伤原因

(一)牵拉伤

依暴力大小损伤程度不同,轻者引起神经震荡,重者引起神经断裂。常见的牵拉伤包括臂丛神经损伤和各关节脱位所致的相应神经损伤。

(二)锐器割伤

常见玻璃和刀剪等损伤。不论部分或完全断裂均需手术治疗,这类损伤预后较好。

(三)压迫损伤

麻醉体位压迫、手术中的不当钳夹、骨折及骨痂和肿物压迫等。

(四)火器伤

战时弹片损伤。

(五)缺血损伤

Volkmann 缺血挛缩所致神经损伤恢复很差。

(六)药物注射伤

多见于臀部坐骨神经和三角肌下方桡神经损伤,严重者可造成永久性损害。

二、症状与体征

(一)运动障碍

神经损伤后,受支配的肌肉呈松弛性瘫痪,重叠支配区只有部分麻痹。全失神经支配肌肉发生萎缩变性,呈进行性改变。据试验,坐骨神经断裂 2 周后,肌肉重量为正常的一半,但一年后肌肉条纹及运动终板仍维持原来构型。3 年后再没有希望恢复。

(二)感觉障碍

神经损伤后其支配区出现感觉障碍,但由于邻近神经的支配互相重叠,因此完全感觉障碍区很少。感觉障碍时痛觉、触觉、温觉和立体觉同时受到影响。神经再生时恢复的顺序也是同前。立体感觉完全恢复很难,条件非常好时才能完全恢复,多数情况下只是部分恢复。

(三)营养障碍

周围神经具有交感神经纤维。损伤后,早期可显示局部皮肤血管扩张,温度升高、潮红。约 2 周后血管收缩,温度下降、苍白、汗腺停止分泌、皮肤干燥,这些体征对儿童神经损伤的诊断有重要意义。

(四)畸形与萎缩

因瘫痪肌肉与其相对抗的肌肉之间失去平衡,最终可引起畸形,如高位桡神经损伤所致的垂腕、垂指畸形,尺神经损伤后的爪形指,正中神经损伤伴有大鱼际肌萎缩,腓总神经损伤后的足下垂,胫神经损伤后所发生的高弓足、爪形趾畸形等。

(五)Tinel 征

轻轻叩击或压迫神经损伤部位时,疼痛向神经支配区扩散,这对神经损伤部位的诊断是十分重要的。这种现象在神经损伤后不久出现,至少持续数周。神经断端缝合,轴索再生向远端推移与神经再生相一致。因此,对神经的再生情况了解和预后判断有着极为重要的意义。

(六)肌电图

神经损伤后肌电图出现无反应波形或异常电位,神经传导速度减慢或消失。

三、治疗

周围神经损伤后,大部分都要进行手术治疗。

(一)运动治疗

又称作业疗法,主要是通过手法、训练的刺激预防受伤肢体的失用性改变。

包括肌肉萎缩和关节挛缩畸形等;防治并发症:促进受损神经的再生以及运动和感觉的恢复。

另外,还可提供夹板和辅助用具,提高患儿的功能,预防和矫治肢体畸形。

(二)药物治疗

药物治疗主要是通过促进神经膜细胞的代谢并作为酶解物参与磷脂,特别是卵磷脂的合成,修复损伤的髓鞘;通过药物转运入神经细胞,促进轴浆蛋白质的合成,使受损轴突再生;加强轴突的合成代谢,同时可防止轴突变性。临床常用的药物有维生素 B_6、地巴唑、维生素 B_{12} 和弥可保等。近年来外源性神经生长因子的药品也已经在临床应用,获得了良好的效果。

(三)物理治疗

物理治疗包括光疗、磁疗、电疗、超声治疗、温热疗法和水疗。

1.光疗

又分为激光治疗和红外线疗法。

(1)激光治疗采用 10mW 和 15mW 的剂量,每次照射 10min,每天 1 次,10d 为一疗程。

(2)红外线照射每天 1 次,每次 30min。

研究认为激光照射改变了断端组织中胶原蛋白的分子构象,使之重新构筑成新的分子并发生交连。激光的热作用和生物效应作用于神经元,促进了损伤神经的新陈代谢。

2.磁疗

已公认具有镇痛、镇静、消炎和消肿作用。对周围神经再生也有促进作用,但治疗时间较长。要求损伤后尽早开始,磁场强度一般以 0.3～0.5mT 较适宜。

3.电疗

分为中频流疗法和超短波疗法。

(1)中频电流具有明显的镇痛、促进血液循环、兴奋神经肌肉组织的作用。可促发损伤区修复病变的神经组织,恢复其生物电活动。刺激治疗强度为 80～150mA,每天 1 次,30 分/次。

(2)超短波有扩张血管,改善神经和周围组织的血液循环及组织营养,加强局部组织代谢过程,达到消炎、消肿功能,从而促进神经系统功能的恢复。

4.超声治疗

采用频率 1.5MHz,声强 0.5W/cm,脉冲式 1:10,5 分/次,每天 1 次,共 4d。超声通过其机械作用,促进和诱发许多化学变化,起到加强代谢、改善组织营养的作用。

5.手术治疗

开放性损伤、有明显的神经断裂伤症状者应尽早手术。闭合性损伤神经不一定会完全断裂,所以应先予观察。如果超过恢复时间一个月仍无恢复现象,应做手术探查。原则上观察时间越短愈好。手术探查应在 3 个月内进行,超过 6 个月以上者,神经已发生病理变化,关节发生挛缩,手术效果变差。

如果创口比较清洁、污染较轻,在清创后应同时作神经修复手术。若手术条件不具备或神经有较大缺损,作自体神经移植无把握时可作二期修复手术。此时可将神经断端移至血运较好的组织床上,并用黑线缝合固定在附近组织上,以防其回缩,并做好记录,以便二期手术的医师参考。一期手术应在伤后 6～12h 内进行,若神经损伤不在创口部位,也可在创口清创后另作切口探查。对于创口污染较重,清创不彻底而有发生感染可能时,创口不缝合,用生理盐水或抗生素溶液纱布作引流、肢体进行石膏固定。第一次清创 5d 内,再作第二次清创术和神经修复手术。二期手术一般在闭合性损伤后 1 个月手术或是开放性损伤伤口愈合后 1 个月才手术。此时创伤反应基本消退,伤口的感染机会较少。

第五节　手外伤

一、手指外伤

儿童手指常可致意外伤,如撞击、房门及车门挤压、刀切割、针刺、机器压榨等。常见指端损伤有:指甲下出血青紫、血肿;指甲脱落、指端切割伤以及指骨骨折、手指皮肤脱套伤等。

(一)甲下积血

可形成血肿、指甲下青紫、瘀血、若有小伤口则出血可流出,若无伤口则血液瘀积于指甲下,轻压即疼痛难当,哭闹不停。处理若不及时血肿引起感染可形成甲下积脓,指甲与甲床分离。甚致使指端发生指骨骨髓炎。

治疗:甲下积血,指甲及皮肤未受损,可在指甲下溃孔,血液自溃孔处溢出,再无菌包扎。溃孔的简要办法是,棉签蘸酒精点燃,将大头针或注射针头在火上燃烧,稍凉趁热在指甲上灼一小孔,轻轻挤压血液即可流出。血肿较大溃疡孔。

指甲与甲床松脱,甚至自甲床分离,可行部分或全甲拔除。拔甲后血肿溢出甲床若有裂伤可予缝合凡士林纱覆盖,手指无菌包扎。若有感染则必须将脓液引流通畅。

无指甲损伤的指端血肿可用无菌空针抽吸。若化脓感染可以指端两侧切开引流并放置橡皮片引流。避免从指端正中呈鱼口状切开,以免伤口瘢痕愈合影响指端的功能。

(二)指端切割伤

皮肤缺损,伤口往往整齐,污染少、切割深。皮肤缺损大可于伤口处触到末节指骨,家庭用刀具切割往往无指骨骨折,手指腹侧切割指甲可无损。背侧切割则切去部分指甲。

治疗:切割伤后切下皮肤皮下组织完整时可予清创后将切下部分将其皮下组织剪除,并剔薄皮肤再缝回原处。若无法寻回皮肤则可行皮肤 V 形皮瓣提升成形术。亦可于前臂或上臂内侧取游离皮瓣移植术。因为儿童皮肤薄,弹性好,游离皮瓣移植成活率高,且简单易行。若末节指骨露出于伤口不多可不必处理,若露出太多,可用邻指皮瓣成形或是将指骨邻近之组织部分游离将指骨覆盖,再行游离皮肤移植,不可贸然将指骨截除及残端折褶缝合。

(三)手指脱套伤

往往是手指误入机器所致,单指或多指皮肤可完全撕脱,而手指的其他结构无或较少损伤,清晰可见,亦可同时有指骨骨折或指间关节脱位。

治疗:伤指清洗消毒后首先缝合、固定伤指肌腱损伤及骨折脱位,然后在腹壁 U 型切口除去皮下作成单蒂皮管并将伤指插入管中,4～5 周后断蒂。若撕脱范围不大可作游离皮肤移植。将撕脱之皮肤修整后缝回原处的办法往往造成皮肤坏死。伤口感染,后果不佳。

二、手部大面积损伤

常见的是鞭炮爆炸伤、沸水烫伤、火烧伤、强酸、强碱或电灼伤等,此外手部被机器压砸亦不是不常见的。

爆炸伤及压砸伤往往伤口不齐、深浅不等。手指残缺、边沿零乱,可伤及手指各层,肌肉杂乱,皮肤及肌肉缺失,血管可断裂或血栓形成,神经亦可断裂,到处发生骨折,还存在异物存留。

此时关键是判断各部是否有血供。

已经游离的手指因其残端挫伤严重,其近端亦广泛受伤,有时根本无法作再植手术。

未完全离断的部分,判断其有否血供是必须明确的:远侧伤口无血液滴出,甲下青紫发黑,压之无循环血流通过,血色不改变针刺指端亦无血溢出;指端皮温明显的低于有血供的皮肤,伤后数小时即可出现手指干瘪、无弹性,由于家属往往强烈要求保指而拒不截除伤指,于数天后可出现发黑、坏死。

闭合性手部压砸伤亦可用相同办法来判断受伤远端有否血液供应,还可用 B 超等检查来进一步明确。

治疗:手外伤的急诊处理主要是清创术:首先是伤口冲洗,将异物及血块冲出,再作周边未受伤皮肤消毒,污染严重者在清理创面后再作第二次伤口冲洗,重新再消毒,铺无菌手术单、重新换手术器械及术者换手套及手术衣后,继续清创。

游离皮肤或大部游离仅少许连接在伤部的皮肤可将其剪下,将皮下组织完全剔除,剪除受伤损毁之皮肤后保留备用。

失去血供及生机的组织包括手内肌及肌腱、腱鞘等亦可剔除。广泛压砸、挫裂的血管很难再予以吻合,除非切口两端有较好状态的血管存在,血管再植的血流恢复的可能性亦会很小,断裂之肌腱可予缝合,若有明显感染迹象,可以放置不缝,可做好标记,留等以后择期修复,受损的神经亦如此。

伤口可见的骨折在清创后可予内固定,最常用的是细的克氏针,除非伤口污染不重、清创较为理想。否则不用小型钢板内固定,不论何种内固定均以不可扩大伤口,增加剥离、进一步影响手的血供及扩大感染为原则。

若血供状况有怀疑以及有感染可能,则可将已处理的游离皮片缝回原处外,尚有皮肤缺损可不予修补,清创后加压无菌包扎,24～48h 后再行清创及决定是否将无血供之手指截除以及是否将皮肤缺损以植皮修复。

若手掌或手背在清创后大面积皮肤缺损而其他组织均无明显损伤,可立即作腹壁或大腿的带蒂皮瓣予以覆盖,皮瓣 4～5 周后断蒂,亦可大块游离全层植皮,儿童的皮肤薄,血运恢复快,即使全层游离植皮其存活率亦较高。

手术后手部血供改善,即可早期行康复治疗,包括高压氧、抗血栓及凝血,解除血管痉挛等治疗及手部的被动的小关节无肌肉收缩活动以及轻微的按摩以增加静脉回流,减轻肿胀。

创伤后期手部遗留的皮肤瘢痕挛缩畸形,肌腱损伤、神经损伤可择期予以修复、以期尽量保存手部功能。

三、桡骨远端骨骺分离

桡骨远端继发性骨化中心于幼年时期十八个月时出现,所以在此时期之前的婴幼儿腕部发生桡骨远端骨骺分离时,于 X 线检查中并未发现远端骨折或骨骺分离,医务人员易致忽略,此时必须作伤部的详细检查,可见局部腕背有较明显畸形及中等硬度的隆起,腕部肿胀、疼痛、X 线检查虽未见到脱出移位之继发性骨化中心,但可见到突向桡侧及背侧的软组织阴影。结合临床检查诊断并不困难。

幼儿及少年时期,继发性骨化中心已经出现,而且骨化的骨骺已有相当范围,其骨骺分离已明晰可见,而且损伤骨骺带有桡骨远端干骺端的三角形骨块附于脱位的骨骺上。临床表现为受伤腕部肿痛、畸形和压痛。

治疗:不论是何种类型的骨骺分离,桡骨远端骨骺分离均可用非手术疗法来治疗,即手法复位加小夹板固定,手法复位的成功率很高,即使不能达到解剖复位亦不必多次反复予以复位,以免造成骨骺的损伤加重,儿童的骨骺可塑性大,不必强求解剖复位,亦很少用手术切开复位。

桡骨远端骨骺受损,可影响骨骺的进一步发育或骨骺早闭、骨桥形成而致畸形及桡骨较对侧短小,应对此类损伤之儿童进行长期追踪并继续加以治疗。

四、第一掌骨基底骨骺分离及脱位

第一掌骨近端继发性骨化中心于幼儿二岁左右出现,此处之骨折或骨骺分离可有两种类型:其一是Ⅰ型或Ⅱ型骨骺损伤,骨骺分离发生后远端移向桡侧且有内收及向掌侧屈曲,而未波及腕掌关节;Ⅰ型骨骺分离其近折端呈三角形,由于其旁的韧带连接基本无明显移位,远折端则因拇长展肌及拇内收肌之作用而使其向近侧移位形成腕掌关节脱位,远折端且向内收屈曲、其外展、背伸受限,拇腕部桡侧面有骨质隆起、明显压痛,成角畸形。

X线检查有骨骺分离(Ⅰ型及Ⅱ型),骨骺骨折及脱位(Ⅰ型)。由于脱位发生,内收成角可达30°以上。

治疗:Ⅰ型及Ⅱ型骨骺分离其腕拇关节是稳定的,虽内收成角可>30°,但可用手法复位+用拇指外展位石膏固定;若用石膏固定仍无法维持其复位后的正确位置,可考虑拇指远端持续牵引于拇指外展背伸及对掌位。很少用手术复位。Ⅲ型骨骺损伤有腕掌关节脱位及畸形,亦可用手法复位加用拇指持续牵引来加以治疗,若仍无法维持其关节复位后的正确位置,可于复位后在X线的引导下经皮穿刺克氏针内固定,亦可用开放手术复位及内固定。

骨骺损伤后可引起骨骺早闭及掌骨短缩,应加以追踪,而由于局部血运外伤后增加使骨骺生长大于邻近掌骨者并不多见。

五、第2～5掌骨骨折

由于外力直接作用,第2～5掌骨可发生骨干横行及斜行骨折,由于多掌骨间有深横带联系及其他掌骨的支撑作用,发生侧方移位程度并不严重,除非是大的直接暴力,亦无明显的螺旋骨折,然而位居两侧的第二及第五掌骨骨折的移位要大于第三及第四掌骨骨折。若是握拳时受伤,各掌骨头骨折合并骨骺损伤的可能性较大,可导致骨骺早闭,受伤掌骨短缩。

治疗:单一的掌骨干横骨折或斜骨折移位并不明显:可用非手术疗法,可在局麻下复位并加以外固定。很少用手术复位及内固定。

多个掌骨骨折且有较明显移位,或各掌骨骨折端交错、短缩,可在麻醉下试行手法复位,若有条件还可在X线透视引导下行克氏针内固定。若多个骨折端复位困难则可行手术开放复位同时行内固定,内固定材料可用克氏针或是小型钢板。开放性掌骨骨折的治疗应按开放性损伤的原则处理,尤其是根据伤口污染程度、受伤时间长短,判断有否可能进行彻底清创以及手指手掌的血液供应如何等,若有怀疑可予清创后将骨折简单复位缝合,创口放置引流,手掌处放较多纱布或绷带卷予以包扎并严密观察。可不用石膏外固定。

六、指骨骨折

(一)近侧指骨骨折

可发生于指骨近端即骨骺处,为骨骺Ⅰ型或Ⅱ型损伤,亦常于近节指骨干骨折,两者均可形成骨折成角移位,常向掌侧开口成角。其一,如果成角畸形大于25°而手法复位不成功,则骨骺损伤愈合影响手指的伸屈功能;其二,若骨骺损伤属于Ⅲ型或Ⅳ型,手法复位若不成功,两者均可用手术开放复位并给以内固定,一般情况下,Ⅰ型或Ⅱ型骨骺损伤或是骨干骨折,手法复位均可成功,并给以半握拳之屈指外固定3～4周。

(二)中节指骨骨折

比较少见,发生于近侧的是骨骺损伤,以Ⅰ型及Ⅱ型居多,屈指浅肌附于损伤部的远端,发生向背侧开口成角,手指常屈曲畸形。发生于骨干骨折,屈指浅肌附于骨折近端,近端向掌侧开口成角移位,中指背伸畸形。两者均可以用手法复位,前者以指间关节伸直了固定,后者则可固定指间关节于屈曲位。

(三)末节指骨骨折

末节指骨近端常因锤击或压榨致骨骺损伤,小儿常为Ⅰ型或Ⅱ型损伤,青少年为Ⅲ型损伤,伸指肌附于损伤部位之近端,屈指肌腱附于其远端,常向背侧开口成角及分离移位形成锤状指。指骨损伤常伴有指甲下血肿及指甲损伤,指甲与甲床分离。处理时若甲床裂开,甲根分离,可先使骨骺损伤复位并予以内固定,尤其是Ⅲ型骨骺损伤是如此。骨骺损伤复位并固定后可缝合裂开之甲床,最后将指甲复位并予以缝合。注意保护手指尖端。

各节指骨骨折均可发生旋转移位,应该特别警惕,旋转移位是不能通过塑型来加以矫正的,旋转移位的检查方法是:当 2～4 指伸直时其指甲不在同一平面上,受伤指甲明显旋转,当各手指屈曲时,各手指并排面列是无旋转畸形,手指轴线的延长线均指向舟骨结节。而此时伤指若重叠于他指的背面则证实有旋转移位发生。旋转移位必须予以矫正,若已畸形愈合亦应予以手术截骨矫正。

七、掌指关节脱位

常发生于第一掌指关节,脱位发生时第一掌骨头突向掌侧及第一指蹼,且可至掌腱膜及第一掌指关节之关节撕裂,且常有屈拇肌腱部分撕裂,撕裂之组织常嵌夹于脱位的掌骨头及近节指骨基底之间。

外伤后第一掌指关节处肿痛,拇指背伸且有外展、呈弹性固定,于第一指骨掌侧可扪到脱位之掌骨头,有时拇指间有麻木感,提示指间神经受累。

X 线检查常发现脱位之掌骨头,若脱位的间隙增宽,说明其间可能嵌夹有受损之软组织,多为关节囊或撕裂之掌腱膜或屈拇短肌,组织之嵌夹常使手法复位不能完全成功,形成部分复位及弹性固定,此时常需手术开放复位。

治疗:在麻醉下手法复位,先行牵引拇指待关节拉松后手法将掌骨头自掌侧顶入复位。若复位不成功或疑有软组织嵌入可用手术开放复位。复位后外固定掌指关节于轻度屈曲位 3～4 周。

第六节　骨盆骨折

儿童骨盆发育未成熟,骨质多孔,且多水而富于弹性,可塑性强,骨骺板及继发性骨化中心损伤可引起后期畸形。骨盆由后方的骶骨及髂骨、坐骨、耻骨所组成,前方是耻骨联合,成环形组合故称骨盆环。骨盆骨折可分为稳定性骨折和不稳定性骨折两大类,稳定性骨折系骨盆发生骨折后其骨盆环的稳定性未受到破坏。不稳定性骨盆骨折:骨盆环有二处以上骨折,骨盆移位及不稳。

Ⅰ型撕脱骨折:包括软骨板的撕脱,继发性骨化中心撕脱以及坐骨结节肌肉附着点的撕脱骨折。

Ⅱ型髂骨翼骨折坐骨结节及单纯尾骨骨折:暴力直接打击时发生,骨盆环无破坏。

Ⅲ型骨盆环单处骨折:包括耻骨联合分离,骶髂关节一侧韧带撕裂以及坐骨支或耻骨支的骨折。

Ⅳ型骨折:骨盆环双骨折,包括骶髂关节分离脱位、耻骨联合分离、髂骨及耻骨坐骨等的骨折,以及髋臼的骨折。两处以上骨折使骨盆环不稳定,可产生纵向或横向移位。纵向移位造成两下肢不等高,横向不稳定可形成骨盆向内或向外旋转。

一、诊断及鉴别诊断

明确的外伤病史,仔细的全身体检检查以及X线摄片检查,辅以超声波检查及必要的化验,诊断即可做出。但必须记住除骨盆外伤之外全身是否还存在其他损伤,如脑外伤、胸腹外伤、四肢外伤。还必须清楚是否有盆腔内出血及休克、坐骨神经、股神经以及膀胱、尿道、肛门直肠、阴道子宫及附件合并损伤。必要时在病情稳定后做进一步检查。还须要判断骨盆骨折是稳定的或是不稳定的。是否对儿童的骨盆、下肢发育造成损害以及病损的程度做出预测,以便为骨盆骨折的治疗提供参考。

二、治疗

Ⅰ型及Ⅱ型骨盆骨折:包括撕裂性骨折及单纯的髂骨翼、坐骨、耻骨骨折。骨折后不影响骨盆环的稳定性,若骨折移位不明显,可以卧床休息即可,其血肿可以逐渐吸收,骨盆外血肿迁延时日仍不吸收可穿刺抽吸加压包扎。

上述骨折若明显移位亦可采用非手术疗法,除卧床外可加用外固定如弹力盆兜。石膏固定已很少使用。骨折移位大、血肿大骨痂生长多可致骨盆变形,但儿童塑形能力强,不影响其生长发育。

撕脱性骨折移位较大且经常系分离移位,很难使其复位及愈合,大量骨痂及血肿机化还影响其肌力的康复,故有主张开放复位加内固定者。

Ⅲ型骨折:骨盆环一处骨折亦不影响其稳定性:如耻骨联合分离不大,可用悬吊牵引或骨盆兜固定。

耻骨联合分离大,产生横向移位,可用悬吊牵引或是手法复位再行悬吊牵引,但手法要轻柔,避免又导致内出血。非手法疗法仍不能复位或是陈旧性骨折或分离,可用手术开放复位加内固定。

一侧骶髂关节韧带撕脱导致关节半脱位或骨折,移位并不明显,亦可用非手术疗法如悬吊牵引及骨盆兜外固定。若骶髂关节横向分离其关节隙过大,经非手术疗法不能使其复位者,可考虑手术复位及内固定。

Ⅳ型骨折:骨盆环发生两处以上骨折,可有明显移位,骨盆变形,骨折端发生横向及纵向移位,改使两下肢不等高,一侧下肢向上或向下移位。移位明显且不稳定,往往合并骨盆腔内血肿及内脏损伤,包括肠道系统、泌尿系统、生殖系统以及血肿及神经损伤,伤情复杂并且严重,常须各专科协商会诊治疗。

手法复位+骨盆悬吊牵引+下肢骨牵引,这一复合的非手术疗法经常采用并且有效,因儿童骨痂生长快而且塑形能力强,经2～3周的治疗后血肿吸收、疼痛减轻、骨折逐渐稳定,身体可作轻微活动及康复训练,再经2～3周治疗可逐渐负重下地,扶拐行走。依年龄不同幼儿可更早些，一般 2～3 个月后即可下地行走。虽经非手术疗法仍达不到复位要求的耻骨联合分离、一侧或两侧骶髂关节分离、明显的骨盆横向旋转移位，以及下肢短缩者可用手术复位＋内固定治疗。儿童内固定手术要求不过分扩大切口，尽力保留附于骨折片上的骨膜及软组织，不破坏骨骺软骨、出血不多，固定确实有效等，同时避免感染才能获得良好效果。

髋臼骨折：髋臼骨折若是线形骨折，骨折稳定可用非手术疗法。

髋臼线形骨折伴有 Y 形软骨损伤，不易为 X 线检查发现，损伤后 Y 形软骨可早闭，而引起髋臼发育不良及髋关节半脱位，故髋臼损伤患儿应密切观察其发育情况，至少一年随访。

髋臼骨折合并股骨头后脱位之患儿可予手法复位。复位后复查骨折片移位状况以及检查复位后有否小骨片残留于髋臼中，大骨片可造成复位不理想形成半脱位，则需手术复位并清理髋关节内残留骨片，若髋臼后部骨折片移位较大，则后壁不移可再脱位，可予手术复位＋内固定。股骨头向盆腔内移位，可用骨牵引下复位或手法复位再作骨牵引，若复位不成功可手术复位并力求髋臼复原。

手术复位并用内固定力求简单、有效、创伤小，剥离少，内固定材料使用亦遵循同样原则，以及使用可吸收材料如骨钉可吸收缝线、可吸收螺钉等。

与骨盆骨折同时所致的其他器官的损伤如肠系损伤、泌尿系损伤、阴道及子宫损伤等，可与多专科合作予以同时处理。

陈旧性骨盆骨折，因时间较久可有大量骨痂生长及周围组织纤维化，重新再作开放复位很困难，出血多往往达不到手术目标并且可出现新的损伤。此时可考虑对其存在的并发症作相应治疗，如骶髂关节的脱位，耻骨联合分离，髋关节半脱位、坐骨神经损伤、两下肢不等长等。

第七节　足外伤

一、足部骨折

(一)距骨骨折

距骨可分为距骨颈、距骨体和距骨头三部分。因为距骨的绝大部分为关节面，极少血管进入，距骨的血液供应脆弱。供血动脉距骨头颈周围以三种主要途径进入距骨：经距骨颈；经距骨窦和距骨管；经距骨体内侧表面进入深面的骨孔。距骨骨折(特别是距骨体骨折)可使血供中断而发生缺血性坏死。

小儿距骨骨折少见，多发生在青少年，可在距骨颈、距骨体和距骨外侧突发生骨折，其中距骨颈垂直骨折相对较为常见，其预后比距骨体骨折好。最常见的损伤机制是高处坠落伤，受伤时踝关节背伸时距骨体被固定于胫骨和跟骨之间，过度的背伸和轴向暴力作用于足底产生向背侧的剪切力而使距骨颈骨折。当患儿有高处坠落、踝关节轴向受力病史，伤后距骨区疼痛、肿胀提示有距骨骨折的可能。诊断时应拍踝部的正、侧位和斜位片。如果 X 线片显示不清，应行 CT 扫描。

距骨颈骨折如无移位或移位轻微,可用膝下短腿石膏固定 6～8 周。距骨颈骨折有轻度移位时距骨头常向背侧移位,可试行闭合复位。复位后稳定者可固定足于背伸位,如不稳定则固定足于跖屈位,用膝下石膏固定 6～8 周,如足跖屈仍不稳定可经皮克氏针固定。一般认为小儿距骨颈骨折前后位少于 0.5cm 的移位和<5°的力线偏移是可以接受的。闭合复位失败可手术切开复位,用克氏针或螺钉固定。手术时应从距骨的后外侧入路,以避免损伤供应距骨体内侧的动脉。术后短腿石膏固定 4～6 周。

距骨颈骨折治疗后应随访 1～2 年,头 6 个月应每月拍 X 线片,观察有无缺血性坏死的征象。

距骨体的骨折多为巨大的直接暴力造成的,常伴有距骨体圆顶部压缩并有不同程度的粉碎和塌陷。有学者认为这种骨折以保守治疗为宜,可用膝下管型石膏固定 8 周。若发现距骨体的缺血性坏死,可采用足踝矫形装置保护 1～2 年。有时直接暴力也可造成距骨体的横形或斜形骨折,如果无移位也可以用膝下管型石膏固定 2 月;移位的距骨体横形、斜形骨折预后比无移位的更差,应力求恢复解剖力线,常需要前内侧入路手术切开复位、克氏针内固定。

距骨外侧突骨折常常因踝关节扭伤所致,是由前胫腓韧带牵拉发生的撕脱性骨折。由于该骨折为软骨或骨软骨骨折,在斜位 X 线片上只能看到小而薄的骨折片。对于踝部外伤后踝外侧的持续性疼痛,除了踝部扭伤外,要怀疑有距骨外侧突骨折的可能,可摄斜位 X 线片,了解有无骨折。即使 X 片未能证实,也应用短腿石膏固定 3～4 周。如果经上述治疗后仍存在局部的持续性疼痛,可手术切除骨折块。

(二)跖骨骨折

儿童发生跖骨骨折并不多见,它常发生于跖骨颈部,骨折线常垂直向下而将跖骨分成两半,大多骨折移位并不明显,X 线检查仅在踝部侧位片上可见线型骨折。少数跖骨颈骨折可发生明显移位甚至发生踝关节脱位,跖骨头向后移位,跖骨远端向足前移位,两骨折端分离移位明显,严重时跖骨头可翻转,胫骨远端向跖骨靠近,这种变化可于 X 线侧位片上显示出来。明显的移位可影响到跖骨体的血液供应而导致缺血性坏死的可能性增加。

临床表现:踝部肿痛,青紫及血肿,足背动脉大多可触及,大多情况下足之远端血液供应不受影响。严重跖骨骨折脱位可于踝部前方及后方摸到移位的骨折块及移动响声。

治疗:无移位或移位不超过 0.3cm 的跖骨颈骨折,可经手法复位后用管型石膏外固定 4～6 周,不负重,拆除石膏后方可负重,在拐辅助下行走。亦可在 X 线机监控下经皮克氏针交叉内固定。

骨折移位超过 0.3cm 则可在麻醉下手法复位。助手轻微踝部牵引,术者踝部前后对合骨折,常在 X 线机监控下进行,亦可经皮穿刺克氏针交叉固定。若复位不满意则可行开放复位用交叉克氏针内固定或用松质骨螺钉固定,近来亦常用可吸收螺钉内固定。开放复位大多用外侧切口,尽力避免跖骨内侧的血液供应不再受到损害。即使骨折愈合后仍有可能发生跖骨缺血性坏死,可用足部保护装置协助步行,而尽力不做踝关节或距下关节融合。

(三)跟骨骨折

并不多见,其发生多在10岁左右的儿童在独立活动中由高处落下之时,其表现为伤后足跟疼痛、肿胀及青紫,不能用足跟步行,轻者其外形轮廓无明显改变,重者则肿胀明显,甚至出现张力性水泡或血泡,足跟变宽。其骨折类型可有撕裂性骨折,常发生于跟腱附着处及外侧副韧带附着处;跟骨体骨折可呈线形,大多不影响到跟距关节,即使波及关节也很少移位,因儿童跟骨骨质较成人弹性大;此外尚可发生外侧的纵向骨折,这种骨折需拍摄跟骨轴线位片方能显示出来;粉碎性跟骨骨折可波及跟距关节并可能有明显移位。跟骨继发性骨化中心于外伤时可引起骨折,这需与继发性骨化中心之缺血性坏死相识别。无明显外伤的跟骨疼痛尚须注意有无白血病存在。

X线检查除常规的正侧位片外,若有怀疑可加拍跟骨轴线位片或CT检查。

治疗:撕裂性骨折可用绷带或弹力绷带包扎;无移位骨折可用石膏靴固定四周即可;足跟增宽明显者可用手法相对挤压足跟来复位;然后石膏靴外固定4～6周;很少用开放复位加内固定或可吸收螺钉固定。

(四)跟腱断裂

跟腱位于小腿后方中下,比较粗大而强韧;上接续于小腿后部之腓肠肌及比目鱼肌之腱联合而成,继续下行于小腿后方皮下而终止于跟骨后结节。其作用是提起足之后跟而使其跖屈。

儿童参与体育活动用力过猛或用力不当或小腿后方遭锐器切割可造成跟腱部分断裂或完全断裂。伤者即刻有伤处疼痛、肿胀或血肿或有伤口出血,部分断裂者可在伤处扪及皮下有缺损,皮肤凹陷及触痛,部分断裂者足仍可作跖屈活动但力量减弱,且可触到尚未断裂之连续部分,完全断裂虽仍可作轻微环屈但已无力而且活动时缺损的范围增加。

治疗:跟腱断裂的治疗方法有非手术治疗及手术治疗两种,前者主要用于跟腱部分断裂,后者用于跟腱完全断裂。

开放性跟腱断裂即使是部分跟腱断裂亦可于清创缝合的同时修复断裂之跟腱,术后以腿屈膝30°足尽力跖屈时石膏固定四周,拆除外固定后开始功能锻炼。

闭合性跟腱断裂,若跟腱裂断部分占大部而残留小部完整,亦建议手术修复,若断裂部分较少,伤后仍可作跖屈动作而且有一定肌力,则可作足部跖屈的上述石膏固定,时间仍为四周。

完全性跟腱断裂的非手术疗法虽然可使跟腱的连续性恢复,但其断裂部二者之间带有纤维组织连续而使其延长,如此则影响到跟腱活动的肌力。故而主张完全性跟腱断裂需行手术修复及术后石膏固定。

修复跟腱断裂要求无痛的完全麻醉,肌肉要松弛,直到石膏固定完成。

陈旧性跟腱断裂其断裂间虽有部分纤维组织存在其间,但肌力若减弱明显仍适应手术治疗,切除瘢痕及纤维组织,足尽力跖屈及屈膝时若断端仍难以对合缝合则需行肌腱成形或筋膜修补术并作石膏外固定4～6周,术后康复训练可长达数月。

二、足部骨缺血性坏死

足部骨骼之骨骺可发生缺血性坏死,又称骨软骨病或骨软骨炎,常发生于足舟骨、第二跖骨头及跟骨，其发生之确切原因尚不完全明了，可能与足之运动频繁、活动增加或反复轻微外伤及压力增加有关，多好发部位常是足部负荷的关键之处。压力增加，血运受损，继而塌陷，坏死吸收又促使新骨形成，骨骺密度增加，外伤及挤压可形成骨骺碎裂，组织学上有骨坏死吸收区，其中又有新骨形成掺杂其间。

(一)足舟骨缺血性坏死

好发于5岁左右之男童，可以是单侧发病，30%左右可双侧发病。足舟骨是足之内侧纵弓之顶点，有胫后肌腱附着，运动时尤其是足翻活动时承受压力及劳损，经常受压而致骨化延迟及不规则形态。

临床表现：主要表现为足舟骨处疼痛，发作时有跛行，常在剧烈活动中或其后发生，为减轻疼痛常用足外侧沿负重行走，局部有压痛及轻微肿胀，足内翻加压时疼痛加重，休息后好转、疼痛减轻或消失，可反复发作而迁延数月。

常需拍摄足部正位及斜位X线片，其表现为足舟骨之形态小于正常侧且变扁，边沿不齐整，常呈锯齿状，与邻近之距骨及楔骨的关节间隙增宽，骨质密度增加可不均匀而呈碎块表现，其后可表现为逐渐修复、密度增加、碎块消失。另一种表现是舟状骨形态大致正常而密度增加。注意识别的是副舟骨的存在及其发生的损伤、骨折。

治疗：有非手术疗法和手术治疗两种，绝大多数患儿经非手术疗法后可完全康复，足舟骨形状及关节间隙可完全恢复，使用手术治疗的病例逐渐减少。非手术治疗包括足部限制活动、减少负重，应避免疼痛减轻后又开始剧烈活动，若局部肿胀明显，有压痛，经休息后仍有疼痛，病期较长则可用行走石膏靴固定。固定时间为8周，拆除石膏后改用矫正靴穿戴或足底着厚软垫，亦可用足跟行走，避免足舟骨负重行走的时间越长，完全康复的机会就越大，以致在骨发育成熟时不留任何痕迹。疼痛严重而又长期不疗不修复者可考虑切除病骨并植骨固定。

(二)跟骨骨骺缺血性坏死

多发于8～14岁男童，常单侧发生，亦可两则同时发生，继发性跟骨骨化中心呈半月形，当儿童经常运动及跑跳时跟腱对骨骺的反复牵拉时造成慢性劳损而发生缺血坏死。

临床表现：主要为足跟痛、跳、跑步、运行可使疼痛加重，后跟肿胀，有明显压痛，休息后好转，穿硬底较小鞋时亦加重。

X线检查在跟骨侧位片显示骨骺的密度增加，而且有“碎裂”出现，软组织肿胀，骨骺与跟骨体间的间隙加宽，边沿不整齐。有时可与跟骨撕裂性骨折相混淆。

有些儿童在因其他原因而作X线检查中发现有跟骨骨骺密度增加，但无“碎裂”表现，亦无临床症状，则可能是侧位片的重叠影，除正常发育的骨骺亦应加以识别。

治疗：首先要注意患童着鞋要松软，勿着相对窄的硬底鞋，鞋跟要垫高1cm左右，以减轻跟腱对骨骺的张力及压力。其次是避免强力的奔跑及跳跃以及长时间的体育活动。大多患者经此治疗后症状缓解，少数患者若仍有疼痛，可作局部封闭疗法及不参加体育活动及不做长距离步行。极少数患儿须行足跖屈石膏靴固定4～6周。此病预后良好，不影响儿童足部发育。

(三)第二跖骨头缺血性坏死

第二跖骨往往较长而且跖骨头较大，是足横弓内侧的着力部分，若患儿同时存在扁平足，则第三跖骨头亦可能受累。以 10～13 岁儿童多见。女性多于男性约呈 3∶1 比例。先天性第一跖骨发育不良而呈短小状态者尤其易发此病。

临床表现：局部可出现疼痛、肿胀及压痛，除足背之外，相对的足底部亦可有疼痛及压痛，抵触可触知较长及增大的跖骨头，足跖屈活动受限制，被动环屈则疼痛增加，同时伴有摩擦音，可出现跛行或足跟行走。

X 线检查：于 X 线正斜位片中可见第二跖骨头扁增宽，密度增加其间有小透光区，关节面变平而不整齐，呈杯口状，可出现“碎裂”表现，关节间隙增宽，关节腔内有游离体，后期关节面可见骨质增生。

青少年亦可发生第二或第三跖骨的应力性骨折，开始时最先变化不明显，但足背仍肿痛，足底亦然，经数周后复查 X 线片中于跖骨颈部或跖骨干可有骨痂生长而跖骨头及跖趾关节形态正常。勿将二者混淆。

治疗：可有非手术疗法和手术治疗两种。病史短，疼痛轻者可暂停体育活动，着厚的软底鞋，局部可行封闭疗法，或石膏靴固定 4～6 周，合并扁平足者要长期着足垫以矫正扁平足。若第二跖趾关节骨关节炎变化明显，关节内游离体存在则可手术治疗。将增生的骨赘及关节内游离予以切除，再继续用足垫保护，并减少活动。

第十章　骨科常见疾病中西医结合诊疗

第一节　常见软组织损伤

一、软组织损伤治疗的基本原则及处理

软组织损伤治疗的基本原则，是以整体观念出发，尽早做出正确诊断，针对不同的损伤病因病理进行分期辨证论治，“急则治其标，虚则治其本”，以综合疗法治之。无论是急、慢性软组织损伤，或手术与否，在整个治疗过程中，都应坚持“动静结合、筋骨并重、内外兼治、医患合作”的治疗原则，以期获得良好疗效。

若为软组织开放性损伤，须尽早先行彻底清创缝合术；若有严重失血征象等危重者，则须积极采取措施预防或抢救休克等并发症；若合并神经、血管损伤，症状严重者，应及时进行神经血管探查、吻合术；若并发筋膜间室综合征者，应尽早行筋膜切开、间室减压手术等。在运动创伤治疗方面，应坚持“预防胜于治疗”的理念，认真分析伤病发生的内、外因，尽早做出正确诊断，并采取积极有效的治疗。

就闭合性软组织损伤本身来说，一般应按以下原则处理：

(一)急性软组织损伤

凡急性损伤，必须早期做出正确的解剖学判断，查明是筋不全断裂或完全断裂，有无关节障碍或不稳体征或骨折、骨软骨骨折，或神经血管损伤等征象，并给予早期正确有效的处理。一般应采取分期治疗的原则。

1.急性期(伤后24～48小时内)

因筋肉、筋膜、肌腱、韧带等组织撕裂、络脉受损，血溢脉外，故局部多有出血或气滞血瘀或瘀血内阻，关节错缝或筋断、筋歪、筋翻，气机不利、经络不通而作肿作痛，故治宜以整复关节、止血止痛、防肿消肿为原则，视伤情轻重，可采用以下方法：

(1)筋不全断裂。

1)在伤部上下循经取穴，指针点穴以解痉止痛。

2)用手法顺势拔伸牵引整复关节错缝，使其复合，关节通利。

3)用拇指理顺或拨正复平伤损或断裂之筋肉、筋腱、韧带、筋膜等组织。此法也可在冷疗后进行。伤部不宜做粗暴的强力按摩手法，以免加重组织损伤、出血肿胀。

4)局部冷疗、加压包扎制动、抬高伤肢休息。冷疗宜用碎冰、冰水或化学制冷剂，具有止血、止痛、防止筋肉痉挛等作用。冷疗时间一般每次以10～15分钟为宜，一日2～3次。冷疗后，宜用棉垫或用清热凉血、行气活血止痛类中药浸剂棉垫进行局部加压包扎固定或托板固定。关节扭挫伤，应在逆受伤机制的方向进行绷带包扎固定，以保扶伤损组织不受到牵张的体位为宜，以利组织修复。抬高伤肢休息，应以伤肢远端高于伤部的体位为宜，以促进静脉回流，

利于消肿。

5)关节积血或肌肉肿大、积血明显者，宜行关节穿刺术抽净积血，除去恶瘀，再按“4)”法处理。

6)比赛中发生关节、肌肉扭挫伤，可用以上方法处理或局部用2%利多卡因注射液封闭，再用黏膏支持带、弹力绷带包扎固定下，继续活动。疼痛重者，可配合针刺或耳针，以行气通络镇痛。

(2)筋完全断裂：在做以上原则处理后，宜尽早作正确诊断和有效治疗，根据损伤部位、损伤程度、有无复合损伤情况，对关节明显不稳定者，宜早行手术缝合、修补或重建等治疗。

2.亚急性期(伤后2～7天)

一般急性损伤1～2天后，伤部出血停止，但局部因组织、络脉受损，气滞血瘀或血瘀气滞，必出现无菌性炎肿、疼痛症状，故其治则宜消除炎肿、活血化瘀、行气止痛。临床上宜外敷、内服清热凉血、活血化瘀、行气止痛类中药，可配合伤部周围轻手法按摩、指针或针刺，理疗和功能锻炼等治疗。功能锻炼，应在医生指导下，积极主动地进行无损伤的功能活动，多以等长练习为主。运动创伤，在比赛期间，可根据损伤部位和伤损程度，适当运用封闭等治疗。

3.中期(伤后2～3周)

此期多为炎肿疼痛明显减轻，受损筋肉络脉新生续接阶段，但局部仍多有气滞血瘀、经络不通、营卫不贯，出现肿痛、关节功能受限等症状，故中期治疗宜以祛瘀生新、舒筋活血、和营止痛、续筋生肌为原则。临床治疗宜以中药、手法、功能锻炼、针刺及理疗等综合治之。

中药治疗应坚持内外兼治的原则，用药一般按中期治则为准。若局部仍有红肿疼痛，则不准用续接类药物。

手法治疗宜对伤肢进行理筋、舒筋、指针等手法。凡关节损伤有肿痛或红热肿痛者，切记禁用强力被动屈伸、扳拉、旋转等手法去恢复功能，以防外伤性骨化性肌炎发生和功能障碍。

功能锻炼在中期治疗十分重要。宜进行等长、等张相结合的练习，以增强肌力，减少粘连，促进功能恢复。部分伤病患者，可在医生指导下，用弹力绷带、支持带或支具保护下，进行下地活动，以逐步恢复伤者本体感觉反射运动机能。

针刺或理疗，应针对不同伤病病理特点和部位治之。

4.后期(3周以后)

此期肿痛明显消减，外伤基本平复，但局部多气血不畅、筋脉不舒、筋肉粘连、关节转摇不利、部分伤者多因失治或瘀血凝阻、气血虚弱或肝脾肾虚，伤部易感受风寒湿邪，络道痹阻或筋失所养，可发生明显粘连变性或功能障碍，出现筋强、筋粗、筋结、筋萎或诸种痹痛等慢性损伤病变。故此期治宜以行气活血通络、补益肝脾肾、强筋壮骨、祛风寒湿痹为原则，临床治疗宜以功能锻炼为主，配合手法按摩、中药、针灸及理疗等综合治疗。

功能锻炼宜做抗阻性的等长和等张结合的练习，坚持积极主动和循序渐进的原则，以增强肌力、防止肌萎、减少粘连、促进功能早日恢复。若为运动创伤，则应根据伤情和项目特点，制定出伤部功能复建的训练计划，在支持带保护下边治疗，边训练。

手法治疗宜重，时间宜长，但仍须防止粗暴的强力扳摇手法。

中药宜以舒筋活血、续筋强筋、补益脏腑气血或祛风寒湿痹为原则，内外兼治，外治可以中药熏洗或外敷处之。

针灸或理疗，针对不同伤病病理特点、部位治之。

（二）慢性损伤或劳损

慢性损伤或劳损十分常见，运动创伤尤为多见。其伤损多为关节和筋肉过用而发生劳损或慢性损伤。中医早就认为："久视伤血、久卧伤气、久坐伤肉、久立伤骨、久行伤筋。"并指出"用力过度，则络脉伤；用力举重或因强力，则肾气乃伤"；"形体劳役则脾病……脾病则下流乘肾；脾主四肢，若劳力辛苦，伤其四肢，则根本竭矣。"这些理论都说明了过度的活动易致形体劳损，而形体劳损则易内伤肝、脾、肾的系统论（整体观念）科学思想。

由于筋骨肉紧密相连，筋属于节，筋能束骨，故在过度运动或劳动中易使筋肉、关节、韧带、筋腱疲劳而发生劳损变性和关节失稳；筋肉的疲劳，可使骨骼承受的张力及应力相应的明显增大，其结果也能导致骨疲劳或关节劳损。中医认为，筋骨肉关节形体劳损，多瘀、多虚、多痹，局部多气血不足或气血瘀滞、瘀血凝阻、筋脉不舒、筋肉拘挛等。劳损易内损脏腑、气血，使气血不能濡养筋骨肉，或风寒湿外邪乘虚而入，发生痹阻经络，产生疼痛肿胀。重者诸变百出，或发生疲劳性骨折。因此，对慢性损伤或劳损的治疗，在首先消除或减轻伤部过用的原则下，其治疗宜行气活血、温经通络、祛风寒湿，或补益气血、培补肝脾肾、强筋壮骨为原则，针对不同的病机、证候体征治之。临床上宜采用手法、按摩、中药、针灸、理疗和功能锻炼等综合疗法治之，可收到良效。

手法按摩宜时间长、强度大，多在伤部和上下施以推、拿、揉、捏、滚、搓、弹拨、摇晃及扳等手法和指针按摩。

中药治疗，应视脏腑气血筋骨虚实等情况辨证，宜内外兼治。一般外敷或熏洗多选用舒筋活血、续筋强筋、软坚散结、温通经络和祛风寒湿类药物。内服药宜选用行气活血、通络止痛、补益肝肾气血、强筋壮骨和祛风寒湿类药物。

针灸多以痛为腧，局部与循经取穴结合，可配合艾灸、火罐等治疗。

功能锻炼对慢性伤病或劳损具有重要作用，应在医生指导下进行积极主动的功能练习为主，配合被动性功能练习及气功锻炼等。筋肉劳损者，一般不宜做肌肉收缩过多的练习，应以肌肉牵张活动为主。关节劳损者，一般不宜做引起关节疼痛剧烈或肿胀的练习，而应在无痛或轻痛情况下，以增强抗阻性肌力练习，增强关节稳定性的练习为主，可在支持带或护具保护下进行关节功能活动。

对少数筋膜、筋腱变性、粘连挛缩或神经受到"卡压"，影响功能，经非手术治疗无效者，可行软组织松解术。陈旧性韧带断裂致关节不稳、肿痛明显的患者，宜行手术修补、重建等手术。对关节劳损致骨内压增高，静脉瘀阻出现顽固性疼痛者，可配合钻孔减压术等方法进行治疗。

总之，对于各种慢性伤病或劳损，坚持预防为主，早期诊治，和消除或减少致伤原因等原则，才能取得好的治疗效果。

二、急性颈部软组织损伤

急性颈部软组织损伤主要指颈椎关节和颈部的肌肉、韧带因遭受外力或本身的用力姿势不当造成的扭、拉、挫伤和关节错缝。颈部是活动较多部位,该伤较为常见,尤其是体育运动的体操、摔跤、拳击以及球类等项目中较多见,在日常生活中因玩耍嬉戏也常致伤。

(一)病因病机

多因颈椎突然扭转、后伸、颈部肌肉用力过猛或颈部直接遭受外力打击所致。筋肉伤多在颈椎或肩胛附着处,关节伤常发生关节错缝。挫伤少见,除筋肉伤外,常可见颈动脉丛受伤。

(二)诊断要点

1.临床诊断

(1)有明确外伤史。

(2)伤处疼痛、僵硬、颈椎活动不利或处于被动体位。

(3)肌肉痉挛、肿胀、压痛明显。

2.鉴别诊断

(1)受伤较严重者,可摄X线片或CT片,排除颈部骨折、脱位及其他病变存在。

(2)有颈脊神经根受压症状者,可摄CT片或MRI,排除急性颈椎间盘突出症的可能。

(三)病理分类

1.挫伤

肌肉疼痛、轻度肿胀、瘀斑、压痛和活动不利。若损伤颈动脉丛,可出现昏迷、颈部血肿等重症。

2.扭、拉伤

肌肉疼痛、强硬、痉挛、压痛和活动不利。

3.椎间关节损伤

肌肉疼痛、痉挛、项强、头颈向健侧歪斜。

(四)治疗

1.挫伤

(1)一般急性期治疗应用冰疗、加压、包扎制动、抬高和休息的原则。

(2)有昏迷者针刺或指针人中、涌泉、十宣等穴。

(3)有心搏骤停者,立即进行心肺复苏抢救。

2.扭、拉伤及椎间关节损伤

(1)手法:采用理筋、通络、解痉的手法,患者采用坐或俯卧位。

表面抚摩颈肩背部。

对颈椎椎旁肌群、肩部肌群等施以推、揉、揉捏、弹拨、牵拉等手法缓解肌肉痉挛。

指针攒竹、风池、太阳、天柱、大杼、风门、天宗、缺盆、合谷、阿是等穴,泻法为主,每穴刺激时间10～30秒。

颌枕牵引手法:术者一手抱住头后枕部,另一手托住下颌骨,做头前曲20°左右的向上牵引手法,牵引力由小到大,以患者忍受为度,持续牵引1～2分钟,反复数次。

治疗椎间关节错缝手法:①颈部扳法,患者坐位,术者立其背后,一手托住患者下颌,另一手抱住枕部,做轻缓左右摇晃旋转活动,待患者肌肉松弛、头屈曲向后上旋转到伤侧一定幅度时,双手突然稍微用力做头继续向后上旋转活动的手法。略停片刻,同法做向健侧的扳法。

②旋转手法，患者坐位，术者一手拇指腹顶住伤椎歪斜棘突旁，另一手托住伤者一侧下颌部，做头颈屈曲向后上旋转的活动，当术者拇指感到棘突活动时，其拇指猛然用力向前、向对侧做推顶手法。③牵拉推顶法，患者坐位，术者立其背后，一手从前勾抱头部，作头部顺势向上牵引，牵引半分钟左右，在牵引下做头轻轻屈伸或摇晃活动，同时，另一手用拇、示指握持伤椎棘突用力向前上或侧向推顶棘突，反复数次。

用推、揉、捏等手法理顺脊筋。

(2)针灸：根据部位选取落枕、风池、天柱、后溪、项根、阿是等穴。

早期多用强刺激泻法，后期宜用平补平泻手法，或电针采用疏密波输出。

(3)药物治疗。

内服药：早期用桃红四物汤或七厘散加桂枝、桑枝、酒制大黄等；后期用创伤消肿片或归香正骨丸。

外用药：早期用新伤药加芙蓉叶等，后期用活络膏。

(4)牵引：有明显筋肉痉挛者，可行颈椎牵引。牵引有坐、卧位两种；牵引重量有一般重量(3.5～10kg)和大重量(＞10kg)两种；牵引方式分持续和间断，前者时间 20 分钟左右，后者每牵引 3～5 分钟，间隔 1～2 分钟，每次总时间 10 分钟左右；牵引方向先顺畸形方向顺势牵引，颈功能改善后变为中立位或屈曲位牵引。牵引每日 1 次。

三、落枕

落枕是一种常见的临床症状，是因睡眠时体位不良和(或)感受风寒引起的颈部肌肉急性功能障碍或颈椎椎间关节错缝。《素问·骨空论篇》首次论述："失枕在肩上横骨间，折使揄臂，齐肘正，灸脊中。"因本病发生时间特殊，多在睡觉期间或醒后，故而称之。

(一)病因病机

本病因睡觉时枕头过高、过低或头颈位置不当，使颈部筋肉、椎间关节等组织长时间处于一种过度牵拉状态致伤，或者同时因颈肩裸露感受风寒致使气血凝滞、筋脉不舒，而发生颈肩疼痛。有颈椎病、久伤不愈或筋骨萎弱、疲劳过度，或素有风寒湿宿疾者易诱发此病。本病多伤及斜方肌、胸锁乳突肌、肩胛提肌、椎间关节及颈部短肌、筋膜等组织，由于颈脊神经后支和副神经布于筋肉间，故疼痛较剧，且多出现筋肉痉挛等症状。

(二)诊断要点

(1)睡觉后或颈部受凉后发生。

(2)一侧颈部疼痛、酸胀、活动不利，活动时疼痛加重，严重者头部偏向患侧，疼痛可向上肢或背部放射。

(3)患侧肌肉痉挛，在胸锁乳突肌、斜方肌、大小菱形肌、肩胛提肌等处可触及肌紧张形成的肿块或条索状改变，并有明显压痛。

(4)有椎间关节错缝者，头多向健侧歪斜，椎旁有明显压痛点，颈后伸和向患侧转动受限明显。

(5)X 线检查可见颈椎生理弧度改变，合并颈椎病者有明显颈椎退变。

(三)证候分型

1.气血瘀滞型

晨起颈项疼痛，活动不利，头歪向患侧或健侧，局部有明显压痛点，可触及痉挛的肌肉及筋结,舌质黯,脉弦紧。

2.风寒痹阻型

颈项背部强痛,拘谨麻木,可兼有淅淅恶风,微发热、头痛等表证,舌淡,苔薄白,脉弦紧。

(四)治疗

(1)牵引:枕颌吊带顺势牵引20分钟左右,每日1次。

(2)手法:同急性颈部软组织损伤中扭、拉伤及椎间关节损伤。

(3)针灸。

1)以手足太阳、阳明、督脉经穴为主,根据受损疼痛部位选取落枕(左病右取、右病左取)、阿是、天柱、风池、后溪、项根、列缺等穴,多用泻法,以宣通经气、通络止痛。

2)风寒痹阻型可在筋肉凝滞处悬灸20分钟。

(4)药物治疗。

1)气血瘀滞型,内服创伤消肿片和玄胡伤痛宁片,外贴新伤橡皮膏。

2)风寒痹阻型,内服麻桂温经汤加当归、羌活等,祛风寒湿洗药热熨和外贴活络膏。

(5)理疗采用游走罐、刮痧和蜡疗等。

四、胸大肌拉伤

胸大肌拉伤是胸部最常见的肌肉拉伤,尤其在以上肢为主的活动或运动中较常发生。

(一)病因病机

多由在肩外展时胸大肌的强烈收缩所致。损伤常发生在胸大肌肌腹、肌肉与腱结合部以及腱止点处。轻者造成不同程度拉伤,重者发生胸大肌腱的断裂。

(二)诊断要点

(1)明显外伤史。

(2)局部疼痛、肿胀、皮下瘀斑、畸形、压痛、肩关节活动受限。

(3)胸大肌锁骨及胸肋部抗阻试验阳性:患臂外展,外旋呈侧平举,屈肘,做抗阻内收、内旋时,锁骨部发生疼痛为阳性;患臂伸直下垂、轻度外展,抗阻内收,内旋时,胸肋部发生疼痛为阳性。

(三)病理分类

1.胸大肌拉伤

明显外伤史,伤后局部疼痛、肿胀、压痛、肩关节活动受限,扩胸活动、咳嗽、吸气时疼痛加重,胸大肌锁骨及胸肋部抗阻试验阳性。

2.胸大肌断裂

明显外伤史,伤时有断裂响声或撕裂感,伤后局部疼痛剧烈、肿胀、皮下瘀斑、伤处触及肌腱断裂凹陷和胸前壁肌肉收缩膨大畸形、压痛、肩内收、内旋肌力明显减弱,胸大肌锁骨及胸肋部抗阻试验阳性。

(四)治疗

1.手法

损伤初期以指针点揉天突、膻中、鸠尾、缺盆、乳根、章门等穴为主,后期采用胸大肌的表面抚摩、推、揉的手法。

2.针刺

选择内关、大陵、阳陵泉等穴，不留针。

3.药物治疗

局部外敷一号新伤药加芙蓉叶、黄芩、大黄、红花、赤芍等；内服药采用制香片和七味三七口服液交替服用或桃红四物汤加制乳香、制没药、川续断等。

4.理疗

急性期后，可在病变部位采用接触移动法进行超声波治疗，强度 0.2～0.8W/cm^2，时间 5 分钟，每日 1 次；或进行电脑中频电疗法，先选择 100cm^2 电极 2 个，痛点并置，感觉阈上，时间 20 分钟，每日 1 次；也可采用超声波加中频联合治疗。

5.功能锻炼

1 周后可做肩部的耸肩、前屈后伸、弯腰画圈、上肢回旋等活动，以不引起疼痛为原则。

五、肋椎关节损伤

肋椎关节损伤是因身体用力不当或其他外力作用造成的肋椎关节扭伤，多见于年轻人，是背部的一种常见损伤，有的称为胸椎小关节紊乱综合征，俗称“岔气”。

(一)病因病机

多因胸廓突然扭转、体位不当用力以及胸壁受挤压、挫撞等外力，导致肋椎关节错缝、关节韧带损伤以及滑膜嵌顿等肋椎关节扭伤改变，少数患者可因姿势不正或睡眠姿势不当而发生。因关节滑膜对疼痛敏感，故疼痛明显，同时由于刺激肋间神经产生胸壁放射痛。

(二)诊断要点

1.临床诊断

(1)有突然扭转或受挤压、挫撞的伤史。

(2)伤后突然背脊疼痛，疼痛可沿肋间隙向胸前壁放射以及牵扯至颈项处，深呼吸、咳嗽以及大便时疼痛加重。

(3)患侧棘突旁损伤肋椎关节处明显压痛，牵拉上肢和旋转胸廓时疼痛加重。

(4)X 线和化验检查无明显异常。

2.鉴别诊断

易与棘突、棘间韧带、棘上韧带损伤相混淆。这些伤有明确的不同压痛部位，主要在屈、伸背时疼痛加重。

(三)证候分型

1.气滞血瘀型

由外伤而引起，疼痛剧烈，转侧呼吸困难，舌淡红，苔薄白，脉弦，受累小关节的叩压痛。

2.寒湿痹阻型

由外邪侵袭肌肤经络及长期单一训练、不良姿势而引起，疼痛可不剧烈，转侧呼吸困难可不明显，疼痛遇温得减，遇寒加重，舌苔白，脉浮紧，受累小关节的深叩压痛。

(四)治疗

本病是因关节错缝、筋络受损、气血凝滞作痛，故治疗以手法为主，辅以药物等治疗，以达到关节归位，气机通利的目的。一般手法后疼痛可立即减轻或消失。

1.准备手法

患者俯卧位，腹下垫薄枕，在患者背部行抚摸、揉、推脊，指针大杼、膈俞、肝俞、胆俞、委中、承山等穴位约10分钟，充分放松背部筋肉。

2.复位手法

(1)冲压法：患者俯卧，术者站于左侧，以双手掌跟压在肋椎关节紊乱处，然后嘱患者做一深呼吸，待呼气将尽未尽时，术者用双手同时向下施以短促按压。此时，往往可以听到清脆的关节弹响声，提示关节复位。此法可以作为纠正肋椎关节紊乱的通用手法。可重复2～3次

(2)扳肩法：患者俯卧，术者一手掌根按压住患椎棘旁，另一手扣住患侧肩部，做肩部向后上的扳法，一般可听到复位的响声，术中要求术者双手顶扳密切配合，在患者呼气末的瞬间猛然施法，可重复2～3次。

(3)膝顶扩胸扳法：患者面向靠背椅的靠背跨坐到椅子上，双手向上交叉抱于脑后，术者用膝盖顶住患椎棘突，术者用双手托住患者肘尖向后慢慢扳动，待活动到最大限度时轻微闪动一下，听到关节弹响声则提示关节复位，可重复2～3次。

(4)座位顶扳法：患者座位，患侧上肢举臂手扶枕部，术者立其后侧，一手掌根顶、推住患椎棘旁，另一手从患者腋下伸出，用肘勾住患者肩臂部，做患侧肩臂向后上方向的猛然扳拉手法，可听到复位响声，可重复2～3次。

3.针灸

对于辨证分型来讲，无论何种分型，局部都是邪气太盛，通过祛邪的手段(快针)都有效。找准紊乱的关节，长针直刺到患处，采用写实手法运针。

4.药物治疗

(1)气滞血瘀型：活血化瘀、疏肝理气，可选用七厘散配合制香片口服，二黄新伤止痛软膏外用。

(2)寒湿痹阻型：健脾除湿、温阳通脉，可选用小建中汤配合羌活胜湿汤口服。

5.理疗

采用驱邪的理疗也同样有效，例如游走罐、刮痧等。

6.功能锻炼

病员可自行采用膝胸卧位对腰背肌肉进行充分牵拉同时尽量撑开胸椎小关节。

六、肩胛提肌损伤

肩胛提肌损伤是一种常见病，大多被含糊地诊断为颈部损伤、背痛或肩胛痛。多由突然性动作造成损伤或长期低头伏案劳损所致。

(一)病因病机

肩胛提肌起自上4个颈椎横突的后结节，止于肩胛骨脊柱缘内侧角的上部，作用是上提肩胛骨转向内上方。

若上肢突然过度后伸，使肩胛骨上提和向内上方旋转，肩胛提肌突然猛烈收缩，由于肩胛骨周围软组织的影响，使肩胛骨与肩胛提肌不能同步运动，而造成肩胛提肌附着处的损伤。该处的损伤多数是在肌腱部位。该病多累及单侧，双侧受累较少见。急性发作时，肩胛骨内侧缘上部疼痛，或在颈部上段出现疼痛、拒按，经休息或自我制动后缓解。

(二)诊断要点

(1)有突发性损伤史或劳损史。

(2)颈肩背部疼痛。

(3)在肩胛骨内上缘或上 4 个颈椎横突处有压痛点。

(4)上肢后伸并将肩胛骨上提或内旋,可引起疼痛加剧,或不能完成此动作。

(三)证候分型

1.气滞血瘀型

有急性损伤史,疼痛剧烈,舌质暗苔薄,脉弦。

2.风寒湿痹阻型

多为损伤后期或慢性损伤患者,寒湿邪气入侵肢体,肩部强痛,肢冷,遇温痛减,遇寒则痛甚,舌质淡,苔薄白或腻,脉沉紧或涩。

(四)治疗

1.固定

急性损伤期疼痛剧烈,应以固定制动为主。

2.手法

根据急、慢性损伤,撕裂及疼痛的程度辨证施治,急性期以轻手法为主,慢性期手法可稍重。

先用拿捏、提弹手法拿捏斜方肌、冈上、肩及上臂筋肉,自上而下以舒筋活络;再以手指点按局部及上肢穴位如肩髃、肩井、肩三对、巨骨、臂臑、曲池、外关、阿是穴等;最后牵拉肩胛提肌:头向健侧偏歪,一手按住头部,一手掌按住肩部,两手做相反方向用力。

3.封闭

对于亚急性损伤者,可用醋酸曲安奈德 10mg 加 2%利多卡因 3mL 行局部痛点封闭。

4.药物治疗

(1)内服药:急性期选服创伤消肿片、玄胡伤痛宁片、制香片等以行气活血、通络止痛;慢性期选用祛风活络丸、血藤当归胶囊等以活血通络、祛风散寒。

(2)外用药:急性期外敷二黄新伤止痛软膏;慢性期外敷活络膏。

5.功能锻炼

以耸肩和内收外展肩关节锻炼为主,并可适度被动牵拉肩胛提肌。

七、菱形肌损伤

菱形肌损伤以青壮年多见,是一种常见病。

(一)病因病机

小菱形肌呈窄带状,起自下位两个颈椎的棘突,附着于脊柱缘的上部,在大菱形肌上方,与大菱形肌之间隔以菲薄的蜂窝组织层,大菱形肌菲薄而扁阔,呈菱形,起自上位 4 个胸椎棘突,向外下,几乎附着于肩胛骨脊柱缘的全长。大小菱形肌内收及内旋肩胛骨,并上提肩胛骨,使之接近中线。

该病大多数由上肢猛力掷物、摔跤,或上肢向后下方猛然用力等引起急性损伤,未经治疗或治疗不当,日久导致慢性损伤。

(二)诊断要点

(1)有肌肉猛力收缩受伤史。

(2)背痛,局部肿胀,在近肩胛骨的内侧缘压痛。

(3)患侧上肢被动向前上举,可引起疼痛加剧。

(4)慢性损伤,局部筋肉呈条索状变性,有压痛。

(三)证候分型

1.气滞血瘀型

有损伤史,疼痛剧烈,舌质暗苔薄,脉弦。

2.寒湿痹阻型

多为损伤后期或慢性损伤患者,寒湿邪气入侵肢体,背部强痛,遇温痛减,遇寒则痛甚,舌质淡,苔薄白或腻,脉沉紧或涩。

(四)治疗

1.药物治疗

(1)内服药:急性期选服创伤消肿片、玄胡伤痛宁片、制香片等以行气活血、通络止痛;慢性期选用祛风活络丸、血藤当归胶囊等以活血通络、祛风散寒。

(2)外用药:急性期外敷二黄新伤止痛软膏;慢性期外敷丁桂活络膏。

2.手法

以揉、推压、摩擦等手法为主,在背部肩胛区做大面积按摩,痛点用弹、拨手法治疗。

3.理疗

可选用蜡疗、超声波等。

4.功能锻炼

采用肩关节极度内收等以充分牵拉菱形肌。

八、急性腰挫伤

(一)病因病机

急性腰挫伤主要见于直接暴力损伤,如腰部被踢打、敲击、碰撞使腰部皮肤、筋肉受挫,经脉受损,血溢脉外,致血瘀气滞,气机不畅,不通则痛。此伤以伤形伤血为主,重者血伤及气,气血两伤。严重者常合并脊柱、骨盆、肋骨骨折和肾脏等组织损伤。

(二)诊断要点

1.临床诊断

(1)有明确外伤史。

(2)伤后即感腰部或受伤部位疼痛明显,以胀痛为主,如咳嗽、打喷嚏、排便时疼痛加重。严重者呈撕裂样疼痛,不能站立行走。

(3)局部多肿胀或青肿瘀斑,压痛明显,腰部功能明显受限。

(4)影像学检查,X线及CT检查可排除骨折、脱位以及骨病。

2.鉴别诊断

本病需与急性腰扭伤相鉴别。两者具有相似的症状、体征,但是两者所受外伤暴力方式不同，扭伤以伤气为主，多见于动作失调、姿势不良时造成腰椎小关节或腰肌及筋膜损伤。同时还应该注意有无腹腔脏器合并损伤，以及排除有无骨折、脱位。

（三）证候分型

（1）形体受损，血瘀气滞型损伤早期，疼痛痛点固定，多有青紫或瘀斑明显。重者形体、血气两伤，腰部功能明显受限。

（2）筋脉失养，肝肾亏虚型损伤中后期，症状体征部分减轻，伤处筋脉失养或络脉痹阻，粘连不舒，腰部胀痛或功能障碍。

（四）治疗

1.手法

早期局部不宜行按摩手法，可用推压理筋手法，配合伤处周围指针以行气通络止痛。中后期应以推、揉、按、点、理、分、扳等分筋手法为主，以促进功能恢复。

2.针灸

可取肾俞、大肠俞、关元俞、气海俞、髂腰、臀上、阿是等穴位。

3.药物治疗

早期内服七味三七口服液、制香片、玄胡伤痛宁片；外敷二黄新伤止痛软膏或一号新伤药。中后期内服血藤当归胶囊、创伤消肿片、归香正骨丸；外贴活络膏及外搽舒活酊。后期以活血散瘀或软坚散结洗药熏洗。

4.理疗

局部予中频脉冲电治疗、TDP 照射等。

5.功能锻炼

加强腰背肌肌力锻炼，做五点支撑、三点支撑、背飞燕等练习。

6.调护注意事项

早期以卧床休息为主，避免腰部过度活动；中后期以加强功能锻炼为主。

九、骶尾部挫伤

骶尾部挫伤较为常见，如果早期失治或治疗不当，则可能遗留骶尾部长期慢性疼痛。

（一）病因病机

骶尾部挫伤多为直接性暴力所致，如由跌扑闪挫、臀部着地，或硬物打击造成骶尾部软组织挫伤或骶尾部骨膜以及周围韧带损伤。挫伤气机、气逆而乱、气不归经而致疼痛。

（二）诊断要点

1.临床诊断

（1）临床表现：有明确外伤史；伤后即感骶尾部疼痛，座位、座位后倾时明显，腹压增加，如咳嗽、排便、由座位站起时疼痛加重；站立行走疼痛不加剧。翻身、下蹲、起坐活动受限。

（2）查体：局部可有伤痕、瘀斑，无明显肿胀；骶尾部压、叩痛，尾骨尖压痛明显，经肛门指检触及痛点。

（3）影像学检查：X 线及 CT 检查可排除骨折、脱位以及骨病。

2.鉴别诊断

本病需要与骶尾部骨折相鉴别，影像学可以明确诊断并与之鉴别，同时还应该注意有无盆腔内容物的并发损伤。

(三)证候分型

1.血瘀气滞型

伤后1～2周，急性骶尾部挫伤早期，症状体征明显。

2.气耗血伤，营卫不和型

伤后3～6周，症状体征均有所缓解，瘀滞停积，或在此基础上感受风寒湿邪。

3.气血不足型

伤后6周，损伤后期，症状体征基本消失，经脉尚未完全通畅。

(四)治疗

1.手法

患者取俯卧位，早期手法应以按、摩、揉、擦等轻柔手法为主以活血化瘀；中期应以推、按、点、滚、理、分等分筋手法为主；后期应以推、按、揉、扳等手法为主以促进功能恢复。

2.针刺

秩边、白环俞、中髎、下髎、阿是穴。

3.药物治疗

(1)血瘀气滞：内服创伤消肿片、制香片，外用二黄新伤止痛软膏。

(2)气耗血伤：内服五灵二乌丸、活络丸，外用丁桂活络膏、郑氏舒活酊。

(3)气血不足：内服血藤当归胶囊、益尔力口服液，外用活血散瘀洗药熏洗。

4.理疗

局部中频脉冲电治疗、TDP照射等。

5.封闭

中后期有局部固定痛点者可予醋酸曲安奈德10mg加1%利多卡因2mL封闭治疗。

6.功能锻炼

加强臀部肌力锻炼，做提肛练习。

7.调护注意事项

早期应采取俯卧位卧床休息，避免座位以及仰卧位加重疼痛，不利于早期恢复；不宜进食辛辣干燥的食物，避免排便时刺激。

十、腕关节扭挫伤

急性或慢性腕关节发生超生理范围的屈伸、侧倾及扭转，可直接或间接地导致腕关节的韧带、滑膜的扭挫或撕裂损伤，严重者可伴尺骨茎突撕脱骨折、腕三角软骨盘损伤、月骨周围脱位及下尺桡关节扭伤或脱位。

(一)病因病机

腕部有桡腕关节囊、腕骨间关节囊、三角骨豌豆骨独立关节囊、第一腕掌关节囊和2～5腕掌关节囊,腕关节的周围有4条韧带分别从掌背侧、尺桡侧将其加固。急性或慢性手腕部扭转、击挫及牵拉,可直接或间接损伤腕关节的内层滑膜,使滑膜充血,关节肿胀积液,引起创伤性滑膜炎;亦可引起腕部韧带的扭挫或撕裂损伤。

(二)诊断要点

1.临床诊断

(1)有腕关节扭挫伤史。

(2)腕部:疼痛、肿胀(单纯性的创伤性关节滑膜炎,手腕的背侧呈横形肿胀),重者局部瘀斑,压痛明显,腕活动受限。

(3)桡骨茎突:疼痛及压痛多为桡侧副韧带损伤,尺骨茎突疼痛及压痛多为尺侧副韧带损伤,腕背伸或掌屈疼痛多为掌背侧韧带损伤或屈伸肌腱损伤。

(4)必要时X线摄片,以排除骨折、脱位。

2.鉴别诊断

(1)腕关节内积血和活动受限:桡骨、尺骨茎突骨折以局部肿胀、疼痛为主,压痛明显,可以触碰到骨擦音。皮肤瘀血,严重的患者腕关节内积血内积血,限制了腕关节的活动。

(2)腕关节桡侧部位的疼痛的疼痛:手指关节的退行性变表现为远端指间关节的Heberdens结节多见于中指和示指,近端指间关节的Bouchards结节较少出现,常被误认为类风湿小结,第一掌指关节的退行性变可引起腕关节桡侧部位的疼痛,此外,掌指关节极少累及。

(3)在腕关节向尺侧偏斜时桡侧出现剧痛:桡骨茎突骨折尺偏试验阳性,正要将腕关节向尺侧偏斜的时候出现腕关节向尺侧偏斜时桡侧出现剧痛。

(三)证候分型

1.气滞血瘀型

多见于损伤早期,局部肿痛、发热、压痛,腕部活动不利,舌质红,苔薄黄,脉弦数或弦涩。

2.筋脉失养型

多见于损伤后期,局部肿胀不明显,活动痛,喜按喜揉,腕部活动不利,舌质淡,苔薄白,脉细或沉细。

(四)治疗

1.手法

扭挫伤初期,肿胀、压痛不明显著,可用轻微的抚摩、揉、捏腕部等手法后,拿住伤者的拇指及第一掌骨左右摇晃3～6次,拔伸2～5指,使筋急痉挛得以松弛后,屈伸腕部,理顺筋络。

2.固定

经上述处理后,一般不需固定,以护腕保护。损伤严重者可用纸板或托板将腕固定在功能位,3周后去除外固定,或改用绷带或护腕保护。

3.针灸治疗

损伤初期,阿是穴点刺出血,如手腕尺侧掌面疼痛明显可选用少海、通里、神门,如手腕桡侧掌面疼痛明显,可选用尺泽、列缺、太渊,桡侧背面疼痛明显,可选用合谷、阳溪快针,每日

1次。损伤后期,阿是穴温针或针后拔罐,阳溪、合谷、阳池、外关、阳谷、养老穴,电针30分钟,选用连续波,强度以患者能耐受为度,间日1次,10次1个疗程。

4.药物治疗

气滞血瘀型:宜外敷新伤膏,如局部发热者加大黄、黄檗;肿胀明显者加白蔹、大黄、土茯苓、木通,内服七味三七口服液。

筋脉失养型:外敷玄胡伤痛宁片、旧伤消肿散,加防己、白蔹、黄芪等,活血散瘀洗药或海桐皮汤熏洗,每日2次。

5.功能锻炼

伤后24小时疼痛减轻,练习手指伸屈活动,3～5天后疼痛消减时练习腕伸屈及前臂旋转活动,锻炼期间需注意应不加重腕部的疼痛。体操运动员如发生单纯滑膜炎,轻者一般不需停止训练,可固定腕关节做“靠倒立”练习,逐渐增加倒立时间,于一周内增至10分钟时,多可痊愈。

6.理疗

可用丹参或川芎溶液作直流电离子导入,每日1次,每次20分钟,10次1个疗程。急性损伤,微波20W,间断波,每次20分钟,每日1次。超短波,选用无温量,每次15分钟,每日1次。慢性损伤,微波30～35W,间断波,每次30分钟,每日1次,10次1个疗程。超短波,选用温热量,热度以患者能耐受为度,每次30分钟,每日1次,10次1个疗程。

7.封闭疗法

同腕软骨盘及下尺桡关节损伤。

8.调护及注意事项

急性期减少伤部活动,注意休息。如疑右腕舟骨骨折,需10天后摄片复查。随病情好转可在3周去除外固定。

十一、股四头肌挫伤

股四头肌挫伤是一种常见损伤,在体育运动和体力劳动中容易发生。

(一)病因病机

股四头肌挫伤主要由直接暴力所致,如碰撞、强力打击暴力直接作用于大腿前方致伤,暴力特点是接触面较小、力量大。体育运动中的足球、篮球,被对方膝部直接顶伤;举重项目的杠铃直接砸伤;摩托车运动中的意外翻车等。上述情况较易发生股四头肌挫伤。挫伤后,部分肌肉纤维断裂,肌肉出血,形成血肿,小范围血肿可以吸收,如严重损伤,大面积肌肉断裂,出血广泛,形成较大血肿,血肿吸收期长,血肿机化过程中可能形成钙化组织或骨化性肌炎。

(二)诊断要点

(1)明确的外伤史。

(2)大腿前侧伤后立即出现疼痛,疼痛程度视受伤严重程度而定。

(3)膝关节压痛、肿胀、功能受限,有时可见瘀斑。轻度挫伤者,膝关节屈曲可到90°;中度挫伤者膝关节不能屈曲到90°,上楼或起立时疼痛;重度挫伤者肿胀广泛,不能扪及股四头肌轮廓,膝关节屈曲不能达到30°～40°,需扶拐行走。

(4)抗阻伸膝试验阳性或不能进行。

(5)超声波检查可以发现较大的血肿。

(6)后期如发生骨化性肌炎,X线检查可见钙化影。

(三)证候分型

1.血瘀气滞型

多为损伤早期,局部肿胀、疼痛,痛有定处,局部压痛,膝关节屈伸不利,若肌肉断裂,局部可扪及肌肉凹陷,压痛剧烈,伸膝功能障碍,舌质暗红,脉弦。

2.瘀热阻络型

损伤中期,瘀血积久不散,肌肉僵硬,局部条束硬结或灼热红肿,或局部发硬,中央偏软,甚者成脓破溃,舌质红,苔弦数。

3.气血虚弱型

损伤日久,股四头肌萎缩,关节强直,伸膝无力,面色苍白,少气懒言,舌淡,脉细。

(四)治疗

1.非手术治疗

(1)现场治疗:损伤发生后立即平卧或抬高患肢,局部冰敷,有条件者可配合加压包扎。

(2)药物治疗。

血瘀气滞型:桃红四物汤加行气活血药物,或口服玄胡伤痛宁片、创伤消肿片;外用新伤药散,3～5天后改用口服三七口服液,外用二黄新伤止痛软膏。

瘀热阻络型:内服五味消毒饮加桃红四物汤,肿胀严重者可加用三棱、莪术。外用一号新伤药加地骨皮、芙蓉叶、木通、泽泻等。

气血虚损型:内服补中益气汤或八珍汤,外用郑氏舒活酊、丁桂活络膏。

(3)手法:急性期暂不做手法治疗。肿胀减轻后开始行轻手法治疗,手法力度由轻到重,抚摸、揉、揉捏、推压等,指针阿是、髀关、伏兔、梁丘、血海、风市。肌肉发硬者配合提弹、抖动等手法。如出现红肿热痛等局部感染情况或怀疑骨化性肌炎出现,禁做手法治疗。

(4)针刺:急性期痛点多针刺入,得气后中等力度捻转,留针5～10分钟。后期肌肉萎缩者可行电针治疗。

(5)理疗。

超声波:移动法,强度0.6～1.5W/cm^2,可加中频脉冲联合治疗,每日1～2次,每次5～8分钟。

短波或超短波:每日1次,每次20分钟。

骨化肌炎时,湿敷郑氏舒活酊或软筋化坚散,加用TDP或红外灯照射。

(6)功能锻炼:损伤早期做踝关节的主动伸屈活动,视疼痛程度开始行股四头肌静力收缩,疼痛减轻后行患侧膝关节的屈曲活动,超过90°后可开始行抗阻伸膝锻炼,直至功能恢复正常。

2.手术治疗

巨大血肿时可行切开引流术,注意患者的凝血机制是否正常;骨化性肌炎者可待新生骨边界清楚后行切除术。

十二、踝关节韧带损伤

踝关节韧带损伤在关节韧带损伤中最为多见，包括外侧的距腓前韧带、跟腓韧带、距腓后韧带，内侧的三角韧带以及胫腓下前韧带的损伤。中医将其统称为踝关节扭伤，属于“筋伤”范畴，常常因患者和医生重视不够，或没有采取积极正确的治疗而导致损伤修复不良，后遗关节不稳和局部肿痛等。

（一）病因病机

从受伤动作分析，本病的病因病机主要有以下三种机制：

(1)踝关节旋后损伤：踝的旋后损伤，实际上是一个复合动作，其中包括了踝内旋(胫骨外旋)、跟距舟关节内翻及前足内收动作。当足跖屈位再旋后时距腓前韧带最易受伤，力量进一步作用则跟腓韧带继而受伤。当跟腓韧带断裂后，外力继续作用，还可伤及跟距关节的骨间韧带。

由于足旋后是联合动作，因此，踝外侧韧带损伤时还常常合并其他组织损伤。如距跟前韧带损伤、伸趾短肌损伤、内踝挤挫伤、副舟骨损伤、距后三角骨损伤、距骨关节面骨软骨切线骨折、跟骰或跖骰关节扭伤。

(2)踝关节旋前损伤：踝关节内侧三角韧带分为浅深两层，浅层为胫跟韧带，深层为胫距前、胫距后、胫舟3条韧带。其受伤机制多为足旋前损伤和足外展外翻损伤；由于解剖结构原因，内侧韧带一般不易损伤，但是一旦发生损伤则比较严重，且易合并下胫腓韧带损伤和外踝骨折。

(3)踝关节外旋损伤：踝外旋扭伤，即足固定而小腿内旋致伤，可造成下胫腓韧带及胫腓骨间韧带损伤。

（二）诊断要点

1.临床诊断

(1)有明显的足踝旋后、旋前或外旋受伤史。

(2)损伤相应部位肿胀、疼痛和皮下瘀血，部分严重的患者可出现外翻或内翻畸形。

(3)伤处有明显的压痛点：在检查压痛点时应特别注意合并损伤的检查，通常的检查顺序为踝外侧的三个韧带、跗骨窦韧带、跟骰韧带、跖骰韧带、内踝前下方、距后三角骨、副舟骨、胫距前韧带、下胫腓联合和第五跖骨基底部。通常触诊的标志是先找跟距关节前外侧的凹陷即跗骨窦，该韧带损伤即有压痛；窦外上缘与外踝前下方的连接线即距腓前韧带；伸趾短肌起自跟骨前突，损伤后产生的血肿犹如半个乒乓球，其下即是跟骰关节；第五跖骨基底部为腓骨短肌的止点，其上方为跖骰关节；副舟骨较为突出。找到这些主要标志后，便容易诊断韧带损伤。

(4)重复受伤机制疼痛加重：被动将足旋后或旋前出现损伤相应部位的疼痛。

(5)踝关节不稳的检查：检查踝关节外侧韧带完全断裂，可在损伤后立即检查，如损伤后肿痛明显，高度怀疑韧带完全断裂，可在局麻下检查。一是两侧踝关节强迫位对比X线摄片，距上关节开口较大则为韧带断裂。二是距上关节抽屉试验阳性，医生一手握小腿下端，一手握跟骨，踝稍呈内翻跖屈位，两手做前后抽动活动，使距骨前后错动，两侧对比，活动范围大或关节有明显的撞击感则多为外侧韧带全断。

(6)影像学检查：对肿痛严重或关节失稳者，应行X线摄片等检查，以排除骨折脱位伤。

2.鉴别诊断

(1)腓骨长、短肌腱脱位:其受伤机制是在足踝突然背伸、足内翻或外翻动作时致伤,由于腓骨肌腱的支持带损伤可出现局部的肿胀和皮下瘀血,容易与踝关节外侧韧带损伤混淆。做腓骨长、短肌抗阻收缩(踝背伸外翻抗阻)试验,此时踝外侧韧带处于松弛状态,如疼痛明显应为支持带损伤,如同时有肌腱脱出即可明确诊断。

(2)踝关节内外踝骨折:疼痛和压痛部位多在骨上,且多数情况下有骨的传导痛(触压内外踝尖上方在骨折处有疼痛)。如临床检查怀疑有骨折者应摄片确诊。

(3)跗骨窦韧带损伤:足旋后损伤可造成跟骨前突骨折、跟骰韧带、跖骰韧带和第五跖骨基底部骨折,这些损伤可单独发生,也可是踝关节损伤的合并损伤。如单独发生应单独诊断,如是合并损伤则应注明。

(4)距骨内、外前缘骨折:当踝跖屈并内、外翻时,距骨内、外前缘有敏锐压痛,CT 三维重建可明确诊断。

(5)下胫腓联合损伤:此类损伤多在踝外翻外旋位发生,下胫腓联合处明显肿胀、压痛,踝关节正位 X 线可见下胫腓联合处增宽。

(三)证候分型

(1)筋络受损,关节错缝,气滞血瘀型:损伤早期,踝关节疼痛,活动时加剧,局部明显肿胀及皮下瘀斑,关节活动受限,舌质多红或有瘀点,脉多弦。

(2)筋脉失养,络脉痹阻或关节失稳型:损伤中后期,关节持续隐痛,轻度肿胀,或可触及硬结,步行乏力,舌质多淡,脉多弦细。

(四)病理分类

踝关节损伤的分类主要是依据外侧副韧带损伤程度。

Ⅰ度:轻度损伤,肿胀很轻或没有肿胀,压痛点局限于损伤局部,关节无异常活动,韧带有部分撕裂,韧带能稳定关节。

Ⅱ度:较大范围损伤,有中等程度的疼痛和肿胀,皮下瘀斑,压痛范围宽,韧带部分断裂,关节功能部分受损,有可能出现关节不稳。

Ⅲ度:完全断裂,多累及距腓前韧带和跟腓韧带,有非常明显的肿胀、血肿和压痛,关节功能严重受限并出现明显的关节不稳,为不稳定性损伤,该型损伤的治疗有手术缝合和非手术治疗两种意见,目前仍有争论,我们认为对于年轻患者或对踝关节功能要求高的患者可采取手术修复。

(五)治疗

1.非手术治疗

(1)急救处理:手法拔伸矫正关节错缝畸形,顺韧带走行方向、向断端处作理筋复平手法,整复伤筋,局部冰袋(碎冰)冷敷,棉垫加压包扎、铁丝托板中立位固定、制动,抬高患肢、休息。损伤后即刻,有条件者可立即采取冷冻喷剂(氟甲烷)。在明确诊断的情况下尽快外敷二黄新伤止痛软膏,于软膏外放置棉垫沿受伤机制相反方向加压包扎,抬高患肢。在急性期,局部应采取冷疗,每 2～3 小时可重复一次,每次 15～20 分钟。有血管功能异常、感觉神经异常和冷凝蛋白血症的患者禁用冷疗。

(2)手法:损伤严重,局部瘀肿较甚者不宜用重手法,可在足踝部或小腿做表面抚摩。新鲜的踝关节韧带损伤可使用拔伸、摇晃、捏、按、推等手法。以距腓前韧带损伤为例,患者取座位或侧卧位,助手双手固定小腿,术者一手握住足跟后部,另一手握住前足轻轻拔伸,再做踝关节摇晃动作,术者再用拇指顺距腓前韧带走行方向向近端推挤、按压,前足同时外翻使韧带断端靠拢,对向挤压内、外踝,再摇晃背伸踝关节数次。踝内侧副韧带损伤时手法基本相同,只需将足内翻即可。指针可选足三里、商丘、解溪、太溪、昆仑等穴。对恢复期和陈旧性损伤,可采用分筋、揉、揉捏、摇晃等手法,禁止对关节间隙做重手法弹拨,避免加重关节滑膜损伤。

(3)药物治疗。

内服药:损伤初期宜活血化瘀,选服七厘散、桃红四物汤加减、玄胡伤痛宁片、七味三七口服液;中期选服强筋丸、归香正骨丸;后期选服补肾壮筋汤、八珍汤、活络丸等。

外敷药:早期用二黄新伤止痛软膏,中期用旧伤消肿散;后期采用外贴活络膏。

熏洗药:损伤7～10天后用活血散瘀洗药;中后期有关节痹痛者,用祛风寒湿洗药,有硬结粘连、关节功能障碍者可用软坚散结洗药。

(4)固定:Ⅰ度损伤可在敷药后用“8”字绷带将踝关节固定在和受伤机制相反的方向,即内翻内旋伤固定于外翻外旋位,外翻外旋伤固定于内翻内旋位。有部分筋断者用铁丝托板或石膏托于受伤机制相反的方向固定2周左右,完全断裂者固定4周左右。恢复期负重或运动时可用弹力绷带、护踝或黏膏支持带保护。近年体育运动中采用的气垫夹板对受伤踝关节具有固定治疗作用,防止踝关节的内翻和外翻,同时保持受伤踝关节的适度背伸和跖屈活动,从而达到促进踝关节损伤组织的愈合和早期关节功能恢复的两个目的。踝关节可以早期活动不会造成韧带的松弛和加重踝关节的不稳定。对于损伤后期有关节不稳或慢性滑膜炎症状者可采用弹力绷带或护踝支持。

(5)功能锻炼。

练功锻炼:根据损伤的程度,外固定后2～4天肿胀和疼痛减轻后宜尽早练习跖趾关节屈伸活动,进而可做踝关节背伸、跖屈活动,肿胀消退后可进行踝关节内、外翻运动,配合踝关节肌群的等长练习,起踵脚尖行走,足背伸抗阻练习,每天2～6组练习,每组10～20次。恢复期练习可在中药熏洗、手法或冷疗后进行。

本体感受恢复:对于部分筋断(Ⅱ度)和完全筋断(Ⅲ度)损伤,韧带的机械感受器需要重新训练以提供本体感觉反馈,简单的方法是受累腿单脚站立,睁眼10～20秒钟后闭眼,训练到闭眼能维持平衡或不摇晃。以后可再采用平衡板或踝平衡圆盘训练。对于关节不稳者,为了加快踝关节动力性稳定装置(肌群)的反应速度,还应加强灵敏训练,以增加神经反射的速度,常用的方法有“8”字跑、折返跑、左右跑、交叉跑、跳绳和跳步训练。

(6)针灸。

治则:活血化瘀、通络止痛。

选穴:阿是、丘墟、解溪、太溪、昆仑、阳陵泉、上廉等穴。另外,腕踝针有明显疗效。

方法:急性期,针用泻法,不留针。若青肿明显者,可刺络放血,以消瘀肿。慢性期,用平补平泻法,电针或留针20～30分钟。

(7)物理治疗。

高频治疗：早期水肿瘀血严重时采用脉冲短波治疗，50～100Hz，50～80W，15 分钟，每天 1 次。

激光：氦氖激光痛点照射，早期采用 8～10mW，照射 5～10 分钟，中后期 10～12mW，5～10 分钟：可每天 1～2 次。

超声波：早期采用 0.5 脉冲，0.5W/cm²，10～20 分钟，每天 1～2 次；中后期连续方式 1～1.5W/cm²，5～10 分钟；可每天 1～2 次。

中频：中后期使用，强度以耐受为益，20 分钟，可每天 1～2 次。

(8)调护及注意事项：恢复期负重活动时或损伤后期有关节不稳、慢性滑膜炎症状者可用弹力绷带、护踝或黏膏支持带保护。

2.手术治疗

有关节不稳和合并关节骨折，通过肌肉训练仍有关节不稳肿痛者，可采用腓骨短肌腱修补踝外侧韧带。

踝关节扭伤后长时间肿痛且非手术治疗无效者，其肿痛是因胫腓下联合前韧带、距腓前韧带、三角韧带深层纤维损伤后瘢痕化、滑膜炎症所致，这类病变统称为踝关节软组织慢性陈旧损伤综合征，关节镜检对其诊断有重要的价值，关节镜下切除这些病变组织可缓解疼痛及肿胀。

第二节　颈椎病

颈椎病是颈椎椎间盘退行性改变及其继发病理改变累及其周围组织结构（神经根、脊髓、椎动脉、交感神经等），出现相应的临床表现。仅有颈椎的退行性改变而无临床表现者则称为颈椎退行性改变。

随着现代从事低头工作方式人群增多，如电脑、空调的广泛使用，人们屈颈和遭受风寒湿的机会不断增加，造成颈椎病的患病率不断上升，且发病年龄有年轻化的趋势。在我国，颈椎病患病率较高，疾病顺位靠前，不同地区的颈椎病患病率为 8.1%～19.1%。一些特殊人群颈椎病患病率更高。大学教职工为 10.8%，老年人群为 25.0%，机关人员为 27.3%。白领人群为 33.9%，公务员为 54.8%。在某些人群中有上升趋势。与颈椎病相关的抑郁情绪和失眠亦影响患者的生活质量。从疾病顺位和患病率考虑，颈椎病已成为严重的公共卫生问题之一。

一、颈椎病的分型

根据受累组织和结构的不同，颈椎病分为：颈型（又称软组织型）、神经根型、脊髓型、交感型、椎动脉型、其他型（目前主要指食道压迫型）。如果两种以上类型同时存在，称为“混合型”。

（一）颈型颈椎病

颈型颈椎病是在颈部肌肉、韧带、关节囊急、慢性损伤，椎间盘退化变性，椎体不稳，小关节错位等的基础上，机体受风寒侵袭、感冒、疲劳、睡眠姿势不当或枕高不适宜，使颈椎过伸或过屈，颈项部肌肉、韧带、神经受到牵张或压迫所致。多在夜间或晨起时发病，有自然缓解和反复发作的倾向。30～40岁女性多见。

(二)神经根型颈椎病

神经根型颈椎病是由于椎间盘退变、突出、节段性不稳定、骨质增生或骨赘形成等原因在椎管内或椎间孔处刺激和压迫颈神经根所致。在各型中发病率最高，占60%～70%，是临床上最常见的类型。多为单侧、单根发病，但是也有双侧、多根发病者。多见于30～50岁者，一般起病缓慢，但是也有急性发病者。男性多于女性1倍。

(三)脊髓型颈椎病

脊髓型颈椎病的发病率占颈椎病的12%～20%，由于可造成肢体瘫痪，因而致残率高。通常起病缓慢，以40～60岁的中年人为多。合并发育性颈椎管狭窄时，患者的平均发病年龄比无椎管狭窄者小。多数患者无颈部外伤史。

(四)交感型颈椎病

由于椎间盘退变和节段性不稳定等因素，从而对颈椎周围的交感神经末梢造成刺激，产生交感神经功能紊乱。交感型颈椎病症状繁多，多数表现为交感神经兴奋症状，少数为交感神经抑制症状。由于椎动脉表面富含交感神经纤维，当交感神经功能紊乱时常常累及椎动脉，导致椎动脉的舒缩功能异常。因此交感型颈椎病在出现全身多个系统症状的同时，还常常伴有的椎－基底动脉系统供血不足的表现。

(五)椎动脉型颈椎病

正常人当头向一侧歪曲或扭动时，其同侧的椎动脉受挤压、使椎动脉的血流减少，但是对侧的椎动脉可以代偿，从而保证椎－基底动脉血流不受太大的影响。当颈椎出现节段性不稳定和椎间隙狭窄时，可以造成椎动脉扭曲并受到挤压；椎体边缘以及钩椎关节等处的骨赘可以直接压迫椎动脉、或刺激椎动脉周围的交感神经纤维，使椎动脉痉挛而出现椎动脉血流瞬间变化，导致椎－基底供血不全而出现症状，因此不伴有椎动脉系统以外的症状。

二、临床表现

(一)颈型颈椎病

(1)颈项强直、疼痛，可有整个肩背疼痛发僵，不能作点头、仰头、转头活动，呈斜颈姿势。需要转颈时，躯干必须同时转动，也可出现头晕的症状。

(2)少数患者可出现反射性肩臂手疼痛、胀麻，咳嗽或打喷嚏时症状不加重。

(3)临床检查：急性期颈椎活动绝对受限，颈椎各方向活动范围近于零度。颈椎旁肌、胸1～胸7椎旁或斜方肌、胸锁乳头肌有压痛，冈上肌、冈下肌也可有压痛。如有继发性前斜角肌痉挛，可在胸锁乳头肌内侧，相当于颈3～颈6横突水平，扪到痉挛的肌肉，稍用力压迫，即可出现肩、臂、手放射性疼痛。

(二)神经根型颈椎病

(1)颈痛和颈部发僵，常常是最早出现的症状。有些患者还有肩部及肩胛骨内侧缘疼痛。

(2)上肢放射性疼痛或麻木。这种疼痛和麻木沿着受累神经根的走行和支配区放射，具有特征性，因此称为根型疼痛。疼痛或麻木可以呈发作性、也可以呈持续性。有时症状的出现与缓解和患者颈部的位置和姿势有明显关系。颈部活动、咳嗽、喷嚏、用力及深呼吸等，可以造成症状的加重。

(3)患侧上肢感觉沉重、握力减退，有时出现持物坠落。可有血管运动神经的症状，如手部肿胀等。晚期可以出现肌肉萎缩。

(4)临床检查：颈部僵直、活动受限。患侧颈部肌肉紧张，棘突、棘突旁、肩胛骨内侧缘以及受累神经根所支配的肌肉有压痛。椎间孔部位出现压痛并伴上肢放射性疼痛或麻木，或者使原有症状加重具有定位意义。椎间孔挤压试验阳性，臂丛神经牵拉试验阳性。仔细、全面的神经系统检查有助于定位诊断。

(三)脊髓型颈椎病

(1)多数患者首先出现一侧或双侧下肢麻木、沉重感，随后逐渐出现行走困难，下肢各组肌肉发紧、抬步慢，不能快走。继而出现上下楼梯时需要借助上肢扶着拉手才能登上台阶。严重者步态不稳、行走困难。患者双脚有踩棉感。有些患者起病隐匿，往往是想追赶即将驶离的公共汽车，却突然发现双腿不能快走。

(2)一侧或双侧上肢麻木、疼痛，双手无力、不灵活，写字、系扣、持筷等精细动作难以完成，持物易落。严重者甚至不能自己进食。

(3)躯干部感觉异常，患者常感觉在胸部、腹部，或双下肢有如皮带样的捆绑感，称为“束带感”。同时下肢可有烧灼感、冰凉感。

(4)部分患者出现膀胱和直肠功能障碍：如排尿无力、尿频、尿急、尿不尽、尿失禁或尿潴留等排尿障碍，大便秘结。性功能减退。病情进一步发展，患者须拄拐或借助他人搀扶才能行走，直至出现双下肢呈痉挛性瘫痪，卧床不起，生活不能自理。

(5)临床检查：颈部多无体征。上肢或躯干部出现节段性分布的浅感觉障碍区，深感觉多正常，肌力下降，双手握力下降。四肢肌张力增高，可有折刀感；腱反射活跃或亢进：包括肱二头肌、肱三头肌、桡骨膜、膝腱、跟腱反射；髌阵挛和踝阵挛阳性。病理反射阳性：如上肢 Hoffmann 征、Rossolimo 征、下肢 Babinski 征、Chacdack 征。浅反射如腹壁反射、提睾反射减弱或消失。如果上肢腱反射减弱或消失，提示病损在该神经节段水平。

(四)交感型颈椎病

(1)头部症状：如头晕或眩晕、头痛或偏头痛、头沉、枕部痛，睡眠欠佳、记忆力减退、注意力不易集中等。偶有因头晕而跌倒者。

(2)眼耳鼻喉部症状：眼胀、干涩或多泪、视力变化、视物不清、眼前好像有雾等；耳鸣、耳堵、听力下降；鼻塞、“过敏性鼻炎”，咽部异物感、口干、声带疲劳等；味觉改变等。

(3)胃肠道症状：恶心甚至呕吐、腹胀、腹泻、消化不良、嗳气以及咽部异物感等。

(4)心血管症状：心悸、胸闷、心率变化、心律失常、血压变化等。

(5)面部或某一肢体多汗、无汗、畏寒或发热，有时感觉疼痛、麻木但是又不按神经节段或走行分布。以上症状往往与颈部活动有明显关系，座位或站立时加重，卧位时减轻或消失：颈部活动多、长时间低头、在电脑前工作时间过长或劳累时明显，休息后好转。

(6)临床检查：颈部活动多正常、颈椎棘突间或椎旁小关节周围的软组织压痛。有时还可伴有心率、心律、血压等的变化。

(五)椎动脉型颈椎病

(1)发作性眩晕，复视伴有限震。有时伴随恶心、呕吐、耳鸣或听力下降。这些症状与颈部位置改变有关。

(2)下肢突然无力猝倒，但是意识清醒，多在头颈处于某一位置时发生。

(3)偶有肢体麻木、感觉异常。可出现一过性瘫痪，发作性昏迷。

三、诊断标准

(一)临床诊断标准

1.颈型

具有典型的落枕史及上述颈项部症状体征；影像学检查可正常或仅有生理曲度改变或轻度椎间隙狭窄，少有骨赘形成。

2.神经根型

具有根性分布的症状(麻木、疼痛)和体征；椎间孔挤压试验或/和臂丛牵拉试验阳性；影像学所见与临床表现基本相符合；排除颈椎外病变(胸廓出口综合征、网球肘、腕管综合征、肘管综合征、肩周炎、肱二头肌长头腱鞘炎等)所致的疼痛。

3.脊髓型

出现颈脊髓损害的临床表现；影像学显示颈椎退行性改变、颈椎管狭窄，并证实存在与临床表现相符合的颈脊髓压迫；除外进行性肌萎缩性脊髓侧索硬化症、脊髓肿瘤、脊髓损伤、继发性粘连性蛛网膜炎、多发性末梢神经炎等。

4.交感型

诊断较难，目前尚缺乏客观的诊断指标。出现交感神经功能紊乱的临床表现、影像学显示颈椎节段性不稳定。对部分症状不典型的患者，如果行星状神经节结封闭或颈椎高位硬膜外封闭后，症状有所减轻，则有助于诊断。

除外其他原因所致的眩晕：

(1)耳源性眩晕：由于内耳出现前庭功能障碍，导致眩晕。如美尼耳氏综合征、耳内听动脉栓塞。

(2)眼源性眩晕：屈光不正、青光眼等眼科疾患。

(3)脑源性眩晕：因动脉粥样硬化造成椎－基底动脉供血不全、腔隙性脑梗死；脑部肿瘤；脑外伤后遗症等。

(4)血管源性眩晕：椎动脉的 V_1 和 V_3 段狭窄导致椎－基底动脉供血不全；高血压病、冠心病、嗜铬细胞瘤等。

(5)其他原因：糖尿病、神经官能症、过度劳累、长期睡眠不足等。

5.椎动脉型

曾有猝倒发作、并伴有颈性眩晕；旋颈试验阳性；影像学显示节段性不稳定或钩椎关节增生；除外其他原因导致的眩晕；颈部运动试验阳性。

(二)辅助检查

X线检查是颈椎损伤及某些疾患诊断的重要手段，也是颈部最基本最常用的检查技术，即使在影像学技术高度发展的条件下，也是不可忽视的一种重要检查方法。X线平片对于判断损伤的疾患严重程度、治疗方法选择、治疗评价等提供影像学基础。常拍摄全颈椎正侧位片，颈椎伸屈动态侧位片，斜位摄片，必要时拍摄颈1～27开口位片和断层片。正位片可见钩椎关节变尖或横向增生、椎间隙狭窄；侧位片见颈椎顺列不佳、反曲、椎间隙狭窄、椎体前后缘骨赘形成、椎体上下缘（运动终板）骨质硬化、发育性颈椎管狭窄等；过屈、过伸侧位可有节段性不稳定；左、右斜位片可见椎间孔缩小、变形。有时还可见到在椎体后缘有高密度的条状阴影－颈椎后纵韧带骨化（OPLL）。

CT 可以显示出椎管的形状及 OPLL 的范围和对椎管的侵占程度，或者椎体后缘钙化、钩椎关节增生情况。脊髓造影配合 CT 检查可显示硬膜囊、脊髓和神经根受压的情况。

颈部 MRI 检查可以清晰地显示出椎管内、脊髓内部的改变及脊髓受压部位及形态改变，对于颈椎损伤、颈椎病及肿瘤的诊断具有重要价值。当颈椎间盘退变后，其信号强度亦随之降低，无论在矢状面或横断面，都能准确诊断椎间盘突出。磁共振成像在颈椎疾病诊断中，能显示椎间盘突出向后压迫硬脊膜囊及神经根的范围和程度。

经颅彩色多普勒（TCD）、DSA、MRA 可探查基底动脉血流、椎动脉颅内血流，推测椎动脉缺血情况，是检查椎动脉供血不足的有效手段，也是临床诊断颈椎病，尤其是椎动脉型颈椎病的常用检查手段。椎动脉造影和椎动脉 B 超对诊断有一定帮助。

（三）疗效评定标准

日本骨科学会制定了对颈脊髓病患者的脊髓功能评定标准（简称 17 分法），并已经为国际学者所接受。根据我国国情也制定了适合相应的标准（简称 40 分法），并已经在国内推广应用。

四、治疗

颈椎病的治疗有非手术、手术治疗和微创治疗。大部分颈椎病患者经非手术治疗效果优良，仅部分患者经非手术治疗无效或病情严重，可考虑微创或手术治疗。

（一）非手术治疗

大部分颈椎病患者经过非手术治疗获得痊愈或缓解。非手术治疗的关键是消除致病原因。另外采用中医、西医、中西医结合以及康复治疗等综合疗法消除症状，中医药治疗手段结合西药消炎镇痛、扩张血管、利尿脱水、营养神经等类药物。

1.运动治疗

总的宗旨是加强颈部肌肉锻炼，户外运动。颈椎运动疗法常用的方式有徒手操、棍操、哑铃操等，有条件也可用机械行颈椎柔韧性练习、颈肌肌力训练、颈椎矫正训练等。此外，还有全身性的运动如跑步、游泳、球类等也是颈椎疾患常用的治疗性运动方式。可以指导颈椎病患者采用“颈肩疾病运动处方”。运动疗法适用于各型颈椎病症状缓解期及术后恢复期的患者。具体的方式方法应在专科医生指导下进行。

2.牵引治疗

（1）牵引方式：常用枕颌布带牵引法，通常采用座位牵引，但病情较重或不能座位牵引时可用卧式牵引。可以采用连续牵引，也可用间歇牵引或两者相结合。

（2）牵引角度：一般按病变部位而定，如病变主要在上颈段，牵引角度宜采用 0～10°，如病变主要在下颈段（颈 5～7），牵引角度应稍前倾，可在 15～30。间，同时注意结合患者舒适来调整角度。

（3）牵引重量：间歇牵引的重量可以其自身体质量的 10％～20％确定，持续牵引则应适当减轻。一般初始重量较轻,如3～4kg开始,以后逐渐增加。

(4)牵引时间:牵引时间以连续牵引20分钟,间歇牵引则20～30分钟为宜,每天1次,10～15天为1个疗程。

3.矫形支具应用

最常用的有颈围、颈托,可应用于各型颈椎病急性期或症状严重的患者。颈托也多用于颈椎骨折、脱位,经早期治疗仍有椎间不稳定或半脱位的患者。乘坐高速汽车等交通工具时,无论有还是没有颈椎病,戴颈围保护都很有必要。但应避免不合理长期使用,以免导致颈肌无力及颈椎活动度不良。

4.中药治疗

中药治疗颈椎病常用的方法有中药内服、熏洗、外敷等。常用的药物是具有解肌发表、活血祛瘀、止痛消肿、祛风除湿、舒筋活络及缓急止痛功效的药物,如葛根、川芎、乳香、没药、血竭、红花、桃仁、伸筋草、木瓜、土鳖、僵蚕及甘草等。葛根归于足太阴脾经和足阳明胃经,善走督脉,有扩张脑血管、改善脑部血液循环的作用,与川芎配伍,可有效缓解基底动脉供血不足所致的头晕、头痛、颈背拘挛等症状。

5.推拿治疗

推拿治疗颈椎病以"通"为主,即通调气血、通经活络,以"松则通、顺则通、正则通"为治疗原则。推拿可缓解局部肌肉痉挛,松解组织粘连,减轻神经根所受压迫,促进血液循环,有利于修复颈椎周围受损的肌肉、韧带等软组织,改善椎间盘、钩椎关节与神经根和椎动脉之间的位置关系,重建椎体间的平衡,修复神经损伤,恢复神经功能。推拿治疗颈椎病常用的手法有侧旋提推法、旋转复位法、分筋理筋法、定位揉按法及定点旋转扳法等。

6.针灸治疗

针灸具有祛风通络,活血通经,调和气血的功效。针灸治疗颈椎病选穴遵循"经脉所过,主治所及"的原则,采用循经选穴与局部选穴相结合的方法。

主穴:颈椎相应的夹脊穴、风池穴、阿是穴。

配穴:①神经根型,根据疼痛、麻木症状涉及部位所属的经脉循经取穴,如肩井、肩髃、曲池、外关、合谷、后溪等。②椎动脉型,配百会、四神聪、头维、太阳、列缺、三阴交、太溪、太冲等。③交感神经型,配百会、四神聪、太阳、内关、太冲、心俞、肝俞等。④脊髓型,配太阳;有上肢或下肢麻木症状者,根据症状出现的范围循经取穴。田从豁认为临床应用"脐周四穴"及"背俞四穴"治疗颈椎病,可调理气血、通调经脉,促进颈椎病的康复。

银质针具有良好的导热作用,通过银质针,热能可传导至深层的病变组织且向周围组织扩散,形成直达骨膜的热效应。采用银质针透热治疗颈椎病可消除无菌性炎症、改善局部血液循环、缓解肌肉痉挛,可起到良好的止痛效果。银质针透热治疗后病变部位的肌肉会出现肌力下降,可能与热损伤有关,操作时应注意。电针通过电流刺激可加快针感的扩散、传导,显著地增强针感效应,用于颈椎病的治疗亦有良好的止痛作用。

7.针刀治疗

针刀治疗颈椎病可松解粘连或挛缩的软组织,剥离肌肉、韧带、关节囊等软组织内的瘢痕,消除软组织的高应力状态,恢复颈椎周围软组织的动态平衡,减少或解除椎动脉所受压迫,改善脑部供血、供氧。一般在颈椎棘突线、关节突线及肩胛提肌止点等处寻找压痛点或条索状结节作为进针点。颈椎病的非手术治疗方法还有颈椎牵引、中频脉冲电疗、微波治疗、磁疗、红外线理疗、穴位药物注射、刃针治疗及拔罐等。联合应用几种治疗方法进行综合治疗，疗效优于单纯应用一种方法。

(二)手术治疗

必须严格掌握手术的适应证，在适当的时候行微创治疗(髓核溶解、经皮切吸、PLDD、射频消融等)。手术术式分颈前路和颈后路。

1.前路减压术

颈椎病前路减压术主要指前路颈椎间盘椎体切除术，可结合后纵韧带切除术和椎间融合术。多节段脊髓型颈椎病常合并颈椎节段性不稳及颈椎后凸畸形，采用前路减压术治疗不仅能切除突出的椎间盘、椎体后缘的骨赘及后纵韧带的骨化块，还可同期进行椎间植骨融合，既可解除脊髓压迫、改善脊髓血液循环，又能纠正颈椎畸形、维持颈椎的稳定、恢复椎间高度及颈椎生理曲度。

2.后路减压术

颈椎病后路减压术包括颈椎后路单开门、双开门椎管扩大椎板成形术、全椎板切除术等。苗洁等。采用颈椎曲度改善率及术后疼痛视觉模拟评分等指标对这3种手术方法治疗颈椎病的临床疗效进行了比较，发现全椎板切除侧块螺钉内固定术在改善颈椎曲度、缓解疼痛等方面均优于其他2种方法。后路减压术可扩大椎管，缓解脊髓所受压迫，减压效果明显；且保留了颈椎的大部分后部结构，可维持颈椎的稳定性，对颈椎活动度的影响较小。

3.前后路联合减压术

前后路联合减压术主要适用于以下颈椎病患者：

(1)3个以上节段出现突出的椎间盘或骨赘压迫脊髓，且其中1～3个节段脊髓受压严重，突出的椎间盘超过椎管矢状径的一半或髓核游离者。

(2)突出的椎间盘压迫脊髓腹侧合并或不合并孤立型后纵韧带骨化，合并发育性或退变性颈椎管狭窄者。

(3)椎间盘突出、椎间不稳，压迫或刺激脊髓，合并发育性或退变性颈椎管狭窄者。

(4)椎间盘突出压迫脊髓或鹅颈畸形，合并颈椎管狭窄者。

(5)3个以上节段出现椎间盘突出压迫脊髓合并脊柱后凸畸形者。

(三)微创治疗

微创治疗颈椎病主要是降低髓核内压，使髓核回纳，缓解髓和对周围组织的压迫，减轻椎间盘周围的炎症刺激。

1.经皮穿刺颈椎间盘切除术

经皮穿刺颈椎间盘切除术(PCD)治疗颈椎病可降低髓核内压，减小突出的椎间盘的表面张力，软化或缩小椎间盘，促进椎间盘的回纳，从而减轻或消除突出的椎间盘对神经根的压迫及对周围痛觉感受器的刺激，达到缓解症状的目的。PCD仅对髓核施行部分减压切除，对椎间隙高度无明显影响，且不损伤颈椎及周围软组织，不破坏颈椎的稳定性。但PCD术中无法切除突入椎管的椎间盘组织，难以进行彻底减压，故与开放手术相比，其适应证的范围较窄。

2.经皮穿刺激光汽化颈椎间盘减压术

经皮激光椎间盘减压术(PLDD)治疗颈椎病主要是利用激光使髓核汽化,降低椎间盘内的压力,使突出的椎间盘组织回缩,从而减轻或解除神经根所受的压迫。PLDD治疗神经根型颈椎病疗效较稳定,不良反应少。由于穿刺过程中不破坏前、后纵韧带和纤维环,且不摘除椎间盘,故PLDD对颈椎的稳定性影响较小。

3.经皮化学溶盘术

1964年,Smith等首先报道了用木瓜蛋白酶进行髓核化学溶解。1968年,Sussman首先证实胶原酶可以溶解人体椎间盘组织。经皮化学溶盘术还有可再次手术的优点,但仅适用于纤维环完整的患者。经皮化学溶盘术的并发症主要为严重的过敏反应和椎间隙感染。

4.射频消融髓核成形术

射频消融髓核成形术所用的射频电流是一种频率范围在100kHz至300MHz的高频交流电,可使部分椎间盘髓核组织汽化。该方法可精确加温至70℃,既可收缩胶原蛋白分子螺旋结构,又能保持髓核细胞的活力,缩小椎间盘髓核体积,缓解椎间盘周围组织的压力。该方法与PLDD相比,热损伤更小、安全性更高。

5.椎间盘臭氧分子消融术

椎间盘臭氧分子消融术利用臭氧的强氧化作用,可氧化髓核内的蛋白多糖,破坏髓核细胞,使髓核萎缩,从而降低椎间盘内压力,达到缓解症状的目的。采用该方法治疗颈椎病,术后并发症较少,安全性好。

6.显微内窥镜技术

显微内窥镜技术采用冷光源照明,且可放大成像,有利于术中操作。颈椎显微内窥镜手术不但能解除神经根所受压迫,且创伤小,对颈椎的运动功能影响小。与开放性手术相比,显微内窥镜手术对颈椎前方组织的剥离与牵拉少,手术操作精细,创伤小,可缩短患者的住院时间。与经皮穿刺技术相比,显微内窥镜手术视野清晰,对于椎间盘突出、骨赘增生、外侧黄韧带局部肥厚以及椎间孔狭窄的颈椎病患者均适用。前路内窥镜手术还可进行椎间融合以维持颈椎的稳定。

五、颈椎病的预防

随着年龄的增长,颈椎椎间盘发生退行性变几乎是不可避免的。但是如果在生活和工作中注意避免促使椎间盘发生退行性变的一些因素,则有助于防止颈椎退行性变的发生与发展。

(1)正确认识颈椎病,树立战胜疾病的信心。

(2)休息:颈椎病急性发作期或初次发作的患者,要适当注意休息,病情严重者更要卧床休息2～3周。

(3)保健:医疗体育保健操的锻炼;避免长期低头姿势;颈部放置在生理状态下休息;避免颈部外伤;避免风寒、潮湿;重视青少年颈椎健康。

第三节　肩关节周围炎

肩关节周围炎，简称肩周炎，又称“五十肩”“冻结肩”“漏肩风”“肩凝症”，是肩关节囊及其周围韧带、肌腱和滑囊的慢性特异性炎症和退行性变，该病主要临床表现以肩关节的疼痛和功能活动障碍为主。

中医认为本病属“痹证”的范畴，患病人群多年过半百(肝肾亏虚)，病位在阳明经(阳明脉衰)，本病多由过劳、风寒湿邪、急慢性损伤等因素导致肩关节“不荣则痛”“不通则痛”，病性为本虚标实。中医治疗“痹证”疗效确切，方法多样，且无明显副作用。

好发于40～70岁的中老年人，有2%～5%的发病率，女性较男性多见，左右肩的发病率无明显差异。肩以长期肩关节疼痛、肩关节在各个方向的主动和被动活动度均明显降低，尤其是肩关节外展、外旋活动度的降低为特征。

一、病因病机

(一)原发性病因

一是年老气血亏虚，二是风寒外邪致痹，导致筋脉拘急僵凝。年老体弱、肝肾亏损、气血不足以致筋失濡养、关节失利，风寒湿邪乘虚而入致病。风为百病之长，为痹证之首。从症状上，肩周炎常表现为放散痛、拘急痛，多具有风寒侵袭筋脉凝滞的特点。

(二)继发性病因

肩部损伤、上肢骨折、颈椎病等，致使肩部活动减少，或长期固定不动继发而来，复感风寒湿外邪，可继发肩周炎。注意与肩部骨折外伤引起关节粘连僵硬等并发症鉴别。

二、诊断与鉴别诊断

(一)临床诊断

(1)肩部疼痛，常因天气变化及劳累而加重，疼痛可向后背部或上肢延伸，多日轻夜重，常于睡眠中痛醒。

(2)肩关节功能受限，表现为各个方向主动和被动活动度均明显降低，尤其以上举、外展、外旋活动最为突出，后期会出现明显的功能障碍。梳头、穿脱上衣、沐浴等最简单的个人卫生都变成了“困难”问题，病情严重的影响患者生活和心理。

(3)压痛广泛，多在肩峰下、肱骨结节间沟，肩后及三角肌止点部。

(4)后期有肩臂筋肉萎缩，可出现前臂与手部肿胀、发凉、手指活动疼痛。

(5)影像学检查，X线摄片一般无异常征象，病程久者可见肩关节的骨质疏松等改变。

(二)鉴别诊断

1.神经根型颈椎病

有颈椎病神经根型的典型症状、体征，一般无肩部广泛压痛和功能障碍等肩周炎的典型体征。

2.肱二头肌长头腱鞘炎

压痛一般都局限在肩前部肱骨结节间沟部，肱二头肌抗阻试验阳性，在肱二头肌长头部做封闭治疗有明显的疗效。

3.肩袖损伤

一般都伴有明显的外伤史，肩峰下滑囊炎疼痛向三角肌止点处放射，压痛在大结节处，关节外展功能受限，肩外展有60°～120°的疼痛弧。

4.肩关节结核

多有低热、盗汗、消瘦等结核全身中毒症状，局部酸痛、肿胀，压痛不明显。影像学检查显示关节滑膜、骨质破坏等改变，实验室检查可发现结核杆菌等。

三、病理分类与症候分型

(一)病理分期

1.炎性期

多在早期1～2月内，以肩部疼痛为主，日轻夜重，压痛明显，肩关节功能受限，外展、后伸活动疼痛多加剧。

2.冻结期

病程在3～4个月之内，肩关节疼痛减轻，但关节筋肉粘连、僵硬，关节功能明显障碍。

3.恢复期

病程在6个月以上，肩关节疼痛明显减轻，肩关节功能逐渐改善。

(二)证候分型

1.风寒湿痹阻型

见于病变各期。肩部窜痛，喜温恶寒，肩部有沉重感。肩关节功能障碍，舌质淡，苔薄白或腻，脉弦滑或弦紧。

2.瘀血凝滞型

多见于有肩部外伤史者，肩部肿胀、疼痛以夜间为甚，肩关节功能受限明显，舌质暗或有瘀斑，苔白或薄黄，脉弦或细涩。

3.气血亏虚型

多见于病变后期。肩部酸痛，劳累后疼痛加重，肩关节活动受限。舌质淡，苔少或薄白，脉细弱或沉。

四、治疗

肩周炎是一种多因素造成的多部位病变。常缓慢发病，持续性疼痛，夜间加重，影响睡眠；患肩功能障碍，表现为主被动上举、外展及肩部旋转受限，尤以外旋受限为著；日常生活动作受限，如梳头、穿衣、束带、举臂、掏裤兜、女性系胸罩等动作均感困难。过去认为肩周炎有一定自愈倾向。近年来研究发现其自然病史长(可达3年以上)，且如不经有效治疗半数以上患者将遗留不同程度的永久性肩关节活动障碍，其中10%最终发展为重度患者，且存在潜存期。在遇到过度活动或病毒感染时又会发作，因此，一旦确诊肩周炎要积极正确治疗。

(一)手法

1.炎性期

一般不宜重手法治疗。术者用抚摩、揉、捏、拿等手法，在肩、肩胛、上臂等部位治疗，手法宜轻。配合指针肩髃、肩井、天宗、肩贞、曲池、合谷等穴。每天或隔日按摩一次，每次15～25分钟。

2.冻结期和恢复期

在整个肩臂部宜采用揉、捏、推压、拿、弹拨、搓、抖动、摇晃和指针等手法。先提拿后弹拨斜方肌、肩袖、三角肌、胸大肌、肱二头肌、肱三头肌数次；在肩髃、肩髎、肩贞、天宗、臂臑、曲池、阿是等穴用拇指指腹做推按、掐、揉。牵引下抖动患肢1～2分钟，然后，医生握持患肢，做肩部屈伸、收展、旋转、扳法数次，以上手法可交替进行。最后用搓法结束治疗。每次治疗时间半小时左右，每日或隔日一次。手法治疗时可用郑氏舒活酊作为按摩介质，以松解粘连，恢复关节功能。

(二)冷疗

适宜炎性期或疼痛剧烈者。可在肩部疼痛明显处做冰按摩。冰按摩时间以患者局部皮肤出现麻木感为限，通常3～5分钟。然后令患者立即做肩部及上肢的抗阻练习。肩关节部位做摇晃和扳法，以患者能忍受疼痛为度。当患者自述感觉患部有发热感时，停止抗阻练习和手法治疗。即刻又行第二次冰按摩及与上次相同的抗阻练习和手法治疗。每日或隔日一次。

(三)麻醉下关节松解术

若患者身体强壮，可在臂丛麻醉下，在牵引上臂的同时对患肩做内旋、外旋，前屈后伸、内收、外展的动作，力争达到或接近肩关节的正常活动范围。术后对症给予止痛剂，并积极活动肩关节。

(四)针灸

(1)选阿是、天宗、肩髃、肩井、肩髎、曲池、臂臑等穴，中强刺激。每次留针20～30分钟，也可加电针，每日或隔日一次。

(2)耳针选肩、肩关节、锁骨、肾上腺，压痛点强刺激，留针20分钟，同时活动患肩。每日或隔日1次。

(五)小针刀治疗

在肩部压痛明显处，用甲紫做记号，常规消毒，局麻。用小针刀在该点做纵向剥离。每次2～3处痛点。7天做1次。

(六)封闭

对于急性期，封闭疗效较好。可行醋酸曲安奈德10～20mg加1%利多卡因2～4mL痛点注射。

(七)药物治疗

1.风寒湿痹阻

宜以行气活血、祛风寒湿为原则。选服活络丸、血藤当归胶囊、麻桂温经汤。外用活络膏，配合祛风寒湿洗药热熨。

2.瘀血凝滞

宜以活血化瘀,通经活络为原则。选服七味三七口服液、玄胡伤痛宁片。外用活络膏。

3.气血亏虚型

宜以补气血、通经络为原则。选服八珍汤、大力丸、独活寄生汤。外用活络膏。

(八)理疗

根据肩周炎病程、症状不同,可选用:

1.动态干扰电疗法

在肩部痛点交叉放置,各治疗10分钟,电流强度以患者能耐受为限,10次为1个疗程。

2.超短波

患肩前后对置,温热量,每次15～20分钟,每日一次,10～15次为1个疗程。

3.直流电药物导入法

可在阴极取川芎药水10mL均匀洒在衬垫上,紧贴在压痛明显处,阳极置于上臂或肩部的相应部位。每次20分钟,每日一次,10次为1个疗程。

4.TDP疗法

用TDP治疗仪照射患部,每次30分钟,每日1～2次。主要用于冻结期和恢复期。

5.蜡疗

用于冻结期和恢复期,每次30～40分钟,每日1次,10～15次为1个疗程。

(九)功能锻炼

主要作用为松解关节粘连,增加关节活动度,改善血液循环,促进炎症的吸收,增强肌力,防止失用性肌萎缩。在疼痛期应减少肩关节活动,在不增加疼痛的情况下,适当进行肩关节运动锻炼,如仅进行肩带肌的静力性收缩和轻量的抗阻练习。僵硬期,应加强运动锻炼,幅度及强度逐渐加大,尤以活动障碍明显的方向进行重点练习。恢复期则加强肩关节各个方面的运动锻炼,增强肌力,恢复肩关节功能,预防复发。

(1)徒手练习下垂摆动练习:患者站立弯腰或俯卧将患肩垂于床外,患肢自然下垂放松,以肩关节为轴心做前后内外,绕臂摆动练习。活动幅度可逐渐加大。每日数次,每次练习直至肩感觉较为舒适。

爬墙练习:患者面对墙,双脚平肩宽站立。在健肢的帮助下,将患肢扶在墙上,使患肢手指向上,做攀高摸墙的动作。到最大高度时,患者在上肢不弯曲,足不起踵的前提下,尽量用自己的胸部靠近或贴紧墙面。此时应稍停顿,然后再慢慢地离开墙面,放下患肢。每日数次。

双手推墙练习:患者面对墙一定距离站立,用双手略平肩做推墙练习,一组10次,做5～10组,每日可行两次锻炼。

托肘推送:患侧肘关节屈曲、肩关节内收,健侧手托在患侧肘后,做尽量向上向健侧方向的摸肩、摸耳、梳头等推送动作。反复数次,每日重复多次。

外旋运动:患者背墙而立,患肘屈曲90°,外旋肩关节使前臂背面尽量贴近墙面,以增加肩关节的外旋功能。

(2)器械练习。

悬吊练习：在单杠或肋木上，患者双手正握或反握杠。用身体的重量进行悬吊。或在下垂摆动练习时，手握1～3kg重物进行练习。

接力棒、哑铃练习：患者双手持接力棒或哑铃，做肩关节各个方向的活动。

滑车举肩法：患者坐或站于双把手滑车器下，两手同时各执滑车器吊绳的手把，健侧向下拉动牵引绳，使患侧肢体抬起，幅度从小到大，反复数次。

侧手扶持下蹲法：患者侧位于肋木旁，伤臂外展100°～110°，手握住肋木的横杠，反复下蹲数次。

(3)关节功能牵引法：在肩关节旋转牵引器上，行患肩内外旋转牵引，每次牵引持续10～20分钟。每日1～2次。

(十)调护及注意事项

患肢保暖，肩部避免外伤和劳累，功能锻炼要持之以恒，多以主动活动为主。

第四节　腰肌劳损

腰肌劳损是常见腰部疾病之一。由于保持身体直立需多组肌肉参与，从而使腰部肌肉最易发生劳损，任何职业、运动项目都可发生本病，并直接影响运动、生活质量。本病一般无明显外伤史，也无明显器质性病变。腰痛症状不重，但迁延不愈，起居行动可以完成，但不能持久。

腰肌劳损属于祖国医学中“腰痛”“痹证”等范畴。

一、病因病机

正常脊柱在静与动的状态下，都不发生疼痛，在脊柱本身或其周围组织受到了刺激或损伤时，就可以发生疼痛，随之可影响其功能。凡不适合脊柱生理要求的应力，均可能对脊柱和腰部产生刺激或损伤(包括劳损)。静力学的劳损可称为姿势性劳损，动力学的可称为运动性劳损。躯干在负重和活动时，位置越低，其承受的重量越大，故腰部受力最大。躯干的稳定性主要靠脊柱本身及其周围的韧带和肌肉维持。例如长期弯腰工作，腰部肌肉持续呈紧张状态，可发生腰肌劳损。同样有些人长期坐办公室，体力负荷虽然不重，但由于姿势不良，又缺乏适当的活动，致使一部分肌肉过度疲劳，日久后形成这部分肌肉的劳损。部分患者也可发生于急性腰部损伤后治疗不当，迁延而成慢性腰肌劳损。

中医认为引起该病的原因很多，常虚实并见，外因为感受外邪、外伤迁延、慢性劳损，内因为气血不足、肝肾亏虚。《诸病源候论》云：“凡腰痛有五：一曰少阴；二曰风痹；三曰肾虚，役用伤肾，是以痛；四曰臀腰，坠堕伤腰，是以痛；五曰寝卧湿地，是以痛”。

二、临床表现

患者多表现为无明显诱因的慢性腰痛，少数可有外伤史或搬重物和剧烈运动史。腰痛常为酸胀痛,休息后可好转,但卧床过久又感不适。稍事活动后可减轻,但活动过多后疼痛又会加剧,亦有些患者睡觉时在腰部垫少许东西可减轻疼痛。压痛点常较固定在下腰部某一点或某一区域,在该处进行叩击时常可觉疼痛减轻而舒服,这可作为与深部骨骼的疾病区别的方法之一。有时局部痛点封闭后,疼痛可缓解。当疼痛位于棘突间时,且前屈使疼痛加剧者,有人称之为棘间韧带炎。压痛位于第三腰椎横突者,有人称之为第三腰椎横突综合征。因第三腰椎横突较长,瘦的患者较易摸到。患者常可有腰肌痉挛存在,以致影响腰部的活动功能。

三、诊断和鉴别诊断

(一)临床诊断

对于腰肌劳损的诊断,主要根据上述的症状与体征,并排除其他器质性病变。X线摄片常无异常,也有些可发现先天性畸形(如脊椎隐裂、腰椎骶化等)、椎体楔状改变或椎骨退行性变增生(骨刺形成)等。

因此,必要时可行X线摄片和实验室检查。

(二)鉴别诊断

1.腰椎间盘突出症

常有典型的根性坐骨神经痛,抬腿试验阳性和踝关节背伸时可加剧。

2.腰椎结核

可伴有低热、盗汗等,红细胞沉降率常增高。X线摄片有骨质破坏和椎旁脓肿或腰大肌脓肿等。

3.老年性腰椎退行性变

X线摄片可以明确诊断,但亦可两种病同时存在。

4.强直性脊椎炎

X线摄片或可发现小关节模糊、椎旁韧带钙化,晚期腰椎可呈竹节状改变。实验室检查红细胞沉降率多增高、人类白细胞抗原B27(HLA-B27)阳性等。

5.骨肿瘤或转移性肿瘤

X线摄片可见骨质病变。

6.脊椎马尾肿瘤

可有鞍状瘫痪症状、大小便失禁等,此病较少见。

7.其他

盆腔内脏器和泌尿系统疾患。

三、证候分型

(一)寒湿型

腰部冷痛重着,转侧不利,静卧不减,阴雨天加重。舌苔白腻,脉沉。

(二)湿热型

痛而有热感,炎热或阴雨天气疼痛加重,活动后减轻,尿赤。舌苔黄腻,脉濡数。

(三)肾虚型

腰部酸痛乏力,喜按喜揉,足膝无力,遇劳更甚,卧则减轻,常反复发作。偏阳虚者,面色皖白,手足不温,少气懒言,腰腿发凉,舌质淡,脉沉细;偏阴虚者,心烦失眠,咽干口渴,面色潮红,倦怠乏力,舌红少苔,脉弦细数。

(四)血瘀型

腰背部胀痛或刺痛,痛有定处,日轻夜重,面晦唇暗,多有外伤史、劳损史。舌质暗或由瘀斑,弦或涩。

四、治疗

腰肌劳损的发病是一个不断累积的过程,治疗起来也需遵循循序渐进的原则,而且要将多种治疗方法、措施融为一体,形成一种整体化的多源治疗方案。

(一)一般治疗

腰肌劳损的治疗一般采用综合康复治疗手段。改善脊柱运动的范围、纠正不良用腰姿势是非常重要的。应根据患者的发病原因进行不正确姿势的调整和劳动体能、体位调整,从根本上解除致病因素。要劳逸结合,注意休息和适度活动。重要的是,患者要坚持做医疗体操,以增强体质、增强肌力、改善腰肌的新陈代谢,增强脊柱的稳定性。在腰痛发作的急性期,提倡适当卧床休息,以硬板床为宜以防止病情进一步发展。

(二)西药治疗

可口服非甾体抗炎止痛药,如布洛芬、氯唑沙宗等;也可用双氯芬酸二乙胺、舒活精等局部喷涂;有固定压痛点者,可用1%普鲁卡因5～10mL加确炎舒松A 1mL作痛点封闭,每周1次,3次为一疗程,效果良好。

(三)中医药治疗

1.中药治疗

中成药可选丹参片、补中益气丸、六味地黄丸、活血止痛胶囊等,3周为1个疗程。

(1)汤药常用经验方:黄芪10g,党参10g,白术10g,当归10g,陈皮10g,柴胡10g,升麻10g,甘草10g,秦艽10g,川芎10g,桃仁10g,红花10g,五灵脂10g,香附10g,牛膝10g,地脂10g,土虫10g。水煎服,每天2次,每次150mL。

(2)独活寄生汤:祛风湿、止痹痛、益肝肾、补气血。方取《备急千金要方》之独活寄生汤为主方化裁加减:独活12g,寄生12g,杜仲9g,牛膝9g,细辛3g,秦艽6g,茯苓12g,肉桂心9g,防风9g,川芎9g,人参6g,甘草6g,当归12g,白芍药9g,干地黄9g。

2.中医分型治疗

(1)寒湿型。

治则:散寒祛湿,通络止痛。

方用:桑寄生30g,秦艽15g,独活10g,防风10g,川芎10g,杜仲10g,当归10g,茯苓10g,熟地黄10g,白芍10g,细辛10g,桂枝10g,甘草10g。水煎服,每天1剂,每天2次,7剂为一疗程。

(2)湿热型。

治则:清热利湿、通络止痛。

方用:川黄檗20g,薏苡仁20g,苍术10g,怀牛膝10g,车前子10g,枳实10g,茯苓10g,桑寄生10g,秦艽10g,白芍10g,甘草10g。水煎服,每天1剂,每天2次,7剂为一疗程。

(3)肾虚型。

治则:补肾壮筋,兼以止痛。

方用:台乌 10g,杜仲 10g,生地黄 10g,赤芍药 10g,牡丹皮 10g,当归尾 6g,延胡索 10g,桃仁 6g,续断 6g,肾阳不足者加附子 6g,吴萸 6g,肉桂 6g,干姜 3g;肾阴不足者,加枸杞 10g,龟板 6g,五味子 10g 以滋阴益肾;伴腰膝痿软者,可加巴戟天 10g,淫羊藿 10g,补骨脂 6g。水煎服,每天 1 剂,每天 2 次,7 剂为 1 个疗程。

(4)血瘀型。

治则:活血散瘀,通络止痛。

方用:地龙 10g,官桂 6g,苏木 2g,当归尾 6g,炒黄檗 10g,桃仁 6g,红花 6g,赤芍 10g,延胡索 10g,伸筋草 10g,甘草 10g。水煎服,每天 1 剂,每天 2 次,7 剂为 1 个疗程。

3.按摩

推拿按摩和针刺能够健腰强肾,疏通经络,加强局部血液循环,改善腰痛。治疗腰肌劳损主要推拿手法如下。

(1)取穴:肾俞、气海俞、大肠俞、环跳、委中、殷门、阳陵泉、三阴交、太溪。

(2)手法:推、滚、拨、按、揉、打、搓。

(3)操作:患者俯卧,医生站于一侧,沿患者腰部两侧足太阳膀胱经和督脉,用手掌自上而下推 3 遍,然后用手掌从腰椎向两侧分推,沿患者腰部两侧膀胱经用滚法、按揉法上下往返治疗,点按肾俞、气海俞、大肠俞穴,并在上述穴区用拨法、揉法、打法治疗。再用搓法在腰部两侧膀胱经进行治疗,横搓腰部,均以透热为度。再按点下肢环跳、殷门、委中穴;患者仰卧,屈膝、曲髋,医生将患者的膝关节向腹部方向按压,以患者腰部有牵扯感为宜,然后按点气冲、阳陵泉、三阴交、太溪等穴。

4.针灸

中医针灸治疗能明显缓解疼痛,提高生活质量,因而日益受到重视。按摩完毕后即做针灸。

取穴:肾俞、委中、气海俞、大肠俞、承山、三阴交、太溪。采用远近配穴法,每次取 4～5 穴,中等度刺激,留针 30min。

单纯毫针刺法:夏勇江等取肾俞、命门、委中、阿是穴为主穴,寒湿型配腰阳关、脾俞,瘀血型配三阴交、膈俞。

针刺加灸法:有研究采用此法治疗 97 例腰肌劳损,主穴用肾俞、委中、阿是穴。寒湿配腰阳关,肾虚配命门、太溪,血瘀配膈俞,湿热配膀胱俞,针刺得气后用艾条悬灸腰部 30min,起针后嘱患者做飞燕式锻炼 10min 效果更佳。

5.理疗

可根据临床表现、病理变化选择相应的方法,常可取得很好的治疗效果。其主要作用是促进局部血液循环,解除肌肉痉挛,使肌肉放松,达到止痛目的;同时可阻止局部肌肉的纤维变性、防止肌肉硬化、韧带钙化,使劳损组织得到恢复。常用的理疗方法主要是热疗、蜡疗、微波、中频电疗等。热敷可用麸皮 115kg,在铁锅内炒煳后,再加食醋 0.125kg,速搅拌均匀后,装入自制布袋内,然后放置在腰痛部位,用被子盖好进行保暖。有条件的家庭可自购远红外线热疗器、周林频谱仪、DTP神灯等理疗。

中频波理疗，中频采用北京产DM2000型电脑中频治疗仪，选用多步程序处方：硅橡胶电极板8cm×12cm，置于腰骶部治疗区，面积较大时采用分区治疗，电流强度以患者耐受为度，每日1次，每次20min，10次为1疗程，连续治疗2个疗程。在整个治疗过程中如患者感到电流降低，要及时加入电流量。

各种理疗仪器产生的临床效果并无明显差异。

6.运动疗法

在康复后期和症状缓解期主要进行腰背肌功能锻炼，预防复发。公认的效果较好的方法如下。

(1)“拱桥式”：仰卧床上，双腿屈曲，以双足、双肘和后头部为支点(五点支撑)用力将臀部抬高，如拱桥状，随着锻炼的进展，可将双臂放于胸前，仅以双足和头后部为支点进行练习。反复锻炼20～40次。

(2)“飞燕式”：俯卧床上，双臂放于身体两侧，双腿伸直，然后将头、上肢和下肢用力向上抬起，不要使肘和膝关节屈曲，要始终保持伸直，如飞燕状。反复锻炼20～40次。睡前和晨起各做1次。

7.食疗

腰肌劳损的食疗原则是常吃具有壮腰补肾、活血通络的食品，如核桃、栗子、里脊肉、虾、动物肾、韭菜、山楂、丝瓜、枸杞等。配成药膳更便于服食，现选食疗验方介绍如下。

枸杞羊肾粥：鲜枸杞叶500g，洗净，切碎；羊肾2只，洗净，去筋膜、臊腺，切碎。与大米250g，加水适量共煮，用小火煨烂成粥，加调味品食用。每日1次，连服7～10d。

鹌鹑枸杞杜仲汤：鹌鹑1只，去毛及内脏，加枸杞30g，杜仲15g，加水共煎，去药渣，食肉饮汤。每日1次，连服5～7d，间断服用。

续断杜仲猪尾汤：猪尾两条，去毛洗净，加续断、杜仲各25g，置砂锅内煮熟，加盐少许，去药渣，食猪尾饮汤。连服5～7d。

龟肉杜仲汤：龟肉250g，核桃仁30g，杜仲10g，共煮熟。去杜仲，食龟肉、核桃，饮汤，连服5～7d，间断服用。

黄鳝杜仲汤：黄鳝250，猪肾1只，杜仲15g，共炖熟，食肉喝汤。连服5～7d。

猪肾黑豆汤：猪肾2只，黑豆100g，陈皮5g，小茴香5g，生姜2片，共煮熟，加调味品食用。隔日1次，连服5～7d。

杜仲猪肾汤：杜仲30，猪肾2只，加食盐少许炖汤服。每天1次，连服5～7d。

核桃红黄饮：核桃60g，切细，加水适量煮熟，再加入红糖30g，黄酒60mL，稍加热后趁热饮服。每日1次，连服5～7d。

核桃炒韭菜：核桃仁60g，韭菜30g。先用芝麻油将核桃炒黄，放入适量细盐，后入韭菜，炒熟后食用。每日1次，连服5～7d。

韭菜炒虾米：韭菜100g，虾米30～60g，加油、盐、生姜等调味品炒熟，与黄酒同饮服。

经常食用。

核桃补骨脂汤:核桃肉 30g,补骨脂 15g,加水煎汤服。每日 1 次,7～10d 为 1 个疗程。

泥鳅汤:泥鳅 100～150g,鲜虾 50g 或虾米 15g,共炖汤,经常食用。

芝麻猪肚汤:黑芝麻 100g,枸杞 60g,猪肚 1 只。洗净猪肚,将黑芝麻和枸杞放入猪肚内,切口用线扎好,煮熟后切碎,以油、盐、生姜调味后食用。常服有效。

生地黄乌鸡:生地黄 250g,饴糖 250g,乌鸡 1 只。乌鸡去毛洗净,去内脏,将地黄、饴糖和匀后纳入鸡腹煮熟食之。不用盐和醋,只吃鸡肉,不饮汤。隔日 1 次,连服 5～7 次。

茴香炖猪肾:猪肾 2 只,洗净后,将茴香 10g,食盐少许纳入猪肾内,隔水炖熟服用。连服 5～10d 为 1 疗程。

肉苁蓉羊肉羹:鲜嫩肉苁蓉 250g(刮去鳞,用酒洗,切成片),羊肉 100g,切碎,共置砂锅内加水煮熟,加适量调料煮成羹食用。隔日 1 次,连服 5～7d。

锁阳羊肉粥:锁阳 20g,水煎取汁,加入羊肉片 100g,大米 200g,加姜、葱、盐等调味品共煮粥食。每日 1 次,连服 7～10d。

鹿角胶奶:鹿角胶 6g,加温水煮沸;另将牛奶 250mL,煮沸后,两者混合,加蜂蜜适量服用。隔日 1 次,连服 5～7d。

第五节　腰椎间盘突出症

腰椎间盘突出症(LDH)是常见的脊柱损伤退变性疾病,主要病理改变是腰椎间盘纤维环破裂、髓核突出导致刺激和/或压迫腰骶神经根,造成相应神经支配区域的功能障碍。临床特征主要表现为腰痛及沿坐骨神经走行的下肢放射性疼痛。严重时还会造成马尾神经损害导致大小便功能障碍、截瘫等症状。一般认为,30～50 岁的中青年是腰椎间盘突出症的高发人群,而年龄超过 60 岁以上的 LDH 患者被称为老年 LDH。随着人口的老龄化,老年 LDH 患者占发患者口的比例将越来越高。

一、病因病机

造成腰椎间盘突出症的病因复杂,包括生物力学异常、外伤、自身免疫改变、遗传因素等。在诸多病因中,椎间盘退行性变是腰椎间盘突出的基本因素。腰部的急、慢性损伤,特别是积累性劳损和弯腰负重也是腰椎间盘突出症的重要因素,如常受到腰骶部持续震动的工作人员(如拖拉机、汽车司机等)易患该病。腰椎的生物力学研究表明:髓核的部分去除改变了椎间盘在受压下变形的方式,在纤维环的内后区域可看到运动方向有非常明显的变化。因此髓核突出或脱出改变了纤维环对压力的反应,这些变化加深,可能导致椎间盘以周围撕裂形式进一步变性,最终,椎间盘撕裂引起椎体弹性降低以及椎间关节屈、伸及旋转力学改变。此外,多种化学与免疫因素,包括多种化学性炎症介质、免疫性炎症介质及细胞因子(CK)及神经源性炎症介质在该病的发生中起重要作用。

古人认为，此病主要为外因所致，即风寒湿邪合而为病，三邪夹杂客于腰，而发生腰痛。《素问·痹症》记载："风寒湿三气杂至，合而成痹，其风气胜者为行痹，寒气胜者为痛痹，湿气胜者为着痹也。"古人也认为，腰为肾之府，肾藏精生髓，在体合骨，无论先天禀赋不足、后天失养，还是年老体衰、肾精亏虚均可成为腰腿痛的内因。亦云：跌扑挫伤，损伤腰部筋骨、肌肉、脉络，导致经络气血运行不畅，经脉不通，不通则痛，是腰腿痛发病的外因。

二、临床表现

(一)症状

1.腰痛

可出现在腿痛之前、中、后，临床上以持续性腰背部钝痛为多见，也可是急性剧痛、刺痛，感觉部位较深，重者卧床不起，翻身困难，甚至体位变换时剧痛。

2.下肢放射痛

轻者表现为由腰部至大腿及小腿后侧的放射性刺痛或麻木感，直达足底部；重者表现为由腰至足部的电击样剧痛，并伴有麻木感。一般多为单侧坐骨神经痛，但中央型突出可引起双侧坐骨神经痛或双侧交替性坐骨神经痛。

3.下腹部或大腿前内侧痛

高位腰椎间盘突出使 L_1～L_3 神经根受累可出现相应神经分布区腹股沟或大腿前内侧痛。低位 $L_{4、5}$ 或 L_5/S_1 椎间盘突出亦可引起腹股沟区、会阴部的牵涉痛。

4.间歇性跛行

患者行走一定距离后感腰部和腿部痛、麻木加重。取蹲位或座位后症状缓解或消失。

5.患肢麻木或发凉

病程长者可出现小腿、足背或足底外侧麻木感，因突出的椎间盘组织压迫或刺激本体感觉和触觉神经纤维则引起受累神经根分布区域的麻木，也可因突出的椎间盘组织刺激椎旁的交感神经纤维或窦椎神经的交感神经纤维，反射性引起下肢血管的收缩，患者自感患肢发凉，这种现象也叫作冷性坐骨神经痛。

6.肌肉麻痹

下肢部分肌肉无力或瘫痪、括约肌及性功能障碍。

(二)体征

(1)强迫体位和异常步态：症状严重者可表现为强迫弯腰翘臀位及拘谨或跛行步态。

(2)腰椎形态及活动度：症状严重的患者，常表现为腰椎曲度的改变及活动度的减少。

(3)压痛与叩痛：压痛与叩痛的部位基本上与病变的节段相一致，部分患者可引起相应的坐骨神经放射性疼痛。

(4)肌萎缩及肌力减弱：受损的神经根部位不同，其所支配的肌肉可出现肌力减弱及肌萎缩征。

(5)皮肤感觉障碍：受损脊神经根的部位不同而出现该神经支配区感觉异常。

(6)反射改变：L_4神经根受累时，常引起膝腱放射障碍；S_1神经根受累时，常引起跟腱反射障碍。

(7)直腿抬高试验(Lasegue 征)及加强试验(Bragard 征)：腰椎间盘突出症累及神经根并致神经根炎时，可表现为直腿抬高试验和加强试验阳性。有时因突出髓核较大，抬高健侧下肢也可因牵拉硬脊膜而累及患侧诱发患侧坐骨神经放射痛。

三、辅助检查

1.X 线片检查

最常用的检查方法，X 线摄片不能显示椎间盘突出，但可观察到腰椎退行性变、病变椎间隙椎体相邻缘骨质硬化、椎间隙变窄、腰椎失稳等间接征象，可显示移行椎、椎弓崩裂等病变。

2.CT 检查

可显示椎间盘退行性改变类型、突出方向、椎管狭窄及其程度，主要表现为：突出的椎间盘超出椎体边缘；硬膜囊和神经根受压、变形、移位、淹没；黄韧带肥厚，椎体后缘骨赘、小关节突增生、中央椎管及侧隐窝狭窄。

3.磁共振成像(MRI)

对于椎间盘突出症的诊断具有重要意义，较 CT 而言，可清楚地显示椎体、脊髓、神经根、马尾神经与髓核间的相互关系，可在矢状位、冠状位、横断位等多方位显示椎间盘的病理改变，并有助于排除其他病变如肿瘤、结核等。

4.肌电图检查

一般不作为常规检查，但对于马尾神经损害或 2 根以上神经根受累可选用。

四、诊断

诊断腰椎间盘突出症必须将症状、体征和影响学资料结合在一起全面考虑、综合分析，确保三者的一致性，即侧别一致、水平一致、程度一致。此外，还应对腰椎间盘突出症进行定位诊断，根据不同神经根在受突出椎间盘组织压迫下所产生特有的症状、体征，基本可以做出定位诊断。本病多数发生在$L_{4、5}$或L_5/S_1椎间隙，通常分别压迫L_5、S_1神经根，主要表现为坐骨神经受压的症状，若突出发生在$L_{3、4}$间隙，可压迫L_4神经根，产生股神经受压的症状。此外，尚需与椎间盘源性疼痛、腰椎滑脱症、腰椎管狭窄症、腰椎骨折、脊柱肿瘤、腰椎结核、坐骨神经卡压等疾病相鉴别。

五、病理分类与症候分型

(一)病理分类

1.膨出

生理性改变，因退行性改变致纤维环松弛所致，通常不单独发生根性痛影像学表现。

2.突出

病理性改变，因纤维环部分破裂、髓核突出移位而出现脊髓神经症状。影像学表现为突出组织水平移位小于 0.5cm，软组织影突入椎管不超过椎管矢状径的 50%，突出物形态规则、表面光滑、界限清楚。

3.脱出

病理性改变,纤维环完全破裂,髓核病变组织无固定形状游离于后纵韧带下或硬膜外腔,影像学表现为突出物形态不规则、表面不光滑、界限不清楚。

(二)证候分型

1.血瘀症型

腰腿痛如刺,痛有定处,日轻夜重,腰部板硬,俯仰转侧受限,痛处拒按。舌质暗紫或有瘀斑,脉弦紧或涩。

2.寒湿证型

腰腿冷痛重者,转侧不利,静卧痛不减,受寒及阴雨天加重,肢体发凉。舌质淡,苔白或腻,脉弦紧或濡缓。

3.湿热证型

腰部疼痛,腿软无力,痛处伴有热感,遇热或雨天痛增,活动后痛减,恶热口渴,小便短赤。苔黄腻,脉濡数或弦数。

4.肝肾亏虚型

腰酸痛,腿膝乏力,劳累更甚,卧则减轻。偏阳虚者手足不温,少气懒言,腰腿发凉,舌质淡,脉沉细;偏阴虚者,咽干口渴,面色潮红,倦怠乏力,心烦失眠,舌红少苔,脉弦细数。

如上所述,多种原因所引起的腰腿痛,具有与腰椎间盘突出症很相似的症状。正确的诊断取决于详细的病史、准确的体格检查及对影像学资料的全面分析。诊断应坚持症状、体征、影像三吻合,在诊断准确的基础上进行中医证候分类。

六、治

对于腰椎间盘突出症患者,给予正确的健康教育,对预防复发、防止加重、缓解症状都具有一定作用。所有的患者均应掌握这方面的技术。

(一)一般治疗

1.维持活动和卧床

应向患者强调在耐受范围内维持规律的日常活动并进行一定强度锻炼的重要性。适当运动可以帮助缓解肌肉痉挛,防止肌力下降。对于需要卧床休息以缓解严重症状的患者,应在症状好转后,鼓励其尽早回归适度的正常活动。较舒适的卧床姿势是仰卧位,在膝关节和头下各放置一个枕头,将肩部抬高。或者侧卧位,位于上方的膝关节屈曲,在两侧膝关节之间放置一个枕头。

2.活动方式调整

活动的调整对急性腰骶神经根病患者十分重要,目的是减轻对神经根的进一步损伤,避免疼痛的加剧。患者应避免进行会增加脊柱应力的高冲击性运动,避免反复旋转和弯腰的运动。如某一特定的活动会引起严重的腰痛,或使疼痛明显加重,则应避免进行该活动,而尝试其他活动方式。理想的运动方案应结合可以改善心血管功能的规律锻炼及针对躯干和臀部的肌力训练,其中腹肌的训练尤为重要。步行、游泳、低冲击性的有氧运动都是较好的体育锻炼方式。

3.工作及场所改变

回归工作的建议应针对患者的实际情况进行个体化考虑。早期回归工作岗位并进行正常的日常工作对患者是有益的。如果可以避免久坐及久站,避免搬动重物,避免旋转腰部动作,则可以继续工作。办公室工作的白领,如果可以控制其工作时长、节奏以及工作时的体位,则可以推荐其尽早回归工作,如原有的工作强度患者暂时无法完成,在条件允许的情况下,应建议其选择强度更轻的工作岗位。对繁重工作任务的工作场合进行符合人体工学设计的改造,这对预防疾病的复发是有效的。一项随机对照研究提示,符合人体工学设计的工作任务可促进患者回归工作并降低慢性病程的发生率。如需久坐或久站则应经常更换体位,在工作间隙少量多次地起身活动。使用提供适当背部支撑的椅子,经常对办公椅进行调整,避免在同一姿势下久坐。

4.正确的姿势

久坐,腰部长时间呈微屈体位,频繁弯腰的活动均是不利的。不正确的搬动重物方式,频繁搬动重物或搬动过重的物体都可能导致腰痛的加重。患者应学会正确的弯腰和搬动重物的技巧。搬动重物时,应下蹲,膝关节屈曲,将物体尽量靠近身体,并使腹肌维持紧张以保护腰部较弱的肌肉,防止其拉伤。使用符合人体工学设计的腰垫和坐垫以辅助维持正确的坐姿。

5.床垫的选择

中等硬度的床垫应是首选。一项2003年的欧洲随机对照研究提示,与使用中等硬度床垫相比较,睡硬床的患者在90天时的疼痛相关功能改善较小。中等硬度床垫对卧床时疼痛的改善及疼痛相关功能障碍的改善均要优于硬质床垫。而Bergholdt等随机对照研究比较了具有背部顺应性的床垫(如水床、泡沫床垫)及硬质床垫,结果发现使用前者的疼痛强度更低、睡眠质量更好,而使用后者的患者常难以坚持,导致失访率较高。国内一项随机对照研究发现,比较硬弹簧床垫,独立袋装弹簧床垫对承托腰部有较好的作用,可维持腰部正常生理曲线。另有研究表明,床垫的硬度可直接影响睡眠质量,与硬质的木板床和软质的海绵床垫相比,中等硬度的弹簧床垫较利于获得良好的睡眠。

6.护具的使用

腰部的护具可通过限制脊柱活动起到缓解疼痛,预防急性加重的作用。然而其使用可能会强化患者对腰部问题的心理负担,从而产生躲避行为及活动限制,阻碍患者参与运动。因此,通常不作为常规推荐,而对于那些可以积极保持运动的亚急性腰痛患者,护具的使用仍是有益的。一项多中心随机对照研究发现,30天及90天时,使用弹性腰围的亚急性腰痛患者对止疼药物的需求适度减少,功能状态也得到改善。研究发现,腰椎护具作为预防手段仅有很小的获益。故仅建议患者在持续工作时或一些特殊的会加重脊柱负荷的情况下佩戴使用,并注意需要定时放松。

7.其他

建议患者避免过长时间开车。建议BMI超标患者进行减肥,建议吸烟患者戒烟。

(二)运动疗法

运动治疗应在康复医学专业人员的指导下,基于康复评定结果,按照运动处方正确执行。

不正确的运动可能会加重症状，甚至会使病情进一步恶化。

中等强度的运动可对脊柱产生保护作用。运动过程产生的脊柱动力载荷可促进营养物质的弥散，影响椎间盘基质代谢，减缓基质退变，运动疗法可缓解疼痛并改善功能。对于轻中度持续性症状的腰骶神经根病患者，可尝试进行运动疗法治疗。

关于运动疗法的介入时机，因急性腰骶神经根病和急性腰痛往往具有良好的自然转归，症状较轻的患者大部分可以痊愈，而症状过重的患者又无法耐受，故不推荐在发病最初的1～2周内进行运动疗法治疗，如症状不再随时间加重，将治疗推迟至症状持续3周时开始是较合理的安排，尤其是针对腰部的运动和牵伸不应在发病初期即刻进行。而对于亚急性或慢性病程的患者，如果没有危险信号，应鼓励尽早开始运动治疗。运动疗法既可以预防腰痛的初次发生，也可以防止复发。

关于具体的治疗方案，急性腰痛的治疗应包括柔韧性牵伸治疗及方向特异性训练，而对于亚急性及慢性腰痛，如果包含有氧训练及认知行为策略则尤其有益。

(1)核心肌力训练：核心肌力训练可通过协调的方式训练核心肌群以促进腰椎稳定性。

(2)方向特异性训练与麦肯基(McKenzie)疗法：所谓方向特异性训练，是指根据患者的个体情况，在特定方向的关节活动范围末端进行反复的屈伸牵拉，其中最常见的就是麦肯基疗法。目前至少有4部已发表的指南推荐将McKenzie疗法用于慢性腰痛患者的治疗。

(3)身心训练：身心训练可促进患者肌力、柔韧性及平衡能力的改善，还包含大量的放松技术，符合多个腰痛康复目标。常见的身心训练方法包括：①瑜伽。瑜伽训练包含特殊体位训练、呼吸技术以及精神集中训练。②普拉提。普拉提技术侧重于核心的稳定训练。③太极。太极主要包括缓慢动作、呼吸技术及冥想。

(4)腰痛学校：通常以小组的方式进行授课，在职业机构内进行的高强度方案(基于原始瑞典腰痛学校方案)可获得更好的效果，这类方案为患者提供解剖学、生物力学、最佳姿势及人体工学的相关信息，并进行连续超过2周的腰部运动训练。

(三)手法治疗

1.脊柱手法治疗

通过牵伸脊柱结构使其超过运动的正常关节活动度末端，但不超越其解剖学的关节活动度末端；对于轻中度持续性症状的腰骶神经根病患者，可尝试脊柱手法治疗。对于没有明确手术指证的患者，脊柱手法治疗可用于改善腰椎间盘突出所致的根性症状。

2.按摩

(1)揉按法：用揉法、拿法按摩患侧腰部肌肉，再点揉环跳、殷门、委中、承山、拿昆仑穴，最后重点揉按突出间隙椎旁压痛点部位。

(2)后伸扳法：俯卧位，医者一手托住患者膝部，缓缓向上提起，一提一放，另一手在腰部按压，使腰部向后作过伸及左右向和回旋运动。

(3)斜扳法：侧卧位，用一手扶住患者肩前部，另一手扶住臀部，两手同时作相反方向用力，使腰部旋转。此时常可听到“喀喀”响声。

(4)屈膝屈髋法:患者取仰卧位,医者一手握住双侧膝部,另一手按肩部,作屈膝屈髋的被动运动,使腰部屈曲、回旋运动。手法宜轻柔,忌暴力,每日1次,1次30～40分钟。

(四)牵引治疗

对急性期患者、肌肉痉挛明显或身体强壮者,可配合牵引治疗,腰椎牵引是目前我国常用的保守治疗手段之一,可减轻椎间盘内压、牵伸粘连组织、松弛韧带、解除肌肉痉挛、改善局部血液循环并纠正小关节紊乱。临床上常用的牵引方式为持续牵引和间歇牵引。

(五)物理因子治疗

1.热疗

多种热疗法可通过改善局部血液循环、缓解肌肉痉挛改善腰痛。

2.低中频电疗

低中频电刺激可在一定程度下有效缓解腰椎间盘突出症患者的腰痛症状。其中较常使用的是经皮神经电刺激(TENS)及干扰电治疗。

3.弱激光治疗

利用632～904nm的单波长光,直接作用于身体表面不适区域。

4.超声治疗

超声治疗常用于多种肌肉骨骼疼痛综合征的治疗,通常与其他物理治疗方法联合应用,其作用可能是难于对深层组织加热所引起的。

(六)针灸治疗

针灸对慢性腰痛有效,而对急性腰痛,其结果呈阳性但不明确。针刺疗法对于那些有较高期望的患者表现更好的获益,故如果患者对其有较高的兴趣,可推荐使用。

宜选取阿是、腰痛、后溪、腰阳关、肾俞、腰3～5夹脊、委中等穴位。下肢疼痛可根据疼痛部位循经选取大肠俞、环跳、殷门、风市、阳陵泉、承山等穴。针刺手法用泻法或平补平泻。

有系统评价发现,对比无治疗,针刺疗法可在短期内中等程度缓解疼痛并改善功能;而对比假治疗,针刺可有效缓解疼痛,但无法有效改善功能;对比非甾体消炎药、手法及按摩治疗,其效果相当。

(七)口服药物及硬膜外注射

1.口服对乙酰氨基酚及非甾体消炎药(NSAIDs)

根据临床经验,短期应用对乙酰氨基酚或NSAIDs类药物对治疗急慢性腰痛及腰骶神经根病有一定作用。2007年美国医生协会及《美国疼痛学会联合实践指南》推荐,对乙酰氨基酚及NSAIDs类药物是大多数腰痛患者的一线药物选择。对于没有禁忌证的患者,推荐使用2～4周的NSAIDs类药物是较合理的选择。而对于不能耐受或禁用NSAIDs类药物的腰痛患者,对乙酰氨基酚是合理选择。

2.硬膜外注射

硬膜外糖皮质激素注射的应用已有数十年,主要针对存在神经根症状和体征的患者。鉴于疾病的自然预后较好且有其他治疗选择,不推荐患者在急性期应用,而对于保守治疗6周以上无效，且不准备进行手术治疗或无法耐受手术的患者，可推荐进行注射治疗。2012 年的一篇系统评价认为，硬膜外糖皮质激素注射治疗可较小程度缓解腿痛并改善功能长达 3 个月，但这一效果未能维持到 1 年。注射可为单次或 3 次，每次注射的间隔不应少于 1 个月，如果最初的注射不能改善患者的症状，则不建议继续进行注射治疗，通常不建议 1 年内在同一位置进行 3 次以上的注射治疗。

(八)手术治疗

腰椎间盘突出症患者手术治疗的目的是通过切除部分或全部病变椎间盘缓解由神经根压迫和炎症所引起的症状。如果腰椎间盘突出症患者出现马尾综合征的症状和体征，或出现严重的或进行性肌肉无力，应由骨科医生进行紧急评估，急诊手术治疗。而如果不存在严重的或进行性神经功能障碍，尚无证据表明早期进行手术可改善结局。如果患者存在持续性功能障碍且生存质量严重受损，经 3～6 个月非手术治疗无改善，可以考虑进行手术治疗。

(九)康复期治疗

术后康复应在康复评定后，根据评定结果合理进行。术后康复的开始时间与手术方式有关，其中微创手术患者的康复可相对早期进行。引起腰椎屈伸或旋转的运动，其开始时间应相对后置，而呼吸训练、上下肢训练则可以早期进行。术后早期，应在保证手术部位稳定及不影响愈合的前提下，进行维持性康复训练。

第六节　骨关节炎

骨关节炎(OA)是一种由多种因素引起的关节软骨的变性、破坏及骨质增生为特征的慢性关节疾病。又称骨关节病，退行性关节病。本病以中老年人多见，其发病率随年龄增长而增加，特别是当今世界人口老龄化，发病率呈逐年入升趋势。本病 40 岁以下少见发病，据 X 线普查发现，55 岁以上发病率高达 88%，女性多于男性。

本病属中医学之“骨痹”范畴，其形成，与肾元亏虚、肝血不足、脾气虚弱，致骨失所养，筋骨不坚，瘀血内阻或外邪侵袭，经脉痹阻有关。肾主骨生髓，髓居骨中，本病常因肾精不充，骨骼不健，肝血不足，筋脉不强而加重。

一、临床表现

本病多表现为缓慢性发病，无明显全身症状，只有少数病例表现为急性炎症过程。其特点为逐渐发生的关节疼痛、肿胀、晨僵、关节积液及骨性肥大，可伴有活动时的骨擦音、功能障碍或畸形。

(一)症状

1.关节疼痛

是本病最常见的临床表现，负重关节及双手最易受累。一般早期为轻度或中度间断性隐痛，休息时好转，活动后加重，随病情进展可出现持续性疼痛，甚至睡眠中痛醒，或导致活动受限。

2.关节僵硬

(1)患者可出现晨起时关节僵硬及黏着感,活动后可缓解。本病的晨僵时间较短,一般数分钟至十几分钟,很少超过半小时。

(2)坐位一段时间后,站起时困难,且不能立即行走,需活动几下关节后才能站立行走,尤其见于老年人下肢关节病变。若继续进行较多的关节活动,则疼痛加重。

3.其他症状

随着病情的进展,可出现关节挛缩、不稳定,休息痛,负重时加重,并可发生功能障碍。在整个病程中,多数患者存在局部畏寒冷、喜温热,遇阴雨天或气候变化时病情加重。

(二)体征

1.压痛

受累关节局部可有压痛,在伴有关节肿胀时尤为明显。

2.关节肿胀

早期为关节周围的局限性肿胀,随病情进展可有关节弥漫性肿胀、滑囊增厚或伴关节积液。后期可在关节周围触及骨赘。

3.关节摩擦音

主要见于膝关节的骨关节炎。由于软骨破坏、关节表面粗糙,出现关节活动时骨摩擦音(感)、捻发感或咔嗒声,或伴有关节局部疼痛。

4.滑膜炎

局部发热、渗出、滑膜增厚,还可伴有关节压痛、肌无力、肌萎缩等。

5.关节畸形和半脱位

疾病后期,由于软骨丧失、软骨下骨板塌陷、骨囊变和骨增生,可出现受累关节畸形和半脱位。

6.活动受限

出现伴有疼痛或不伴有疼痛的关节活动减少。

(三)不同部位骨关节炎的表现

1.手

指间关节炎多为原发性,远端指间关节肥大,在末端指骨底部出现结节,质硬似瘤体,称为赫伯登(Heberden)结节,出现于近端指间关节的称为布夏尔(Bouchard)结节。结节一般不疼痛,但可有活动不便和轻度麻木刺痛,并可引起远端指间关节屈曲及偏斜畸形,部分发展较快的患者可有急性红肿疼痛表现。第一腕掌关节受累后,其基底部的骨质增生可出现方形手畸形。

2.膝

是最常累及的关节之一,多见于肥胖女性,疼痛表现为休息痛,可有关节积液,活动时关节有喀喇音,病情进展时膝关节活动受限而引起失用性肌萎缩,甚至发生膝外翻或内翻畸形。

3.脊柱

颈椎受累比较常见,可有椎体、椎间盘以及后突关节的增生和骨赘。钩椎关节边缘的骨赘可使颈神经根穿离椎间孔时受挤压,出现反复发作的颈局部疼痛,且可有手指麻木及活动欠灵等。椎体后缘的骨赘可突向椎管而挤压脊髓，引起下肢继而上肢麻木无力，甚至出现四肢瘫痪。颈椎受累压迫椎－基底动脉，可引起脑供血不足的症状。胸椎退行性变较少发生。而在腰椎，主要症状为腰痛伴坐骨神经痛，体检局部有压痛，直腿抬高试验阳性，伴有感觉、肌力和腱反射的改变。

4.髋

髋关节的原发性骨关节炎在我国较为少见，多继发于股骨头及股骨颈骨折后缺血性坏死，或先天性髋脱位，类风湿关节炎等疾病。临床主要以髋部疼痛为主要表现，如疼痛呈持续性，可出现走路跛行，病情严重时，髋关节屈曲内收，代偿性腰椎前凸，检查髋关节局部压痛，活动受限，“4”字试验阳性。

5.足

跖趾关节常有受累，除了出现局部的疼痛、压痛和骨性肥大外，还可出现外翻等畸形。

6.其他

原发性全身性骨关节炎常发生于绝经期妇女，有多个关节累及，一般均有急性疼痛阶段，急性症状缓解后，关节功能不受损。弥漫性特发性骨质增生症多见于老年男性，骨赘大量增生，患者有轻度疼痛和关节强硬感，但尚能够保持较好的活动。

二、辅助检查

(一)实验室检查

大多数患者实验室检查一般无异常。部分伴有滑膜炎者可出现C反应蛋白和血沉轻度升高。滑膜液检查为透明、淡黄色、黏稠度正常或略降低，黏蛋白凝块试验阴性，白细胞计数在$(0.2 \sim 2.0) \times 10^9$，镜检无细菌或结晶，可见软骨碎片和纤维，从碎片的数目可粗略骨及软骨退化程度。

(二)X线检查

早期可无异常表现，后期主要有关节面不规则，非对称性关节间隙狭窄；软骨下骨质硬化和囊性改变；关节边缘唇样变及骨赘形成；关节内游离体；关节变形或半脱位等。

三、诊断要点

X线检查是骨关节炎重要的诊断依据，但并非特异性。对于老年关节痛患者，如无其他检查异常，则多为骨关节炎。目前，国内多采用美国风湿病学会的诊断分类标准。

(一)手骨关节炎的分类标准

(1)近1个月大多数时间有手关节疼痛、发酸、发僵。

(2)10个指间关节中，骨性膨大关节≥2个。

(3)掌指关节肿胀≤2个。

(4)远端指间关节骨性膨大关节>2个。

(5)10个指间关节中，畸形关节>1个。

满足1+2+3+4条或1+2+3+5条可诊断为手骨关节炎。

注：10个指间关节为双侧第二、三远端及近端指间关节，双侧第一腕掌关节。

(二)膝骨关节炎的分类标准

1.临床标准

(1)近1个月大多数时间有膝关节疼痛。

(2)有骨摩擦音。

(3)晨僵≤30分钟。

(4)年龄≥38岁。

(5)有骨性膨大。

满足1+2+3+4条,或1+2+5条或1+4+5条,可诊断为膝骨关节炎。

2.临床+放射学标准

(1)近1个月大多数时间有膝痛。

(2)X线片示骨赘形成。

(3)关节液检查符合骨关节炎。

(4)年龄≥40岁。

(5)晨僵≤30分钟。

(6)有骨摩擦音。

满足1+2条或1+3+5+6条,或1+4+5+6条,可诊断为膝骨关节炎。

(三)髋骨关节炎的分类标准(临床+放射学标准)

(1)近1个月大多数时间髋痛。

(2)血沉≤2cm/h。

(3)X线片示骨赘形成。

(4)X线片示髋关节间隙狭窄。

满足1+2+3条或1+2+4条,或1+3+4条者,可诊断为髋骨关节炎。

四、治疗

(一)非药物治疗

骨关节炎治疗是综合性的,包括非药物治疗、药物治疗和外科治疗等。很多症状较轻的骨关节炎患者可通过理疗、体育锻炼和自我调节等非药物性治疗法达到治疗目的。非药物治疗作为骨关节炎的基本治疗手段应早期开始,贯穿于治疗的始终。

1.患者的教育

(1)患者要保持乐观的情绪,以积极的态度对待疾病:除少数病例外,绝大多数患者的预后良好。单纯有放射学骨质增生改变者,不一定出现临床症状。有人对单纯X线髋关节骨赘形成的一组患者进行10年随访,结果发生关节间隙狭窄和其他骨关节炎表现者不足1%。

(2)本病除与年龄增长有关外,外伤、肥胖、炎症、代谢、遗传、内分泌异常以及不良的生物力学等因素都与本病的发生和发展有关。因此,调整劳动、活动、锻炼强度、保护受累关节、消除或避免不利因素非常重要。

(3)超体重者应重视减轻体重:10年中体重减少5kg可使症状性膝骨关节炎的发生率减低50%。有膝骨关节炎者应避免穿高跟鞋,因穿高跟鞋可使髌骨关节及内侧胫股关节腔压力增加20%以上。另外,要避免机械性损伤,髌骨关节受累者宜使用护膝,膝关节内翻或外翻畸形者使用楔形鞋垫等措施可纠正异常的生物力学,或使用其他辅助设施如利用把手、使用手杖等以减轻受累关节的负荷。适当的运动和肌肉锻炼可增加关节的稳定性,不会引起关节的进一步损害,有助于病情恢复和疾病控制。

(4)在医生指导下用药,绝不能滥用镇痛剂、NSAIDs乃至肾上腺糖皮质激素,以防发生不应有的不良反应。

2.物理治疗

在骨关节炎的治疗中占重要地位,尤其对药物不能缓解症状或不能耐受者。理疗可与有氧代谢运动相结合,有助于增加患者的肌力、改善活动范围和使用其他治疗措施。急性期理疗应以止痛、消肿和改善功能为主;慢性期理疗以增强局部血液循环、改善关节功能为主。

每次关节运动前15～20分钟进行热疗,有助于缓解疼痛和减轻发僵。在热疗前,需洗干净皮肤,并避免躺在热源上,以防灼伤和局部循环受压,对已做关节成形术和含有金属元件的关节禁用透热或超声疗法,以免引起深部灼热伤。

3.医疗体育锻炼

肌肉协调运动和肌力增强可减轻关节疼痛症状,改善关节运动。如股四头肌肌力的增强可使膝骨关节炎患者的症状得到明显改善。另外,肌力的增强还能缓冲外来的冲力,减少可能带来的损伤。为增强关节周围肌肉的力量和耐力,保持或增加关节的活动范围和提高日常活动能力,骨关节炎患者均应循序渐进地进行体育锻炼。

4.关节运动

为维持关节活动度,患者应主动进行关节非负荷性屈伸和旋转等运动,每日锻炼3次左右。肌肉等长运动可增强肌力,每日锻炼4次左右。有氧代谢运动的特点是强度低、有节奏、不中断和持续时间较长。它们能增强耐力和日常活动能力,不仅有利于缓解骨关节炎的症状,还可预防心脑血管疾病及消除抑郁和焦虑等。包括散步、游泳、骑车和跳舞等。不同患者应着重不同的锻炼,如膝骨关节炎患者可选择游泳,也可进行适当的散步;颈椎和腰椎骨关节炎患者可进行轻柔的颈和腰部活动。但颈椎椎小关节骨关节炎患者不适合于游泳。需注意的是应从小运动量开始,循序渐进;如果锻炼后关节持续性疼痛,可降低锻炼强度和缩短锻炼时间,适应后再逐渐增加。

(二)西医药治疗

治疗骨关节炎的药物目前分为两大类:非特异性药物和特异性药物。

治疗骨关节炎的非特异性药物包括:解热镇痛药、NSAIDs、糖皮质激素和麻醉性镇痛药。治疗骨关节炎的特异性药物又称为治疗骨关节炎的慢作用药物,分为:①改善症状药物:用药一段时间后,可改善骨关节症状,抑制疼痛和组织因子的释放阻断病程进展,包括硫酸氨基葡萄糖、双醋瑞因、硫酸软骨素和透明质酸;②改善结构的药物:可延缓或逆转关节软骨的损伤,保护正常的软骨,用适当的影像学方法可观察的关节结构改变的药物。

1.非特异性药物

此类药物能较快地镇痛和改善症状,但对骨关节炎的基本病变结构不产生影响。

(1)解热镇痛药:研究表明有关节疼痛和无关节疼痛的骨关节炎患者软骨损伤和滑膜炎症的严重性无明显差别,提示滑膜炎并非是引起骨关节炎关节疼痛的唯一原因,其他因素如骨内压增高、软骨下微骨折、骨赘形成、肌肉痉挛和韧带牵拉等也可引起关节疼痛。甚至有人认为引起关节疼痛的大多数原因并非来自滑膜炎症,故目前认为短期使用无抗炎作用的止痛药物应作为骨关节炎的首选药物。临床上多项有关止痛剂和NSAIDs的对比研究显示两者的止痛作用无显著差别，而止痛剂的胃肠道不良反应较少。

对乙酰氨基酚(扑热息痛)有良好的镇痛和解热作用。其作用机制尚不清楚，研究发现它可能是通过选择性抑制环氧化酶－2来发挥作用的。本品不影响前列腺素的合成，故避免了令人担忧的NSAIDs对肾脏和胃肠道的副作用，尤其是在老年患者的不良反应，对儿童、妊娠和哺乳妇女也较安全。由于本品具有经济、有效和不良反应少的特点，因此2000年美国风湿病学会推荐它作为髋和膝骨关节炎的初始治疗药物。对于轻中度疼痛的骨关节炎患者，可应用对乙酰氨基酚0.3～0.6g，每日2～3次，每日剂量不应超过4g，不宜长期使用。如疗效不佳，可配合局部涂抹止痛药或改用及加用NSAIDs。虽然对乙酰氨基酚是一种最安全的止痛药物，但临床上也会出现一些不良反应。最近的研究强调它能延长华法林的半衰期，故应监测凝血酶原时间，对肝病患者应慎用，还应避免用于长期酗酒者，以减少肝损害的危险性。同时不要空腹服用，研究发现空腹服用对乙酰氨基酚4g/d发生肝毒性的比例甚至比酗酒者更多。

(2)麻醉性镇痛药物：麻醉性镇痛药物包括人工合成的曲马朵、右旋丙氧吩和可待因等，适用于有中重度疼痛及对NSAIDs有禁忌证如肾功能不全或对以上口服药物无效的骨关节炎患者。曲马朵既有对中枢神经的鸦片样作用，也可轻度抑制去甲肾上腺素和5－羟色胺的重摄取，可经口、直肠或肠道外给药，推荐的平均有效剂量在200～300mg/d，分4次给药，单独使用或与右旋丙氧吩合用。作用特点是吸收快，镇痛作用较强，与布洛芬相同，呼吸抑制弱，但恶心、呕吐、眩晕、困倦和便秘发生率较高。为减少其不良反应，应以低剂量开始治疗，如25 mg/d，以后逐渐增加剂量。

右旋丙氧吩和可待因为口服给药，因有一定成瘾性，一般不单独使用，常与NSAIDs和(或)对乙酰氨基酚合用。有研究显示右旋丙氧吩180mg/d与对乙酰氨基酚2.0g/d合用疗效优于可待因180mg/d和对乙酰氨基酚3.0g/d。对乙酰氨基酚与可待因联合治疗的患者中有1/3出现恶心、呕吐、腹泻或便秘而终止治疗。因此，除个别病情特别严重、症状难以控制者外，一般不主张使用可待因。

(3)辣椒辣素：辣椒辣素是从辣椒中提取的局部止痛剂。与NSAIDs抑制环氧化酶的机制不同，它能刺激外周神经中的P物质(一种能使血管扩张的神经肽)释放，使神经元P物质总量减少，以致从外周神经进入较深结构如关节的神经分支的P物质明显减少，从而发挥止痛作用。近期的试验研究还显示，辣椒辣素还有抗炎作用，它可明显抑制早期骨关节炎关节中炎性介质肿瘤坏死因子－a的产生。每天局部涂抹3～4次，2～3天后有较好的疗效，最大疗效在第3～4周出现。本品不良反应少，使用部位可有短暂的烧灼、刺痛感或潮红，一般治疗10天后自然消失。

(4)NSAIDs：是指一大类不含皮质激素，而具有抗炎、止痛和解热作用的药物。

1)NSAIDs是骨关节炎的重要的症状性治疗药物，它对骨关节炎的炎性表现如关节疼痛、肿胀、积液及活动受限有较好的治疗作用。临床上适用于对乙酰氨基酚无效、有关节炎症的中重度骨关节炎。可选用选择性COX－2抑制剂或非选择性NSAIDs＋米索前列醇或质子泵抑制剂。

2)NSAIDs的使用原则：①剂量个体化，应明确即使按体重给药，仍可因个体差异而使血中药物浓度各不相同。应结合临床对不同患者选择不同剂量。老年人宜用半衰期短的药物。

②中、小剂量NSAIDs有退热止痛作用，而大剂量才有抗炎作用。③通常选用一种NSAIDs，在足量使用2～3周后无效，则更换另一种，待有效后再逐渐减量。④不推荐同时使用两种NSAIDs，因为疗效不增加，而不良反应增加。⑤在选用一系列NSAIDs后，如未出现有突出疗效，可选用便宜和安全的药物。⑥有2～3种胃肠道危险因素存在时，应加用预防溃疡病的药物。⑦具有一种肾脏危险因素时，选用合适的NSAIDs(如舒林酸)，有两种以上肾脏危险因素时，避免使用NSAIDs。⑧用NSAIDs时，注意与其他药物的相互作用，如β受体阻断药可降低NSAIDs药效；应用抗凝剂时，避免同时服用阿司匹林；与洋地黄合用时，应注意防止洋地黄中毒。

3)NSAIDs的胃肠道不良反应及其防治：NSAIDs物的胃肠道不良反应主要表现为胃、十二指肠溃疡引起的上消化道出血。据美国FDA统计，服用NSAIDs3个月的患者，胃肠道溃疡、出血和穿孔的发生率为1%～2%，服用1年的患者则发生率在2%～5%。胃肠道不良反应的防治包括：一是剂量和时间。NSAIDs的胃肠道不良反应与剂量呈线性关系，与用药持续时间成正相关；二是与抗溃疡药的并用。研究表明抗酸药，如水杨酸铋、组胺受体阻滞药、前列腺素类似物及硫糖铝等都对黏膜有保护作用；三是NSAIDs服用者并发溃疡的危险因素有年龄大于60岁，酗酒或吸烟，溃疡病史或幽门螺杆菌感染，合用皮质类固醇激素或合用抗凝药物，应用大剂量或多种NSAIDs。具有两种以上因素的患者，发病率为普通人群的2～3倍。老年人中发生有生命危险的胃、十二指肠穿孔和出血者比例高。对同时有2～3种危险因素为高危者，在服用NSAIDs时为防止出血、穿孔，要用预防药物，并严格掌握NSAIDs的适应证。

4)NSAIDs的肾脏不良反应及其防治：NSAIDs对肾脏不良反应的机制在于肾脏灌注和肾小球滤过率的下降。NSAIDs抑制前列腺素合成，使得肾灌注不能得以维持，可发生轻微的水钠潴留、高血钾，甚至急性肾脏功能不全、间质性肾炎及肾坏死等。

有以下一些危险因素者易发生肾脏不良反应：一是年龄大于60岁；二是动脉硬化或同时服用利尿剂者；三是血肌酐>177.8μmd/L，肾功能下降者；四是肾低灌注，如低钠、低血压、肝硬化、肾病综合征、充血性心力衰竭、使用利尿剂等。在没有明确的危险因素存在时，NSAIDs对肾脏的不良反应很小。相对而言，舒林酸比其他NSAIDs对肾脏的不良反应小一些，可用于肾功能轻度损害的患者。也有人认为当存在肾脏危险因素时，应避免使用所有NSAIDs。

5)其他不良反应及其防治：NSAIDs还有中枢神经系统、血液系统、皮肤和肝脏等的不良反应，这些不良反应的发生常与剂量有关。少数患者发生过敏反应，如风疹、过敏性鼻炎、哮喘，这与剂量无关。常见的中枢神经症状有嗜睡、神志恍惚、精神忧郁等。对正在抗凝治疗的患者应避免使用NSAIDs，因NSAIDs与血浆蛋白结合可替代华法林与蛋白结合的位点，从而增加华法林的抗凝效应。手术前2周应停用阿司匹林，在必须使用NSAIDs时，可选用布洛芬、托美丁等，因它们在24小时内完全排出，且对血小板的凝集作用很小。NSAIDs对肝脏的毒性作用较小，15%的患者服用NSAIDs后可有血清转氨酶水平升高，胆红素增多，凝血活酶时间延长，但严重的肝功损害少见，停药后可恢复正常。其他可发生粒细胞缺乏、恶性贫血等。

(5)糖皮质激素：糖皮质激素可抑制滑膜组织合成白细胞介素－1β和肿瘤坏死因子－a，具有较强的抗炎作用，可降低滑膜的通透性而发挥止痛作用。此外，激素还可阻断基质金属蛋白酶的合成和激活，对软骨代谢有一定作用。糖皮质激素不是治疗骨关节炎的基本药物，骨关节炎患者不宜全身用药,只适用于对其他治疗无效时,关节有急性炎症表现及关节周围滑囊炎、肌腱炎等可给予关节腔内或病变部位局部注射。由于此类制剂掩盖疼痛而使关节使用过度,或因药物对软骨的直接损害作用而加重关节的破坏,故慎用于负重关节。注射本身也可损伤软骨,因此不宜反复使用。同一部位两次注射间隔时间至少在1个月以上,每个关节1年内注射不超过3次。病变部位局部注射者间隔时间可缩短。此类药物可单独使用,或与口服止痛药或NSAIDs同时使用。

关节腔注射的药物有得宝松,是由高溶解性的倍他米松磷酸钠和低溶解性的二丙酸倍他米松混合而成的混悬液。对于不易控制的关节炎症,可考虑关节腔注射,一般大关节0.5~1mL,中小关节0.25~0.5mL,可缓解疼痛及僵硬的症状,疗效可持续4周左右。利美达松每支含地塞米松棕榈酸盐4mg,地塞米松棕榈酸酯在体内经脂酶缓慢水解生成活性代谢产物地塞米松,产生持久的抗炎作用。具有用量少、作用持久的优点。1mL相当于地塞米松2.5mg。关节腔注射,0.25~1mL,此类型为缓释剂,注射1次疗效可持续2~4周左右。

2.特异性药物

(1)透明质酸:透明质酸是关节液的主要成分,也见于关节软骨,主要位于蛋白聚糖之联结处。关节中的透明质酸主要由滑膜细胞及单核吞噬细胞合成,分布于软骨和关节液中,具有保护、减震和润滑关节、限制炎症细胞和炎症介质扩散的作用,维持滑膜细胞和胶原纤维支架的稳定。滑液中的黏弹性在20岁以后逐渐降低,关节腔内注射透明质酸,具有抗缓激肽和抗蛋白酶活性的作用,恢复关节组织黏弹性,减轻滑膜炎症和改善关节功能的作用。本品适用于对非药物性治疗和止痛剂无效的骨关节炎,尤适用于对NSAIDs有禁忌证、疗效不佳或有不良反应者。对晚期患者或关节腔大量积液及过度肥胖者疗效较差。有人认为透明质酸溶液的黏弹性及分子屏蔽作用的大小与透明质酸的分子量及浓度有关。当透明质酸的分子量下降时其黏弹性及分子屏蔽作用也下降。也有人认为尚未显示因透明质酸分子量的不同而临床疗效不一样。透明质酸的治疗作用主要表现为疼痛缓解、活动度增加及滑膜炎症消退。目前国内透明质酸产品有玻璃酸钠注射液,2mL,关节腔注射,每周1次,共5次。进口产品有欣维可,2mL,关节腔注射,每周1次,3次为一疗程。负重关节注射后前两天宜控制活动,以免药物渗出关节囊,引起局部肿痛。作用一般出现于治疗后1周内,维持时间可长达6个月或更长时间。临床研究发现,注射一个疗程的透明质酸的疼痛缓解程度与口服NSAIDs相似,优于关节内注射激素或与之相当。不良反应轻微,仅有短暂的注射部位轻中度疼痛,偶有一过性轻度或明显的关节疼痛和肿胀。

(2)氨基葡萄糖:氨基葡萄糖是由硫酸角质素和透明质酸组成的氨基己糖成分。氨基葡萄糖是软骨基质及滑液的多种聚氨基葡萄糖的主要成分,在关节软骨及关节组织中具有多种药理学作用。外源性硫酸氨基葡萄糖可选择性地作用于关节软骨和骨,刺激软骨细胞产生有正常多聚体结构的蛋白多糖和透明质酸,补充软骨基质的丢失成分,互馈性促进软骨细胞功能,抑制胶原酶和磷脂酶A2对关节软骨的破坏,防止损伤细胞产生超氧化物自由基,并可抑制基质金属蛋白酶的表达,从而促进软骨的修复,防止NSAIDs和糖皮质激素对软骨的损害,抑制炎症过程,延缓骨关节炎的发展,缓解疼痛,改善关节活动。

硫酸氨基葡萄糖是氨基单糖氨基葡萄糖的硫酸衍生物。该品的硫酸部分在蛋白聚糖的合成中起重要作用。多数临床试验结果显示硫酸氨基葡萄糖具有肯定的症状改善作用，能延缓骨关节炎的关节结构改变，硫酸氨基葡萄糖被认为是第一个改变骨关节炎结构的慢作用药物。本品口服易吸收，0.25～0.5g，1天3次，连服4～12周，治疗2周后症状改善，对硫酸氨基葡萄糖过敏者禁用。间隔半年左右可重复一个疗程。近几年，国外报道有连续使用本品达3年可使软骨早期病变得以修复的报道。因葡糖胶发挥疗效较慢，有人建议在开始服用的前2周内，同时服用一种NSAIDs。

氨基葡萄糖的安全性较好，无明显不良反应。主要是轻度恶心、便秘和嗜睡。与其他药物如抗生素或抗抑郁药并用均无相互作用。

(3)双醋瑞因：双醋瑞因是一种新的白细胞介素－抑制剂，属蒽醌类大黄属二乙酰衍生物，化学名为二乙酰二氢蒽羧酸。双醋瑞因及代谢产物大黄酸可抑制白细胞介素－1家族中降解性细胞因子(尤其是白细胞介素－1β)和白细胞介素－1受体拮抗剂的合成与活性。还同时抑制白细胞介素－6和其他细胞因子如肿瘤坏死因子－α、白二烯的作用，从炎症源头抑制炎症级联反应，抑制使软骨降解的基质金属蛋白酶及其他蛋白酶的合成，抑制诱导型一氧化氮合成酶的合成和表达，减低游离一氧化氮浓度，具有止痛、抗炎及退热作用，不抑制前列腺素合成，同时可刺激转化生长因子－β的生成，刺激软骨基质物质的形成，促进软骨修复。本药主要用于治疗骨关节炎，是一种改变骨关节炎症状和病情的慢作用药物。

常规服用剂量是每次50mg，每日2次，饭后服用，每个疗程不少于3个月。该药起效慢，通常于治疗2～4周后开始显效，4～6周表现明显，并维持于整个治疗期。大多数患者在经过6个月治疗后，其疗效至少可维持到停药后2个月。由于前2周可能引起轻度腹泻，因此建议在治疗前4周每日50mg，晚餐后口服，患者对药物适应后，剂量增加至每日100mg。由于该药于治疗后2～4周起效，建议在给药的前2～4周可与其他止痛药或NSAIDs联合应用。其不良反应较少，包括轻度腹泻、上腹疼痛、恶心或呕吐等。服用双醋瑞因偶尔会导致尿色变黄，是药物代谢产物通过尿液排出所致。目前认为该药具有良好疗效和安全性。

(4)硫酸软骨素：有研究认为硫酸软骨素是软骨基质及滑液的多种聚氨基葡萄糖的主要成分，在关节软骨及关节组织中具有多种生理学作用。可刺激蛋白多糖的合成和软骨细胞的生长，抑制软骨中多种蛋白酶的活性，促进软骨细胞的生长。但也有研究认为其对骨关节炎无治疗作用。在美国作为食品应用，常规服用剂量是1200mg，每日1次，长期服用。

3.其他药物

(1)骨重吸收剂：双膦酸盐可抑制胶原酶和前列腺素活性，改善糖蛋白的聚集，使软骨层增厚，并抑制破骨细胞活性，减少骨吸收。目前用于临床的有新一代双膦酸盐药物有氯甲双膦酸二钠、帕米膦酸钠、阿仑膦酸钠和tiludr－onate。上述药物比第一代双膦酸盐药物更缓和，较少产生影响骨矿化的不良反应。帕米膦酸钠一般是30～90mg单剂量静脉注射，作用持续1年以上。阿仑膦酸钠是我国已大量上市的双膦酸盐药物，推荐剂量是70mg/w，共用6个月。上述治疗中均需注意血钙、磷的变化。

(2)基质金属蛋白酶特异性组织抑制剂：基质金属蛋白酶是一组能降解细胞外基质成分的蛋白酶类。正常情况下与它们特异性组织抑制剂保持平衡，已有报道基质金属蛋白酶抑制剂能减轻骨关节炎动物模型软骨破坏程度，促进软骨修复。

四环素族药物可络合锌和钙，从而抑制软骨基质金属蛋白酶的活性，抑制胶原分解和骨的破坏，减少软骨溃疡的发生，在动物骨关节炎模型中有效。临床研究也发现多西环素 100mg 口服，每日 1～2 次，治疗 5 天，能显著抑制骨关节炎患者软骨抽提物中明胶酶和胶原酶的活性。多西环素 50μmol 可在 mRNA 和蛋白质两个水平上下调滑膜细胞基质金属蛋白酶－8 的表达，并可完全抑制基质金属蛋白酶－8 对Ⅱ型胶原的降解。

基质金属蛋白酶抑制物 BAY－12－9566、巴马司他、marimastat 等通过阻断蛋白激酶 C 的活化而抑制基质金属蛋白酶的合成，以减轻关节软骨破坏。33 例未用 NSAIDs 并行膝关节置换术的骨关节炎患者口服 BAY－12－9566，100mg/d，3 周后检查关节软骨中代表蛋白聚糖和胶原合成及退化的标志物和药物浓度，发现软骨中蛋白聚糖合成增加，完整胶原增多，变性胶原减少，药物浓度在能抑制软骨破坏的范围内。证实这种药物可有效地增加入骨关节炎关节软骨合成，减少软骨变性。

(3)维生素：维生素 C、D 和 E 是强大的抗氧化剂。有研究显示，食用含维生素 C 低的饮食可明显地增加膝关节骨关节炎的放射线进展及疼痛，摄入较大剂量的维生素 C 可减缓膝骨关节炎的进展。每天服用 0.15g 可使发生骨关节炎的危险性下降 3 倍。这可能与维生素 C 对合成Ⅱ型胶原发挥作用有关。维生素 E 在体外可抑制花生四烯酸的形成及抑制脂加氧酶活性，回顾性研究提示它能改善骨关节炎患者的症状。

(4)有前景的骨关节炎治疗药物：非皂化的大豆鳄梨制剂（ASUs）属于症状改善药物，能抑制 IL－1，刺激培养关节软骨细胞合成胶原，防止白细胞介素－1 对滑膜细胞和关节软骨的破坏。ASU 可增加牛关节软骨转化生长因子－β 的表达，参加软骨修复，减少软骨细胞产生血清基质素、白细胞介素－6、白细胞介素－8 和前列腺素 E，抑制软骨基质分解，在兔动物模型中防止后续的骨关节炎损害，在人体研究中 ASU 具有迟发性缓解症状作用，可减少 NSAIDs 摄入，并有良好的耐受性。共 6 个月的试验研究证实，与安慰剂比较，ASU300mg/d 在 1 个月时即明显减少 NSAIDs 的摄入量，改善 Leqtlemes 指数，降低 VAS 疼痛强度，证实 ASU 是有效的骨关节炎症状缓解药物。ASU 的耐受性与安慰剂相同，显示了 ASU 的良好治疗前景。

动物实验表明，关节内注射促进软骨修复的细胞因子如白细胞介素－1 受体拮抗剂、肿瘤坏死因子－a 受体拮抗剂、胰岛素样生长因子－1 或转化生长因子－β 等，能延缓或阻断骨关节炎软骨的降解，促进软骨的修复。但尚未解决的问题是使它们在关节内能持久存在或表达，以长期缓解病情。

(三)中医药治疗

治疗 OA 的中药制剂比较多，总的组方原则是强筋健骨、活血补肾，舒筋活络。临床辨证当明虚实为主：以虚证突出者，肝肾亏虚为本，属外伤引起者，瘀滞寒凝为主要表现，后期则症证复杂，虚实共见，缠绵难愈。其次，尚须辨清病位，即在颈、在腰、在上肢或下肢之所在。

1.常用的中成药

(1)舒筋健腰丸：舒筋健腰丸由狗脊、金樱子、鸡血藤、千斤拔、黑老虎、牛大力、女贞子、桑寄生、菟丝子、延胡索、两面针、乳香、没药等组成。具有补益肝肾，强筋健骨，祛风除湿，活络止痛功效，临床上用于治疗 OA、骨质疏松等骨与关节疾病具有良好效果。

近年来经过系统的研究，显示其对膝骨关节炎大鼠血清细胞因子有显著影响，其血清IL－1β、IL－6、TNF－α、PGE－2的含量比较，舒筋健腰丸高、中、低、剂量治疗组均低于模型组。

对大鼠骨关节炎模型血清中MMP－3、MMP－1和MMP－13水平的表达也有明显的抑制作用。经过组织病理观察，显示舒筋健腰丸能显著减轻大鼠踝关节滑膜、软骨、关节腔及周围软组织的炎症反应，提示其有较好的保护关节软骨的作用。

(2)寒湿痹片：寒湿痹片由附子、制川乌、威灵仙、当归、白芍、甘草等组成，制剂中重用附子、川乌温经通阳、散寒祛湿；当归、桂枝、麻黄、威灵仙、白芍温经和营止痛。

近年系统的实验研究显示，寒湿痹片对小鼠实验性疼痛及炎症具有显著的抑制作用。在对Mtb诱导的SD大鼠关节炎治疗中，寒湿痹片能显著抑制大鼠关节炎症，减轻关节滑膜及软骨增生，对关节具有保护作用，其作用机理主要是通过抑制促炎细胞因子IL－1、IL－6、TNF－α的水平，提高IL－10的含量，调节机体的免疫平衡，减少关节滑膜中VEGF浓度，抑制MMPs的活性等多途径实现的。

2.中西医结合治疗方案

OA的西药治疗主要是应用NSAIDs控制疼痛。因NSAIDs不宜长期使，故应用中西医结合治疗合理制订治疗OA的中西医结合治疗方案，尤为重要。

(1)早期OA中西医结合治疗方案：①以中药制剂为主：一种NSAIDs(晚一次)＋舒筋健腰丸；②以腰OA为主：舒筋健腰丸＋痹祺胶囊＋三七制剂；③OA临床以寒湿诱而发或寒湿实证者：寒湿痹片＋益肾蠲痹丸＋留普胺。

(2)中、晚期OA中西医结合治疗方案：①舒筋健腰丸、痹祺胶囊、尪痹片、寒湿痹片、昆仙胶囊均选择应用。②正清风痛宁在OA治疗中的应用。

正清风痛宁片：适用于OA各型的治疗，较好效果。临床可单用或针片序贯使用或使用其他中药，或联用NSAIDs、氨基葡萄糖等。

正清风痛宁注射剂：适应膝关节骨性关节炎的治疗；正清风痛宁注射液行膝关节腔内注射，每一次50mg，(第1次用25mg)，2天1次，5次为一疗程。

正清风痛宁注射剂穴位(痛点)注射：根据患者疼痛的症状和体征，参考X片、CT片的结果，对皮肤上的多个压痛点给以标记，用2m1注射器抽取正清风痛宁注射液，快速刺入穴位一定深度，以产生酸麻胀感(不必强求)为佳，回抽无血即可注药，每日1次，每穴用药1mL，4周为一疗程。

与氨基葡萄糖联合使用：口服硫酸氨基葡萄糖胶囊，每次500mg，每日3次；联合正清风痛宁缓释片，每次60mg，每日2次，6周一疗程。或者正清风痛宁缓释片60mg片，每次60mg，3次/A。同时服用葡立胶囊0.48g/次，3次/d，3个月为一疗程。

与塞来昔布联合使用：正清风痛宁片，口服，40mg次，3次/天；塞来昔布，口服，200mg次，1次/天，疗程为六周。

与玻璃酸钠联合使用行关节腔注射：第1、3、5周膝关节腔内注射透明质酸钠注射液每次2mL，每周1次。第2、4周膝关节腔内注射正清风痛宁注射液每次2mL，(膝关节腔穿刺方法同前)。

片剂、注射剂联合序贯使用：正清风痛宁有多种剂型，并各具特点，其中注射液起效快而强,可迅速解除畸形或重症患者的症状,但使用不够方便,不宜长期用药,不良反应相对较大。缓释片使用方便,作用平稳,可长期使用,不良反应相对较小,在口服缓释片无过敏等不良反应的情况下,可短期应用注射剂快速起效后,较长时间地服用缓释片,以取得持久稳定的疗效。因此临床上采用片针序贯联合用药其方法新颖,可取长补短,提高疗效。

片针序贯连用疗法:首先口服正清风痛宁缓释片 1 片、2 次/d,用药 2～3d,无不适反应后改用正清风痛宁注射液,首次 25mg,以后 50mg/次,1 次/d,5 次为 1 个疗程,停用注射液后次日起改口服正清风痛宁缓释片 1 片,2 次/d,连续服用 2～3 个月。

关节腔注射与片剂序贯使用:正清风痛宁注射剂行关节腔内注射,隔日 1 次,共 5 次(膝关节腔穿刺方法同前)。之后口服正清风痛宁缓释片,每次 3 片,每日 3 次,共服 2 月。

第七节　类风湿关节炎

类风湿关节炎(RA)是一种病因不明的自身免疫性疾病,多见于中年女性,我国患病率约为 0.32%～0.36%。主要表现为对称性、慢性、进行性多关节炎。关节滑膜的慢性炎症、增生,形成血管翳,侵犯关节软骨、软骨下骨、韧带和肌腱等,造成关节软骨、骨关节囊破坏,最终导致关节畸形和功能丧失。

RA 属中医“痹证”范畴。早在《内经》即有“风寒湿兰气杂至,合而为痹”的论述。历代医家又有称为“历节病”“鹤膝风”“痛风”,也有很多学者认为属“骨痹”“顽痹”。因本病可侵及多系统,故近年来又统属于“痹病”范畴。焦树德教授把痹病中,表现为经久不愈,发生关节肿大、僵直、畸形、骨质改变,筋缩肉卷,肢体不能屈伸等症状者,统称为“尪痹”。本病病因病机多为先天禀赋不足,正气亏虚,腠理不密,或病后、产后机体防御能力低下,腠理空虚,卫外不固,风寒湿热之邪乘虚而入,痹阻于肌肉、骨节、经络之间,使气血运行不畅导致痹证;日久痰瘀互结,阻闭经络,深入骨骱发为尪痹。本虚标实是本病的病机特点,本虚为气血、阴阳、脏腑亏损,标实为外受风寒湿热之邪,内生痰浊瘀血之患。

一、临床表现

病情和病程有个体差异,从短暂、轻微的少关节炎到急剧进行性多关节炎。受累关节以近端指间关节、掌指关节、腕、肘、肩、膝和足趾关节最为多见;颈椎、颞颌关节、胸锁和肩锁关节也可受累,并伴活动受限;髋关节受累少见。关节炎常表现为对称性、持续性肿胀和压痛,晨僵常长达 1h 以上。最为常见的关节畸形是腕和肘关节强直、掌指关节的半脱位、手指向尺侧偏斜和呈“天鹅颈”样及钮孔花样表现。重症患者关节呈纤维性或骨性强直,并因关节周围肌肉萎缩、痉挛失去关节功能,致使生活不能自理。除关节症状外,还可出现关节外或内脏损害,如类风湿结节,心、肺、肾、周围神经及眼等病变。

二、辅助检查

(一)实验室检查

多数活动期患者有轻～中度正细胞低色素性贫血,白细胞数大多正常,有时可见嗜酸性粒细胞和血小板增多，血清免疫球蛋白 IgG、IgM、IgA 可升高，血清补体水平多数正常或轻度升高，60%～80%的患者有高水平类风湿因子（RF），但 RF 阳性也见于慢性感染（肝炎、结核等）、其他结缔组织病和正常老年人。其他如抗角质蛋白抗体（AKA）、抗核周因子（APF）和抗环瓜氨酸多肽（CCP）等自身抗体对 RA 的诊断有较高的诊断特异性，但敏感性仅在 30%左右。

（二）X 线检查

为明确本病的诊断、病期和发展情况，在病初应摄包括双腕关节和手及（或）双足 X 线片，以及其他受累关节的 X 线片。RA 的 X 线片早期表现为关节周围软组织肿胀，关节附近轻度骨质疏松，继之出现关节间隙狭窄，关节破坏，关节脱位或融合。

三、诊断要点

（一）临床诊断

1.诊断标准

RA 的诊断主要依靠临床表现、自身抗体及 X 线改变。典型的病例按 1987 年美国风湿病学学会分类标准及 2010 年 ACR/EULAR 新的诊断分类标准诊断并不困难，但以单关节炎为首发症状的某些不典型、早期 RA，常被误诊或漏诊。对这些患者，除了血、尿常规，血沉（ESR），C 反应蛋白（CRP），RF 等检查外，还可做核磁共振显像（MRI），以求早期诊断。对可疑 RA 患者要定期复查、密切随访。

3.2010 年 ACR/EULAR 分类标准

（1）适用人群：至少有一关节明确表现为滑膜炎（肿胀），滑膜炎无法用其他疾病解释。

（2）≥6 分可诊断为 RA。

4.活动性判断判断

RA 活动性的项目包括疲劳的严重性、晨僵持续的时间、关节疼痛和肿胀的程度、关节压痛和肿胀的数目、关节功能受限程度，以及急性炎症指标（如 ESR、CRP 和血小板）等。

5.缓解标准

RA 临床缓解标准如下。

（1）晨僵时间低于 15min。

（2）无疲劳感。

（3）无关节痛。

（4）活动时无关节痛或关节无压痛。

（5）无关节或腱鞘肿胀。

（6）ESR（魏氏法）女性＜3cm/1h，男性＜2cm/1h。

符合 5 条或 5 条以上并至少连续 2 个月者考虑为临床缓解；有活动性血管炎、心包炎、胸膜炎、肌炎和近期无原因的体重下降或发热，则不能认为缓解。

（二）鉴别诊断

在 RA 的诊断过程中，应注意与骨关节炎、痛风性关节炎、反应性关节炎、银屑病关节炎和其他结缔组织病（系统性红斑狼疮、干燥综合征、硬皮病等）所致的关节炎相鉴别。

1.骨关节炎

该病为退行性骨关节病，发病年龄多在 40 岁以上，主要累及膝、脊柱等负重关节。活动时关节痛加重，可有关节肿胀、积液。手指骨关节炎常被误诊为RA，尤其在远端指间关节出现赫伯登结节和近端指关节出现布夏尔结节时易被视为滑膜炎。骨关节炎通常无游走性疼痛，大多数患者血沉正常，类风湿因子阴性或低滴度增高改变。X线示关节间隙狭窄、关节边缘呈唇样增生或骨疣形成。

2.痛风

慢性痛风性关节炎有时与RA相似，痛风性关节炎多见于中老年男性，常呈反复发作，好发部位为单侧第一跖趾关节或附关节、也可侵犯膝、踝、肘、腕及手关节，急性发作时通常血尿酸水平增高，慢性痛风性关节炎可在关节和耳郭等部位出现痛风石。

3.银屑病关节炎

银屑病关节炎以手指或足趾远端关节受累为主，也可出现关节畸形，但RF阴性，且伴有银屑病的皮肤或指甲病变。

4.强直性脊柱炎

本病主要侵犯脊柱，但周围关节也可受累，特别是以膝、踝、髋关节为首发症状者，需与RA相鉴别。该病有以下特点。

(1)青年男性多见。

(2)主要侵犯骶髂关节及脊柱，外周关节受累多以下肢不对称关节受累为主，常有肌腱端炎。

(3)90％～95％患者HLA－B27阳性。

(4)RF阴性。

(5)骶髂关节及脊柱的X线改变对诊断极有帮助。

5.结缔组织病所致的关节炎

干燥综合征、系统性红斑狼疮均可有关节症状，且部分患者RF阳性，但它们都有相应的特征性临床表现和自身抗体。

6.其他

对不典型的以单个或少关节起病的RA要与感染性关节炎(包括结核感染)、反应性关节炎和风湿热相鉴别。

四、治疗

目前，RA的治疗包括药物治疗、外科治疗和心理康复治疗等。药物治疗多种多样。当前应用的化学药物，以及植物药均不能完全控制(仅有部分病情进展能得到控制)和阻止关节破坏，而只能缓解疼痛、减轻或延缓炎症的发展。

(一)西药与方法治疗

RA常用的西药可分为四大类，即非甾体抗炎药(NSAIDs)、改善病情的抗风湿药(DMARDs)、糖皮质激素和生物制剂。

1.NSAIDs

NSAIDs通过抑制环氧化合酶活性，减少前列腺素合成而具有抗炎、止痛、退热、消肿作用。由于NSAIDs使前列腺素的合成减少，故可出现相应的不良反应，如胃肠道不良反应：恶心、呕吐、腹痛、腹泻、腹胀、食欲不佳，严重者有消化性溃疡、出血、穿孔等；肾脏不良反应：肾灌注量减少,出现水钠潴留、高血钾、血尿、蛋白尿、间质性肾炎,严重者发生肾坏死致肾功能不全。NSAIDs 还可引起外周血细胞减少、凝血功能障碍、再生障碍性贫血、肝功能损害等,少数患者发生过敏反应(皮疹、哮喘),以及耳鸣、听力下降,无菌性脑膜炎等。

研究发现环氧化酶有两种同功异构体,即环氧化酶－1(COX－1)和环氧化酶－2(COX－2)。选择性 COX－2 抑制剂(如昔布类)与非选择性的传统 NSAIDs 相比,能明显减少严重胃肠道不良反应。必须指出的是无论选择何种 NSAIDs,剂量都应个体化;只有在一种 NSAIDs 足量使用 1～2 周无效后才更改用另一种;避免两种或两种以上 NSAIDs 同时服用,因其疗效不叠加,而不良反应却增多;老年人宜选用半衰期短的 NSAIDs 药物,对有溃疡病史的老年人,宜服用选择性 COX－2 抑制剂以减少胃肠道的不良反应。NSAIDs 虽能减轻 RA 的症状,不能改变病程和预防关节破坏,故不要单用、长期用 NSAIDs 治疗 RA,最佳选择是与 DMARDs 联合应用。

2.DMARDs

该类药物较 NSAIDs 发挥作用慢,临床症状的明显改善大约需 1～6 个月,故又称慢作用药。它虽不具备即刻止痛和抗炎作用,但有改善和延缓病情进展的作用。目前尚不清楚 RA 的治疗首选何种 DMARDs。从疗效和费用等考虑,一般首选氨甲蝶呤,并将它作为联合治疗的基本药物。

(1)氨甲蝶呤(MTX):口服、肌肉注射或静脉滴注均有效。口服 60%吸收,每日给药可导致明显的骨髓抑制和毒性作用,故多采用每周 1 次给药。常用剂量为 7.5～25mg/周,个别重症患者可以酌情加大剂量。常见的不良反应有恶心、口炎、腹泻、脱发、皮疹,少数出现骨髓抑制,听力损害和肺间质变。也可引起流产、畸胎和影响生育能力。服药期间,应定期查血常规和肝功能。

(2)柳氮磺吡啶(SASP):一般服用 4～8 周后起效。从小剂量逐渐加量有助于减少不良反应,使用方法:每日 250～500mg 开始,之后每向增加 500mg,直至每日 2.0g,如疗效不明显可增至每日 3.0g,如 4 个月内无明显疗效,应改变治疗方案。主要不良反应有恶心、呕吐、厌食、消化不良、腹痛、腹泻、皮疹、无症状性转氨酶增高和可逆性精子减少,偶有白细胞、血小板减少,对磺胺过敏者禁用。服药期间应定期查血常规和肝功能。

(3)来氟米特(LEF):剂量为 10～20mg/d 治疗。主要不良反应有腹泻、瘙痒、高血压、肝酶增高、皮疹、脱发和一过性白细胞下降等,服药初期应定期查肝功能和白细胞。因有致畸作用,故孕妇禁服。由于来氟米特和 MTX 两种药是通过不同环节抑制细胞增生,故二者合用有协同作用。服药期间应定期查血常规和肝功能。

(4)抗疟药:有氯喹(250mg/片)和羟氯喹(100mg/片)两种。该药起效慢,服用后 3.4 个月疗效达高峰,至少连服 6 个月后才宣布无效,有效后可减量维持。用法为氯喹 250mg/d,羟氯喹 200～400mg/d。本药有蓄积作用,易沉淀于视网膜的色素上皮细胞,引起视网膜变性而致失明,服药半年左右应查眼底。另外,为防止心肌损害,用药前后应查心电图,有窦房结功能不全,心率缓慢,传导阻滞等心脏病患者应禁用。其他不良反应有头晕、头疼、皮疹、瘙痒和耳鸣等。

(5)硫唑嘌呤(AZA):口服后 50%吸收。常用剂量 1～2mg/kg。一般 100mg/d,维持量为

50mg/d。不良反应有脱发、皮疹、骨髓抑制(包括血小板减少、贫血),胃肠反应有恶心、呕吐,可有肝损害,胰腺炎,对精子、卵子有一定损伤,出现致畸,长期应用致癌。服药期间应定期查血常规和肝功能等。

环孢素(Cs):与其他免疫制剂相比,Cs的主要优点为无骨髓抑制作用,用于重症RA。常用剂量3～5mg/kg,维持量是2～3mg/kg。Cs的主要不良反应有高血压、肝肾毒性、神经系统损害、继发感染、肿瘤以及胃肠道反应、齿龈增生、多毛等。不良反应的严重程度、持续时间均与剂量和血药浓度有关。服药期间应查血常规、血肌酐和血压等。

(6)糖皮质激素:能迅速减轻关节疼痛、肿胀,在关节炎急性发作、或伴有心、肺、眼和神经系统等器官受累的重症患者,可给予短效激素,其剂量依病情严重程度而调整。小剂量糖皮质激素(每日泼尼松10mg或等效其他激素)可缓解多数患者的症状,并作为DMARDs起效前的"桥梁"作用或NSAIDs疗效不满意时的短期措施,必须纠正单用激素治疗RA的倾向,用激素时应同时服用DMARDs。激素治疗RA的原则是:不需用大剂量时则用小剂量;能短期使用者,不长期使用;并在治疗过程中,注意补充钙剂和维生素以防止骨质松。关节腔注射激素有利于减轻关节炎症状,改善关节功能。但1年内不宜超过3次。过多的关节腔穿刺除了并发感染外,还可发生类固醇晶体性关节炎。

(7)生物制剂:是近年来新出现的抗风湿病制剂,大量的动物实验和临床试验资料都显示生物制剂可以很好地控制RA和其他自身免疫病的症状,有改善病情的功效。生物制剂的出现是RA等风湿病发病机制的深入研究,以及免疫学、生物技术迅速发展的结果。生物制剂治疗的特点是选择性地针对免疫反应中的某一致病因素进行靶向治疗,而不产生全身性的免疫抑制作用。目前对生物制剂的研究多集中在RA动物模型RA或患者的临床应用上。RA的发病机制相当复杂,涉及一系列的免疫反应:抗原进入关节腔后,诱导巨噬细胞和树突状细胞等抗原呈递细胞(APCs)释放细胞因子和趋化性细胞因子,并上调黏附分子在外周血免疫细胞和滑膜上皮细胞上的表达,招募炎症细胞向关节腔内聚集。抗原、MHC－Ⅱ分子和T细胞受体结合形成的三分子复合物(MHCⅡ－Ag－TcR)激活T细胞,加上黏附分子和协同刺激分子表达的上调,导致细胞因子的进一步释放。这些促炎症细胞因子刺激滑膜成纤维细胞、巨噬细胞、软骨细胞增生,又反过来产生基质金属蛋白酶,最终导致软骨和骨的降解。生物制剂治疗即是针对上述在滑膜发生并导致关节损害的病理过程而进行的。按照作用部位的不同,目前已上市或尚在研制中的生物制剂主要有以下几类;①针对炎症细胞招募过程的生物制剂;②针对T细胞功能的生物制剂;③针对细胞因子的生物制剂;④针对滑膜细胞增殖和功能的生物制剂。

(二)中医药治疗

中药治疗RA具有悠久的历史,临床效果良好。近30多年来,对治疗RA有效的中药,无论是单味药物或复方制剂(中成药),对其作用机理、作用靶点,都进行了较系统和深入的研究。

1.单味中药的研究

早期对凡具有祛风、止痛、消肿、疏筋、健骨作用的药进行研究,如一叶萩、七叶通、山慈姑、马钱子、桑寄生、牛膝;丹参、水牛角、地龙、元胡、杜仲、苍术、补骨脂;附子、川乌、青风藤、虎杖、昆明山海棠、知母;细辛、草乌、威灵仙、祖师麻、秦艽、桂枝、徐长卿;臭梧桐、黄糪、雪上一枝蒿、淫羊藿、雷公藤、豨莶草、进行较系统的实验研究。还有对补气、补血、滋阴、温阳药进行了系统研究。

研究结果发现：①以多糖成分为主，具有“补气血、调阴阳”，功效的中药如黄芪、灵芝、甘草、人参、山药、黄精及复方中药四君子汤，黄芪建中汤，补中益气汤，其免疫调节作用明显。②以苷类、生物碱类成分为主，具有“通利关节、疏经活络、解痉止痛”功效的中药如忍冬藤、防风、秦艽、威灵仙、牛膝、独活、鸡血藤、羌活、青风藤、南蛇藤、马钱子、雷公藤、昆明山海棠、白芍、丹参、川乌、虎杖等：独活寄生汤，羌活胜湿汤，大秦艽汤、防风汤等，具有良好的抗炎、止痛、抗凝和免疫调节作用。③补气血中药：具有免疫调节作用，主要影响巨噬细胞系统及影响抗原生成。④滋阴药：生地、熟地、麦冬、沙参、玄参，玉竹、天冬、石斛、枸杞、山萸肉、女贞子、旱莲草，鳖甲及经方六味地黄丸、二至丸等，可调节下丘脑－垂体－肾上腺轴功能作用，减轻糖皮质激素的副作用。六味地黄丸促进淋巴细胞转化；生地、熟地对 CIX、MTX 引起的动物白细胞减少有显著的抑制。⑤温阳补肾药：附子、肉桂、干姜、巴戟、淫羊藿，补肾脂，杜仲，虫草，肉苁蓉，蛤蚧，菟丝子，仙茅，锁阳及经方肾气丸，右归丸等，这一类药物主要是促进激素分泌；虫草多糖可对抗 CTX 和激素对体液免疫的抑制；肾气丸可抑制激素所致动物胸腺萎缩退化。

2.中成药

对治疗风湿病的中成药的研究有：

(1)昆仙胶囊：昆仙胶囊是以昆明山海棠为主药的治疗 RA 的复方制剂，由昆明山海棠、淫羊藿、枸杞子、菟丝子四味中药材提取物组成。采用大孔树脂分离纯化技术等现代化制药工艺，去除了药材中 95%以上的无效或高毒成分(鞣质、多糖等)，保留了 5%以下的有效成分，使其质量更为稳定。

研究结果显示其抗炎镇痛作用主要是通过抑制免疫细胞和滑膜过度分泌 TNF、IL－1、IL－2、L－6、IL－8 等细胞因子、抑制 MMPs，促进 TIMP 的产生和抑制 COX－2 及 NO 的产生。其免疫调节作用是通过抑制细胞因子 TNF、IL－1、IL－2、IL－6、IL－8 的过度产生、抑制免疫细胞增殖和 T 细胞亚群分布和抗体产生、诱导滑膜细胞、淋巴细胞凋亡而发挥作用。研究还提示其对关节软骨有保护作用，对佐剂性关节大鼠关节损伤有保护作用较为明显，表现在减轻滑膜炎症、修复关节软骨的损伤。

(2)痹祺胶囊：痹祺胶囊是以马钱子为主药组成的复方制剂，由马钱子(调制粉)、地龙、党参、茯苓、白术、甘草、川芎、丹参、三七、牛膝组成。具有益气养血、祛风除湿、活血止痛功效。痹祺胶囊的处方来源于汉代名医华佗的“一粒仙丹”，由华佗弟子吴普的 23 代传人安徽省著名老中医吴香山先生献方，经华佗弟子吴普的 23 代传人安徽省著名老中医吴香山先生献方，经科研人员历时八年精心研制而成的纯中药制剂。用于气血不足，风湿瘀阻，肌肉关节酸痛，关节肿大、僵硬变形或肌肉萎缩，气短乏力 RA 的治疗，临床效果良好。

痹祺胶囊高、低剂量组均能增加免疫体血流作用，还能改善 RA 患者全血黏度、血浆黏度等血液流变学指标、降低血循环外周阻力作用。

研究显示痹祺胶囊还具有显著的免疫调节作用：明显升高 IL－4 水平，抑制 Th1 分泌及活化，促进 Th2 产生，纠正 Th1/Th2 失衡。

痹祺胶囊能抑制促炎因子 IL－β、IL－6 和 TNF－α 而发挥抗炎镇痛作用，抑制 MMP－

F1、MMP－13、减轻关节滑膜增生而保护关节功能。

(3)尪痹片：尪痹片的基础方是已故著名中医大家焦树德教授治疗风湿病临床经验，并在1983年9月汇集了全国26个省、市医疗、科研单位的专家教授，在召开全国第一痹病学术研讨会时进行了论证，经认真修改，最终形成了尪痹片处方。该方由熟地、生地、淫羊藿、知母、续断，骨碎补、羊骨、狗脊、附子、独活、防风、威灵仙、皂刺、桂枝、白芍、伸筋草、红花组成，具有补益肝肾、壮腰健骨、祛风除湿、温经散寒、舒筋通络、活血止痛功效。研究发现：尪痹片可抑制小鼠脾淋巴细胞的增殖，对 $CD4^+$ 细胞和 $CD8^+$ 细胞均有明显的抑制作用，维持 $CD4^+/CD8^+$ 比值动态平衡，纠正T细胞亚群分布上紊乱。研究中还显示，MMP－1、MMP－3mRNA 在 AA 模型大鼠滑膜组织中的阳性表达明显比正常组增多，痹片能够抑制 MMP－1、MMP－3mRNA 在大鼠滑膜组织的表达，提示尪痹片对 MMP 的抑制作用是保护关节、治疗 RA 的作用机制之一，体现了复方药物作用具有多层次、多靶点疗效的特点。

(4)正清风痛宁：正清风痛宁，别名青藤碱(SN)、盐酸青藤碱，正清风痛宁为其商品名，成分为盐酸青藤碱，是从中药青风藤(防己科植物青藤或毛青藤的茎或根茎)中提取的生物碱单体，药用多为其盐酸盐。研究发现，SN 可降低血清 IL－1β，TNF－α 水平，通过抑制自身免疫反应发挥治疗作用；SN 能使佐剂性关节炎大鼠血清及关节液骨 IL－1、TNF 水平显著降低，使 IL－4 及 IL－10 水平显著增高，从而抑制细胞因子促炎效应，增强细胞因子的抗炎效应。

其免疫调节作用是优先抑制 Th1 细胞的免疫应答，抑制 $CD4^+$ T 细胞的增殖，使细胞周期停滞在 G0/G1，阻止T细胞异常活化，阻断 NF－KB 信号通路，抑制树突状细胞激活T细胞。

SN 还对于T及B细胞活化有抑制作用，研究显示，对于体外培养的人 RA 滑膜细胞增殖有直接抑制作用，并通过下调突变型 P53 来抑制滑膜细胞增生和诱导细胞凋亡，减轻关节炎症。

(三)心理和康复治疗

关节疼痛、害怕残疾或已经面对残疾、生活不能自理、经济损失、家庭、朋友等关系改变、社交娱乐活动的停止等诸多因素不可避免的给 RA 患者带来精神压力，他们渴望治疗，却又担心药物不良反应或对药物实际作用效果信心不足，这又加重了患者的心理负担。抑郁是 RA 患者中最常见的精神症状，严重的抑郁有碍疾病的恢复。因此，在积极合理的药物治疗同时，还应注重 RA 的心理治疗。

另外，在治疗方案的选择和疗效评定上亦应结合患者精神症状的改变而调理。对于急性期关节剧烈疼痛和伴有全身症状者应卧床休息，并注意休息时的体位，尽量避免关节受压，为保持关节功能位，必要时短期夹板固定(2～3周)，以防畸形。在病情允许的情况下，进行被动和主动的关节活动度训练，防止肌萎缩。对缓解期患者，在不使患者感到疲劳的前提下，多进行运动锻炼，恢复体力，并在物理康复科医生指导下进行康复治疗。

(四)外科治疗

BA 患者经过内科积极正规或药物治疗，病情仍不能控制，为防止关节的破坏，纠正畸形，改善生活质量可考虑手术治疗。但手术并不能根治 RA，故术后仍需内科药物治疗。常用的手术主要有滑膜切除术、关节形成术、软组织松解或修复手术、关节融合术。

1.滑膜切除术

对早期(Ⅰ期及Ⅱ期)患者经积极正规的内科治疗仍有关节肿胀、疼痛,且滑膜肥厚,X线显示关节软骨已受侵犯,病情相对稳定,受累关节比较局限,为防止关节软骨进一步破坏应考虑滑膜切除术。有条件时,应尽可能在关节镜下进行滑膜切除,这样手术创伤小,术后恢复快。滑膜切除术对早期类风湿病变疗效较好,术后关节疼痛和肿胀明显减轻,功能恢复也比较满意,但疗效随术后时间的逐渐延长而减退,部分残留滑膜可增生,再次产生对关节软骨的侵蚀作用。因此,滑膜切除术后仍需内科正规治疗。

2.人工关节置换术

是一种挽救关节畸形和缓解症状的手术,其中髋、膝关节是目前临床置换最多的关节。其术后10年以上的成功率达90%以上。该手术对减轻RA病变、关节疼痛、畸形、功能障碍、改善日常生活能力有着十分明确的治疗作用,特别是对中晚期、关节严重破坏、由于疼痛、畸形、功能障碍不能正常工作和生活的患者尤为有效。肘、腕及肩关节为非负重关节,大多数患者通过滑膜切除术或其他矫形手术,以及其他各关节之间的运动补偿,不一定必须采用关节置换术。

3.其他软组织手术

由于RA除了骨性畸形和关节内粘连所造成的关节畸形外,关节囊和周围的肌肉、肌腱的萎缩也是造成关节畸形的原因之一,因此,为了解除关节囊和周围肌肉、肌腱的萎缩,从而达到矫正关节畸形的目的,可作软组织松解术,包括关节囊剥离术、关节囊切开术、肌腱松解或延长术,由于这些手术常同时进行,故可称之为关节松解术。其中肌腱手术在手部应用最广泛,在进行人工关节置换时,常需要采用软组织松解的方法来矫正畸形。软组织松解术常用于镜关节内收畸形时,切断内收肌,以改善关节活动及矫正内收畸形,还可用于某些幼年型RA患者畸形的早期矫正。腕管综合征亦常采用腕横韧带切开减压术。滑囊炎见于RA的肩、髓关节等处,如经保守治疗无效,常需手术切除腘窝囊肿,较常见于各类膝关节炎,尤其是RA,原发疾病缓解后常能自行退缩,偶需手术治疗。类风湿结节一般见于疾病的活动期,很少需手术切除,只有结节较大,有疼痛症状,经保守治疗无效者,需手术切除。

4.关节融合术

随着人工关节置换术的成功应用,近年来,关节融合术已很少使用,但对于晚期关节炎患者,关节破坏严重,关节不稳可行关节融合术。此外,关节融合术还可作为关节置换术后失败的挽救手术。

(五)中西医结合方案

1.治疗策略

在目前,RA不能被根治的情况下,防止关节破坏,保护关节功能,最大限度地提高患者的生活质量,使病情处于最低活动度,是风湿科医务工作者的最高目标,因此,治疗时机非常重要。早期积极、合理使用DMARDs治疗是减少致残的关键。NsAIDs和糖皮质激素只可以减轻症状,尽管疼痛得以缓解,但是关节炎症和破坏仍可发生或进展。现有的DMARDs一般认为有可能减轻或防止关节破坏的作用。西药治疗RA的原则是迅速给予NSAIDs缓解疼痛和炎症,尽早使用DMARDs,以减少或延缓骨破坏。必须指出,药物的选择要符合安全、有效、经济和简便原则。RA 患者一经诊断即开始 DMARDs 治疗。推荐首选常用的如 MTx、SASP、羟氯喹、生物制剂。视病情可单用也可采用两种或两种以上的 DMARDs 联合治疗。一般对单用一种 DMARDs 疗效不好,或进展性、预后不良和难治性 RA 患者可采用机制不同的 DMARDs 联合治疗。联合用药时,其不良反应不一定比单一用药多。联合用药时,可适当减少其中每种药物的剂量,如 MTX 可选用 7.5～25mg/周和 SASP1.0～3.0g/d。

目前常用的联合方案有:①MTX+SASP;②MTX+羟氯喹(或氯喹);③MTX+青霉胺;④MTX+金诺芬;⑤MTX+硫嘌呤;⑥SASP+羟氯喹。如患者对 MTX 不能耐受,可改用来氟米特或其他 DMARDs,难治性 RA 可用 MTX+来氟米特或多种 DMARDs 联合治疗。必须再次强调指出:无论选用哪一种治疗方案,在治疗前必须照双手(包括腕关节片)X 线片或受累关节的对称性 X 线片,并于治疗后逐年复查 X 线片用以比较疗效。

为避免药物不良反应,用药过程中应严密观察血尿常规、肝肾功能并随时调整剂量。评价治疗反应除比较治疗前后的关节压痛、肿胀程度和关节痛数、受累关节放射学改变外,还应包括功能状态的评价,医生和患者对疾病活动性的总体评估。

对所有患者都应监测病情的活动性。对早期、急性期或病情持续活动的患者应当密切随访,直至病情控制。处于缓解期的患者可以每半年随访一次,同时,根据治疗药物的要求定期化验相应指标。

应该明确,经治疗后的症状缓解,不等于疾病的根治,近期有效不等于远期有效。DMARDs 可以延缓病情进展,但亦不能治愈 RA,基于这一点,为防止病情复发原则上不停药,但也可依据病情逐渐减量维持治疗,直至最终停用。大多数 RA 患者病程迁延,RA 头 2～3 年的致残率较高,如不及早合理治疗,3 年内关节破坏达 70%。积极、正确的治疗可使 80%以上的 RA 患者病情缓解,只有少数最终致残。

目前对 RA 尚无统一准确预测预后的指标,通常认为:男性比女性预后好;发病年龄晚者较发病年龄早者预后好;起病时关节受累数多或有跖趾关节受累,或病程中累及关节数>20 个预后差;持续高滴度 RF 增高、持续 ESR 增快、CCR、CRP 增高、血中嗜酸性粒细胞增多均提示预后差;有严重周身症状(发热、贫血、乏力)和关节外表现(类风湿结节、巩膜炎、间质性肺病、心包疾病、系统性血管炎等内脏损伤)预后不良;短期激素治疗症状难以控制或激素维持剂量不能减至 10mg/d 以下者预后差。

2.中西医结合治疗方案

RA 病情复杂,临床治疗十分棘手。单用西药或单用中药均有其不足之处。

(1)RA 早期轻度常用治疗方案:单用昆仙胶囊、正清风痛宁、痹祺胶囊+MTX。

(2)重症 RA:关节肿胀、疼痛明显者:以上三种中成药+MTX+NSAIDs,或加糖皮质激素(10mg,1/早),一种 NSAIDs 晚间一次,缓解后(一个月左右),撤除 NSAIDs,糖皮质激素逐步减量,以 5mg/早,维持一个月左右,最后以中成药+MTX 治疗;湿热证明显著,加服湿热痹片,1.5g,一日 3 次。

(3)稳定期或晚期(非活动病情):以尪痹片+益肾蠲痹丸,MTX 片仍用维持量以巩固。

(4)重症 RA 伴多系统损害者:可用 MTX+生物制剂,或加 LEF、HCQ 等,因患者及病情而异。

(5)系统学习过中医学,对辨证论治、理法方药熟知的医生,可结合辨证论治,阶段性应用中药煎剂调理治疗。

第八节　原发性骨质疏松症

骨质疏松症(OP)是以骨强度下降罹患骨折危险性增加为特征的骨骼系统疾病,被称为"静悄悄的流行病",是吞噬老年人健康的"隐形杀手"。医学界已将防治骨质疏松预防骨折、治疗高血压预防中风、治疗高血脂预防心肌梗死这三种疾病放在同样重要的位置。

多见于中老年人及绝经后妇女,是一种年龄相关性疾病。是以骨量减少、骨微结构变化、骨脆性增加导致骨强度下降,而易发生骨折为特征的一种全身性代谢性骨病。原发性骨质疏松症属于高转换型骨质疏松症,好发于老年人及绝经后妇女,患者通常没有特殊临床表现,只表现如慢性疼痛、驼背、身高降低等。骨折是原发性骨质疏松症最严重的并发症之一,也是早期死亡的危险因素之一,由于骨质疏松时骨强度下降,在生活伤等轻微外力作用下即可造成骨折,给患者及社会带来沉重负担。WHO将骨质疏松症列为危害老年人健康的三大疾病之一,足见对其重视程度。现阶段,防治骨质疏松症的主要手段有药物治疗、饮食调控和运动疗法,而药物通常包括骨吸收抑制剂、骨形成促进剂和骨矿化药物。

中医学将原发性骨质疏松症归属为"骨痿""骨痹""骨枯"等范畴,主要是由于肾精不足、骨失滋养导致的全身骨骼的慢性退行性疾病。中医药对骨质疏松症的认识历史悠久,在治疗骨质疏松症方面具有得天独厚的优势。

一、临床表现

多见于绝经后妇女或老年男性。严重患者可有既往骨折史;或患者父母既往有脆性骨折史。

疼痛、脊柱变形和发生脆性骨折是骨质疏松症最典型的临床表现。但许多骨质疏松症患者早期往往无明显的自觉症状,常常在骨折后X线或骨密度检查时才发现已有骨质疏松改变。

(1)疼痛:患者可有腰背或周身酸痛,负荷增加时疼痛加重或活动受限,严重时翻身、坐起及行走有困难。

(2)脊柱变形:骨质疏松严重者可有身高缩短或驼背。椎体压缩性骨折会导致胸廓畸形、腹部受压,影响心肺功能等。

(3)骨折:轻度外伤或日常活动后发生的骨折为脆性骨折。发生脆性骨折的常见部位为胸、腰椎,髋部,桡、尺骨远端和肱骨近端。其他部位亦可发生骨折。发生过一次脆性骨折后,再次发生骨折的风险明显增加。

二、临床诊断

临床上用于诊断骨质疏松症的通用指标是:发生了脆性骨折及/或骨密度低下。目前尚缺乏直接测定骨强度的临床手段,因此,有过脆性骨折在临床上即可诊断为骨质疏松症。

骨密度是诊断骨质疏松症、预测骨质疏松性骨折风险、监测自然病程以及评价药物等干预措施疗效的最佳定量指标。骨密度仅能反映大约70%的骨强度。骨折发生的危险与低骨密度有关，若同时伴有其他危险因素则会增加骨折的危险性。

(一)测量方法

双能X线吸收法(DXA)是目前国际学术界公认的骨密度检查方法，其测定值作为骨质疏松症诊断的金标准。其他骨密度测量方法如各种单光子(SPA)、单能X线(SXA)、定量计算机断层照相术(QCT)等，根据具体条件也可用于骨质疏松症的诊断参考。

(二)诊断标准(基于骨密度测定)

可以参照世界卫生组织(WHO)－2.5SD的标准，也可以根据中国人群的实际情况采用中国老年学学会骨质疏松委员会(OCCGS)建议的－2.OSD或者骨量下降25%作为诊断标准。

三、中医学病因病机

原发性骨质疏松症是一种涉及多脏腑、由多种因素长期、共同导致的慢性全身性疾病。基于中医"肾藏精""肾主骨"理论，肾精亏虚是本病发生的基本病机，并与中医肝、脾等脏腑功能密切相关，病性有虚有实，然总归于精亏髓减，骨失所养而致。各种原因若导致肾精不足、肾阳亏虚、肝肾阴虚、脾胃虚弱、脾肾阳虚、肾虚血瘀以及血瘀气滞等，则均可导致该病的发生与发展。

肾中精气是骨生长发育的根本。肾中精气分为肾阴和肾阳两个方面，二者相互制约、相互依存、相互为用，使精气充实，维持骨的正常生长发育。人至中老年，天癸渐竭，加之体质虚弱，烦劳过度，耗伤肾精，而致肾精亏虚，精亏髓减，骨失所养；或命门火衰，肾阳虚损，虚寒内生，髓冷骨弱，可见腰膝酸痛或冷痛，骨骼脆弱无力，甚至骨折等症，即导致本病的发生。肾阳虚发展到一定程度时，累及肾阴，即"阳损及阴"，进而造成阴阳俱虚，精气愈亏，则进一步加重病情。

肝肾同源。肝藏血、肾藏精，精能生血，血能养精，母子相眷，精血同源；肝主疏泄，肾主封藏，藏泄互用，相反相成；肝肾阴阳，相互滋生，互涵互用。若失血过多、久病血虚；或过劳无度，肝血暗耗；或五志过极，化火伤阴，均可导致肝之阴血亏虚。肝血不足则精失所养，肝肾精亏或阴虚失养，而导致本病的发生。"肝为女子之先天"，女性一生经、孕、产、乳，肝血易亏而难盈。肝血不足则生精乏源，较男子更易出现肝肾阴虚证。

脾胃为后天之本，气血生化之源。"谷入气满，淖泽注于骨，骨属屈伸"(《灵枢·决气》)。脾胃运化正常，则肾精得其充养。若禀赋素弱，或长期饮食不节，或病后调养失慎，或劳倦失度，或忧思日久，皆可以导致脾胃虚弱证。脾胃失于运化，则津液不布，久之肾精日涸，渐致髓减骨枯；脾胃又主身之肌肉，若脾胃虚弱，气血乏源，则肌肉失养，日久瘦削无力，甚至萎废不用，骨骼失去肌肉的支撑，愈加骨弱难支。

脾、肾二脏先天、后天相互滋生、相互影响。脾主运化，须借助肾阳之温煦，肾藏精气，亦有赖于水谷精微的不断补充。肾阳不足则火不生土，累及脾阳，脾阳不振，精微难布，亦终累及肾阳，若年老虚衰，或久病耗气伤阳，或寒邪直中，或久泻不止，皆可损伤脾肾之阳，导致温煦不足，骨肉失养，渐至骨骼痿弱，四肢无力。

肾为先天之本，肾中精气为一身气化之根。若禀赋素弱，或久病及肾，或年老肾气渐衰，或房劳耗精伤气，皆可使肾中精气亏虚。肾气虚馁则血脉鼓动无力，脉络日久生瘀；五脏六腑之精受藏于肾，瘀血停滞，则经络受阻，肾精更难充养，骨髓不满，骨骼失于濡养。肾虚血瘀互为因果，常相兼为患，日久发为骨质疏松。

气为血之帅，气行则血行，气机不畅则血运受阻，瘀血内生；离经之血亦可影响气的运行，由瘀血导致气滞。该证多由情志不舒，或外伤闪挫，或寒邪侵袭，拘困经脉所致。气血运行不畅，津液输布障碍，骨骼失于濡养而发病。

四、治疗

患者应坚持健康的生活方式，摄入富含维生素D、钙、低盐和适量蛋白质的均衡膳食，避免嗜烟、酗酒，慎用影响骨代谢的药物，进行适度的骨骼肌力量和协调性锻炼和康复治疗。

(一)非药物治疗

1.饮食干预

饮食需保证充足的钙质摄入，研究表明：成人800mg/d的钙摄入量为最理想的骨峰值。同时，需要保证1～1.5g/d的磷摄入量，以及充足的维生素D。多吃新鲜的蔬菜、水果，果蔬中含有丰富的维生素及铁、锌、磷、锡等微量元素，有利钙的吸收。同时，应避免不良的饮食习惯，如高钠及高磷饮食、大量饮用咖啡和酒等均会增加体内钙的流失，影响骨峰值，是引起骨质疏松症的危险因素。而蛋白质是骨合成的基础物质，足量蛋白质摄入则有利于骨骼健康。

2.运动疗法

近年来，越来越多的研究表明，运动对骨质疏松有着一定的防治效果，运动疗法开始成为治疗骨质疏松的一种辅助手段。骨骼系统“用则强，不用则弱”，一方面，运动过程中地面的反作用力、肌肉肌腱的牵拉、挤压等机械应力刺激可以提高骨强度改善骨的生物力学特性；另一方面，运动可以调节机体分泌，提高雌激素水平，对骨质疏松能起到预防及治疗作用；第三方面：运动能促进青少年骨峰值量的积累，成年人90%以上的骨量是在青春期结束前积累的，青少年时期的骨密度水平对成年后骨峰值及骨质疏松发病率有着重要影响。有证据显示，尽管随着年龄的增长活动量减少，但在生长发育期间机械负荷给骨骼带来的获益可以维持到高龄时期。

临床工作中，运动处方的制定应遵循以下原则。

(1)特殊化及个人化原则。

(2)超负荷及循序渐进原则。

(3)持之以恒原则。

(4)医务监督原则。

运动方式多种多样：如有氧运动、负重锻炼、冲击性运动、渐进性抗阻训练、民族传统健身项目、组合式运动、振动训练等，不同的运动项目均具有一定的成骨效应，这种积极作用与运动项目特点、强度以及运动量密切相关。

3.日照

日光中的紫外线照射能够有效促进体内维生素D的合成，每晒30分钟太阳可以合成约2万国际单位的维生素D。由专家制定的《防治骨质疏松知识要点》中认为：平均每日不少于20分钟日照才能满足人体的需要。

秦曦等通过实验研究发现：2h光照对骨质疏松症的治疗效果优于1h，且效果最为明显,光照 3h 及以上对骨质疏松治疗效果与 2h 无显著差异。

(二)西药治疗

临床上治疗骨质疏松症的西药通常分为骨吸收抑制剂、骨形成促进剂和骨矿化药物三大类。

1.骨吸收抑制药物

主要包括双膦酸盐类、降钙素、雌激素替代疗法等。双膦酸盐已经由第一代的羟乙膦酸钠、氯甲膦酸钠到第二代的帕米膦酸二钠发展到目前的第三代阿仑膦酸钠,阿仑膦酸钠可以抑制破骨细胞活性、降低骨转换,提高椎体及髋部骨密度,降低骨折风险;降钙素能减少破骨细胞数量并抑制其活性、增加骨密度、快速缓解骨痛,可以降低椎体骨折发生率,但对髋部骨折证据不充分;雌激素可以预防椎体骨折,尤其是绝经早期效果更好,但有增加心脏病、中风、乳腺癌、老年痴呆等风险,在临床中应在绝经早起开始使用,明确禁忌证,把握最低有效剂量,加强安全监测,短期使用。

2.骨形成促进药物

主要有甲状旁腺激素、氟化物等,甲状旁腺激素有促进骨形成、降低椎体与非椎体骨折风险的作用,适用于严重骨质疏松症。

3.骨矿化类药物

如钙剂、维生素 D,以及含镁、锌、铜、锰等成分的矿物质类药物,钙剂治疗骨质疏松时应与其他药物联合使用,目前尚无证据表明单纯补钙可以替代其他抗骨质疏松药物治疗。

目前治疗骨质疏松症的药物种类繁多,但多数起效缓慢、需要长期服药、价格昂贵,老年患者经济上难以承受,服药依从性差,使治疗效果大打折扣。

(三)辨证论治

中医药防治原发性骨质疏松症的原则是“辨证施治,整体调节,防治结合”,依据原发性骨质疏松症的中医证候遣方用药,达到“改善临床症状,延缓骨量丢失,或增加骨量,降低骨折风险,提高生存质量”的目的。

中药治疗原发性骨质疏松症应根据患者病情和目的选择合适的疗程。若明确以“改善临床症状”为目的,用药 1 个月后可评估临床症状改善情况,用药 3 个月后可检测骨转换标志物,监测治疗前后各指标的变化,评估中药治疗原发性骨质疏松症临床疗效;若明确以“延缓骨量丢失或增加骨量”为目的,临床用药时间不宜少于半年,可延长至一年以上,利用双能 X 线骨密度仪检测患者腰椎及髋部骨密度,评估治疗前后骨密度的变化;若明确以“降低骨折风险,提高生存质量”为目的,可用药 1～3 年,评估骨折发生率。

采用“病证结合”的模式,以中医脏腑和八纲辨证理论为基础,参考各家文献对于原发性骨质疏松症的观点,结合问卷调查结果,综合分析其证候因素和特征,将该病分为 6 个常见证型:肾阳虚证、肝肾阴虚证、脾肾阳虚证、肾虚血瘀证、脾胃虚弱证及血瘀气滞证。

1.肾阳虚证

主症:腰背冷痛,酸软乏力。

次症:驼背弯腰,活动受限,畏寒喜暖,遇冷加重,尤以下肢为甚,小便频多,舌淡苔白,脉弱等。

治法：补肾壮阳，强筋健骨。

推荐方剂：右归丸（《景岳全书》）加减。虚寒证候明显者，可加用仙茅、肉苁蓉、淫羊藿、骨碎补等以温阳散寒。

常用中成药：淫羊藿总黄酮胶囊、右归丸。

2.肝肾阴虚证

主症：腰膝酸痛，手足心热。

次症：下肢抽筋，驼背弯腰，两目干涩，形体消瘦，眩晕耳鸣，潮热盗汗，失眠多梦，舌红少苔，脉细数等。

治法：滋补肝肾，填精壮骨。

推荐方剂：六味地黄汤（《小儿药证直诀》）加减。阴虚火旺证明显者，可加知母、黄檗；酸痛明显者，可加桑寄生、牛膝等。

常用中成药：芪骨胶囊、六味地黄丸。

3.脾肾阳虚证

主症：腰膝冷痛，食少便溏。

次症：腰膝酸软，双膝行走无力，弯腰驼背，畏寒喜暖，腹胀，面色白，舌淡胖，苔白滑，脉沉迟无力等。

治法：补益脾肾，强筋壮骨。

推荐方剂：补中益气汤（《脾胃论》）合金匮肾气丸（《金匮要略》）加减。

常用中成药：补中益气丸合右归丸或济生肾气丸。

4.肾虚血瘀证

主症：腰脊刺痛，腰膝酸软。

次症：下肢痿弱，步履艰难，耳鸣。舌质淡紫，脉细涩等。

治法：补肾活血化瘀。推荐方剂：补肾活血方（《伤科大成》）加减。

常用中成药：仙灵骨葆胶囊、骨疏康胶囊（颗粒）。

5.脾胃虚弱证

主症：形体瘦弱，肌软无力。

次症：食少纳呆，神疲倦怠，大便溏泄，面色萎黄，舌质淡，苔白，脉细弱等。

治法：益气健脾，补益脾胃。

推荐方剂：参苓白术散（《太平惠民和剂局方》）加减。

常用中成药：参苓白术散。

6.血瘀气滞证

主症：骨节刺痛，痛有定处。

次症：痛处拒按，筋肉挛缩，骨折，多有骨折史，舌质紫暗，有瘀点或瘀斑，脉涩或弦等。

治法：理气活血，化瘀止痛。

推荐方剂：身痛逐瘀汤（《医林改错》）加减。骨痛以上肢为主者，加桑枝、姜黄；下肢为甚者，加独活、汉防己、鸡血藤以通络止痛；久病关节变形、痛剧者，加全蝎、蜈蚣以通络活血。

常用中成药：活血止痛散。此外，在临床上亦可见症状较轻、或感受风寒湿邪、或兼夹证者，辨证施治时需灵活应用。

（四）中西药联合治疗

中医药防治骨质疏松症时，在根据患者病情和证候特点，选择合理的中药处方治疗的同时，可依据骨质疏松症患者的病理特点，分析患者骨质疏松症类型，联合相应的西药治疗。

（五）注意事项

鉴于骨质疏松症发病的特点，决定了防治原发性骨质疏松症需长期服用中药制剂，因此，临床使用中药制剂治疗骨质疏松症时应高度关注药物的安全性问题。首先，应关注一般状况、生命体征（体温、呼吸、心率、血压），血、尿、便常规，肝、肾功能、血钙、血磷和心电图等安全性指标，并定期进行监测。其次，应根据中药制剂处方组成、临床实践经验以及适应证特点、患者全身状况等选择必要的、有针对性的、敏感性高的安全性检测指标，定期进行监测。出现安全性问题后，予以相应的处理措施，如对症处理、停药、随访等。

（六）骨质疏松性骨折的处理方法

复位、固定、功能锻炼和抗骨质疏松治疗是治疗骨质疏松性骨折的基本方法，理想的治疗是上述四者的有机结合。骨质疏松性骨折的治疗应强调个体化，可采用非手术或手术治疗。

五、临床疗效评价与监测

中药治疗骨质疏松症的临床疗效评价与监测应围绕以下5方面：①中医证候；②骨转换标志物；③全身骨密度；④骨折发生率；⑤生存质量（SF－36量表）进行综合评价。

主要骨形成标志物：血清碱性磷酸酶（ALP）、骨碱性磷酸酶（BALP）、骨钙素（OC）、Ⅰ型原胶原C－端前肽（PICP）、Ⅰ型原胶原N－端前肽（PINP）、骨保护素（OPG）。主要骨吸收标志物：血清抗酒石酸酸性磷酸酶（TRACP）、Ⅰ型胶原交联C－末端肽（SCTX）、尿吡啶啉（Pyr）、尿脱氧吡啶啉（D－Pyr）、尿Ⅰ型胶原交联C－末端肽（U－CTX）、尿Ⅰ型胶原交联N－末端肽（U－NIX）、空腹2小时尿钙/肌酐比值。

在以上诸多指标中，国际骨质疏松基金会（IOF）推荐Ⅰ型原胶原N－端前肽（PINP）和血清Ⅰ型胶原交联C－末端肽（S－CTX）是敏感性相对较好的二个骨转换生化标志物。

六、中医药预防

骨质疏松症因其发病缓慢、症状不明显，多不能引起人们足够重视。若出现骨折，可严重影响健康，甚至致残、致死。因此，预防是关键所在。"治未病"理论最早在《黄帝内经》诸多篇幅中得以体现，其强调"未病先防、既病防变、瘥后防复"思想在预防骨质疏松症中充分发挥了中医学的特色和优势。

（一）未病先防

骨质疏松症"未病先防"的要点是"健康教育、贯彻终生"。骨骼健康教育，从青少年骨骼生长期开始，妊娠期、哺乳期当特别关注，老年期尤为重要，广泛涉及于衣食住行诸多方面。

1.饮食有节，营养均衡

除保证日常钙质摄入外，还应注意蛋白质、维生素及微量元素的补充，从而达到营养的全面均衡。随着物质生活水平的提高，营养过剩、五味偏嗜的现象也很常见，应适当忌口，防止伤及正气。

2.起居有常，不妄作劳

青壮年人群由于现代生活节奏快，工作压力大，常常忽略日常调护。应养成良好作息习惯，树立健康生活观念，做到劳逸结合。另外，吸烟、过量饮酒等不良生活方式均是骨质疏松的危险因素，应尽早戒除和减少。

3.顺应天时，适时养生

春夏季节气候宜人，应增加户外活动，增加有助于骨健康的体育锻炼；而秋冬气候寒冷，当注意避风寒，宜多晒太阳。五脏与四时关系密切，当根据季节不同注重某一脏腑调理，如春季减酸增甘，冬季减咸增苦等，以达到预防骨质疏松症的目的。

4.精神内守，调畅情志

情志抑郁、焦虑、恐惧等，是容易跌倒的危险因素之一。因而，日常应广泛参加社交活动，多沟通，保持心情舒畅，自我调节，适应环境变化。

(二)既病防变

骨质疏松症“既病防变”的要点是“改善症状、预防骨折”。骨质疏松症所引起骨痛、肌肉萎缩等症状，可影响日常生活质量；不慎跌倒所致骨折则是严重并发症。对已成之病，当尽早采取措施防其逆变，是“治未病”思想更深层次的体现。

1.早期治疗，延缓进展

自 35～40 岁开始人体骨量水平开始下降，有骨质疏松症危险因素人群，或已有骨量减少者，应早期干预。对于围绝经期妇女以及年龄大于 70 岁的男性等高危人群更应重点监测，及时治疗。根据临床不同症状可适当选择中药进行治疗，参见辨证论治部分。药膳推荐食用黄芪虾皮汤、豆腐猪蹄汤、羊骨羊腰汤、黑豆猪骨汤、怀杞甲鱼汤等，应根据体质酌情选择。保健功法调养，推荐太极拳功法(国家体育总局 24 式简化太极拳)。中医传统外治法，如中药热敷、超短波加止痛散、中药蜡疗、烫熨治疗、磁震热疗等疗法可有效缓解骨质疏松症患者的周身疼痛，提高行动能力。

2.改善环境，预防跌倒

预防跌倒是避免骨折最直接有效的措施。从人文关怀层面到公共设施建设，再到居家装修，甚至到老年人出行时服装鞋帽的选择，都应科学的加以完善。如公共场所台阶处增加提示、家中浴室安装扶手、出行穿着宽松服饰及携带手杖等。同时，减少老年人相关慢性病(老年性痴呆、白内障等)的发生与发展。

(三)瘥后防复

骨质疏松症“瘥后防复”的要点是“肢体康复、健康生存”。患者一旦发生骨折后，除注重骨骼的解剖学重建外，更应注重患者肢体功能的康复，目的在于恢复自理能力，改善生存质量。

1.功能锻炼，量力而行

骨折肢体的由于长期固定难免发生肌肉萎缩、关节僵硬等并发症，直接影响患肢功能。患者的主动功能锻炼较被动活动在恢复骨密度方面有着明显优势。青壮年人群可从事有一定强度、对抗性的运动。而老年患者则应选取体力消耗小、注重肢体协调性的锻炼，如五禽戏、八段锦、太极拳等，做到量力而行，适可而止。

2.形神合一,心理康健

骨质疏松症主要患者群为老年人,往往存在抑郁、消极、自卑、恐惧等心理。这些不良的情绪对骨质疏松症康复起着消极的作用,也常被医者及家属忽视。耐心交流、积极鼓励,甚至心理治疗的干预,都可有效消除患者心理负担。

3.长期治疗,定期复诊

骨质疏松症是一种长期、进行性疾病,患者应定期复查以了解疾病进展程度,调整治疗方案。某些药物的偏性及副作用可能对脏腑功能有一定影响,不宜长期使用。

第十一章　骨科常见损伤中医正骨疗法

第一节　锁骨骨折

锁骨细长弯曲，位置表浅，桥架于肩峰与胸骨间，是连接上肢和躯干之间唯一的骨性联系。锁骨有两个弯曲，内侧段向前突，外侧段向后突，从上方看呈“S”形，从前方看为平直结构。内侧段前上缘有胸锁乳突肌、前下缘有胸大肌附着，外侧段前下面有三角肌、前上面有斜方肌附着，锁骨与胸骨形成胸锁关节，并有强劲的韧带和关节囊为其提供稳定性。外侧锁骨远端和肩峰形成肩锁关节。

锁骨具有较大的活动性，其活动主要通过胸锁关节，包括旋转、外展和屈曲，伴随肩胛骨在胸壁上的活动。锁骨下动脉和静脉从锁骨的后下方经过锁骨的中部。臂丛神经亦在锁骨后方通过，并包绕锁骨下血管。第 1 肋、胸膜、肺尖居于锁骨近端下方，这些结构都可能在高能量损伤中波及。

一、病因病机

间接暴力和直接暴力均可造锁骨骨折，但多为间接暴力所致。间接暴力多见于滑跌时手或肘、肩部着地，冲击力经肱骨头或肩关节传递至锁骨，转化为弯曲或压缩载荷，并在锁骨中 1/3 处形成应力集中，引起骨折。暴力强大时，可引起粉碎性骨折，向下方移位的碎片有引起锁骨下血管或神经损伤的危险。骨折近断端受胸锁乳突肌牵拉，向上移位；远断端受三角肌、胸大肌及上肢重量牵拉，向下移位。

直接暴力较少见，可从锁骨前方或上方作用于锁骨，多引起锁骨外 1/3 横形或粉碎性骨折。婴幼儿因骨质柔韧，锁骨骨折多为青枝骨折，容易形成向上成角移位。

根据骨折部位，临床上常有以下 3 种类型。

1.中 1/3 骨折

最常见，多由间接暴力引起，骨折多为横形或短斜形。

2.外 1/3 骨折

较少见，多由直接暴力引起，骨折多为短斜形。

3.内 1/3 骨折

少见，移位与中 1/3 骨折相似。

二、诊断与鉴别诊断

(一)临床表现

伤后引起患侧上肢活动痛，疼痛局限于锁骨部或肩关节部，少数患者疼痛可累及上肢和手部。头部多向患侧倾斜，下颌偏向健侧，以松弛胸锁乳突肌的牵拉而减轻疼痛，并且常用健侧手掌托持患肘部，以减轻因上肢重量的牵拉而引起的疼痛。小儿常不能准确叙述痛点和受伤经过，而易漏诊。每因家长怀抱姿势不当，动其上肢或活动头部而引起啼哭。如触诊锁骨有压痛，即应考虑锁骨骨折。

（二）体征

可见局部肿胀，锁骨上、下窝变浅或消失，甚至有皮下瘀斑，骨折处异常隆起，患肩下垂并向前内侧倾斜，骨折处压痛明显。完全骨折者可于皮下摸到移位的骨折端，有异常活动和骨擦音，患侧上肢外展和上举活动受限。重叠移位者，从肩外侧至前中线的距离不等长，患侧较健侧可短缩 1～2cm。

（三）并发症

合并锁骨下血管损伤时，患侧上肢的尺桡动脉搏动减弱或消失，患肢血液循环障碍；合并臂丛神经损伤者，患肢麻木，感觉及反射均减弱或消失。

（四）影像学检查

多数在 X 线正位片即可显示骨折，如锁骨骨小梁、骨皮质中断或青枝骨折影；大多数横断骨折，有重叠或成角移位的影像；粉碎性骨折往往有分离移位。根据肩锁、胸锁关节的间隙异常，可以判断有无关节、韧带和附着肌肉的损伤。

（五）鉴别诊断

锁骨外 1/3 骨折与肩锁关节脱位均有肩外侧肿胀、疼痛，两者须加以鉴别。

肩锁关节脱位者用力将锁骨外端向下按之可复位，松手后可隆起。X 线片可见锁骨外端上移，关节间隙变宽。

三、辨证论治

锁骨骨折绝大多数可采用非手术方法治疗。儿童无移位骨折或青枝骨折，三角巾悬吊患肢 1～2 周。儿童有轻度移位或成角较大的骨折，行肩后伸位牵引，后“∞”字绷带固定 2～3 周。成人锁骨移位骨折，手法复位后，后“∞”字绷带或双圈固定 4～6 周。整复时切忌反复推按，不必强求解剖对位，粉碎性骨折尤需注意，以防发生意外。锁骨骨折愈合后留有畸形者，无碍上肢功能及外观，不需手术治疗。

（一）整复方法

1.膝顶复位法

患者坐凳上，挺胸抬头，双手叉腰，拇指向前。助手在背后一足蹬于凳缘上，将膝部顶住患者背部正中，双手握其两肩外侧向背后徐徐拔伸，使患者挺胸，肩部后伸，以矫正骨折端重叠移位。医者立于患者前方，以两手拇、示、中三指分别捏住骨折近、远端，用提按手法矫正侧方移位。

2.外侧牵引复位法

患者坐凳上，一助手站于健侧，双手绕患肢腋下抱住其身。医者用一手握患侧上肢，提至肩平，并向后上方拔伸牵引，另一手拇、示、中三指捏住骨折端，用捺正手法使之复位，再将患肢徐徐放下。亦可由另一助手向后上方牵引患侧上肢，医者以两手拇、示、中三指捺正复位。

3.仰卧复位法

患者仰卧床上，肩胛区用软枕垫高。助手按住健侧肩部向后压，医者一手按压患侧肩部向后、上、外，另一手拇、示、中三指在骨折端进行端提、捺正，使之复位。

4.穿腋法

患者坐凳上，医者立于患侧，以同侧前臂伸入患者腋下，手腕背伸，手的内缘顶住肩胛骨外缘，使肩部后伸，前臂用力上挎，同时用胸部顶住患肘而使患肘内收，利用杠杆作用，将骨折远端向外拔伸，以矫正重叠畸形，医者另一手拇指下按向上移位的骨折近端，使之复位。

(二)固定方法

1.后“∞”字绷带固定

骨折整复后，局部用高低垫、大平垫固定，双侧腋下用大棉垫保护，再用宽绷带从伤肩经上背部绕向对侧腋下至健侧肩前部，并返回背部，绕过伤肢腋下至肩部，如此反复包扎至牢固，然后用宽胶布沿上述路径固定一遍，以增强作用。

2.双圈固定法

骨折近端用高低垫、大平垫固定后，用两个棉圈套于两肩部，在棉圈的前后方用布带捆扎固定，前方稍松，后方要紧。患侧棉圈的前面要压住骨折近端。双圈的前方用一条布带固定，防止圈滑动；后方用两条布带固定，保持肩背伸。前方的布带拉住患侧圈前面，压紧骨折近端，斜向下止于健侧圈下部。后方的布带尽量靠下方固定，以增强固定力量。

(三)功能锻炼

初期可做腕、肘关节屈伸活动和用力握拳活动，中后期逐渐做肩部练功活动，重点是肩外展和旋转运动，防止肩关节因固定时间太长而致功能受限。对于老年患者尤应注意在中后期加强练功活动，防止并发肩关节周围炎。

(四)药物治疗

初期宜活血祛瘀、消肿止痛，可内服活血止痛汤或肢伤一方加减，外敷消瘀止痛药膏。中期宜接骨续筋，可内服新伤续断汤或肢伤二方，外敷接骨续筋药膏。中年以上患者，因气血虚弱，血不荣筋，易并发肩关节粘连，故后期宜着重养气血、补肝肾、壮筋骨，可内服六味地黄丸或肢伤三方，外贴坚骨壮筋膏。儿童患者骨折愈合迅速，如无兼症，后期不必用药。

(五)手术治疗

锁骨骨折有轻度上下移位或重叠移位，愈合后对患肢功能无明显妨碍，一般不需行切开复位内固定手术。手术治疗适应证为：开放性锁骨骨折；经保守治疗后骨折出现不愈合；神经、血管受压及受损；成人锁骨远端骨折靠近肩锁关节；骨折端之间持续存在较宽的分离，经手法复位无法改变者；明显的畸形(移位＞2cm，短缩＞2cm)。主要手术方法包括髓内钉、钢板内固定等。要注意的是手术可能是造成锁骨骨折延迟愈合、不愈合的因素之一，手术时不要过度剥离骨膜。

四、预防与调护

骨折整复固定后，要经常检查外固定的松紧度。后“oo”字绷带、双圈固定后，如患肢有麻木、疼痛，皮肤苍白或发绀，桡动脉搏动减弱，则提示固定过紧，应及时松解，调整固定。如外固定松动，应及时加强固定。经外固定的患者，日间可下地适当活动，睡时为仰卧位，两肩胛骨间垫以窄枕使两肩后伸。骨折固定后即嘱患者做握拳、伸屈肘关节、双手叉腰、后伸肩部等活动。

第二节　肩胛骨骨折

肩胛骨位于胸廓后面，脊柱两旁相当于第 2～7 肋间。前方有胸廓的保护，后方有肌肉覆盖，是连接上肢和中轴骨的桥梁，当肩胛骨转动时，它可使上肢和肩部自如地活动。骨折发生率较低，仅占所有骨折的 0.4%～1%，肩胛骨体部骨折预后较好，肩关节盂颈部骨折或关节内骨折发生肩部盂肱关节僵硬较常见。

一、病因病机

直接暴力是引起肩胛骨骨折最多见的原因，如硬物撞击或压轧、钝器打击肩胛部引起的骨折。直接暴力致伤时，压缩载荷较集中地作用于肩胛冈，使肩胛体与肋骨碰撞而致扁薄的肩胛体发生粉碎性骨折。间接暴力少见，跌倒时肩或肘部着地，暴力可传递至肩胛盂或颈部发生骨折。肌肉牵拉暴力，肱二头肌短头强烈收缩，可引起喙突撕脱骨折。

根据骨折部位，临床上常有以下 5 种类型。

(一)肩胛体骨折

根据骨折线走行，又可分为 T 型、V 型、粉碎性骨折。如暴力过大，尚可有肩胛骨颈嵌顿骨折、肋骨骨折或胸腔内脏器合并伤。

(二)肩胛盂骨折

骨折发生于肩胛盂上 1/3 部分者，可合并喙突根部骨折。骨折发生于盂中或下 1/3 部分者，可合并肩胛体外下缘骨折，骨折片多向内移位。

(三)肩胛颈骨折

骨折线由肩胛盂下缘贯通颈部直达喙突基底部。有嵌插者，多无明显移位。否则，远端受胸大肌的牵拉容易向前下移位。

(四)肩峰骨折

肩峰端骨折，骨折片与锁骨一同向上移位。肩峰基底部骨折，骨折片受三角肌及肢体重量牵拉，多向下移位。

(五)喙突骨折

单纯喙突骨折较少见，多合并于肩锁关节脱位或肩关节脱位。

二、诊断与鉴别诊断

(一)临床表现

伤后肩部剧痛，不能上举抬高，局部青紫肿胀，被动活动时疼痛加重。患者常以健手托住，患肢固定，保护患处。骨折处压痛，并有肩部塌陷、肩峰隆起、肩胛冈高突等畸形。

（二）体征

肩部剧痛、功能障碍。局部青紫肿胀，压痛明显。肩部塌陷、肩峰隆起畸形见于肩胛颈骨折，肩峰、喙突骨折时局部可查到骨擦音、骨折片异常活动。

（三）并发症

1.肩关节功能障碍

好发于肩胛骨体部骨折，容易引起肩胛胸壁关节粘连，进而影响到肩关节的活动。

2.创伤性关节炎

多见于肩胛盂窝、盂缘骨折。

3.肩袖损伤

其功能障碍将直接影响肩关节的稳定性，治疗上注意在骨折复位固定的同时应重建肩袖功能。

4.肩峰撞击征

肩峰骨折畸形愈合所致。

（四）影像学检查

X线正位片多能显示骨折部位、移位情况。必要时，可加摄肩部腋位片，以显示骨折片向前、后、旋转的移位情况。CT检查对诊断肩胛骨骨折非常重要，是临床上对于骨折分型和治疗的重要依据。

1.肩胛体骨折

因肩胛体部甚薄，无移位骨折其骨折线多不明显，容易漏诊，应重点观察，如肩胛骨内、外、上缘骨皮质是否连续，有无断裂。骨折移位时，肩胛骨边缘有阶梯状改变；骨折重叠时，则出现条状的致密白线。

2.肩胛盂骨折

正位片可显示骨折部位及向内下方的移位；肩部腋位片可显示骨折片向前、后的移位。

3.肩胛颈骨折

正位片可显示骨折部位及嵌插移位；肩部腋位片可显示骨折片向前方旋转移位。

4.肩峰骨折

正位片显示肩峰端向上移位，基底部骨折则向下移位。

5.喙突骨折

并发于肩锁关节脱位时，多向上移位；并发于肩关节脱位时，多向下移位。

（五）鉴别诊断

肩胛骨骨折应与肱骨外科颈骨折、肩关节脱位相鉴别，并注意排除肋骨骨折及气血胸。

三、辨证论治

肩胛骨无移位骨折、轻度移位骨折和嵌插性骨折无须复位，三角巾悬吊患肢2～3周，尽早进行功能锻炼。有移位的肩胛体骨折、严重移位的肩胛颈骨折须行手法复位和固定。如手法复位不成功,必要时行手术治疗。对合并肋骨骨折或气胸、血胸的患者应及时处理。

(一)整复方法

1.肩胛颈骨折复位法

患者坐位或仰卧位,一助手固定患者躯干,另一助手牵患肢于展80°～90°位。医者一手卡住肩胛骨上缘,另一手置腋窝将肱骨头向上推顶,矫正骨折片向下移位,再由肱骨头前侧向后推挤,矫正向前移位。

2.喙突骨折复位法

喙突骨折不需特殊治疗。肩锁关节脱位或肩关节脱位整复后,喙突折片也多复位,即使稍有移位,对功能也无明显影响。

3.肩峰骨折复位法

肩峰端骨折向上移位,可采用按压手法整复。

(二)固定方法

1.肩胛颈骨折

术后经拍片证实,复位满意者,以三角巾悬吊伤肢于胸前即可。或将患肩置于外展70°位,行皮肤牵引3～4周。

2.肩峰骨折

肩峰局部放置大平垫,以肩肘环形胶布固定,并用三角巾悬吊伤肢3～4周。

(三)功能锻炼

无移位及轻度移位的肩胛骨各部骨折如肩胛体、肩胛颈、肩胛盂、肩峰、喙突骨折等,疼痛减轻后,即开始肩关节功能锻炼,防止肩关节粘连。

(四)药物治疗

早、中期伤处瘀肿严重者,可用宽胸汤加减内服,以散瘀消肿、行气止痛。后期,关节粘连者,用养血舒筋汤,以舒筋活络、滑利关节。

(五)手术治疗

有移位的肩胛体骨折、严重移位的肩胛颈骨折经手法复位失败,必要时可手术治疗。严重移位和不稳定的肩胛颈、肩峰骨折,可采用切开复位内固定。喙突基底骨折,明显移位,骨折片压迫神经血管束者,也应用手术治疗。关节盂骨折,引起肱骨头持续半脱位或复位不能维持的稳定者,也应手术治疗。

四、预防与调护

三角巾易松动,应及时调整,以保持固定作用。早期因局部疼痛,宜采用半坐卧位体位,以减轻局部压迫,缓解疼痛。肩胛骨骨折多能顺利愈合,但肩胛盂、颈及肩胛体骨折易诱发伤处粘连,影响肩关节活动。

第三节　肱骨外科颈骨折

肱骨外科颈位于解剖颈下 2～3cm 处，为肱骨大结节、小结节移行为肱骨干的交界部位，是松质骨与密质骨的交界部位，在结构上是薄弱点，故容易发生骨折。解剖学上，有臂丛神经、腋血管在肱骨外科颈内侧经过。肱骨外科颈附近有大、小结节间沟，沟内有肱二头肌长头腱走行。骨折后，如不能恢复结节间沟的平整，将影响肩关节功能。

一、病因病机

间接暴力较多，如跌倒时手掌或肘部着地，暴力传导致肱骨外科颈处引起骨折。直接暴力致伤者较少见，如肩外侧受钝器打击或撞击于硬物上所造成的骨折。间接暴力致伤，暴力沿前臂、肱骨干传递至外科颈时，可转化为压缩或弯曲两种载荷。受伤时，如患肩处于中立位，则主要转化为压缩载荷，引起嵌插骨折；如患肩处于外展或内收位，则主要转化为弯曲载荷，骨折多有成角及一侧皮质挤压嵌插。因受伤体位及暴力的大小不同，骨折后的移位情况不同，临床上分为 4 种类型。

（一）无移位骨折

如线形、裂缝骨折，多见于儿童或老人，常由较轻微的暴力引起。嵌插骨折因多无其他移位，亦可视作无移位骨折。

（二）外展型骨折

骨折近段内收，远段外展，骨折处外侧皮质嵌插，形成向内成角。如有重叠移位，骨折远端多滑至近端的内侧，可伴有向前成角畸形。

（三）内收型骨折

受伤时，患肩处于内收位。骨折近段外展，远段内收，向外成角，多有内侧皮质嵌插而外侧分离。如有重叠移位，骨折远端位于近端的外侧，可出现向前成角。

（四）肱骨外科颈骨折合并肩关节脱位

患肩外展位受伤时，若遭遇十分强大的致伤暴力，外科颈骨折后，残余暴力尚可推挤肱骨头，冲破关节囊而造成肩关节前脱位，肱骨头多位于骨折端的内侧，且关节面向内下。

二、诊断与鉴别诊断

（一）临床表现

伤后肩部疼痛、肿胀，患肢不能抬举，上臂内侧、腋下甚至前臂可见瘀斑，局部肿胀有时波及整个肩部及上臂，肩关节功能活动障碍，肱骨上端局部环形压痛和轴向叩击痛。外展型骨折肩部饱满，上臂内侧可见散在瘀斑，肩部下方稍呈凹陷，不呈现方肩畸形。内收型骨折肩部前侧有瘀斑，在上臂上段外侧可摸到突起的骨折端。

（二）体征

无移位骨折，叩击患侧肘部，肱骨外科颈处出现疼痛；握患肘，内旋或外旋上臂，肱骨外科颈处出现疼痛。移位骨折，骨折处可扪得凹陷或突起，重叠移位者可扪得骨擦音及异常活动。合并肩关节脱位者，肩峰下凹陷，腋下可扪得肱骨头，弹性固定不典型，搭肩试验可为阴性。

(三)并发症

高能量损伤可致腋动脉损伤，动脉造影可明确诊断，如果诊断明确则应尽早手术探查。骨折移位可引起臂丛神经损伤，也可因牵拉造成臂丛神经损伤，产生上肢放射性疼痛；骨折断端软组织嵌入，或不稳定骨折固定不牢固，可导致骨折不愈合。对骨折不愈合患者通常行植骨内固定术。

(四)影像学检查

X 线正位片可显示骨折部位、骨折类型、有无向内或向外的成角及侧方移位，穿胸侧位片可显示有无向前或向后的侧方移位及成角。必要时应行 CT 扫描重建，充分了解骨折的粉碎和移位程度，对于制定治疗方案十分重要。

(五)鉴别诊断

肱骨外科颈无移位骨折应与肩关节扭挫伤相鉴别，合并肩关节脱位的外科颈骨折应与单纯肩关节脱位相鉴别，肩部正侧位 X 线片可资鉴别。

三、辨证论治

无移位的裂缝骨折或嵌插骨折不必复位，可外敷活血化瘀中药，三角巾悬吊伤肢于胸前 2～3 周即可。外展型骨折成角＜25°，侧方移位＜1/2 者，不必复位，用薄棉垫置于骨折处，小夹板固定 2～3 周。固定期间，每日由夹板间隙浸入活血化瘀药酒，至棉垫润湿为度。移位严重的肱骨外科颈骨折手法整复后，超肩关节夹板固定 4～6 周。

(一)整复方法

1.外展型骨折

患者坐位或仰卧位，患肘屈曲 90°，前臂中立位。一助手用布单绕过腋窝拉向健肩做固定，另一助手握患肘做顺势牵引。医者双手环抱骨折部，两拇指按于骨折近端的外侧，其余四指置于远端内侧，协同用力，提按折端，此时远端助手在牵引下内收上臂至肘部达胸前，即可复位。

2.内收型骨折

患者体位及远近端助手位置同外展型骨折。医者双拇指按压骨折部向内侧，其余各指环抱骨折远端使其外展，远端助手在牵引下外展上臂，使其复位。如骨折有向前成角移位，医者双手拇指置骨折远端后侧向前推，其余各指环抱角顶处向后挤按，远端助手在牵引下抬举上臂上举过头顶，使向前成角畸形得以矫正。

3.肱骨外科颈骨折合并肩关节脱位

患者仰卧位，患肩外展 90°。近端助手用布单绕过腋下拉向健肩做固定，远端助手握患肢肘部做顺势牵引。医者双拇指按住肩峰，其余四指从患侧腋部的前、后侧伸入腋窝，向外上方顶挤肱骨头。远端助手在牵引下顺、逆时针方向转动上臂，并逐渐内收患肢。至出现入臼声后，医者双手固定骨折部，远端助手沿纵轴方向向近侧端推顶，使骨折嵌插。

(二)固定方法

采用超肩关节小夹板固定。在助手维持牵引下，医者先用绷带包扎患者上臂，然后依次放置内外侧及前后侧夹板。外展型骨折，内侧板的蘑菇头顶住腋窝部；内收型骨折，蘑菇头置于肱骨内上髁的上部。有向前成角畸形者，在前侧夹板相当于成角处放一平垫。内收型骨折，在外侧夹板相当于成角处放一平垫。先用三条布带将骨干部夹板捆紧，再用长布带穿过前、外、后侧夹板顶部的布带环，做环状结扎，然后将布带绕至健侧腋下，垫上棉垫后打结。夹板固定后，用布带或三角巾将伤肢悬吊于胸前。

(三)功能锻炼

骨折复位和内固定后，应立即开始做适当功能活动，如肩部固定时间过长或锻炼不当、不及时，尤其是老年患者易产生肩部软组织粘连，致肩关节僵硬。骨折早期整复固定后，伤肢肿痛较甚，先练习五指用力伸展，再用力握拳，腕关节背伸、掌屈。1 周内可做耸肩运动，2～3 周内使伤肢自然下垂，身体略前倾，做小范围的划圈活动，早期运动范围可较小，随着肿痛消减，运动量逐渐加大。

(四)药物治疗

骨折初期，伤处瘀肿严重、疼痛较甚者，可服用桃红四物汤。后期患肢重着、关节活动不利者，可服用养血舒筋汤。

(五)手术治疗

适用于手法复位失败，陈旧性骨折有明显移位，合并肩袖损伤，合并血管、神经损伤者。

四、预防与调护

(1)骨折整复固定后，第 1 周每日检查 1 次小夹板松紧度，以后每 2～3 日检查 1 次，防止夹板压迫腋窝部血管、神经和夹板位置移动。

(2)仰卧时，患侧上肢下面垫枕，以避免患肩前屈或后伸。

(3)复位固定后，即可开始做握拳及腕、肘关节的伸屈活动；3 周后，肩部可做轻微的功能锻炼，如耸肩和小幅度的外展、内收、前屈肩部等。

(4)容易诱发患肩关节功能障碍，老年患者更容易发生。

第四节　肱骨大结节骨折

肱骨大结节是肱骨近端外侧的骨性隆起，系松质骨，为冈上肌、冈下肌、小圆肌的附着处。肱骨大结节朝向外侧，构成结节间沟的外壁，肱二头肌长头腱由结节间沟通过。肱骨大结节骨折是肱骨近端常见骨折之一，多见于成人。

一、病因病机

直接暴力和间接暴力均可造成肱骨大结节骨折，而以间接暴力所致者为多。根据骨折移位情况，可分为无移位骨折和有移位骨折两种类型。

(一)无移位骨折

多因直接暴力打击肱骨大结节部而造成骨折，骨折块大多粉碎，由于有肱骨骨膜相连，故无明显移位。

(二)有移位骨折

以间接暴力所致居多。跌倒时,上肢外展位手掌撑地,由于肩袖肌群(冈上肌、冈下肌、小圆肌等)的突然强力牵拉,使肱骨大结节发生撕脱骨折,骨折块比较小。但因受肩袖肌群牵拉,骨折块常向上移位至肩峰下;还常在肩关节前脱位或肱骨外科颈骨折时合并发生。肱骨大结节骨折,若骨折线波及结节间沟,日后可因结节间沟不平滑致使肱二头肌腱滑动受阻而造成慢性肩痛。肱骨大结节骨折易合并肩部软组织损伤,引起肩关节囊周围肌肉、韧带之间相互粘连,造成关节活动障碍。

二、诊断与鉴别诊断

(一)临床表现

伤后肱骨大结节部疼痛、肿胀,肩关节活动障碍,尤以肩外展及外旋为甚,且活动时疼痛加重。局部压痛明显,有移位骨折可扪及异常活动和骨擦音。合并肩关节前脱位者,有肩关节脱位的体征,但局部肿胀、疼痛均较单纯肩关节脱位为重。

(二)体征

无移位骨折,大结节处出现疼痛,肩关节周围肿胀;有移位骨折,骨折处可扪得凹陷或突起,可扪及骨擦音及异常活动。

(三)并发症

1.肩关节僵硬

由于固定时间长,缺乏有效功能锻炼,可造成肩关节周围软组织的粘连,肩关节活动功能障碍。

2.肩袖损伤

肩袖损伤将直接影响肩关节的稳定性,治疗上注意在骨折复位固定的同时应重建肩袖功能。

(四)影像学检查

无移位肱骨大结节骨折临床症状不明显,诊断比较困难,常易被误诊或漏诊,需依靠X线检查协助诊断。肩关节正位X线片可了解骨折移位况。

(五)鉴别诊断

无移位的肱骨大结节骨折,必须与肩部挫伤相鉴别。肩部挫伤系直接暴力所致,局部皮肤有擦伤、瘀斑,肿胀和压痛局限于着力部位,无环形压痛及纵向叩击痛。

三、辨证论治

无移位骨折可仅用三角巾悬吊患肢,不必手法整复,1周后开始肩部自主练功活动,4周后可随意活动。有移位骨折必须有良好的复位,早期进行练功活动,以免影响肩关节活动功能。合并外科颈骨折的肱骨大结节骨折,多无移位,无须特殊治疗。

(一)整复方法

患者坐位或仰卧位,在血肿内麻醉下进行整复。医者立于患侧,一手握住患侧肘部,将患肢徐徐外展、外旋，另一手置于患肩，拇指顺冈上肌、冈下肌自内向外下用力按压，使之复位。合并肩关节前脱位的大结节骨折，在整复肩关节脱位后，大结节也多可自行复位。若未复位须再复位，复位方法同前。

(二)固定方法

骨折复位后，用外展架固定肩关节于外展、外旋位，4 周后去除外固定。

(三)功能锻炼

骨折复位和内固定后，应立即开始做适当功能活动，如肩部固定时间过长或锻炼不当、不及时，尤其是老年患者易产生肩部软组织粘连，致肩关节僵硬。骨折早期整复固定后，伤肢肿痛较甚，先练习五指用力伸展，再用力握拳，腕关节背伸、掌屈。对于老年患者尤应注意在中后期加强练功活动，防止并发肩关节周围炎。

(四)药物治疗

与肱骨外科颈骨折相同。

(五)手术治疗

移位超过 0.5cm 的大结节骨折可造成肩缝撞击和肩袖损伤，应考虑行切开复位。若大结节骨折块完整，可使用 1～2 枚拉力螺钉固定；若骨折块成粉碎性，可用张力带固定，关节镜技术在其治疗中亦具有积极作用。术后用三角巾悬吊，2 周后即进行肩关节练功活动。

四、预防与调护

复位固定后即应做伸屈指、掌、腕关节活动，以及用力握拳，以利于气血流通，使肿胀消退，但禁忌做肩关节外展和外旋活动。

解除固定后，应加强肩关节各方向的练功活动，以促进肩关节功能恢复，避免关节僵硬、粘连而影响功能恢复。

第五节　肱骨干骨折

肱骨古称臑骨或胳膊骨。肱骨干骨折是指肱骨外科颈下至肱骨髁上 2cm 之间的骨折，好发于肱骨干的中段，下段次之，上段较少，30 岁以下成年人较多见。肱骨干上部粗，中 1/3 细，下 1/3 扁平。肱骨干中段后侧有桡神经紧贴骨干走行，故中、下 1/3 骨折易合并桡神经损伤。肱骨干前侧有肱二头肌、肱肌、喙肱肌，后侧有肱三头肌。骨干上 1/3 的外侧有三角肌抵止，三角肌的牵拉常造成骨折端向外上移位。营养动脉自中段进入肱骨内，故中、下段骨折常因营养动脉受损伤而影响骨折愈合。

一、病因病机

肱骨干骨折多由较大的外伤暴力造成，由于受外力的方向、骨折部位的不同及受肩部和上臂肌群的牵引作用等因素的影响，故在不同部位发生的骨折，其移位方向也不同。

(一)受伤机制

1.直接暴力

如打击伤、挤压伤等，常造成中、上部骨折，多为横形或粉碎性骨折，有时发生多段骨折或开放性骨折。

2.传达暴力

跌倒时手或肘部触地，外力传递至肱骨而致骨折。多位于肱骨干中、下 1/3，骨折线呈斜形或螺旋形。

3.扭转暴力

投掷手榴弹或掰手腕时用力不当，肌肉强烈收缩，使肱骨干受到扭转载荷而发生骨折，常为螺旋形骨折，多位于肱骨干中、下 1/3 交界处，骨折线呈斜形或螺旋形。

(二)骨折类型

1.上 1/3 骨折

骨折线在三角肌止点以上。远端受三角肌牵拉向外上移位，近端向前内移位。

2.中 1/3 骨折

骨折线在三角肌止点以下。近端受三角肌和肱肌牵拉，向外、向前移位，远端向内上移位。

3.下 1/3 骨折

多为长斜形或螺旋形骨折。因患肢前臂多靠在胸前，可引起远端内旋移位，中、下 1/3 骨折易形成粉碎性骨折。

二、诊断与鉴别诊断

(一)临床表现

伤后局部多有明显的肿胀、疼痛和功能障碍。绝大多数骨折有移位，患侧上臂出现短缩或成角畸形，触之有异常活动及骨擦音。检查时应注意有无桡神经损伤的表现。

(二)体征

患肢局部肿胀、疼痛、瘀斑、功能障碍，骨折局部环形压痛、传导痛，常有明显的短缩或成角畸形，有骨擦音、异常活动等。

(三)并发症

1.桡神经损伤

桡神经损伤是肱骨干骨折的常见并发症，占 5%～10%，多见于肱骨中下 1/3 骨折，损伤可为挫伤、牵拉伤、部分断裂或完全断裂。

2.血管损伤

可出现合并肱动脉损伤的紧急情况，患肢远端出现缺血表现，应做血管造影检查，一旦确诊，应立即手术。

3.骨折延迟愈合和不愈合

肱骨干骨折延缓愈合和不愈合的发生率高，多发生于下 1/3 骨折、粉碎性骨折、开放性骨折、固定不牢靠、骨折端分离或有软组织嵌入等。术中尽量减少骨膜剥离和保护营养血管，避免破坏血液供应而影响骨折愈合。

(四)影像学检查

摄X线正侧位片,可明确骨折部位、类型和移位情况,可疑病理性骨折患者可做CT、MRI检查。血管造影可明确是否存在肱动脉损伤。

(五)鉴别诊断

无移位的肱骨干骨折应与上臂扭挫伤相鉴别,两者均有上臂疼痛、肿胀、活动受限,但扭挫伤压痛部位相对局限,有牵拉痛,但无环形压痛及传导痛,无畸形、骨擦音及异常活动,同时应注意与骨囊肿、骨纤维异常增殖症所致的病理性骨折相鉴别。

三、辨证论治

消除分离、防止骨折愈合障碍是肱骨干骨折的治疗原则。具体的措施有:整复时不用麻醉,避免诱发分离;牵引手法勿过度,以免引起分离。固定时,应消除远端肢体重量的牵拉,防止分离,如用外展架或弹力带固定,或早期多卧床,均可预防分离。

(一)整复方法

1.上1/3骨折

患者坐位或仰卧位,近端助手用布带绕过患侧腋窝向上牵引,远端助手握患侧前臂及肘部,在中立位行对抗牵引,纠正重叠移位。医者双手拇指置于骨折远断端外侧,其余四指置近断端内侧,对向用力,拇指按远折端向内,四指提近折端向外,以矫正侧方移位。

2.中1/3骨折

患者体位及助手牵引部位同上1/3骨折。骨折远、近端助手持续牵引1～2min,矫正短缩移位。医者双手拇指置于骨折近断端外侧,其余四指置远断端内侧,对向用力,拇指按近折段向内,其余四指提远折段向外,以矫正侧方移位。

3.下1/3骨折

多为斜形或螺旋形骨折,整复时,助手微用力牵引,矫正过多的重叠移位及成角畸形。医者双手分别置于骨折部位的前后侧或内外侧,十指交叉,双手掌用力合挤,矫正残余成角移位,并使骨折面紧密接触。

(二)固定方法

1.固定范围

肱骨干上1/3骨折用超肩关节夹板固定,前、后、外侧夹板超肩关节,用宽胶布将前后侧夹板拉紧固定后,再将外侧板固定于胶布上。中1/3骨折用局部夹板固定。下1/3骨折用超肘关节夹板固定,内、外、后侧夹板超肘关节,用宽胶布将内、外侧夹板拉紧固定后,再将后侧板固定于胶布上。固定后肘关节屈曲90°,前臂用中立位托板悬吊于胸前。

2.纸压垫放置

根据原始移位及成角方向而定。有侧方移位者,采用两点对挤法放置固定垫,即将平垫分别放置于骨折远近折端的移位侧。有成角移位者,采用三点挤压法放置固定垫,即角顶处放一平垫,对侧夹板的远近端各放一平垫。

3.小夹板加外展架固定

外展架能将伤肢支撑于肩关节外展90°、肘关节屈曲90°的位置，消除骨折远端肢体重力的牵拉，避免断端间发生分离。骨折整复、小夹板固定后，将外展架放在患侧，用绷带固定于胸廓侧方，再将伤肢置于外展架上，绷带固定肩、肘、腕关节于功能位置。如果骨折端向内成角，外展架要适当内收位放置。固定后即刻做握拳，上臂肌肉舒缩活动。

4.弹力带加小夹板固定

骨折经手法复位，小夹板固定后，将肘关节置90°屈曲位，再沿肱骨纵轴方向安放弹力带圈，上压肩峰端，下压鹰嘴部，使分离的两骨折端产生对向挤压；固定期间，调节弹力带的张力，可使骨折间隙缩小到最低限度，使分离的骨折端紧密接触或互相嵌插，为骨折早日愈合创造条件。

(三)功能锻炼

骨折复位和固定后，立即进行适当的活动和功能锻炼，以促进伤肢血液循环，利于骨折愈合。早期固定后，可先做伸指握拳、屈肘耸肩锻炼，3～4周后可做抬臂屈伸。

(四)药物治疗

骨折初期，瘀肿严重者，治宜活血祛瘀、消肿止痛，可用桃红四物汤加桂枝、五加皮、续断内服。中后期若骨折愈合迟缓者，可服用复方健骨片。

(五)手术治疗

应用闭合方法治疗肱骨干骨折一般都能收到良好的治疗效果，骨折愈合率高。如果没有特殊的手术指征，原则上对肱骨干骨折应避免手术治疗。有下述情况时可进行切开复位内固定手术。

(1)开放性骨折是必须通过手术方法进行紧急处理的重要指征，特别是患有多发损伤的患者，在权衡轻、重、缓、急情况后，应尽早进行开放伤口的外科手术治疗。

(2)反复手法整复失败，骨折对位对线不良，估计愈合后影响功能，陈旧骨折不愈合者。

(3)继发于恶性肿瘤的病理性骨折，可通过内固定以减轻骨折给患者带来的痛苦和护理上的不便。

(4)肱骨干骨折合并同侧肘关节和肩关节骨折需早期活动者。

(5)骨折有分离移位，或骨折端有软组织嵌入，合并血管损伤的骨折。

(6)肱骨远端螺旋形骨折合并桡神经损伤，在固定或手法复位后桡神经麻痹加重者，需手术探查并行内固定。切开复位内固定必须达到严格的内固定要求，可选用钢板、髓内钉等做内固定。

四、预防与调护

骨折固定后，鼓励患者用力握拳，促进前臂肿胀消退。3周后，可在用力握拳下做肘关节的主动伸屈锻炼。骨折整复后3周内，隔日检查骨传导1次，如发现有分离移位，可用触顶手法使断端紧密接触，并用宽胶布围绕肩部及肘部做环状固定，以防止断端再分离。以后每周检查骨传导1次，至临床愈合时止。如有桡神经损伤。可观察2～3个月，观察期间应进行积极的治疗，如推拿、熏洗、直流电刺激等，无恢复迹象者可行神经探查术。陈旧骨折，虽有重叠愈合而无过大的成角、旋转畸形，不需再处理。

第六节　肩关节脱位

肩关节是全身关节脱位中最常见的部位之一，好发于20～50岁的男性成年人。有关资料报道肩关节脱位占全身关节脱位的50%。

肩关节易于发生脱位是受其解剖结构及生理功能所决定的。肩关节由肱骨头及肩盂构成，肩盂小且浅，只占肱骨头关节面的1/3～1/4，因此该关节的骨性结合很不牢固。此外，肩关节囊松大薄弱，前方尤为明显，这种结构虽为增大肩关节的活动度提供了良好的条件，但对关节的稳定则是不利因素。维持关节稳定的另一因素是肌肉的作用，而肩关节的稳定正是主要依赖于肌肉的协调平衡作用来维持的。一旦肩部的主要肌肉麻痹或部分肌肉受损伤，肌力下降，肩部的肌肉就失去了平衡、协调和稳定肩关节的作用，从而可使本不稳定的关节更不稳定。在肩关节广泛的活动范围内，任何一个活动角度或部位，或活动的任一瞬间，如某一结构遭受破坏，或肌肉的协调作用失去平衡，都可破坏关节的相对稳定性而致关节脱位。

一、病因病机

肩关节脱位的病因有直接暴力和间接暴力两种，直接暴力者少见，间接暴力引起者多见。多因打击或冲撞直接作用于肩关节而引起。

当上臂外展背伸时，外力作用于肩后，可导致肩关节前脱位；当上臂内旋及外展时，外力作用于肩前，可致肩关节后脱位；当上臂高度外展时，外力作用于肩上方，可致肩关节盂下脱位。患者跌倒时，上臂外展、背伸，以手或肘部着地，暴力沿肱骨干向上传导，使肱骨上端冲破薄弱的关节囊前壁，形成前脱位；当肱骨头滑向喙突下间隙形成喙突下脱位；若暴力过大，则肱骨头可被推至锁骨下，形成锁骨下脱位。若跌倒时，上臂呈内旋前屈位，以手或肘部着地，外力沿肱骨干向上传导，致使肱骨头冲破后侧关节囊，形成肩关节后脱位。当上臂高度外展，肱骨大结节与肩峰紧密相接，成为杠杆的支点，迫使肱骨头冲破关节囊的下方滑出关节盂，形成关节盂下脱位。另外，肩关节脱位常可合并肱骨大结节骨折。

肩关节脱位的主要病理变化是关节囊撕裂和肱骨头移位。同时肩关节周围的软组织还发生不同程度的损伤，或合并肩胛盂边缘骨折、肱骨头骨折和肱骨大结节骨折等，其中30%～40%的病例合并大结节撕脱骨折，是最常见的并发症。偶见腋神经损伤。

肩关节脱位主要有以下两种分类方法。

(一)按肱骨头脱出方向分类

分为前脱位、后脱位，前者又分为喙突下脱位、锁骨下脱位、盂下脱位，后者分为肩峰下脱位、盂下脱位、肩胛冈下脱位。

(二)按脱位后时间的长短分类

分为新鲜脱位和陈旧脱位。新鲜脱位是指脱位在3周以内者,陈旧脱位是指脱位3周以上者。

习惯性肩关节脱位是在原始脱位复位后的一段时间,往往受到轻微的外力即可引起肩关节脱位,往后每当在类似的体位或轻微的外力下即可出现脱位。

二、诊断与鉴别诊断

(一)临床表现

肩关节脱位有其特殊的典型体征。伤后肩部疼痛、肿胀、功能障碍,上臂呈弹性固定,呈方肩畸形,肩峰下凹陷空虚,在喙突、锁骨下或腋窝处可触到脱出的肱骨头,搭肩试验阳性,X线检查可明确诊断及了解是否合并骨折。

(二)体征

1.前脱位

患者常以健手扶持患肢前臂,头倾向患侧以减轻肩部疼痛。上臂处轻度外展、前屈位。肩部失去正常圆钝平滑的曲线轮廓,形成"方肩"畸形。肩部软组织肿胀,肩峰至肱骨外上髁距离增长。患肩呈弹性固定状态,位于外展约30°位,试图做任何方向的活动都可引起疼痛加重。触诊肩峰下空虚,常可在喙突下、腋窝处或锁骨下触到脱位的肱骨头。搭肩试验(Duga's征)阳性。肩部正位和穿胸侧位X线片,可确定诊断及其类型,并可以明确是否合并有骨折。

2.后脱位

肩关节后脱位是所有大关节脱位中最易误诊的一个损伤,大多数为肩峰下脱位,它没有前脱位时那样明显的"方肩"畸形及肩关节弹性交锁现象。防止误诊的关键在于对肩部外伤要考虑后脱位的可能,且体检时要严格、认真、细致。主要表现为有肩部前方暴力作用的病史,喙突突出明显,肩前部塌陷扁平,可在肩胛冈下触到突出的肱骨头,上臂呈现轻度外展及明显内旋畸形。X线片拍摄肩部上下位或头脚位时,可以明确显示肱骨头向后脱位。

3.肩关节陈旧性前脱位

以往多有外伤史,基本体征同新鲜肩关节前脱位。只是肿胀、疼痛较轻,依脱位时间和肢体使用情况不同,肩关节可有不同程度的活动范围。肩部肌肉萎缩明显,尤以冈上肌及三角肌为著。此种患者多数已经多次手法整复,因此合并肩部骨折和臂丛神经损伤发生率较高。

4.习惯性肩关节脱位

有多次肩关节脱位病史,多发生于20～40岁。脱位时,疼痛多不剧烈,但肩关节活动仍有障碍,久而可导致肩部周围肌肉发生萎缩,当肩关节外展、外旋和后伸时,容易诱发再脱位。X线检查需拍摄肩后前位及上臂60°～70°内旋位或上臂50°～70°外旋位,可明确肱骨头后侧是否有缺损。

(三)并发症

1.肩袖损伤

肩关节本身的严重疼痛和明显功能障碍,常常混淆和掩盖了肩袖损伤的体征,所以易造成漏诊。因此对于肩关节脱位在复位后，应详细检查肩外展功能。对于肱骨头移位明显的病例，如无大结节骨折，则应考虑肩袖损伤的可能。诊断不能肯定时，可行肩关节造影，如发现造影剂漏入肩峰下滑囊，则证明已有肩袖撕裂。在解除外固定后，患肩不能自主外展，但在外力帮助下，外展 30°～60°后，患肩又可继续上举，这一特殊体征有助于冈上肌肌腱断裂的诊断。

2.肱骨大结节骨折

除肩关节脱位一般症状外，往往疼痛、肿胀较严重者可在肱骨头处扪及骨碎片和骨擦音。

3.肱二头肌长头腱滑脱

临床上往往无明显症状，只是在整复脱位时，有软组织嵌插于关节盂和肱骨头之间而妨碍复位。

4.血管、神经损伤

较容易遭受牵拉伤的是腋神经，损伤后，三角肌瘫痪，肩部前外、后侧的皮肤感觉消失。血管损伤则极少见，损伤后前臂及手部发冷和发绀，桡动脉搏动持续减弱或消失。

5.肱骨外科颈骨折

合并肱骨外科颈骨折时，疼痛、肿胀更为严重。与肩脱位不同处是上臂无固定外展畸形，可有一定的活动。临床上有时很难鉴别，X 线检查可以帮助诊断及了解骨折移位情况。

(四)影像学检查

X 线检查肩关节前后位片、腋位片即可明确肩关节脱位及脱位类型，如伴有骨折等并发症，必要时需结合 CT 扫描以进一步判断骨折类型及骨折块移位情况。

(五)鉴别诊断

应与肱骨外科颈骨折相鉴别。肱骨外科颈骨折肩部呈圆肩，无空虚，不能触及肱骨头，可有骨擦感，肿胀、疼痛及压痛均较脱位严重，X 线检查可明确诊断。

三、辨证论治

(一)整复方法

对新鲜肩关节脱位，只要手法应用得当，一般都能成功。陈旧性脱位在 1 个月左右者，关节内外若无钙化影，亦可采用手法复位。若手法复位失败及习惯性肩关节脱位者，应考虑手术治疗。

1.牵引推拿法

患者仰卧位，用布带绕过胸部。第一助手向健侧牵拉，第二助手用布带绕过腋下向上向外牵引，第三助手紧握患肢腕部，向外旋转，向下牵引，并内收患肢。三助手同时徐缓、持续不断地牵引，可使肱骨头自动复位。若不能复位，医者可用一手拇指或手掌根部由前上向外下，将肱骨头推入关节盂内。第三助手在牵引时，应多做旋转活动，一般均可复位。

2.手牵足蹬法

首载于明代朱橚等所著《普济方·折伤门》。该方法较可靠、省力，适用于基层。以右肩为例，患者仰卧位，医者立于患侧，双手握住患肢腕部，右膝伸直用足掌蹬于患者腋下，做顺势用力牵拉伤肢，持续 1～3min，先外展、外旋，后内收、内旋伤肢有滑动感时，即表明复位成功。

3.拔伸托入法

患者坐位。第一助手立于患者健侧肩后，两手斜形环抱固定患者做反向牵引。第二助手一手握肘部，另一手握腕上，向外下方牵引，用力由轻而重，持续 2～3min。医者立于患肩外侧，两手将肱骨头向外上方勾托，同时第二助手逐渐将患肢向内收、内旋位牵拉，直至肱骨头有回纳感觉，复位即告完成。

4.牵引回旋法

患者坐位或仰卧位，医者立于患侧。以右肩为例，医者以右手握肘部，左手握腕上部，将肘关节屈曲。右手沿上臂方向向下徐徐牵引，并轻度外展，使三角肌、喙肱肌、胸大肌等肌松弛，将肱骨头拉至关节盂上缘。然后在外旋牵引位下，逐渐内收其肘部，使之与前下胸壁相接触，使肩胛下肌等肌肉松弛。此时，肱骨头已由关节盂的前上缘向外移位，至关节囊的破裂口处。再将上臂高度内收，有时会听到“咯噔”声，遂即复位。若还未复位，再将上臂内旋，并将手放于对侧肩部，肱骨头可通过扩大的关节囊破裂口滑入关节囊内，并可闻及入臼声，复位即告成功。此法适用于肌力较弱或习惯性脱位患者。由于此法应力较大，肱骨外科颈受到相当大的扭转力，因此操作宜轻稳、谨慎。若用力过猛，可造成股骨颈骨折，对骨质疏松的老年患者时更应注意。

5.椅背复位法

846 年唐代蔺道人首次描述用椅背做支点整复肩关节脱位的方法。患者坐在靠背椅上，用棉垫置于腋部，保护腋下血管、神经，免受损伤。将患肢放在椅背外侧，腋肋紧靠椅背，一助手扶助患者和椅背，起固定作用。医者握住患肢，先外展、外旋牵引，再逐渐内收，并将患肢下垂，内旋屈肘，即可复位成功。此法是应用椅背作为杠杆支点整复肩关节脱位的方法，适用于肌肉不发达、肌力较弱的肩关节脱位者。

6.悬吊复位法(Stimson 方法)

患者俯卧于床上，患肢悬垂于床旁，根据患者肌肉发达程度，患肢于腕系布带并悬挂 2～5kg 重物(不要以手提重物)，依其自然位牵引持续 15min 左右，多可自动复位。有时医者需内收患肩或以双手自腋窝向外上方轻推肱骨头，或轻轻旋转上臂，肱骨头即可复位。此方法安全有效，对于老年患者尤为适用。

若手法复位确有困难，应认真考虑阻碍复位的原因：如肱二头肌长头腱套住肱骨头阻碍复位，撕破的关节囊成扣眼状阻碍肱骨头回纳，骨折块阻拦脱位整复；脱位时间较长，关节附近粘连尚未松解；患者肌肉发达，牵引力不够大，未能有效对抗痉挛的肌肉收缩力；麻醉不够充分，肌肉的紧张未松弛，或手法操作不当等因素。当遇到此等情况时，再次试行整复时应更换手法，反复内、外旋并改变方向，切不可粗暴操作、用力过猛。

闭合复位适用于青壮年脱位在 1 个月以内而又无骨折及神经、血管受损等并发症者，脱位在 1～2 个月者也偶有成功的机会。复位时可采用麻醉辅助，以使肌肉完全松弛。复位过程中必须先行手法松动肱骨头周围的粘连，一助手固定患者肩胛骨，另一助手握住患者前臂行牵引。医者握住患者上臂做轻轻摇动并旋转脱位的肱骨头，逐渐增大活动范围以松解肱骨头周围的粘连，随着周围粘连组织撕裂的响声，肱骨头的活动范围逐渐增大。维持牵引下拍摄 X 线片证实脱位的肱骨头已接近肩胛盂、肱骨头与肩胛盂间无骨性阻挡时，方可试行复位。复位手法要轻柔，禁用暴力和杠杆应力，以免造成骨折。

对于习惯性脱位患者，一般可自行复位，或轻微手法即可复位，可多考虑用新鲜脱位复位手法。但复位后容易复发，因此通常需手术进一步治疗。手术治疗的方法有肩胛下肌腱重叠缝合、关节囊修复及联合肌腱止点移位等。

对于肩关节后脱位患者，通常采用闭合复位，麻醉后沿肱骨轴线纵向牵引，同时内旋上臂以使肱骨头与肩盂后缘解脱，此时医者以一手自后方向前推挤肱骨头，同时再外旋上臂，一般即可使肱骨头复位，复位后可将患肢包扎固定于胸壁。

对于陈旧性肩关节脱位患者，应结合患者年龄、全身情况、脱位时间长短以及存在的症状和功能情况等因素。老年患者，脱位时间较长，无任何临床症状者，可不采取任何治疗；年龄虽在 50 岁左右，体质强壮，脱位时间超过 2 个月，但肩关节外展达 70°～80°者，亦可任其自然，不做治疗；年龄虽轻，脱位时间超过 2 个月，但伴有骨折或大量瘢痕组织形成者，不宜采用手法复位，应行手术复位治疗。因此，应根据不同病例的具体情况决定治疗方案。

（二）固定方法

一般采用胸壁绷带固定，将患侧上臂保持在内收、内旋位，肘关节屈曲 60°～90°，前壁依附胸前，用绷带将上臂固定在胸壁 3～6 周。一般原则是年龄越小则制动时间越长，对一般老年人和非体力劳动者可制动 2～4 周。

（三）功能锻炼

对于陈旧性肩关节脱位治疗时，医者和患者不要把整复脱位作为唯一目标，而应以最后的功能恢复效果作为治疗的目的。对于年老体弱、骨质疏松的患者，或脱位时间超过 2 个月，中年以上的患者，可认为功能锻炼是一种积极的、有效的治疗方法。功能锻炼应循序渐进，活动量及活动范围逐渐加大，绝对禁忌强力被动推拿按摩，以免增加创伤影响功能恢复。

（四）药物治疗

1.新鲜脱位

早期宜活血祛瘀、消肿止痛，内服舒筋活血汤、活血止痛汤等，外敷活血散、消肿止痛膏；中期肿痛减轻，宜舒筋活血、强壮筋骨，内服壮筋养血汤、补肾壮筋汤等，外敷舒筋活络膏；后期体质虚弱者，可内服八珍汤、补中益气汤等，外洗方可选用苏木煎等，煎水熏洗患处，以促进肩关节功能的恢复。

2.陈旧脱位者

应加强中药内服通经活络之品，并加强温通经络之品以外洗，促进关节功能恢复。习惯性脱位者，应补肝肾、益脾胃，以强壮筋骨。对于各种并发症，有骨折者，按骨折三期辨证用药辨证施治。有合并神经损伤者，应加强祛风通络，用地龙、僵蚕、全蝎等；有合并血管损伤者，应加强活血祛瘀通络，可合用当归回逆汤加减。

（五）手术治疗

（1）适用于合并肱二头肌长头腱向后滑脱、肱骨外科颈骨折、关节盂大块骨折、肱骨大结节骨折等，手法复位不能成功者；或脱位合并血管、神经损伤，临床症状明显者。

(2)适用于陈旧性脱位半年以内的青壮年患者或脱位时间虽短，但合并有肱骨大结节骨折，肱骨颈骨折或腋部神经损伤的患者以及闭合复位不成功的病例。手术方式有切开复位、肱骨头切除术、人工关节置换术和肩关节融合术等。

(3)适用于习惯性肩关节脱位患者。

四、预防与调护

(1)制动期间可行肘、腕、手的功能锻炼和上肢肌肉的收缩。去除制动后，开始练习肩关节功能锻炼。6 周内禁止做强力外旋动作。

(2)对青少年患者，脱位复位后，严格制动 3～4 周，并进行功能锻炼，不要过早参加剧烈活动。

第七节　肩锁关节脱位

肩锁关节由肩峰内端及锁骨肩峰端，借关节囊、肩锁韧带、三角肌、斜方肌肌腱附着部和喙锁韧带等连接组成。此关节的稳定全赖肩锁和喙锁两条韧带，其中喙锁韧带尤为重要。肩锁关节损伤常因向下暴力作用于肩峰端引起，导致肩锁韧带和喙锁韧带的撕裂。当肩锁韧带损伤时仅能引起半脱位，喙锁韧带同时断裂则发生全脱位。肩锁关节脱位并不少见，占肩部损伤脱位的 12%。

一、病因病机

直接暴力由上向下冲击肩部可发生脱位。在间接暴力作用下如过度牵拉肩关节向下可引起脱位，或跌倒时肩部着地而导致脱位。患者侧位跌倒时，上臂内收，患肩直接着地引起，约占 70%。外力使肩及锁骨向内下方移位，使锁骨的下缘抵于第 1 肋骨上，第 1 肋骨形成支点从而使肩锁韧带和喙锁韧带受到牵拉的力量，根据暴力的大小而发生韧带、肌肉及骨的损伤。

按损伤程度将肩锁关节损伤分为 3 度。

Ⅰ度损伤：仅扭伤肩锁韧带，因韧带纤维尚完整关节仍保持稳定。

Ⅱ度损伤：外力较大，将肩锁韧带断裂，造成锁骨外端前后位不稳，或轻度向上移位。

Ⅲ度损伤：暴力很大，除肩锁韧带断裂外，进一步造成三角肌和斜方肌纤维自锁骨及肩峰上撕裂以及喙锁韧带断裂，偶尔有喙突受喙锁韧带牵拉发生撕脱骨折，而韧带本身仍保持完整。

按损伤程度亦可分为半脱位和全脱位。

二、诊断与鉴别诊断

(一)临床表现

1. Ⅰ度损伤

肩锁关节部肿胀、疼痛、无畸形，肩锁关节部压痛阳性，喙锁韧带部压痛阳性。

2.Ⅱ度损伤

肩锁关节部肿胀、疼痛较重，局部有压痛，按压锁骨外端可有浮动感。

3.Ⅲ度损伤

患肩肿胀，疼痛明显，锁骨外端上翘顶起皮肤，使肩部外形成阶梯状畸形，在肩锁及喙锁间隙有明显压痛，锁骨外端活动时上下、前后均有不稳定现象。

(二)体征

肩锁关节脱位的患者，往往损伤的肩部有明显的肿胀、疼痛，肩锁关节处可摸到一个凹陷，按压锁骨外1/3处有像弹钢琴的感觉，即按压松开后随即弹起，称为“琴键征”，这是肩锁关节脱位的典型体征。同时显露双侧肩部对比，可见损伤侧较健侧突起，且明显高于健侧，伤侧肢体外展和上举困难，前屈和后伸受限，活动时疼痛加重。

(三)并发症

肩锁关节脱位常伴有三角肌和斜方肌的撕裂，亦常伴有肩峰、锁骨和喙突骨折，以及肩锁关节的纤维软骨分离、肩锁关节内的关节软骨骨折等。

(四)影像学检查

肩锁关节X线正位片可显示脱位的程度，可见锁骨外端明显上移、脱位，喙锁间隙距离增宽。一般认为患侧喙锁间隙增宽＜0.4cm，说明喙锁韧带只是受到扭伤或牵拉伤。只有增宽＞0.5cm以上时，才说明喙锁韧带完全性断裂。双侧对比X线片有助于发现异常。根据外伤史、临床表现及X线检查可做出诊断。半脱位诊断困难时，让患者放松肩部肌肉，双手分别持4～6kg重物，拍摄双侧肩锁关节X线正位片对比，常可发现患侧锁骨外端与肩峰间距离较健侧增大。

1.Ⅰ度损伤

双侧肩锁关节X线片在双肩应力状态下不显示有锁骨外端的移位。

2.Ⅱ度损伤

双肩X线片显示患侧锁骨外端轻度向上翘起，肩锁关节间隙略有增宽，不显示喙锁间隙有明显增宽改变。

3.Ⅲ度损伤

患侧X线检查显示锁骨外端明显上移、脱位，喙锁间隙距离增宽。

(五)鉴别诊断

应与锁骨外端骨折相鉴别。锁骨外端骨折时肿胀严重，有明显的皮下瘀斑，畸形不明显，局部可能触到骨折端，可闻及骨擦音，X线检查可明确骨折或脱位。

三、辨证论治

肩锁关节能否整复及整复后的稳定性依赖于肩锁韧带和喙锁韧带破裂的范围及程度，同时还依赖于肩锁关节囊、斜方肌和三角肌的损伤程度。对肩锁关节脱位的治疗，因脱位程度不同而采取不同的治疗方法。因此，对于半脱位可采用手法复位、外固定治疗，而完全脱位多采用手术治疗。

(一)整复方法

患者坐位,患侧肘关节屈曲90°。医者一手将患肘沿肱骨纵轴向上推,同时另一手将锁骨外端向下按压即可复位。

(二)固定方法

复位后,屈肘90°,将高低纸压垫置于肩锁关节的前上方,另取3个棉垫,分别置于肩锁关节、肘关节背侧及腋窝部,用宽3~5cm的胶布自患侧胸锁关节下,经锁骨上窝斜向肩锁关节处,顺上臂背侧向下绕过肘关节反折,沿上臂向上,再经肩锁关节处,拉向同侧肩胛下角内侧固定。亦可取另一条宽胶布重复固定1次。固定时,医者两手始终保持纵向挤压力,助手将胶布拉紧固定,固定时间5~6周。

Ⅰ度损伤可用吊带或三角巾悬吊患肢于胸前3~7日。Ⅱ度损伤经按压锁骨外端使其复位后应用吊带及加压包扎、黏膏固定,“8”字绷带固定、石膏固定等以待肩锁关节的关节囊及韧带的愈合。Ⅲ度损伤固定方法同Ⅱ度损伤,外固定需持续4~6周,8~10周后开始允许肩关节做充分活动,亦可获得满意结果。

(三)药物治疗

初期患肩瘀肿疼痛者,宜活血化瘀、消肿止痛,内服舒筋活血汤、肢伤一方或筋骨痛消丸。中后期肿痛已消减,宜舒筋活血、强筋健骨,内服壮筋养血汤、跌打养营汤、补肾壮筋汤。年老体弱的患者,应辨证选方化裁。

(四)手术治疗

对于Ⅲ度损伤的患者,如果患者年轻,活动量较大,不能忍受长时间外固定治疗而又要求恢复正常外形者和非手术治疗后仍有持续性疼痛症状、影响肩关节功能时,可行手术治疗。新鲜损伤者,宜行切开复位,克氏针固定肩锁关节或以带垫圈的加压螺丝钉固定喙突与锁骨,同时行肩锁及喙锁韧带修复。术后以三角巾或吊带固定2周,进行关节活动,6~8周去除内固定。

四、预防与调护

肩锁关节脱位手法整复容易,但整复后保持其对位却很困难,内外固定方法均有一定的不利因素,可靠的内固定术后可允许早于闭合复位进行功能锻炼。外固定治疗在固定5~6周后开始主动活动肩关节,先做肩部的伸屈活动,再做上臂的外旋、内旋、外展、内收及上举活动。活动应逐渐加强,防止粗暴被动活动,有时也可配合按摩和熏洗药。

第十二章　关节镜技术

第一节　肩关节镜技术

过去，准确诊断肩部疼痛是一件令人感到困难的事情，以致长期以来专科医生们不得不以"肩周炎""软组织劳损"等来笼统诊断。CT、MRI 尤其是后者的诞生，极大地推动了诊断的水平。而关节镜在肩关节疾病诊疗中的运用，使得诊断的水平达到了更加准确细化，并且具有直观动态的特点。现在我们终于知道原来肩痛相当大的一部分是有着具体病因的，如肩峰撞击综合征、SLAP 病、Bankart 损伤、关节不稳定等，仅约 5%才属于肩周炎。要准确细化地诊断肩痛，必须掌握影像学理论、肩关节理学检查等，尤其要掌握关节镜的使用技术。本节简单介绍一些肩关节镜的基本知识。

一、解剖生理

肩关节具有广义与狭义两种描述。狭义上指肱盂关节；而广义上还包括了肩锁关节与肩胸"关节"(肩胛骨－胸廓间在肩关节活动时的相对活动，它类似关节却没有关节的结构)。另外，在肩关节活动时，胸锁关节与肩峰－肩袖"关节"也参与其中。所以，肩关节的解剖生理是非常复杂的。由于进化关系，肩关节非常灵活，它是人体所有关节中活动方向最多、最复杂的，有屈伸、收展、内外旋转 3 组活动，并由这 3 组活动衍生出各种组合活动如前上举、外上举、搭肩搭背等。但肩关节这种灵活性是以牺牲结构稳定性为代价的：它没有典型的球窝关节的匹配与稳定，巨大的肱骨头关节面是关节盂关节面的 3 倍。如此不稳定的装置，当然需要很多辅助稳定结构。肩关节的稳定装置有静力性与动力性两种。静力性稳定装置由关节囊以及增厚的关节囊韧带(如前方的盂肱上、中、下 3 组韧带及喙肱韧带等)和关节盂唇等组成。这些结构将肱骨与肩胛骨连接起来；肩锁关节和喙锁韧带将锁骨与肩胛骨强有力的连接起来。但就静力结构来讲，3 块骨的解剖关系形似吊车装置，胸锁关节是支点，锁骨是吊杆，肩胛骨是吊钩，肱骨以下等是悬吊重物，肩锁关节和喙锁韧带是连接吊钩与吊杆之间的主要结构。"吊车装置"形象地勾勒出 3 骨之间的结构与力学传导关系。动力性稳定结构主要由包裹关节周围的肩袖、肱二头肌长头关节内段等组成。肩关节前下是薄弱区域，故而前下脱位最易发生。由于长期各种急性和慢性累积损伤，肩关节静力稳定结构出现松弛或缺失，肩关节活动支点和轨迹出现病理性改变，异常支点和异常活动轨迹的形成导致关节内外及周围组织继发性损伤，最终形成关节不稳定和功能障碍。临床上可见的此类疾病有肩峰撞击综合征、关节囊肱骨头附着损伤(如 HTML 等)、SLAP 病、Bankart 损伤和关节外各类滑囊炎症等。关节镜解剖与大体解剖不同，它描述从不同的关节镜入口能观察到关节内的解剖结构。肩关节镜入口作为观察的常用入口只有后上入口与前方入口。南加利福尼亚州骨科医院制订的肩关节镜外科镜下解剖结构观察目录，比较完整不至遗漏，操作起来有条不紊，在临床运用中很有价值。共有15个解剖位点，其中10个位点从后上入口观察，5个位点从前方入口观察；而肩峰下间隙的观察位点也有8个。对于每个解剖点的理解请参考有关肩关节镜专著。

二、设备与器械

肩关节镜手术的设备与膝关节镜的有所不同，前者需要压力泵与维持体位的牵引装置或沙滩椅架。关节镜基本器械与膝关节镜相同，前者需要成套的全肩关节镜下的修补缝合器械系统（如Spectrumset，Linvatec）、各种口径的防漏套管等。

三、手术环境

肩关节镜手术室配置和人员站立流动与膝关节镜手术有很大不同，主要是由患者体位决定的。以外展牵引位为例，主刀医生与助手围绕肩关节0°～180°范围内站立流动，此处必须与麻醉台隔开，因此，麻醉台一般置于患者肚脐腹侧。关节镜设备组置于麻醉台的足侧，如果光导索、摄像头电线不够长，也可置于背侧近足部。在肩关节的腹侧与背侧可各放置一个Mayo台，分别放置成套手术器械与刨削手柄、摄像头等。洗手护士工作台在主刀的后方。

四、麻醉与体位

肩关节镜手术患者必须施行全身麻醉，手术过程中需要足够的肌肉松弛以及控制血流动力学参数。肩关节及其周围血供非常丰富，由于无法使用止血带，所以使用控制性降压措施并结合其他一些方法，就可以控制手术出血以达到关节镜手术视野的清晰。足够的肌肉松弛可使关节间隙在牵引下增大而方便手术。从某种角度讲，在肩关节镜手术中，仅有关节镜医生的经验技术而缺少麻醉师的配合，手术将不能成功。

肩关节镜手术的患者体位目前主要流行外展牵引和沙滩椅两种体位。前者患者取侧卧位，肩关节在牵引架牵引下维持外展70°，前屈15°，整个身体后倾10°，一般牵引重量小于7kg；后者患者取坐位至少60°，屈髋屈膝，肩胛骨脊柱缘置于手术台边缘。两种体位各有优缺点。外展牵引位具有关节间隙大且比较恒定的优点。缺点是有臂丛神经损伤的可能性；如果关节镜手术失败而转换成开放手术时，可能要重新铺巾，容易引起肩关节下脱位；图像不符合视觉习惯。沙滩椅位的优点：体位摆放方便迅速，神经损伤危险性降低，关节内解剖变形小，图像符合视觉习惯，上肢活动性好易于改用开放手术等；缺点：镜头易产生雾气，易致压迫损伤。但对于成熟的肩关节镜医生来说，究竟采取何种体位，取决自身技术特点以及患者特点。

五、一般操作技术与原则

一位能熟练操作膝关节镜手术的医生未必能很好地完成肩关节镜手术。主要是由于肩膝的解剖特征不同而形成了不同的手术技术特点和原则。

（1）止血措施不同：膝关节能使用止血带，肩关节不能使用止血带而只能通过其他措施，主要有控制性降压、灌注液加肾上腺素，以及压力泵等的使用。

（2）穿刺技术不同：由于肩关节腔外组织厚，有重要的神经血管毗邻以及关节腔有肩袖围绕，关节间隙又很窄，所以必须使用非贯穿性穿刺术，以免损伤这些重要结构。

（3）套管技术：为了防止液体渗漏至关节腔外，强调钝性穿刺。由于腔外组织厚，若大量液体外渗导致组织水肿更厚，又有重要结构环绕，在穿刺口频繁进出操作器械会形成假道加重软组织损伤，增加了重要结构损伤的概率，所以必须在操作器械进出频繁的穿刺孔使用安全的套管钝性穿刺安装技术。由于肩关节镜部分的操作是在关节腔外进行，如肩袖修补，所以手术时间必须严格限制。

肩关节镜常用入口有后上入口(PSP)、前上入口(ASP)及前下入口(AIP 或 AMGP)。制作入口方法：首先，在制作入口前必须先用消毒标记笔绘出解剖标记点、线及入口点，即标出肩峰后外角、前外角、肩峰外侧缘中点、肩胛冈、锁骨前缘、肩锁关节、喙突和喙肩韧带等，然后连接起来；以拇指压住肩胛上窝，沿拇指缘画线，即可画出肩胛上窝周缘。肩胛上窝前缘即锁骨及肩锁关节后缘，后缘亦即肩胛冈缘。再画出后滑膜帘线，亦即肩峰下滑膜囊后界，具体方法是从肩锁关节后缘画一条与肩峰外侧缘垂直的线并向远侧延长 4cm。最后很重要的是画出关节镜入口点。必须记住很重要的一点，画出的标记线实际上是骨性轮廓的浅表部，而手术入口却是位于骨性轮廓的深部以下的，所以，可根据骨性深部轮廓线作为参照。有些医生则直接画出骨性解剖标志深部轮廓线，它应该比浅表轮廓线宽大一些。后上入口一般位于肩峰后外角下方 2cm、内侧 2cm，或位于所谓后方的解剖“软点”处；“软点”的深层解剖位置位于冈下肌、小圆肌之间。制作入口时必须注意，从后方四边孔穿出的结构，包括腋神经与旋肱动脉，距肩峰后外角下 7～8cm。在制作入口时，可以先以静脉穿刺针自后上入口标记点向喙突方向穿入，进入关节腔时有一种突破感，然后注射 20mL 生理盐水，若在取走针筒时可见注入盐水自针筒流出，说明针在关节腔内，然后用镜鞘及闭孔器以上述方法穿入关节腔内，取走闭孔器可见先前注入的生理盐水流出，说明已经进入关节腔内。如果操作熟练，还可采用以镜鞘及闭孔器直接穿刺进入关节腔，具体方法是以钝头触摸肱骨头、关节盂后缘以及两者之间的“台阶”，然后向空隙处穿入关节腔，在穿刺过程中仍应以喙突为参考。前方入口的制作方法与后上入口的有所不同，后者是解剖定位后的“盲”穿，前者是解剖定位后的关节镜监视下的穿刺。体表解剖定位在喙突外侧沿喙肩韧带下缘呈外上内下排列的彼此间距约 1cm 的两点上。前方需要制作几个入口，必须在关节镜初步诊断之后才能决定。如果发现存在 SLAP 病等，则只需做前上入口即可；如果是 Bankart 损伤等，则需要制作前上、前下入口。具体有两种方法：内外法和外内法。施行内外法时，先推进后上入口中的镜体接近前方恰好位于肱二头肌长头肌腱下方的前方关节囊，然后拔出镜子换作闭孔器并用力向前方穿破至皮下，形成一顶“帐子”，然后以尖刀片刺破皮肤，将镜鞘闭孔器推至皮外，将防漏套管顺闭孔器引入关节腔内，如此前上入口制作完成。而外内法，则先以静脉套管针在皮肤定位点穿入关节腔，关节腔内的位置恰位于肱二头肌长头肌腱下方的前方关节囊，此处也是肩胛下肌与冈上肌间的肩袖裂隙处，定位后作皮肤口，接着用交换棒或钝性闭孔器穿过防漏套管，然后先以闭孔器钝头穿入关节腔，再将防漏套管旋入关节腔。制作前下入口，一般只能用外内法。关节内位置位于肱二头肌长头肌腱、肩胛下肌腱及盂唇间的三角区内，低位入口时则正好位于肩胛下肌腱上缘或穿过该肌腱。制作前方入口时必须在喙突外侧以防损伤腋区臂丛神经血管束。另外，刺入关节腔时应采用先向外穿入，通过喙肱肌肌腱时再向内侧刺破关节囊的“波浪状”推进方法，以免损伤喙肱肌肌腱内侧的肌皮神经。然后，自前方防漏套管引入一根交换棒，并慢慢进入关节镜鞘，此时镜体自镜鞘慢慢退出，并监视着交换棒进入镜鞘引出后方入口，拔出镜鞘，顺交换棒插入防漏套管。完成了3个防漏套管的安装之后，关节镜的诊疗操作就可以在3个入口间相互转换。

六、专项操作技术与原则

专项操作技术并不是凭空形成的，它是针对肩关节常见疾病设计的系列技术。为修复重建肩关节损伤盂唇、关节囊韧带骨面撕裂伤、关节囊松弛、肱二头肌长头肌腱盂上附着处撕裂、肩袖损伤等，设计了骨面的锚固螺钉安装技术、全关节腔内的缝合技术、打结技术等，只有掌握这些技术并在使用时遵循一定的原则，才能完成关节镜下的各类肩关节手术。

锚固螺钉是一类尾部带孔、孔内含有缝线、螺头具有特殊设计的螺钉，螺钉部分固定入骨面一定深度并通过各种特殊设计，如螺纹（如 Linvatec 公司的 Revo 系列螺钉、强生公司的 Fastin 系列等）、弹力钢丝（如 B－2 螺钉）等结构与骨面隧道咬合，而尾孔内的缝线将自骨面撕裂的结构重新贴合固定于骨面。安装此类螺钉，必须先在骨面上开一钉道，为增强螺钉的抗拉伸强度。钉道必须与两个平面呈45°角。另外，螺钉旋入浅深要得当，过深，钉道口骨性锐缘会磨断缝线；过浅，影响软组织贴合骨面甚至螺钉松脱。

将缝线穿过撕裂组织的两瓣，或自骨面上撕裂的一瓣组织，才能将两瓣组织缝合在一起或将一瓣撕裂的组织重新贴合固定于骨面。目前，将缝线穿过组织的器械主要有各种弯度的尖部带孔的引线器、中空的穿线器、鸟嘴钳等。

通过打结器在关节腔内打结，是非常重要的技术，甚至还形成了系统的打结理论。一般打结的两根缝线中总是以其中一根为轴线，然后以另一根围绕其打结。首先介绍半套结亦即滑结（不同于半方结），又根据手法分为上手和下手两种。推结器推结是顺着轴线而下的，此时环绕线应不断间歇收紧来配合半套节下滑到位，这种技术被称为“推－拉技术”（push－pull）。总是沿着同一根轴线打半套结，得到的仍然是一对容易松脱的滑结。如果不断变换轴线来打半套结，那么就一根轴线来讲，它的行径会变得曲折，这样半套结就不容易松脱。当半套结的环线超过打结位置时，半套结就转换成半方结了，这种技术称为“Pastpoint 技术”。由于第1个半套结在打第2个半套结时往往容易松弛，所以有些学者沿用了其他行业的一些打结并对其进行改良。目前有 SMC 结、田纳西结、Duncan 结、Hangman 结等。

七、并发症

肩关节镜手术的并发症可以分成以下几类：一般外科手术并发症、专科手术并发症以及专类手术并发症。第1类并发症主要是指诸如麻醉意外、出血损伤、手术感染等；第2类并发症是指与肩关节镜手术有关的并发症，主要是指皮肤压创、臂丛损伤、关节内外结构医源性损伤、腋神经损伤、肌皮神经损伤、肩关节周围大血管损伤等；第3类并发症是指锚固螺钉松脱、位置不正等。

八、围手术学与术后康复

肩关节镜手术是一种在全身麻醉、肌松及降压的情况下施行的微创手术，因此必须考虑到一些麻醉相关的禁忌情况。手术后建议使用镇痛泵止痛，撤除泵后必须使用镇痛药物并辅以理疗冰敷消肿治疗,使得康复锻炼在“无痛”下进行。手术后的康复训练必须是一种“安全”训练,即不至于损伤修复后的结构,所以锻炼的范围、程度在手术后的不同时间段内应有所区别。锻炼主要注重3个方面,即关节活动范围、肌力及综合动作训练。

第二节 肘关节镜技术

一、概述

随着关节镜技术的普及与发展,对肘关节许多以往进行开放手术的疾病均可以在关节镜下诊断和治疗。由于肘关节周围血管神经丰富,解剖结构复杂,肘关节镜的开展还不够普遍。

二、手术适应证

(1)原因不明的肘关节疼痛,经其他诊断手段不能确诊者。

(2)肘关节内游离体、肱骨小头剥脱性骨软骨炎软骨碎片摘除及关节软骨修整。

(3)类风湿或结核性滑膜炎、化脓性关节炎、尺骨鹰嘴滑囊炎关节镜下滑膜部分切除清理。

(4)尺骨鹰嘴或鹰嘴窝内骨赘。

(5)肘关节肱骨小头骨折,镜下闭合复位固定术。

(6)肘关节粘连镜下松解术、肘管综合征和网球肘。

以上疾病均可在肘关节镜下检查手术。

三、操作前准备

标志肘关节的体表解剖结构,肘关节可选用0.27cm或0.4cm的30°关节镜头。备用刨削器和等离子刀以及手动关节镜器械。电视监视器放于患者对侧。必要时采用进水泵,也可采用3000mL生理盐水高挂于手术床以上1.5m进行灌注。备用带有橡胶隔膜的套管,可以减少器械反复进出时损伤邻近神经血管,又可减少液体外渗进入组织间隙。手术过程中进水泵压力不要过大,维持在5.3～8.0kPa(40～60mmHg)为佳。

四、麻醉与体位

可采用仰卧位、俯卧位或侧卧位进行手术。俯卧位或侧卧位有利于医生进行肘关节后入路手术操作,但不利于肘关节前室的观察和术中患肢的活动,故更多医生喜欢采用仰卧位手术。仰卧位肩关节外展90°并屈肘90°,该体位可使肘前窝的神经血管结构放松,使其远离手术入口。前臂牵引重量5～6 lb(1 lb＝0.454kg)重锤,经滑轮悬吊牵引,也可采用徒手牵引。术者可根据需要自由调整肘关节屈曲角度以及前臂的旋前旋后活动。

麻醉可采用斜角肌间沟神经阻滞麻醉,可有效地使患肢肌肉松弛,并可配合使用上臂止血带控制出血,是最常使用的麻醉方法,其缺点为术后不能立刻进行神经系统的检查。局部麻醉的优点是安全,当器械靠近神经时患者会适时给医生以提示,其缺点是止痛不完全,患肢肌肉紧张,不能使用止血带。

五、操作步骤

(一)手术入路

1.外侧入口

位于肱骨外上髁、桡骨小头及尺骨鹰嘴尖构成的等腰三角形的中心,又称为肘关节外侧软点。该入口可以通过触摸肘关节后方的骨性结构而准确定位,是肘关节穿刺最常选用的进针点。前外侧入口是肘关节镜检查的标准入口,一般作为肘关节镜检的主要入口。根据入口与肘关节距离的远近,前外侧入口又分为:远端前外侧入口位于外上髁远端2~3cm,前方约1cm处;中间前外侧入口位于肱桡关节近端前方约1cm处;近端前外侧入口位于外上髁近端2~3cm,前方约1cm处。前外侧入口在桡神经下方通过,肘关节囊膨胀及屈肘可使桡神经移向前方,增加手术操作的安全性。一般入口越偏向近端越容易建立,且损伤神经的概率越小,但近端入路关节镜在软组织中走行距离长,影响器械操作的灵活性。

2.前内侧入口

前内侧入口位于内上髁远侧2cm,前方2cm处,相当于肘内侧屈褶纹延伸处。此入口在进入关节囊前要通过旋前圆肌的腱性部分及指浅屈肌的桡侧部分,从正中神经及肱动脉的下方经过。关节镜监视下从前外侧入口用Wissinger棒法建立前内侧入口更为方便及安全。

3.后外侧入口

位于尺骨鹰嘴近端3cm处,沿肱骨外上髁嵴,紧贴肱三头肌腱边缘的外侧穿入。在仰卧位时应将患者的肘关节屈曲20°~30°,放松肱三头肌,同时应将后方关节囊膨胀。俯卧位时,应将患者的肘关节屈曲90°,穿刺点位于肱骨外上髁嵴紧贴肱三头肌腱边缘,尺骨鹰嘴近端2cm处。

4.后正中入口

位于尺骨鹰嘴尖近端3cm,后外侧入口内侧2cm处仰卧位时肘关节体位同后外侧入口;俯卧位时肘关节屈曲90°,入口点位于尺骨鹰嘴尖近端2cm处。肘关节僵硬患者有时后正中入口更容易建立,可做为第一个建立的入口。

5.内上入路(髁上前内入路)

俯卧,在内上髁近侧2cm处,关节镜穿过肌间隔前方,紧贴近端肱骨面(可防止损伤正中神经、肱动脉),对准桡骨小头方向插入关节镜。可显示整个肘关节内结构。

(二)肘关节镜检查

肘关节解剖复杂,血管神经丰富,关节镜检查前,应首先将各骨性标志在体表用记号笔标记清楚,供术中定位参考。用注射器于外侧入口穿刺进入肘关节,注入含肾上腺素的生理盐水25~30mL使肘关节囊膨胀。注意穿刺不宜过深,否则冲洗液注入前方软组织引起关节外肿胀。自前外侧入口插入18号硬膜外针,观察有液体流出确定其位于关节腔内。拔除穿刺针,于该部位用尖刀切开皮肤0.3cm,止血钳钝性分开至关节囊,将关节镜穿刺套管插入关节内,连接进水管。此入路可用以检查尺骨冠状突、冠突窝、滑车嵴以及内侧关节囊,屈伸肘关节可以检查冠状突有无撞击;将关节镜回拉少许,可观察到部分桡骨头及肱桡关节,前臂旋前、旋后位可观察到上尺桡关节。

前内侧入口,可以采用前外侧入口相同的方法自外而内建立,也可以从前外侧入口用 Wissinger 棒建立通道。Wissinger 棒法时,将关节镜向前推至内侧关节囊,到达预定的内侧入口位置后,拨出关节镜,插入 Wissinger 棒,推进直至顶起内侧的皮肤,将皮肤切开一小口,使交换棒穿出皮肤,再将关节镜鞘管顺交换棒插入关节腔,移除交换棒后插入关节镜。前内侧入口可以观察尺桡关节、肱桡关节、桡骨头及环状韧带。施加外翻应力可以清楚观察到肱骨小头。与前外侧入口协同操作,可完成肘关节前方的游离体取出、剥脱性骨软骨炎的清理、冠突窝骨赘的磨除等手术。

保留进水通道,维持关节囊膨胀,采用由外向内的方法建立直接外侧入口,插入套管时注意操作轻柔,避免损伤关节软骨。该入口可观察肱骨小头凸面及桡骨头凹面,有助于对剥脱性骨软骨炎软骨损害的全面评估;此外尚可观察鹰嘴与滑车关节的外侧面等,小的游离体常隐藏在此处。

可经直接外侧入口关节镜引导下建立后外侧入口或后正中入口,在关节镜下观察鹰嘴窝、尺骨鹰嘴及滑车后方,游离体常因重力作用存留在此间隙。通过此入口尚可进行骨赘的清理等手术,操作时注意保护后内侧的尺神经。

(三)肘关节游离体取出

肘关节游离体多发生于肘关节创伤性骨关节炎、滑膜软骨瘤病等疾病。由于游离体在关节内游动,往往造成关节内绞锁,造成关节软骨面损伤。软骨游离体没有钙化则 X 线不显影,有时关节内游离体的数目与 X 线片的显示情况不一致,手术时注意切勿遗留游离体。关节镜下检查发现游离体多位于前关节腔或鹰嘴窝内,关节内多有增生、肥厚、滑膜充血水肿,由于游离体撞击造成上尺桡关节和肱桡关节表面损伤不平,桡骨头软骨破坏,旋转活动受阻挡。如果视野不清楚,可用刨削器或射频汽化清除增生肥厚的滑膜组织,再进行游离体取出术。太大的游离体不好取出时,可以咬碎后取出,但取出后应将其拼在一起观察有无缺损,以免遗留。如果游离体游动不好咬住时,可以用针头刺入游离体再用游离体钳夹住取出。

六、术后处理与功能锻炼

使用止血带进行关节镜手术时有可能出现肢体的暂时性麻痹,通常发生在长时间的手术之后。如果需要用止血带,应该在 60～90min 后放气。仔细观察止血带的压力和测试止血带表的准确性可减少这些问题。一般止血带性麻痹通常较轻,几天后就可消失。

术后注意观察早期肘关节软组织肿胀情况,严防组织张力过大导致的前臂缺血性肌挛缩;注意检查有无血管神经损伤的迹象。只要病情允许,即应鼓励患者早期开始肘关节的主动与被动活动。除各部位关节镜手术共同的并发症外,肘关节镜手术报道较多的并发症主要为桡神经损伤、尺神经损伤、正中神经损伤和皮神经损伤等并发症。1986 年,北美关节镜学会报道了 1569 例肘关节镜手术,其中 1 例尺神经损伤,2 例感染。Thomas、Andrews 等也相继报道了术中桡神经损伤及正中神经麻痹的病例。因皮神经损伤导致的感觉异常也有报道。

第三节　腕关节镜技术

腕关节镜的应用还较少，近年来，已明确腕关节镜在诊断方面较影像学检查更为准确，在治疗方面也取得了较大的进展。腕关节镜手术可选择在局部阻滞麻醉或全身麻醉下进行。使用上臂气囊止血带，能在处理关节内骨折时使视野更清晰。

国人腕关节镜的直径以0.23～0.27cm和25°～30°前倾角最适合。牵引装置用于放松腕关节，以牵引架较常用，其优点在于可无菌消毒，并高度灵活，允许腕关节在手术中有一定的屈、伸、尺偏和桡偏的活动度。牵引重量为5～6kg，以塑料手指牵引套套在示、中、环3个手指上。在整个手术过程中必须做关节灌洗和扩张以保证关节内结构、视野清晰。腕关节镜手术入路包括桡腕关节入路和腕中关节入路。桡腕关节入路取名于相关的伸肌肌腱分隔和相互联系，依次命名为1－2，3－4，4－5，6R和6U。1－2入路位于桡侧腕长伸肌腱的桡侧和桡骨远端的远侧，通常用作辅助操作入路。3－4入路位于拇长伸肌腱和指伸肌腱之间，Lister结节远端，为最常用和最方便的入路，除了远端的尺侧结构如月三角韧带外，它几乎能达到桡腕关节的任何区域。4－5入路位于指伸肌腱和小指伸肌腱之间，其非常便于关节内操作，因为手术器械能够到达桡腕关节的尺侧和桡侧。6R入路位于手背第6间隔，尺侧腕伸肌腱的桡侧，能够进行清创和修复三角纤维软骨复合体（TFCC）。6U入路位于尺侧腕伸肌腱的尺侧，通常用作出水道，也可用于修复1B型TFCC损伤。腕中关节入路以关节的位置命名，包括腕中、腕中尺侧、舟大小多角关节和三角钩关节。腕中桡侧是腕中关节检查最常用的入路，腕中尺侧用作引流或手术器械的进入处。舟大小多角关节适宜做导水口或处理舟骨病变，舟大小多角关节由于结构紧密，相对少应用。

一、临床应用

（一）关节镜下腕节横韧带松解减压治疗腕管综合征

1.概述

腕管综合征多见于中、老年女性和Colles骨折患者。临床特点是拇、示、中指的指腹麻木刺痛，肢端感觉异常，特别是腕关节背伸和屈曲位手指麻木，睡眠状态下常因手麻木而惊醒，为缓解症状患者常采取手下垂或甩动腕关节，麻木症状可自行消失，临床经验不足者常误诊为颈椎病。查体正中神经支配区痛觉减退，严重者大鱼际肌萎缩，拇指对掌力量减弱，腕管区Tinel'S征阳性。传统的治疗方法采用非手术治疗，无效者采用开放手术腕横韧带切开，正中神经松解减压术治疗。开放手术常见的并发症有神经损伤和掌浅弓血管损伤，血肿形成、伤口感染、神经松解不彻底和反射性交感性萎缩症。

2.麻醉与体位

仰卧位，患肢外展，臂丛或局部麻醉，免用止血带。

3.手术入口设计（Chow两点法）

（1）远端出口，拇指外展90°位，在拇指尺侧画一条平行线，于环指掌面桡侧向腕横纹处画一垂直线，两线相交点的平分夹角，再向尺侧延长 1cm 即为腕管手术出口。

(2)近端入口，于豆骨近端 1.5cm，再向桡侧 1.5cm 即近侧腕横纹掌长肌腱的尺侧缘为腕管的入口。

4.手术操作步骤

常规消毒铺单后，用尖刀在腕部近端入口处切开皮肤 0.6cm，止血钳分离皮下组织及腕管，插入圆钝头穿刺锥及带槽套管，于腕管远端出口处穿出皮肤。在套管的近端置入关节镜，套管槽沟朝上。关节镜下显示白色光滑的腕横韧带的纤维组织，从远端插入钩刀，切开腕横韧带，脂肪组织随之突入套管。用探钩检查腕横韧带是否已完全切开，减压是否彻底。

5.术后处理

术毕切口用创可贴粘贴，绷带包扎，进行抓握活动，以便促进血液循环，防止肿胀。术后口服甲钴胺片 500μg，3 次/天。

6.评价

术前选择合适的手术适应证十分重要，如果正中神经返支嵌压，大鱼际肌萎缩明显，肌力 0～1 级、肌电图显示失神经支配电位，Colles 骨折严重成角畸形愈合合并腕管综合征者，不适合本方法，建议开放手术治疗。钩刀不要脱离套管角度不要太偏向尺侧，否则有发生血管或尺神经损伤的可能。穿刺锥不要刺入太深，靠近远端易损伤掌浅弓。正中神经在腕管内位于第 3 指蹼与掌长肌腱连线的桡侧缘，术前应准确定位。术中将腕关节和手指背伸，以便腕管内结构贴向腕管背侧，防止血管、神经损伤。腕管切开后用探钩探查松解是否彻底，以免遗漏影响手术效果。

(二)桡骨远端关节内骨折

通过腕关节镜发现桡骨远端骨折常合并韧带撕裂，如忽略损伤韧带的治疗，骨折愈合后仍可遗留腕关节不稳。传统治疗方法要达到关节面解剖复位有一定的困难。腕关节镜能在直视下检查舟月韧带、月三角韧带及 TFCC 的损伤情况，以及关节面的复位情况从而采取相应的处理措施。手术的最佳时间是伤后 7～10d，此时关节内出血基本停止，故视野清晰，骨折和韧带的愈合过程尚未开始，便于手术复位。Dio 等对桡骨远端骨折做传统切开复位内固定和关节镜下复位内固定进行比较，结果经关节镜治疗的患者在腕部活动范围、握力、掌倾角、尺骨移位和关节面愈合等方面都明显优于传统切开复位内固定者。腕关节镜治疗桡骨远端关节内骨折最佳适应证是桡骨茎突骨折，掌侧或背侧 Barton 骨折，掌侧或背侧 die punch 骨折(月骨冲压桡骨远端关节面引起的骨折)，有 3～4 块明确骨折片的关节内骨折。在镜下可以清楚地观察到大部分关节内结构、骨折块大小和移位程度。直视下用克氏针或探针作为撬棒，通过轻柔撬拨可以将关节内骨折复位。达到复位标准后直接用克氏针、螺钉或钢板固定，然后根据其稳定性和骨缺损情况决定是否植骨。骨折的复位应遵循一定的顺序。一般桡骨茎突首先复位，将骨折块应用 1 或多枚克氏针固定于骨干。接着将月骨关节窝骨折块复位。背侧 die punch 骨折能通过 3～4 间室远端小切口进行骨移植，抬升的关节面用软骨下克氏针支持。掌侧 die punch 骨折在掌侧屈肌腱和尺侧神经血管束之间显露，骨折块复位后用掌侧支撑钢板固定。

对掌侧 Barton 骨折做掌侧标准切口，先用克氏针临时固定，将掌侧 T 形钢板螺钉固定并调整好后，再拧上其余的螺钉。

(三)三角纤维软骨复合体(TFCC)损伤

据损伤的病因及部位将 TFCC 损伤分为创伤性损伤 1 类和退行性损伤 2 类。1 类又分为 4 个亚型，目前，唯一可行的腕关节镜下软组织修复就是 TFCC 损伤，报道主要集中于 palmer 分型 1B 型、1C、1D 型仍存有争议。通过腕关节镜，可在直视下观察 TFCC 损伤的范围、形态、位置、断裂情况，以及腕骨和尺骨头软骨软化和腕骨间相互变化情况。Weiss 等认为腕关节镜检查是诊断 TFCC 损伤的金标准。

1A 型损伤暂时制动后如效果不佳，关节镜下清除损伤组织是最佳的治疗方案。Osterman 认为，组织清除不能超过 2/3，否则将导致桡尺关节不稳。1B 型损伤在关节镜下的修复方式可分为两大类：内到外套管法和外到内缝针法。内到外套管法即从 1～2 入路，将 20G 硬膜外穿刺针穿过 TFCC 撕裂部分，接着穿越尺腕关节囊，在尺侧小纵切口穿出，将 2－0 的聚二恶烷酮缝线穿入针中，针退回尺侧切口，线固定于皮肤上，然后带线的针向背侧或掌侧移动 0.3～0.5cm 再次穿过 TFCC，从皮肤穿出，线圈留在皮肤外面，形成一个水平褥式缝合，将 TFCC 撕裂部拉紧，重复相同步骤 2～3 次，最后在关节囊外打结。

(四)舟骨骨折

腕关节镜下经皮用螺钉固定舟骨骨折非常有效。对舟骨骨折，特别是近端或腰部骨折，宜采用腕中关节 MCR 入路观察复位情况。可经皮插入克氏针经过骨折块的近端和远端，并撬拨复位。Whipple 设计了一种特殊的加压固定导向器，能使导针经皮正确插入，随后置入螺钉固定骨折块。此法复位较之切开复位更为准确，创伤更小，术后恢复活动也更早。但此法不适用于舟骨近端骨折。Joseph 等运用关节镜下复位、背侧经皮加压螺钉固定能很好地解决这一问题。其关键步骤是先用细导针从背侧至掌侧沿舟骨长轴进入，使骨折块复位并临时固定，然后用关节镜在腕中关节检查复位情况及韧带损伤情况，最后用微型加压螺钉固定骨折块。

(五)急性腕不稳

为在腕关节镜下评价腕部骨间韧带的稳定性已建立了分级系统。1 级：通过桡腕关节的骨间韧带松弛或出血，腕中关节无裂隙或移位。2 级：韧带松弛，在腕中关节腕骨间有裂隙，可插入细探针。3 级：从腕桡与腕中关节都能看到近侧腕骨间的移位，细探针能进入腕骨间裂隙，扭转探针可使裂隙分离。4 级：0.27cm 关节镜能进入腕骨间裂隙。急性舟月或月三角韧带损伤可导致腕中关节面不平整，应在关节镜下予以复位并做钢针固定。对于舟月关节不稳的患者，关节镜首先置于 3－4 入路，细克氏针从背侧解剖烟壶口向月骨进针，镜下见克氏针进入月骨。然后关节镜置于 MCU 入路。

观察舟骨和月骨的转动情况。舟月关节解剖复位后，克氏针进一步进入，通过舟月关节使骨折块暂时稳定，然后在镜下或 C 形臂 X 线机下附加打入 3～4 枚克氏针控制骨折块的转动。腕关节肘下石膏制动，1 周后拔除克氏针。然后用肘下可移动夹板再制动 4 周，同时加理疗。4 级损伤通常需要切开关节，修复背侧舟月韧带。

(六)腱鞘囊肿切除

1995年,osterman等首次对发自舟月关节附近的腕背侧腱鞘囊肿采用关节镜下切除术,以6R入路为观察口,经3－4入路插入电动刨削器,将背侧腕关节囊刨削出1cm的切口,蒂部切开后,囊肿内黏液流出,从外观上囊肿消失。手术的原则是在腱鞘囊肿的蒂部切开,使囊肿液自动引流而使囊肿皱缩,同时破坏病理上的单向瓣效应,以防复发。与切开手术比较,关节镜手术为微创手术,术后患者瘢痕小而美观,且可以更早恢复活动。术后的复发率也明显低于切开手术。此外,手术同时可检查舟月韧带。

二、并发症

腕关节镜的并发症很少且往往很轻微,多数可以预防。关节内结构的破坏可能是最常见的并发症,为了预防其发生,手术医生应熟悉腕部的解剖标志,皮肤切开前先用针头试探,确保其进入关节内无阻挡;进入关节后用钝头套管针,以免损伤软骨面;在克氏针固定骨折块及缝针修补软骨盘时为避免对神经血管的损伤,可应用软组织保护器。

第四节　髋关节镜技术

一、髋关节镜技术

(一)概述

髋关节疾病仅次于膝关节,但髋关节镜手术远远少于其他关节的手术。由于其位置深在,周围有丰厚的肌群和软组织包绕,有时临床检查、诊断和治疗比较困难。随着关节镜技术的应用,许多髋关节内疾病可通过关节镜进行诊断检查和镜下手术治疗。Dorfmann报道了12年间413例髋关节镜手术经验,以原因不明的髋关节疼痛进行诊断性髋关节镜检查占68%,另外为游离体取出和髋关节骨性关节炎清理。

(二)手术适应证、禁忌证与并发症

1.适应证

(1)游离体取出和髋关节骨性关节炎清理是其绝对适应证。

(2)髋臼发育不良合并骨性关节炎,适合于初期和部分进展期,不适合于晚期患者。

(3)股骨头坏死适合于Ficat分期Ⅰ～Ⅱ期的病例,Ⅲ～Ⅳ期股骨头塌陷伴者原则上不选用。

(4)髋关节内肿瘤性质不明确,关节镜下活检。

(5)强直性脊柱炎早期,关节间隙无狭窄,影像学显示滑膜组织肥厚,关节内积液,保非手术治疗效果不明显者。

(6)髋关节感染非手术治疗无效,可行关节镜下清理,进一步明确细菌学诊断并行关节内灌注负压吸引术。

2.禁忌证

(1)关节严重粘连或强直者。

(2)关节囊挛缩,关节间隙难以牵拉张开者。

(3)关节囊有严重破裂者。

(4)局部有化脓性感染或有其他脏器疾病不能耐受手术者。

3.并发症

(1)牵引床立柱挤压可引起会阴部或会阴神经损伤,严重者可致坐骨神经、股神经损伤。

(2)手术灌注可致腹腔内渗液。

(3)器械操作过于粗暴,可引起软骨损伤,甚至股骨头骨坏死等。

(三)设备与器械

(1)关节镜设备系列,包括摄像成像系统、监视器、冷光源。

(2)手动器械和电动切割刨削系统。

(3)广角关节镜直径 0.4cm 30°、70°。

(4)射频气化仪和不同角度气化电极。

(5)计算机视频采集系统,收集图像资料。

(6)X 线透视机。

(四)麻醉与体位

硬膜外或全身麻醉,仰卧位,置手术牵引床上,采用外展牵引位。

(五)术前准备

(1)备 C 形臂或 C 形臂双关球 X 线透视机、牵引床。

(2)患者仰卧位于牵引床上,双下肢对抗牵引,牵引重量为 20～40kg,将髋关节间隙牵开,以便关节镜进入。C 形臂 X 线透视确认,如出现"半月征"则表示髋关节间隙已经拉开,股骨头上缘与髋臼缘的垂直距离应大于 1cm。

(3)术前标记股神经、血管、股外侧皮神经的走行,股骨大转子、髂前上棘等骨性标志和关节镜入口。

(六)操作步骤

(1)在股骨大转子顶点向腹股沟韧带的中点方向与躯干纵轴线呈 30°～45°进行穿刺。针头连接输液管和注射器,并充满生理盐水。由于牵引后髋关节腔内产生负压针头进入关节腔后,液体被主动吸入关节腔内 6～10mL,液体注入后反流,标示穿刺成功。注入含肾上腺素的生理盐水 40～60mL,将髋关节腔充盈扩张。

(2)关节镜直视下,在大转子前外侧或后外侧置入穿刺锥套管建立工作通道。由于股骨头为球形曲面,难以观察全面,可采用 30°或 70°关节镜交替使用,术中内、外旋转可增加观察股骨头的视角。

二、髋关节镜技术的临床应用

(一)髋关节清理减压术治疗股骨头骨坏死

1.概述

股骨头缺血性坏死(AVN)的病因和病理变化较为复杂,目前多数学者认为股骨头缺血性坏死与应用激素、饮酒和创伤等因素有关,这些会造成股骨头血供障碍,以股骨头缺血或静脉回流受阻等一系列病理改变为主。股骨头缺血性坏死是骨科领域尚未解决的难题之一。对

AVN 的治疗主要有非手术治疗、姑息性手术治疗及人工关节置换术。人工关节置换术主要用于晚期 AVN 继发髋关节骨性关节炎的患者，人工关节置换受病变程度、年龄和人工关节使用寿命等因素的制约并非首选。姑息性手术治疗为延缓股骨头坏死的发展起到了积极的作用。姑息性手术治疗以钻孔减压植骨术为代表的方法已沿用多年，为延缓病程发展、减轻临床症状和改善功能等方面起到了一定的作用。但是，术后不少患者疼痛症状缓解不显著，其疗效并非理想。甚至有的单纯髓内减压术后加速了股骨头塌陷的发生。如果股骨头顶区一旦发生塌陷，则预后欠佳，如能早期发现并予以适当的积极处理，则有可预防股骨头塌陷的发生。

2.适应证

Ficat0～Ⅱ期的股骨头外形轮廓和关节间隙正常，属于较早期改变，股骨头并无塌陷，X 线片显示其压力线和张力线无形态结构改变，在 MRI 图像上可以发现股骨头顶部有低信号区。对于年龄较轻、病变在 0～Ⅱ期的患者，非手术治疗无效且人工关节置换条件尚不成熟的患者，早期采取小直径低转速、多孔道钻孔减压和髋关节镜监视下关节镜清理术，有助于减轻关节疼痛、改善功能、延缓病情发展。

3.术前准备

同髋关节镜手术外，准备直径 0.3～0.45cm 的克氏针和电钻，进行多孔道减压。双管球或 C 形臂 X 线透视机备用。术前根据 X 线片 CT 或 MRI 资料预先设计钻孔位置、深度，术中应用带有刻度的钻或导针。术前将髋关节骨性标志、血管神经走行、大转子顶点和前后各 3～4cm 处分别标记，作为关节镜和器械入口。

4.麻醉与体位

硬膜外麻醉，仰卧位，患者置骨折牵引床上，患肢牵引，对侧对抗牵引，重量 20kg。

5.操作步骤

(1)穿刺：选用 18 号穿刺针，长度 25cm，进行髋关节穿刺，注入生理盐水扩张关节腔，液体反流说明穿刺针已在关节腔内。

(2)在针旁 0.5cm 切开皮肤 0.4cm，将穿刺锥和关节镜套管穿入关节腔内，其方向与穿刺针一致，与身体纵轴呈 45°，穿透关节囊后退出钝性针芯，连接关节镜和进水管。穿刺锥勿损伤股外侧皮神经、血管和关节软骨面。

(3)在关节镜直视下置入另一个关节镜套管，进行滑膜切削和等离子刀消融和清理滑膜和软骨创面。

(4)关节镜检查证实，股骨头坏死各期均有滑膜组织充血水肿、增生肥厚关节腔内有大量漂浮颗粒、碎屑和组织碎片。关节镜下手术包括刨削清理增生肥厚、充血水肿的滑膜组织，清除关节内碎屑、游离体、软骨降解微粒、微结晶、大分子成分、炎性因子和致痛物质，改善关节内环境。清除影响关节活动的因子，解除关节内功能紊乱。

(5)在 C 形臂透视下用直径 0.3～0.45cm 钻头，进行股骨头髓内减压，采用低速电钻或手摇钻对坏死区进行多孔道扇形减压或减压孔 3～5 个。

6.评价

过去股骨头坏死术后临床症状改善并不明显，股骨头坏死的髋关节 MRI 显示除了股骨头坏死的改变外，关节内滑膜组织肥厚，关节腔积液，说明关节腔内有滑膜炎和继发性骨性关节炎的病理改变。

股骨头形态和软骨随病变程度发生相应的变化。Ficat0 期关节内以滑膜炎改变为主，关节软骨及负重区改变不明显。Ⅰ期股骨头负重区软骨面有 0.1～0.2cm 的凹陷，Ⅱa 期股骨头表面为弧形凹陷大于 0.2cm，Ⅱb 期关节面呈橘皮样不平负重区软骨呈刨冰样碎裂，说明软骨下骨已有微小骨折发生，Ⅲ期关节软骨呈鹅卵石路面样高低不平，有的软骨下骨分离、剥脱，软骨下骨裸露和关节内游离体。股骨头缺血坏死发生疼痛的原因除了股骨头缺血和骨内压高之外，与关节内滑膜炎和关节内结构和内环境紊乱有关。传统的髓内减压用的钻头为联合钻，直径较粗(8～12min)。直达股骨头的软骨下骨，通过隧道清除大量骨质后，股骨头负重区骨质已被掏空，破坏了股骨头的正常排列结构，失去了正常支撑作用。尽管植骨也难以恢复原有的结构。股骨头髓内减压采用高速电钻，钻头高速旋转摩擦可产生高热，致股骨头和隧道周壁的骨细胞坏死，对股骨头负重区埋下了一个危险的、随时塌陷的陷阱。目前采用的多隧道、细直径、扇形股骨头减压，由于钻头细采用低转速，不产生高热，不造成骨细胞坏死，有利于修复。隧道与隧道之间保留了隔离支撑带，即可以达到减压和改善血供目的，又起到了支撑和缓冲应力的作用，有效地避免了股骨头塌陷。股骨头钻孔减压后阻断缺血坏死的进程和炎症过程的恶性循环。在髋关节镜监视下手术，可有效地防止关节软骨面穿透伤。

(二)髋臼盂唇病变

髋臼盂唇对增加股骨头包容、传递关节应力、稳定髋关节具有重要意义，盂唇病变将增加髋关节骨性关节炎的发生率并加速关节退变的进程。盂唇富含痛觉神经末梢，盂唇病变本身也可引起疼痛、弹响、绞锁、关节失稳等一系列的髋关节症状。经髋关节镜检查证实：40%的不明原因髋关节疼痛由盂唇病变引起。髋臼盂唇病变的病因主要由退变引起(约占 48.6%)，其次为创伤(约占 18.9%)，再次为特发性(27.1%)和先天性(5.4%)。特发性指既无外伤史且镜下也无明显盂唇退变者，先天性则指盂唇本身结构正常但有半脱位者。

按关节镜下形态，可将盂唇损伤分为放射瓣状、放射纤维状、边缘纵行损伤及不稳定型盂唇等类型。其中不稳定型主要指盂唇结构正常但有半脱位功能失常者。总的来说，盂唇撕裂伤多见于前侧盂唇，以放射瓣状多见，但日本学者报道，盂唇撕裂伤以后侧盂唇多见。这可能与日本人习惯极度屈曲、外展、外旋髋关节席地而坐，髋关节后方应力增加有关。因 MRI 和髋关节造影对盂唇病变不敏感漏诊率很高，髋关节镜对诊断盂唇病变极有价值。同时可在关节镜下行盂唇部分切除术，去除病变盂唇缓解关节症状，如显示盂唇突入关节腔磨损关节软骨。

(三)关节内异物和游离体

关节内游离体和异物的存留无疑将使关节功能严重受限。除引起关节绞锁、失稳等机械失效外，如果游离体或异物嵌夹于负重区的关节软骨面之间，关节面破坏将不可避免。同理，全髋置换术后，一旦骨水泥、羟磷灰石碎屑等进入关节成为第三体后，将大大增加关节面的磨损增高松动概率。因此，一般来说，有游离体存留的关节，预后大多不好。经关节镜可在无须关节脱位的情况下取出游离体。并且，通过关节镜下灌洗装置可有效地清除关节内一些体积较小、无法钳夹的游离体或血肿。目前，经关节镜游离体取出技术已较成熟，全髋置换术后经关节镜取出关节第三体也陆续见诸报道。

(四)关节炎

关节镜检查可在较早阶段对髋关节 OA 作出诊断,但这种早期诊断大多是因不明原因髋关节疼痛而行关节镜检查得出的。关节镜诊疗对髋关节骨性关节炎的重要意义主要在于其可以显著缓解髋痛症状,并为后继治疗提供极有价值的参考信息。关节镜下髋关节清理术可使约 60%的髋关节 OA 患者的疼痛症状在 2 年内获得较显著的缓解,术后疼痛逐渐加重后,再施行镜下关节清理术仍能获得较显著的症状缓解。目前,对清理术为何能获得较长时间的症状缓解机制尚不十分明了,估计与镜下去除病变软骨、骨赘和大量冲洗带走关节内炎性介质有关。但关节镜下关节清理术无疑对推迟全髋置换术有重要意义,对年轻患者尤其如此。髋关节镜下对髋臼及股骨头软骨面破坏的程度和部位进行准确评估,对选择截骨术还是关节置换术具有重要参考价值。同理,一旦选择截骨术后,无论是髋臼截骨术还是股骨近段截骨术,关节面情况显然是决定具体术式的最主要依据之一。就这一点而言,髋关节镜检查的价值是其他手段不可比拟的。

化脓性关节炎,一旦诊断为化脓性髋关节炎,呈现滑膜充血、水肿、软骨破坏。通常的处理是手术切开并将股骨头脱位做彻底的关节清理。但手术无疑将破坏来自小凹动脉和旋股内侧动脉升支的血供。由于化脓性髋关节炎以小儿居多,一旦造成骨骺早闭,其后果对髋关节功能而言将是灾难性的。对于成年人切开手术也有造成股骨头坏死之虞。髋关节镜技术的出现为诊治化脓性髋关节炎或全髋置换术后感染提供了新的手段,关节镜下可见滑膜充血水肿,有脓性关节液和关节软骨破坏。Wui 等报道,经髋关节镜下关节减压、清除坏死组织和大量生理盐水冲洗后,其经治的 7 例化脓性髋关节炎均取得了很好疗效。Hyman 等在关节镜下对 8 例全髋置换术后迟发急性感染的髋关节施行了清创、冲洗、引流手术,术后经平均 6 年随访,无 1 例感染复发。但针对关节置换术后感染的关节镜下手术应以假体无松动迹象为原则,且仅适用于感染为急性发作、细菌对抗生素敏感者。

(五)滑膜病变

关节镜检查对诊断滑膜病变有其特有的优势。术者不仅可在关节镜下直视滑膜,依据大体外观作出大致诊断,还可很方便地采取标本做病理检查明确诊断。对色素性绒毛结节性滑膜炎(PVNS)、滑膜软骨瘤病、类风湿滑膜炎等髋关节镜下滑膜切除术可取得良好疗效。但以上经验仅限于轻度或中度病变的患者,对重度病变,因技术限制难以彻底切除滑膜,并且关节软骨已为滑膜所侵蚀,故疗效并不显著。

(六)其他

除上述常见病种外,髋关节镜诊疗术对 Reiter 病、Legg－Calve－Perthes 病、软骨软化以及部分骨代谢病也有一定疗效,但其作用机制尚不明了。

(七)术后治疗

髋关节镜诊疗术后,患者将会在短时期内有一定程度的腹股沟区不适。一般要求患者 3d 内避免完全负重,6 周内避免髋关节剧烈运动。术后及早进行理疗和功能锻炼将有益于关节功能的及早康复。

第五节 膝关节镜技术

一、解剖生理

关节镜技术已成为诊断和治疗膝关节内疾病的黄金标准。已有研究经证实,在膝关节运动损伤的诊断中,关节镜检查比 MRI 更敏感和有效。如果具备良好的关节镜操作技术,无论是使用前外侧入路或正中入路,都能对膝关节进行系统的检查。本节旨在通过介绍膝关节镜下的正常和病理性异常表现,以促进对关节镜这项新技术的了解。

(一)髌上囊

1.正常表现

常规的膝关节镜检查即从髌上囊开始。髌上囊可以看作是膝关节向近侧的囊性扩张,镜下可发现 4 种滑膜皱襞:髌骨上、髌骨下、外侧和内侧滑膜皱襞。髌上囊顶部(前侧)为白色的股四头肌腱和深红色的股四头肌,与滑膜相连。如果镜下不能发现此两种结构,则提示存在一个完全封闭的髌上滑膜皱襞,将髌上囊与关节腔分开。一般情况下,髌上滑膜是不完整的,镜下仅能见到上内侧或上外侧部分,在水平方向上沿髌骨近侧缘走行。髌上囊底部为含有脂肪的白色滑膜组织,覆盖于股骨远段前半部分。在有陈旧性关节内刺激如半月板损伤时,髌上囊底部滑膜常有肥厚增生。

在髌上囊扩张良好的情况下,医生能直观地检查滑膜组织。滑膜组织异常最常出现于风湿性关节炎,其次是反应性滑膜炎。通过镜下仔细检查滑膜绒毛的特征、血管分布和炎症表现,能确诊这两种疾病。此外,任何关节内晶体沉积或粘连征象都能通过关节镜证实。

2.病理表现

髌上囊的内容物以及髌上囊的扩张程度具有重要的临床意义。膝关节创伤是进行膝关节镜手术最常见的原因,镜下检查可发现关节内血肿在髌上囊内聚集并机化,有凝血块或纤维蛋白凝块;髌上滑膜皱襞出现纤维化增厚并破裂;陈旧性损伤时反应性关节炎症表现为充斥整个髌上囊,滑膜绒毛增生肥大。这些镜下表现应与炎症性疾病如风湿性关节炎的滑膜表现相鉴别。

如果关节腔终止于髌骨上缘,说明髌上皱襞完全闭合形成髌上间隔,或者先天性髌上囊缺失。髌上皱襞将膝关节腔和髌上囊分开,在 20%的成年人中这层膜是完整闭合的,但大多数情况下仅保留不同程度的残迹。正确的治疗方案取决于髌上滑膜皱襞是否引起症状。镜下正常的皱襞内缘呈光滑的弧形、圆顶形或新月形,连续无中断。膝关节损伤后皱襞可出现增厚、炎症和纤维化表现。这些创伤后表现改变了皱襞的生理特性,镜下变得僵硬,缺乏弹性。值得注意的是,有些引起明显症状的游离体被完整的髌上皱襞遮挡,难以在镜下发现,此时应打开皱襞彻底检查髌上囊。

关节内血肿或关节内手术后过长时间制动可引起髌上囊部分或完全粘连封闭,此时常发现单个或多个粘连索带,提示髌股关节的生物力学结构完整性被破坏。

膝关节镜手术的另一项显著的优势就是可在镜下方便地切取组织进行活检。术中如果发现组织异常增生,应进行活检。色素沉着性绒毛结节性滑膜炎是一种以含铁血黄素沉积的绒毛异常增生为特征的疾病,可局限于单个结节或关节内弥漫性分布。局限性色素沉着性绒毛结节性滑膜炎引起的症状和体征与游离体相似。滑膜软骨瘤病是一种以软骨性或骨软骨性化生和关节内游离体形成为特征的滑膜疾病。滑膜软骨瘤病有3种表现:①软骨化生无游离体。②滑膜过度增生合并游离体。③正常滑膜合并游离体。

(二)髌股关节

1.正常表现

髌骨的最重要功能是作为股四头肌收缩时伸直小腿的支点,增加伸膝装置的功效。髌股关节面被一条中间嵴分为外侧和内侧两个关节面。正常的股骨滑车沟宽度存在一定的变异。股骨颈的前倾决定了滑车的方向,并影响髌股关节的轨迹。轴线位屈膝45°观察显示股骨外侧髁比内侧髁高1cm左右。

当需要完全显露髌股关节面时,须作髌上入路,彻底的髌股关节检查还包括通过上外侧或上内侧入路评价髌骨滑行的轨迹。在膝关节完全伸屈活动中检查髌股关节运动轨迹,观察关节面之间的吻合关系。正常情况下,伸膝位时髌骨存在轻度外偏;逐渐屈曲膝关节,可见髌骨向远侧和内侧滑动,屈膝45°时髌骨位于滑车沟正中。

伸膝装置和髌股关节的变异很大。二分髌骨就是一种由于髌骨骨化中心融合出现问题而形成的解剖变异。Saupe根据二连髌骨的连接位置进行分型:Ⅰ型,位于下极;Ⅱ型,位于外侧缘;Ⅲ型,最为常见,位于外上极。对于膝前疼痛伴有髌骨外上部持续压痛的病例,切除二连髌骨外上部多余的部分能有效缓解疼痛并恢复膝关节功能。

2.病理表现

对于急性高能量膝前创伤而影像学检查未发现骨折的病例,关节镜有助于评价软骨或骨软骨损伤。如果没有髌骨半脱位或不稳定的表现,则可单纯清除损伤软骨。但多数情况下髌股关节紊乱比髌股关节软骨损伤更常见。

髌下和髌前皱襞向前方延伸至前十字韧带,可与韧带连接、部分相连或完全分开。它们是最常见的膝关节皱襞,但并非膝关节疼痛的主要原因。镜下可发现起源于髌下脂肪垫的绒毛或内侧滑膜皱襞嵌夹于髌股关节中,是髌股关节疼痛的潜在病因,最终导致髌股关节软骨软化。为更明确检查,应当关闭冲洗管,在无灌注压的情况下进行伸屈膝活动,易于发现髌股关节内的嵌夹征象。

髌骨半脱位和髌骨不稳定主要通过体格检查和影像学检查诊断。关节镜检查可发现此类患者髁间凹狭窄,或者髌股关节吻合不良;髌骨处于向外侧半脱位的位置,以及髌骨和股骨外侧髁关节面存在损伤。如果存在髌股关节半脱位,屈膝45°时髌骨并不位于滑车凹正中,只有在更大屈膝位时才处于正中位置,有时可见明显的髌骨外侧偏移和倾斜。

Fulkerson根据髌股关节软骨损伤的位置象限分型:Ⅰ型,髌骨中线远侧或内侧;Ⅱ型,外侧关节面;Ⅲ型,内侧关节面切线骨折;Ⅳ型,上内和上外部关节面。Outerbridge根据关节软骨损伤的程度分类:Ⅰ度,单纯软骨软化;Ⅱ度,软骨病损直径小于1.27cm(0.5in);Ⅲ度,软骨病损直径大于1.27cm(0.5in);Ⅳ度,骨质裸露。具体损伤程度的检查须使用探钩进行。

股骨滑车部位的软骨退行性改变也是关节镜检查的最常发现,此处的软骨退变与髌骨软骨退变并不一定相对应,有时此处软骨退变是引起膝关节症状的唯一原因。软骨损伤部位透明软骨消失,机体通过纤维软骨的增生进行修复,纤维软骨的生物力学性能低于透明软骨,致早期出现磨损和退行性改变。

(三)内侧沟

1.正常表现

股骨内侧髁被一层滑膜覆盖直至关节软骨边缘,沟的内侧壁延伸至半月板滑膜边缘。检查从内侧沟的最后部分开始,然后慢慢撤回镜头,观察整个内侧沟,可见到内侧滑膜半月板结合部的前部。

镜头从髌上囊移至内侧沟的过程中有时可见内侧滑膜皱襞。一般情况下这一皱襞并非异常,但当此结构很大时,如果膝关节未处于完全伸直位,皱襞会阻止镜头轻松进入内侧沟。不引起症状的皱襞边缘较薄且光滑柔软,无炎症表现或增厚。直视下屈曲膝关节时可见皱襞绷紧,紧贴于股骨内侧髁上。

半月板滑膜边缘有时可发现显著的变异。如果不用探钩将滑膜半月板结合部充分拉开,滑膜内深深的褶皱很容易被误认为半月板外周撕裂,这一点值得注意。在膝关节急性和亚急性创伤后,滑膜增生和炎症可蔓延至内侧沟。

2.病理表现

在治疗内侧副韧带完全撕裂的病例时,可用关节镜排除其他关节内损伤,评估撕裂的韧带。内侧半月板或半月板滑膜结合部损伤也可在关节镜下修补;严重的损伤可引起内侧副韧带以及内侧关节囊断裂。在个别情况下,在内侧沟里能看到移位的内侧副韧带。

内侧沟内常能发现游离体隐匿其中。无论对于术前已诊断游离体,还是术中偶然发现游离体的病例,对内侧沟进行详细的检查都是非常必要的。当镜头从髌上囊进入内侧沟的过程中可同时观察股骨内侧髁,可见退变性骨赘突起,提示关节面明显破坏。

内侧沟内还可发现病理性内侧滑膜皱襞。尽管皱襞可从许多方面引起症状,但内侧膝关节疼痛通常是由其他的损伤引起。此外,皱襞的弹性随着年龄的增长而逐渐下降,因此改变了皱襞和内侧髁之间的关系。

(四)内侧间室

1.内侧半月板

(1)正常表现:屈膝外旋胫骨,镜头从内侧沟进入内侧间室,同时对膝关节施加外翻应力,显露内侧半月板。正常半月板呈黄白色,光滑有弹性,游离缘较锐。根据血供不同可分为内、中、外3区。从前外侧入路观察,半月板分为3个部分:前角、体部、后角。从前内侧入路插入探钩,轻柔地抬起半月板显露其下表面以及组成半月板胫骨结合部的冠状韧带。使用探钩轻柔牵拉半月板,这样可以发现已复位和未达全层的半月板撕裂。在屈伸膝关节的过程中,结合直视和探钩可动态评价半月板的活动性。将镜头插入后内侧间室可观察半月板后角在胫骨上的附着部,以及内侧半月板后角周缘的附着情况。内侧和外侧半月板前角之间有膝横韧带连接。

当对膝关节施以外翻应力时,正常的半月板游离缘会出现小的皱褶,注意不要和半月板撕裂混淆。正常半月板的活动范围有限,异常的活动提示外周性半月板撕裂。正常半月板在前后向平均可移动 0.5cm,而前角活动范围相对更大一些。半月板和股骨髁的生理特性随年龄变化,半月板游离缘磨损,但只要不出现游离的碎片即不应视为异常。

(2)病理表现:半月板撕裂分为创伤性和退变性两种。创伤性半月板撕裂可根据位置、方向和形状分型。根据位置的分型揭示了撕裂部位与其血供的关系,提示愈合潜力。在内侧间室可观察内 1/3 和中 1/3 的撕裂,外 1/3 撕裂需探钩协助或从后内侧间室进行观察。在半月板体部,内侧副韧带的斜行纤维撕裂容易和半月板外周撕裂相混淆。

对于半月板损伤除了应观察损伤形态和部位外,更应区分新鲜和陈旧性损伤。血性关节积液、半月板基底部及邻近关节囊部位的淤血、锐利而有弹性的半月板撕裂缘,以及伴发的新鲜韧带损伤均提示新鲜半月板损伤;浆液性关节积液、半月板撕裂部圆钝或毛边样改变,以及伴发的陈旧性损伤均提示陈旧性半月板损伤。半月板连接部位滑膜的隆起或翻起、滑膜的铁锈色改变、关节囊的增厚、受检查部位关节软骨损伤也是陈旧性半月板损伤的继发改变。半月板损伤根据位置和形态分为以下类型:①纵形撕裂,常出现于后角,往往需通过探钩才能检查其存在以及大小范围。局限于后角的 4 周内损伤通过制动常能自行愈合,如果损伤延伸至半月板中部,应行半月板修补;如果前十字韧带(ACL)断裂则应保留半月板;如果为陈旧性损伤应行半月板修整性切除。②放射状撕裂:常出现于体部,需行修整性切除。③桶柄样撕裂:复位状态的桶柄样撕裂很容易诊断,如果桶柄脱位至股骨髁间凹,在内侧关节间室可能仅发现很小的半月板残端,回抽镜头就能看到脱位部分。如果桶柄于半月板前角断裂,则可能脱位至后内侧室,应对半月板后角以及后内侧室进行详细检查。④水平撕裂:常为半月板退变的一种表现,往往不是膝关节症状产生的原因,对其切除应谨慎。⑤舌瓣形撕裂:又称鸟喙状撕裂,是桶柄样损伤的进展,当蒂在后角时,整个舌瓣可能隐匿于后内侧室,如果通过探钩或关节囊挤压不能脱出,应行后内侧室检查。

2.内侧胫股关节

(1)正常表现:对股骨髁和胫骨平台关节面系统的检查是非常必要的,可发现软骨软化和骨软骨损伤。正常的关节软骨呈黄白色,光滑有弹性。磨损最常见的部位是屈膝 30°～45°。用探钩轻柔地检查关节面,正常情况下关节软骨应和软骨下骨贴合牢固。

(2)病理表现:关节面的非炎症性损伤存在以下病因。①骨关节炎。②骨软骨和软骨性骨折。③剥脱性骨软骨炎。骨软骨炎或退变性关节炎是老年患者关节损伤的最常见原因。而很多陈旧性膝关节不稳的年轻患者也可出现加速的骨关节炎,如陈旧性 ACL 损伤的年轻患者可出现后内侧胫骨髁磨损,深至骨质。胫股关节的横形损伤条纹提示 ACL 功能不全,是由于胫股关节滚动滑动机制异常引起。损伤条纹间隔 0.2～0.3cm,位于胫股关节后 1/3 部分。ACL 断裂所致损伤条纹多位于股骨内髁外侧半,常伴有软骨的局限性剥脱。内侧胫股关节的退变应与膝关节力线联合起来分析,有明显膝内翻者应行力线矫正。

骨软骨和软骨性损伤由撞击、撕脱或剪切力引起,常见于髌骨和股骨髁。用探钩探查关节面与镜下观察同样重要,尤其对于症状延续时间较长的患者,因为关节面的纤维性愈合可能掩盖其下面的异常情况。剥脱性软骨炎是一种局限性的软骨或骨软骨分离,可伴有或不伴有坏死的骨碎片,股骨内侧髁外表面是最多发的部位。

(五)髁间凹

1.内侧半月板后角、后十字韧带

(1)正常表现:镜头从内侧间室移至髁间凹,其间可通过摆动镜头将脂肪垫挡在镜头侧面的前方,以免妨碍视野。导光索接头11点钟处可观察内侧半月板后角和后内侧结合部,在2~4点钟处可观察后十字韧带(PCL)内侧部分纤维。PCL的股骨附着点位于ACL后内侧,常被滑膜覆盖。

(2)病理表现:内侧半月板后角的撕裂常位于半月板滑膜结合部,呈放射状撕裂。

2.髌下滑膜皱襞

(1)正常表现:髌下滑膜皱襞(又称黏膜韧带)一般分为3种类型,独立的条索型、与ACL相连的条索型、隔膜型。不同类型临床意义不大。

(2)病理表现:髌下滑膜皱襞淤血、断裂,或嵌夹于胫股关节之间引起伸膝障碍。髌下脂肪垫的撞击和纤维化也可引起膝前疼痛。镜下可见一块白色纤维化滑膜在关节屈伸过程中与髁间凹发生撞击,从髌上入路最易观察。这种情况下切除纤维化脂肪垫效果显著。

3.ACL

(1)正常表现:ACL是一种关节囊内滑膜外结构,属于关节腔外结构,表面可见滑膜血管。前内侧束在整个伸屈过程中几乎保持等长状态,而后外侧束于伸膝时紧张。ACL也会慢慢随年龄退化。ACL常常被髌下皱襞覆盖,为了显露髁间凹可将其切除。ACL前方可见半月板间横韧带。

镜下直视ACL时作前抽屉试验,拉紧ACL纤维,然后用探钩从ACL股骨附着点至胫骨止点探查ACL纤维,这样能够发现隐匿的韧带部分损伤。将镜头插入股骨外侧髁内侧面和ACL之间可观察ACL的股骨附着点,这里是ACL断裂最多发的部位。韧带纤维的渗血也提示撕裂。

ACL的股骨附着点是外侧髁最后内侧部分的一个半圆形区域,其长轴向前方稍倾斜,后方凸面与股骨髁后关节面平行。这一位置的精确定位对于ACL重建中移植物的等长植入是非常重要的。在髁间凹范围内,外侧髁解剖变异会导致移植物定位不良。髁后缘前方的髁间凹壁上有一个突起,称为"住院医生嵴",只有在髁间凹成形术中切除这一突起,才能显露真正的后缘。

少数情况下,ACL内部的韧带囊肿也会引起膝关节疼痛。术前MRI有助于诊断和定位韧带囊肿。

(2)病理表现:急性ACL损伤时,滑膜组织和韧带纤维之间的出血有助于诊断。探查ACL可发现完全断裂的纤维、被拉长却连续的纤维和正常纤维。

陈旧性ACL断裂的表现和急性损伤者不同,更容易混淆。最典型的病例是更靠近侧部位的断裂,ACL从其股骨附着点处移位,其残端在髁间凹深部与PCL发生瘢痕连接。这就可能出现体检和关节镜检查上的矛盾。Lachman试验显示硬性终止点,前向移位增大,而轴移试验阳性。镜下检查,韧带前部表现正常,韧带纤维延伸至胫骨止点,前抽屉试验时紧张。只有沿着外侧髁内壁深入镜头观察,直至发现韧带未终止于正常股骨附着点,方能作出正确的诊断。

单纯PCL断裂从后内侧或后外侧入路更易发现，尤其对于PCL陈旧性损伤或部分损伤的病例，因为从前侧入路观察时完整的ACL会遮挡大部分PCL。

(六)外侧间室

1.正常表现

镜头从髁间凹进入外侧间室。当镜头到达外侧半月板最内侧缘，屈膝并施以外翻应力（"4"字位），即打开外侧间室，使镜头能够越过外侧半月板前角，进入外侧胫股关节之间。由于外侧半月板比内侧半月板更接近圆形且更小，通常能看到其整体。使用探钩检查半月板下表面，可观察腘肌腱裂隙。腘肌腱裂隙位于半月板的后外侧约1cm宽，可由于创伤原因延长，或成为半月板纵形撕裂的组成部分。外侧半月板前角和胫骨的附着部位于髁间隆突前方，ACL胫骨止点后方，两者的纤维部分融合。由于外侧半月板不与外侧副韧带相连，故比内侧半月板活动度更大，膝关节屈伸过程中可在胫骨平台上移动1cm左右。探钩能轻易地进入腘肌腱裂隙，将外侧半月板向前方牵拉，注意不要将此现象误认为半月板撕裂。外侧半月板会随年龄退变，出现不同程度的钙化，内缘磨损。虽然这并非膝关节疼痛的常见原因，但使半月板易于出现退变性撕裂。

外侧盘状半月板是一种较常见的变异，可分为3型：①不完全型。②完全型。③Wrisberg韧带型。膝关节弹响综合征即与Wrisberg型盘状半月板密切相关。这种类型的盘状半月板失去外周附着，仅保留后板股韧带（Wrisberg韧带）与股骨的连接。

2.病理表现

内侧半月板的分型也适用于外侧半月板。一般来说，外侧半月板更小，更易于切除，所以应在切除撕裂前检查整个半月板的上下表面。外侧半月板囊肿比内侧半月板多发，通常位于外侧副韧带前方的关节线上，体检时伸膝位易于触及。囊肿常发生于半月板撕裂处，呈水平走向，深入关节囊。

外侧胫股关节软骨退变较内侧少，且罕见剥脱性软骨炎。股骨外侧髁软骨损伤的发生概率较胫骨外侧平台高，主要由髌骨脱位引起。外侧间室还可发现游离体

(七)外侧沟

1.正常表现

镜头从外侧间室越过外侧半月板外侧缘进入外侧沟，同时对膝关节施以内翻应力。外侧髌股韧带附着于外侧髁，尺寸和紧张度各异。镜头在沟内从下向上可观察半月板滑膜结合部，有时可见沿结合部有一条较宽的裂隙，属正常变异。深入镜头可见腘肌腱以及腘肌腱裂隙。外侧沟的髌外侧滑膜皱襞比内侧沟少见，当镜下发现炎症和纤维化表现时视为异常。

2.病理表现

外侧沟病理性皱襞的诊断方法和内侧间室相同。外侧沟外侧壁的出血提示外侧副韧带撕裂，Ⅲ度撕裂时可见外侧关节囊壁的裂口。必须对外侧沟及外侧间室进行详细的检查，以排除隐匿于滑膜褶皱内的游离体。

(八)后内侧间室和后外侧间室

1.正常表现

完整的关节镜检查包括后内侧间室和后外侧间室。后内侧室内可观察股骨内侧髁后部、

内侧半月板后角、PCL后部和半月板滑膜皱襞后部。

膝关节后外侧角的解剖结构较复杂。在关节囊组织和外侧半月板外缘下方,腘肌腱分为相同尺寸的两束:一束(腘肌腱)延续至腘肌肌腹附着;另一束(腘腓韧带)直接附着于腓骨头最靠近端和后侧的突起。屈膝过程中板股韧带向前方牵拉外侧半月板后角。板股韧带从外侧半月板后角延伸至股骨内侧髁外表面,被分为两束,走行于PCL前的Humphrey韧带和走行于PCL后的Wrisberg韧带。韧带的粗细变异较大,直径通常为PCL的1/3。这两种板股韧带并不一定同时存在。后外侧室常隐匿游离体,可用手挤出,也可通过后外侧入路取出。

2.病理表现

在诊断内侧半月板撕裂时,观察半月板后角附着部非常重要,因为撕裂经常发生于半月板滑膜结合部,尤其伴发ACL断裂时。一项研究显示,仅进行常规前路关节镜检查会漏诊63%的此类损伤。过伸损伤的患者中可发现后侧关节囊的撕裂。

二、设备与器械

关节镜是一项对医生操作要求极高的技术,关节镜手术依靠一系列专业性极强的设备与器械。优秀的关节镜外科医生必须熟练掌握设备器械的维护、安装和使用。关节镜手术常用的设备与器械如下:①镜头。②套管和钝头。③光缆和冷光源。④摄像头和监视器。⑤图像记录设备。⑥冲洗和吸引装置。⑦操作器械。⑧止血带。⑨下肢固定器。

器械的维护和消毒:镜头、摄像头、纤维光缆和电动刨削系统都对高温敏感,所以不宜用常规的高压蒸汽消毒。环氧乙烷消毒效果好,但消毒时间需要6~8h,通常用于器械过夜消毒。手术之间的消毒可使用戊二醛浸泡或过氧乙酸消毒。

使用戊二醛消毒器械可能使患者及手术室内其他人员出现接触性皮炎、呼吸道刺激、黏膜刺激,甚至鼻出血等不良反应,所以戊二醛浸泡后的器械必须用无菌生理盐水冲洗两遍方能使用。

过氧乙酸是一种最新应用的消毒技术。消毒效果好,对器械无腐蚀,消毒装置携带方便且使用自来水。消毒温度在50~56℃,对热敏感器械安全。消毒时间仅20~30min,适用于手术之间使用。

国内的医疗质量控制标准都规定了器械必须做到灭菌,所以应多备几套器械以应对同时多台手术开展的需要。

三、麻醉与体位

(一)麻醉

膝关节镜手术的麻醉分为术前、术中、术后3期。术前准备与一般常规手术相同。

诊断性膝关节镜检查可在局部麻醉、区域麻醉或全身麻醉下进行,具体麻醉方式的选择取决于疾病的情况和预计进行的手术,以及患者、麻醉师和医生的喜好。

局部麻醉需在入路部位和关节腔内先后注射麻醉剂。早期使用局部麻醉手术失败的原因主要是利多卡因和丁哌卡因等局部麻醉药的用量和浓度不足。目前使用0.5%丁哌卡因30~50mL或1%利多卡因20~30mL,效果较好。

局部麻醉适用于诊断性关节镜检查、游离体取出、半月板切除、滑膜皱襞切除、外侧支持带松解或软骨成形术。而对于需要长时间使用止血带或需要建立骨隧道重建关节内结构的手术不适用。仅使用局部麻醉的患者至多能耐受充气止血带阻断血流30min。局部麻醉在关节镜手术中的使用需要患者的配合。

利多卡因、丁哌卡因，或两者联用是膝关节镜局部麻醉最常用的麻醉剂。0.25%丁哌卡因和1.0%利多卡因加肾上腺素联用，总量30～50mL行关节内注射效果较满意。另取5～7mL行入路局部麻醉。建议布比卡因总剂量不应超过3mg/kg，联用肾上腺素。关节内注射后20min达到最大麻醉效应。由于局部麻醉和区域麻醉剂的毒性效应有蓄积作用，医生应及时与麻醉师沟通，以控制麻醉剂总量。然而在关节镜手术开始的10min内至少50%的麻醉剂被灌注液冲出，所以更大的麻醉剂量也在安全范围内。有鉴于此，在联用肾上腺素的情况下，1%利多卡因最大剂量为7mg/kg，0.25%丁哌卡因最大剂量为3mg/kg。应额外使用静脉内镇静剂协助镇痛并缓解焦虑。如果在关节镜手术过程中发现局部麻醉效果不理想，应立即使用全身麻醉。未有报道显示，膝关节镜手术中使用局部麻醉存在明显的并发症。关节镜手术中局部麻醉患者所需术后观察时间也明显少于区域麻醉或全身麻醉的患者。

区域麻醉适用于存在全身麻醉禁忌证的患者，包括蛛网膜下隙麻醉（简称腰麻）和硬膜外麻醉。通常联用静脉内镇静剂。区域麻醉的禁忌证包括变态反应、凝血紊乱、局部或全身性感染和神经系统异常。

当预计术后疼痛持续时间较长时，可在全身麻醉后立即通过导管加用连续硬膜外麻醉，有助于术后立即恢复膝关节活动。连续蛛网膜下隙麻醉由于可能引起马尾综合征已很少使用。全身麻醉并发症包括深静脉血栓形成、肺栓塞、心肌梗死、心律失常、充血性心衰、呼吸衰竭等。相比之下，区域麻醉此类并发症的发生率较低。区域麻醉可能引起的并发症包括感染、神经系统后遗症、中枢神经系统或心血管系统毒性。

硬膜外麻醉需要将麻醉剂穿过黄韧带注入硬膜外腔，而腰麻将麻醉剂穿过硬脑膜注入蛛网膜下隙。麻醉时患者取坐位或侧卧位，L_2～L_5或L_3～L_4椎间隙为常用穿刺点。腰麻常用利多卡因、丁哌卡因和丁卡因，硬膜外麻醉常用利多卡因、丁哌卡因、氯普鲁卡因和依替卡因。两种麻醉方法中，腰麻的运动阻滞效果更好，较少引起止血带疼痛，但头痛的发生率较高，尤其多发于女性患者和年轻患者以及使用大号穿刺针的病例。局部麻醉和区域麻醉使患者在手术过程中保持清醒状态，相比全身麻醉全身性并发症发生率显著降低。

全身麻醉的指征是需长时间使用止血带，需建立骨隧道，对局部麻醉药过敏，以及关节内结构的重建手术。全身麻醉时肌肉松弛，便于关节镜下观察膝关节间室。全身麻醉技术的发展已经降低了术后不良反应以及门诊手术后的不适，使用丙泊酚（异丙酚）代替巴比妥酸、硫喷妥钠作为诱导剂就是一个很好的例子。硫喷妥钠的半衰期为5～12h，而丙泊酚的半衰期仅为55min。如此迅速的消除使麻醉不良反应甚为轻微。

周围神经如股神经、闭孔神经、股外侧皮神经、坐骨神经以及腰丛的神经阻滞也可用于膝关节镜手术，但相对硬膜外麻醉和腰麻而言可行性不大。

（二）体位

膝关节镜手术的患者一般都取仰卧位，患肢可固定于伸膝位或屈膝90°位，医生使用大腿固定器或外侧挡板固定患肢。对侧下肢的体位可自然下垂于手术台末端，平放于手术台上或外展抬高。自然下垂于手术台末端可能引起静脉血淤滞，增加下肢深静脉血栓形成的风险，也可影响患肢内侧或后内侧入路的操作。

通常于大腿近中1/3交界处放置止血带。如果需要在屈膝位进行手术，应使患膝在手术台远端缺口处下垂，使膝关节屈曲大于90°，大腿固定器放置于靠近缺口处，便于操作。腓总神经是麻醉过程中下肢最容易损伤的神经，所以可使用一条无菌巾将对侧下肢固定于微屈曲位，髋关节微屈曲可缓解股神经张力；膝关节微屈曲可缓解关节后侧神经血管结构张力，使其更靠后侧，进入安全区域。使用支架将对侧下肢外展抬高也能有效缓解上述结构的张力，同时也便于内侧和后内侧入路的操作。无论使用何种体位，消毒范围都应包括从足部至大腿近侧的所有皮肤，并用无菌巾包扎足部。聚伏酮碘(碘伏)或碘溶液是常用的皮肤消毒剂，碘过敏者可使用其他消毒剂。

四、一般操作技术

(一)入路

诊断性关节镜检查的入路可以采取标准入路，也可以任意选择。标准入路一般包括前内侧、前外侧、后内侧和上外侧入路。在膝关节镜的发展史中，关节镜外科医生发现需要建立额外的入路彻底检查膝关节。这些额外的入路包括后外侧、上内侧、内侧髌韧带旁、外侧髌韧带旁、内侧辅助、外侧辅助、内侧髌骨中、外侧髌骨中、髌韧带中央入路等。

了解膝关节的相关解剖是安全顺利完成膝关节镜手术的关键。准确的入路定位能将手术损伤降至最低，保证清晰地观察到相应的关节内结构，协助器械操作。开始学习关节镜手术时，在体表作入路标记有助于准确定位。标记部位包括髌骨、髌韧带、胫骨结节、关节线、腓骨头和股骨髁，然后根据这些标记的位置定位关节镜入路。入路的定位最好在屈膝90°位进行。建立入路必须遵循一定的原则：①准确定位。②是否有必要。③逐个建立，以利关节充盈膨胀，达到视野清晰。

(二)三角技术

关节镜手术的三角技术是指镜头和其他任意一种器械的同时使用。器械顶端和镜头的顶端组成三角的顶点。三角的顶点就是观察操作的目标物。三角技术至少需要两个入路，通常是前外侧入路和前内侧入路。需掌握3个基本原理：选择正确的入路和器械，明确病损情况，掌握操作步骤。当初学者开始学习三角技术时，可使用一根探钩协助镜头定位。当技术逐渐熟练后可增加其他器械。熟练掌握这一技术需要一条较长的学习曲线。

(三)标准关节镜检查

患者仰卧位，膝关节外侧放置挡板。麻醉效果满意后，膝关节镜检查准备工作就绪。进行麻醉后膝关节检查，重点检查并记录膝关节屈伸活动度、髌骨活动度和膝关节稳定性。以上的检查项目都必须与对侧健膝对比进行。妥善包扎止血带，捆绑于大腿中上部。止血带充气至300mmHg。

触及外侧关节线，于髌骨下方髌韧带外侧1cm内作水平切口，建立前外侧入路。通过镜头注入灌注液，灌注压设为55～65mmHg。通过镜头观察内侧间室，同时在直视下建立前内侧入路，初学者可借助针头定位。从前内侧入路插入探钩，进行系统的镜下检查。

医生用腰部支撑患侧下肢的足部并保持伸膝，镜头向上指向髌骨，向下指向滑车沟即可观察整个前室。然后屈曲膝关节可评价髌骨的运动轨迹。接着医生用腰部外侧支撑患足并给予外翻应力，于屈膝30°位观察内侧间室。将手术台放低可以获得更好的力矩。镜头从前室移至内侧室的过程中检查内侧沟。检查内侧室时使用探钩检查关节面，屈膝可检查股骨内侧髁后部。检查半月板时必须包括其上表面和下表面。镜头穿入髁间凹后十字韧带内侧的空隙可观察内侧半月板后角，操作时先将套管和钝头沿股骨内侧髁外缘插入，然后拔出钝头插入镜头。同样使用探钩检查外侧半月板后角的上表面和下表面。将患侧下肢摆成"4"字位，用内侧间室相同的方法检查外侧间室，再检查外侧沟。

检查结束后，在其中一个入路放置一根引流管，无菌敷料加压包扎，放止血带。

五、专项操作技术与原则

(一)半月板修补的专项操作技术与原则

1.由内到外技术

常规关节镜检查，清除半月板边缘所有的纤维性无细胞物质，使半月板边缘新鲜。根据半月板撕裂的位置从前内侧或后内侧入路插入锉刀或篮钳完成这一操作。锉掉半月板周围的滑膜可刺激血管反应，促进愈合。

在内侧副韧带后方作一条6cm长的后内侧切口，游离关节囊。隐神经在此水平上位于缝匠肌和股薄肌之间，必须加以保护。

从前内侧入路插入关节镜，前外侧入路插入缝线套管，使用连接"2－0"不可吸收缝线的长弯针穿透撕裂半月板。在屈膝20°～40°的位置沿垂直方向穿过缝线。当缝针穿透关节囊时，牵拉后内侧入路的软组织保护器，使缝线可从后内侧入路撤出，将穿过后方关节囊外线打结。使用双腔导管系统时两根针同时穿出，单腔导管系统的缝针则是先后穿出。每根缝线间距0.5cm。除了缝合后角的缝线外，其他所有的缝线都能通过这种方法进行缝合。缝合后角时，关节镜从前外侧入路插入，缝线套管从前内侧入路尽可能靠近髌韧带的位置插入。在内侧副韧带前方缝合时，需要作一个前内侧小切口进行打结。每穿过一根缝线就立即在关节囊外打结，防止和未打结的缝线缠绕。完成半月板缝合后，最后使用探钩检查固定的牢固性，逐层缝合切口。

2.由外到内技术

由外到内的半月板修补技术从一个紧靠关节线的安全的解剖位置开始，避开神经血管结构在关节镜监控下穿入关节腔，从而把神经血管损伤的风险降至最低。由外到内技术通常都是从关节外周向关节内穿入直的或弯曲的空心针，再将缝线沿针芯穿入。

体表定位时，外角的位置靠近屈膝90°时股二头肌腱前方的外侧关节线上(避开腓总神经)，内角的位置在屈膝15°时后内侧角后方2cm处紧靠鹅足肌腱后方，直接向关节囊钝性分离。使用一根直的或弯曲的18号穿刺针穿过半月板的撕裂部位，穿入缝线，并从前侧入路拉出。在缝线末端打多个线结，形成一个较大的线团。再将线团拉入关节，压紧半月板。也可将穿过半月板的缝线再引出关节囊外打结，然后将成对的缝线在关节囊上打结，固定半月板。

3.全关节内技术

全关节内修补技术无须开放的切口，只需要　个和关节镜入路相同尺寸的小切口。全关节内技术对器械的要求很高，齐全的器械是成功完成手术的前提。最基本的器械配置：①30°和70关节镜。②套管、牵引器和由内到外修补的缝针。③全关节内修补的器械。

作关节镜入路，镜头插入后侧室。使用70°关节镜观察后侧半月板。一旦确认撕裂类型适合修补，使用透照法确定后侧切口的位置。屈膝90°，使用一根穿刺针获取入路的角度。作1cm长的切口，将一根锐性套管从此切口插入关节。将半月板修补套管和锐性内芯推进至紧靠滑膜外侧，钝性内芯在关节镜直视下插入关节。当关节镜刺入关节间室时神经血管束位于关节镜顶端的后方。全关节内缝线系统通过手柄向前推送缝线，使缝线从穿线器顶端伸出(Linvatec软组织修补系统)。顶部的结构是一个中空的缝针，有不同角度和(或)形状，根据撕裂确切的位置及其和套管的位置关系替换。缝针通常穿过关节囊穿入半月板。当一段缝线卷入关节间室时必须保持穿线器顶部，在关节镜的直视下确保穿线器能穿过半月板撕裂端后缩回，并从套管退出。从套管插入一把缝线抓钳，将缝线头端从套管推出。缝线打结使用滑结或打结器完成。一般而言，缝合的方向最好从套管顶端向撕裂的中心，垂直缝合2～5针。

(二)前十字韧带重建的专项操作技术与原则

1.移植物的切取

(1)髌韧带移植物的切取：自髌骨下极开始，至胫骨结节内侧1cm处，在髌韧带表面作一斜形切口。自肌腱表面仔细剥离腱鞘。肌腱切取的宽度不可超过髌韧带总宽度的1/3。如果髌韧带总宽度不小于3cm，可使用一把可调节间距的双刃手术刃(FL)切取髌韧带中1/3，双刃间距1cm。切取过程中应注意方向与髌韧带纤维平行。对于体形较小的患者则切取髌韧带中央0.9cm肌腱。髌骨骨栓的标准尺寸为1cm×2.3cm，胫骨端骨栓为1cm×2.5cm。可使用Stryker的环形摆锯切取骨栓，其内径有9、10、1.1cm 3种。先切取胫骨骨栓，最常用的是内径1cm的环形摆锯。当胫骨骨栓切取后，将伸膝装置向远端牵拉，暴露髌骨，软组织回缩覆盖髌骨近端，这样可以使手术切口更小。然后使用同一把摆锯切取髌骨骨栓。最后用骨刀将骨栓小心切下。

(2)腘绳肌肌腱移植物的切取：在鹅足的胫骨止点处作一垂直切口，屈曲膝关节约90°。自胫骨结节内侧1.5cm、远侧0.5cm开始，向远侧做一个2～3cm长的纵形切口。浅筋膜下钝性分离，暴露鹅足。顺缝匠肌走行切开缝匠肌腱膜约3cm，在该肌腱内侧面探及半腱肌和股薄肌腱，用直角钳将肌腱钩出，将扩展为膜状的半腱肌和股薄肌腱止点端连同骨膜一起切下。翻转肌腱，从背侧的分界面将两根肌腱分开，用2号缝线分别捆绑肌腱的游离端。通常先取半腱肌腱。切断肌腱下表面的分支纤维束，用力向外牵拉肌腱末端缝线，可松解黏附的组织，将分支束拉入切口并在直视下切断。将肌腱穿入剥离器。然后用力牵拉肌腱，同时剥离器沿直线方向剥离至肌腹。使用同样的方法切取股薄肌腱。

2.移植物的处理

采用髌韧带移植物重建时，用咬骨钳将两块骨栓的直径修剪至0.9cm或1cm大小，并将骨栓边缘修成圆形使其能顺畅地通过隧道。在胫骨骨栓上钻3个孔，穿入5号尼龙线。髌骨骨栓钻1个孔，穿入2号尼龙线。然后把移植物固定在牵引板上预牵张(3.63kg负荷)。在骨一肌腱结合处用无菌笔做标记。沿股骨隧道骨栓中央画一条纵行标记线，在将其拉入股骨隧道的过程中监测骨栓的旋转。当移植物的处理完成后，结束牵张，并用抗生素浸泡的纱布覆盖。采用腘绳肌肌腱重建时，将取下的肌腱缩短至22～24cm。刮除肌腱上附着的肌肉，并用2号不吸收缝线在每束肌腱的末端标记。将对折后的肌腱穿过测量管，测出的直径即是骨隧道的内径。将移植物湿润。放置一边。在滑轨上换上钢板固定夹和牵引钩。在微型钢板(一般长1.2cm，宽0.6cm，带有4孔)的两端共两孔内分别穿入6号聚乙烯牵引线和2号聚乙烯翻转线后，将微型钢板夹持于固定夹中。将聚乙烯带的一端从微型钢板中间一孔穿过，再从另一孔穿回；另一端从肌腱反折袢孔穿过。将肌腱的缝线端固定在牵引钩上，拉紧聚乙烯带，用80N的牵张力进行肌腱的预牵张。预牵张时间5min以上。

3.隧道定位

胫骨和股骨隧道的定位选择对重建手术的结果至关重要。应避免股骨隧道定位偏前方，防止移植物张力过大及屈膝受限。同样，过于靠前的胫骨隧道会导致移植物与髁间凹发生撞击。采用髌韧带和腘绳肌肌腱重建的隧道定位相似。

从前内侧入路插入胫骨定位器顶端，隧道内口的定位可参考PCL前缘、外侧半月板前角后缘和胫骨髁间嵴。外侧半月板前角后缘形成的弧紧靠内侧胫骨嵴，大约位于PCL前方0.7cm。然后插入钻头建立胫骨隧道。胫骨隧道外口的位置大约在胫骨结节内侧一横指，内侧关节线远侧两横指附近。

然后通过胫骨隧道建立股骨隧道。使用过顶点参考型定位器在髁间凹侧壁做一标记，在此标记后方留一层皮质骨。当用髌韧带作移植物时，建立内径1cm的股骨隧道，标记点在“过顶点”前方0.65cm处。直径1cm的隧道后方需要留置0.15cm厚的皮质骨。在屈膝70°位将导针穿过胫骨隧道，定位于髁间凹上的标记的位置并钻入。将一根空心股骨钻头沿导针扩股骨隧道(通常直径为1cm)。隧道深度为2.5～3cm。

4.移植物的植入和固定

(1)髌韧带移植物的植入和固定：髌韧带移植物通常使用界面螺钉固定。先固定股骨隧道内骨栓。从前内侧入路插入界面螺钉的导针，于屈膝70°位，使用0.7cm丝锥攻丝。然后沿导针放入0.8cm×2.3cm界面螺钉。用力牵拉胫骨骨栓上的尼龙线以测试股骨隧道固定是否牢靠。在触摸胫骨隧道内骨栓活动度的同时屈伸膝关节数次。无活动并不一定表示移植物已完全达到等长的标准，更可能表示胫骨骨栓卡在隧道中，牵拉缝线时移植物无法达到合适的张力。屈伸膝关节，标记出胫骨骨栓在隧道中最远端的位置，通常接近完全伸膝位。在此位置牵拉尼龙线使移植物紧张，穿入一颗0.9cm×2.3cm可吸收界面螺钉，固定胫骨端。移植物固定后完全屈伸膝关节数次，做轴移试验和Lachman试验，如果结果不满意，则需要重新调整移植物张力,直至达到要求的膝关节稳定性。

(2)腘绳肌肌腱移植物的植入和固定:用带尾孔导针,将牵引线和翻转线贯穿两隧道,从大腿的外上方拉出。牵拉牵引线,使微型钢板呈纵向,依次将微型钢板、聚乙烯带和肌腱近段拉入股骨隧道。当预计微型钢板刚好完全从股骨隧道外口牵出时,牵拉翻转线,将微型钢板由纵向转为横向,回拉肌腱,钢板横架于股骨隧道外口上,完成植入物股骨端固定。将胫骨端缝线从钛质纽扣孔中穿出,沿缝线将纽扣向上推,使其紧贴胫骨隧道外口。反复伸屈膝关节,进行等长检查和撞击试验。在屈膝40°位将较粗肌腱段两端缝线打结,在完全伸膝位将较细肌腱段缝线打结。

(三)后十字韧带重建的专项操作技术与原则

自体髌韧带曾经作为交叉韧带重建的金标准,但是现在认为,在PCL重建过程中6~8股腘绳肌腱提供的强度远大于髌韧带。另外,关节镜下骨块在关节腔内有限的空间翻转和在隧道内穿行翻转比较困难;采用腘绳肌腱就不存在这些问题,而且对供区的损伤小,几乎没有并发症,逐渐成为重建的首选材料。

1.移植物的切取

同腘绳肌肌腱重建ACL的取材方法。

2.移植物的处理

刮除肌腱上附着的肌肉,测量肌腱总长度(如半腱肌长28cm)后,用2号不吸收缝线分别缝合肌腱两端。然后对折肌腱成等长的两段(各14cm),在其反折处穿入2根同样的缝线。两端的缝线打相同的结以区别,再次对折两段肌腱成4股(股长7cm)。如果股薄肌长度为21cm以下可3折,编织缝合时两端各缝合2根2号不吸收缝线,一端线直接绑在聚乙烯带,剪断缝线后,回折在对端的1/3处,其2/3处和留置缝线的一端等齐,在齐折处穿入2根缝线;如果长度和半腱肌接近可4折,同样编织两端的线打成相同的结以固定时对应,在移植物反折端直接将聚乙烯带穿入打结。原则是在保证最后移植物长度在7cm的前提下,尽可能多地增加其股数(一般7股或者8股)。测量移植肌腱总直径后,用100N拉力行预牵张,至移植物植入。在距移植物近端2.5cm处用亚甲蓝(美蓝)笔或者可吸收线做一个标记。

3.隧道定位

从后内侧入路插入镜头,从前内侧入路插入胫骨隧道定位器,钻胫骨隧道。隧道内口位于胫骨关节面下1cm,中线外侧,隧道与胫骨轴成45°。隧道直径与移植物直径相同。从高位前内翻入路进镜,从前外侧入路进操作器械,钻股骨隧道。隧道内口位于髁间凹1~2点钟或者10~11点钟,距软骨缘1cm。股骨隧道分为靠关节的粗隧道和靠外侧的细隧道两部分,粗隧道部分直径与移植物总直径相同、隧道深度为肌腱应当内置的长度2cm细隧道部分直径0.45cm。

4.移植物的植入和固定

从高位前内侧入路插入镜头,监控下将导线从胫骨隧道送入关节,再从股骨隧道拉出。将移植物近端的聚乙烯带从胫骨隧道拉入关节腔,再从股骨隧道拉出。持续牵拉聚乙烯带,利用韧带腔内推托器，将移植物于胫骨隧道内口反转处向后上方反复推提，先将其提入关节腔，而后拉进股骨隧道，直至近端标记线至股骨隧道内口。

将聚乙己烯带两端穿入微型钢板中间两孔，沿聚乙烯带将微型钢板推至股骨隧道外口，将聚乙烯带打结，使移植物固定于股骨端。将移植物胫骨端编织线穿入钛质纽扣中，拉紧韧带，于屈膝 40°前抽屉位将半腱肌肌腱缝线打结(4 股或 3 股)，于完全伸膝位将股薄肌肌腱缝线打结(2 股或 3 股)，完成韧带胫骨端固定。固定后再次抽屉试验，检查关节的情况，如果紧张强度不足，可以通过旋转纽扣来加强。

六、手术适应证

(一)半月板修补的适应证

半月板撕裂是否适合修补取决于多个因素。撕裂部位的供血情况是首先需要考虑中的因素。Arnoczky 及 Warren 证实了半月板的外 1/3 部分存在血管网。这个解剖发现引出将半月板撕裂分为 3 个区的概念：①位于血管区的红－红撕裂，修补后愈合率很高。②位于血管区与非血管区连接处的红－白撕裂，修补后有一定的愈合率。③位于血管中心的白－白撕裂，修补后一般不能愈合，部分切除是最好的手术方法。

撕裂的类型是考虑是否进行修补的另一个重要因素。桶柄状撕裂及垂直纵向的撕裂自身有趋向稳定的复位及固定的趋势。水平撕裂，放射状、片状、复杂及退行性撕裂难以愈合，部分切除是最常见的治疗方法。在放射状撕裂的病例中，周围的环状纤维断裂，所以即使愈合后半月板仍没有功能。

虽然年龄较大不是绝对的禁忌证，但对于修补手术来说年龄因素是必须予以考虑的。通常多数老年患者的退行性撕裂不适合手术治疗。关节表面的情况、个人的活动能力及关节的其他合并损伤都必须予以考虑。一系列新材料和新技术的出现扩大了半月板修补术的适应证。

半月板缺失对膝关节退行性变的影响相比十字韧带损伤更为显著。当半月板损伤合并 ACL 时，如果半月板有中等程度的愈合可能性，就应该进行半月板修补术。关节镜下半月板切除术仅适用于半月板愈合可能性很小的病例。

有学者认为，具有以下特点的半月板撕裂修补愈合率较高：①同时伴有 ACL 损伤，尤其当半月板修补术和 ACL 重建术同时进行时。②撕裂部位于半月板周缘。③长度较短的撕裂。④年轻患者。⑤新鲜损伤。

(二)前十字韧带重建的适应证

治疗 ACL 功能不全的目的在于恢复膝关节稳定性。避免损伤复发及预防半月板和关节软骨等的继发性损伤。任何年龄希望恢复运动功能的和对生活质量要求较高的患者都适合做 ACL 重建手术。此外，决定是否须手术治疗 ACL 损伤不应仅仅建立在出现膝关节不稳定的基础上，还取决于患者的生活方式及运动水平。不应简单地把年龄作为衡量标准，因为总体水平才是更为重要的因素。通常认为更年轻的个体的运动水平也更高，更依靠膝关节。然而，很多老年的个体正参与高运动量的娱乐活动，并且持续较长时间。所以年龄不应成为 ACL 重建术的禁忌证。重建手术的成功取决于严格遵守手术原则，包括具有足够强度和刚度的移植物的选择、移植物的准确定位以避免张力过大和髁间凹撞击、移植物的坚强固定为早期康复提供足够的强度和刚度等。

很多组织曾被用来做ACL的替代品，包括自体移植物、同种异体移植物和人工合成材料。目前，最流行的移植物是自体骨－髌韧带－骨和四股腘绳肌腱。

无使用髌韧带作为移植物禁忌的患者都可以采用髌韧带进行韧带重建。采用髌韧带重建ACL有一些特殊的适应证：全身性韧带松弛的患者相对禁忌采用腘绳肌肌腱，而髌韧带刚度较大，是这类患者使用自体移植物重建的最佳选择；对于合并有膝关节后内侧韧带复合结构损伤的患者，也不宜采用腘绳肌肌腱进行ACL重建，因为此方法会进一步损伤膝关节后内侧的稳定性，所以也特别适合采用髌韧带进行重'建。对于经常跪地工作（如地毯工、木匠等）要避免膝前痛和跪地痛，髌韧带短小、有损伤或有病变，患髌股关节疾病的患者禁忌采用髌韧带重建。

采用腘绳肌腱的优势在于不损伤伸膝装置，这对有髌股关节紊乱史和曾使用髌韧带重建后翻修的患者尤其重要，同时也更美观。排除腘绳肌腱已被切除的患者，采用腘绳肌腱重建ACL没有绝对的禁忌证。全身性韧带松弛的患者相对禁忌采用腘绳肌肌腱，这些患者可能更适合采用最终刚度较大的髌韧带。而对于合并有膝关节后内侧韧带复合结构损伤的患者，也不适合采用腘绳肌肌腱进行ACL重建，因为此方法会进一步损伤膝关节后内侧的稳定性。如果术前通过MRI检查，或者术中取半腱肌肌腱时发现肌腱直径小于0.3cm，则四股半腱肌肌腱也难以保证强度，应当改用其他材料。

（三）后十字韧带重建的适应证

通过患者的病史、体检和影像结果诊断后PCL的损伤，根据PCL损伤的程度选择适当的患者。一般习惯把后抽屉试验中胫骨结节的后移范围作为PCL损伤程度的分级标准。正常膝关节屈曲90°时胫骨结节位于股骨髁前1cm，与正常侧对比，如果胫骨结节后移0.3～0.5cm，PCL损伤为Ⅰ度；胫骨结节后移0.6～1cm为Ⅱ度；后移1.1cm以上为Ⅲ度。PCL损伤后，膝关节的向后松弛是一个进行性过程，在伤后关节周围纤维化期，后抽屉试验可能阴性；进行到纤维化消退期时，此时胫骨结节后移达到Ⅱ度；如果辅助稳定结构松弛时，在关节向后位移达到Ⅲ度。目前根据韧带的损伤程度，把PCL损伤分为部分损伤和完全断裂。对于高龄或者活动较少陈旧性PCL完全断裂的患者以及PCL部分损伤的患者，可以采取非手术治疗的方法。尽管近期效果尚可，但远期有诱发髌股关节炎的可能。

急性损伤、单纯PCL损伤、撕脱骨折并且向后移位大于1cm，即Ⅲ度损伤的患者必须手术治疗。合并后外侧角损伤的PCL损伤患者应该尽早行重建术，合并有内侧副韧带损伤的患者首先制动，内侧副韧带和关节囊愈合后，方可行PCL重建术。

对于陈旧性损伤的单纯PCL损伤，胫骨后移位大于1cm者考虑手术治疗。关节损伤引起胫骨后移大于1cm者考虑关节韧带复合伤，合并有后外侧韧带结构损伤比较常见，需要一期手术重建所有的韧带，后外侧的韧带结构是PCL修复重建的基础。

对于Ⅱ度以内的 PCL 损伤，传统的观点认为，通过股四头肌功能操练，可以恢复关节的稳定性。等到出现髌股关节炎或者内侧膝关节炎时，才予以择期行 PCL 重建。现在则认为，韧带损伤应该积极治疗，对于韧带损伤小于 50%的患者，采取刺激增强技术；大于 50%的患者，则采取 PCL 重建。因为股四头肌是动力性稳定结构，它是在膝关节产生不稳后，通过本体感受器产生的调节反应，其反应是滞后的，不能提供即时的稳定性；而 PCL 是静力性稳定结构，在膝关节的活动中提供即时稳定性。尽管增加股四头肌力能增加髌腱对胫骨结节向前的提升力，但引起的代价是髌股关节和胫股关节的压力增加，导致关节的退行性改变。

(四)滑膜切除的适应证

膝关节出现持续性反复发作的关节肿胀、疼痛，如果明确诊断为弥漫性色素沉着绒毛结节性滑膜炎，应当尽早进行治疗，这样才能够保证膝关节功能。因为前后十字韧带都在滑膜包绕之内，滑膜炎拖延不治会造成十字韧带侵蚀，严重影响膝关节稳定性，最终影响膝关节整体功能。

经过适当治疗后不愈的顽固性滑膜炎和经化疗或放疗的滑膜炎需要作滑膜切除术。滑膜的化疗或放疗方法仅在欧洲施行，对于其治疗的效果和引起的不良反应仍有争议。关节镜下滑膜切除术的优点就是可以在滑膜炎的早期手术治疗，不影响半月板的完整性，不用限制活动，对关节的稳定性没有影响，无畸形情况发生，不会引起诸如关节间隙狭窄、骨赘发生等影像学的改变，其手术效果良好。

关节镜下滑膜切除术的禁忌证主要包括出血性疾病。既往认为化脓性关节炎也是禁忌证。现在则认为，随着医疗技术的提高，这两种疾病为相对禁忌证，尤其是化脓性关节炎，有学者在关节镜下清理灌洗化脓性关节炎取得良好的效果。因此，如果具备足够的技术条件仍可以切除。

七、并发症

1988 年，美国和加拿大一些关节镜医生对 8791 例膝关节共同进行了一项广泛的、多中心的随访研究，结果发现 162 例并发症，发生率为 1.85%。综合这些大型研究可以发现，膝关节镜最常见的并发症是关节积血。所有膝关节镜手术中，需要吸引或手术排出的关节积血的病例约占 1%。仅次于关节积血的最常见并发症是感染，多中心研究中有 19 例出现感染，发生率为 0.02%。血栓栓塞性疾病和麻醉并发症也较常见于关节镜手术，发生率均为 0.01%。1988 年的多中心研究显示，器械断裂、神经系统并发症和严重血管并发症已较早期的研究明显减少。外侧支持带松解术的并发症发生率最高，达到 7.2%。半月板切除的并发症发生率令人吃惊地高于半月板修补。也有关于不同方式的 ACL 重建术的并发症的研究，其中人工材料重建的发生率最高(3.7%)，同种异体重建的发生率为 3.3%，自体组织重建的发生率最低(1.7%)。

八、围术期与术后康复

(一)围术期

1.术前评价

术前评价应包括详细的病史和体检。现病史应包括主诉以及何时、何地、何种方式受伤。

过去史应包括以前曾经受到的骨科相关损伤以及治疗方式,任何用药史和药物过敏情况。应详细询问是否存在胃炎或消化性溃疡,以确定使用非甾体消炎药(NSAID)的安全性;应了解过去曾进行手术的麻醉并发症情况。

体检应包括以下项目:膝关节渗出、活动度、压痛、畸形、股四头肌周长、详细的韧带检查。对侧下肢必须进行相同检查以资对比。应常规检查脊柱和同侧髋关节有无畸形以及可能引起膝关节疼痛的病变,这对于青春期和老年患者尤其重要。还应检查下肢力线和步态,并进行详细的神经血管检查。

术前应权衡手术的利弊,并记录于病历卡上。

2.对患者的宣教

对患者的宣教于关节镜手术的结果以及手术过程都起到非常重要的作用。教育对象包括患者本人及其家属,应向其详细介绍关节镜手术的作用、风险和可能出现的并发症,并强调术后康复锻炼对于整个治疗结果的重要作用。教育过程中可使用图表、膝关节模型、宣教手册、X 线片、MRI 片。术中发现的病理情况可通过摄片或录像记录后保存。术后应制订详细的康复计划,协助患者出院后进行康复锻炼。

(二)术后康复

如果预计术后会出现持续的关节内渗血,应放置关节内引流。引流管放置时间根据具体情况调整,一般在术后 1～2 天内拔除。术中切开操作术后可在 24～48h 内预防性使用抗生素,一般情况下不建议使用。

研究显示,术后关节内注射丁哌卡因有助于控制术后疼痛,使用的剂量至今尚有争议。0.50%丁哌卡因 30mL 能有效减少患者在复苏室内阿片受体类药物的用量,促进早期活动,并减少住院时间。但尚未发现 0.25%丁哌卡因 30mL 关节内注射有任何相似的镇痛效果。研究已经显示,丁哌卡因对关节软骨不造成伤害,且只要关节内注射量不超过 150mg,丁哌卡因血清浓度的毒性作用极低。单独使用吗啡或联用布比卡因都不能明显缓解术后疼痛,需要进行额外麻醉,或佩戴负重支具。术前疼痛与术后疼痛有密切的联系。

手术入路应使用 2 号或 3 号缝线闭合,术后使用无菌敷料加压包扎,可调节支具固定膝关节,冰敷,并抬高患肢。调节支具至一定角度,可限制膝关节屈伸。每 1～2h 抬高下肢并使用冰敷 10～15min 能有效缓解疼痛和肿胀。对于剥脱性骨软骨炎、软骨缺损,或其他需要限制负重的病例,应使用拐杖。

术后 4～5 天通常服用口服麻醉药。口服或肌内注射非 NSAID,尤其是滑膜切除、粘连松解等术后患者。

膝关节镜手术患者关节功能恢复较快。坐着工作的患者通常术后几天即可恢复工作。但这只是相对情况,受到诸如疼痛、伤口情况、关节活动度、下肢力量、活动强度、工作、希望恢复的运动水平等因素的影响。

各种不同手术的术后康复计划不尽相同。半月板部分切除的术后康复包括等长伸展训练和力量训练。等长训练应在手术后立即开始。肌力训练应包括股四头肌、踝关节、90°～45°伸屈膝、内收或外展位直腿抬高、跟腱训练。伸展训练维持膝关节活动度，应包括腘绳肌、股四头肌、跟腱训练。在条件允许的情况下，固定自行车是一种很有效的训练方式。出院后可根据医生或理疗师的建议在家中继续康复训练。

患者出院时，应对其反复强调可能出现的并发症，以及继续康复训练的注意事项。出院后定期门诊或电话随访。

参考文献

[1]吕正祥,郑千轩,刘成招,等.骨科临床诊疗思维与新进展[M].北京:科学技术文献出版社,2020.

[2]张健.骨科疾病治疗学[M].武汉:湖北科学技术出版社,2021.

[3]孙峰.骨科疾病诊疗学[M].哈尔滨:黑龙江科学技术出版社,2023.

[4]张霆,王裕辉,许有,等.实用骨科临床诊治与手术要点[M].北京:科学技术文献出版社,2020.

[5]韩亮.实用骨科常见病的诊治[M].沈阳:沈阳出版社,2020.

[6]吴修辉,孙绪宝,陈元凯.实用骨科疾病治疗精粹[M].北京:中国纺织出版社有限公司,2020.

[7]王久夏,陈世海,李永刚.实用骨科诊疗技术[M].兰州:兰州大学出版社,2022.

[8]付伟,张新,孙学斌,等.实用骨科疾病诊疗要点[M].北京:科学技术文献出版社,2020.

[9]孟凡龙,吴迪,王世中,等.现代实用骨科基础及临床诊疗[M].青岛:中国海洋大学出版社,2020.

[10]张国峰,朱彪.现代骨科学[M].长春:吉林科学技术出版社,2020.

[11]王文革,王浩明,郝又国,等.骨科常见病诊断与治疗[M].西安:西安交通大学出版社,2022.

[12]元启鸿,叶庆林.实用骨科学[M].长春:吉林科学技术出版社,2020.

[13]陈文峰,徐潭潭,刘强,等.现代临床骨科诊治基础[M].武汉:湖北科学技术出版社,2023.

[14]孙泰涛,段修芳,陈金安.骨科常见病诊断与治疗[M].武汉:湖北科学技术出版社,2021.

[15]纪翔,高克海,杨寿志,等.骨科常见病处置方法[M].北京:科学技术文献出版社,2021.

[16]杜兰翔,李靖扬,周瑜博.骨科常见病诊疗学[M].武汉:湖北科学技术出版社,2022.